临床医师诊疗丛书

名誉总主编　夏穗生　黄光英
总　主　编　陈安民　徐永健

# 血液病诊疗指南

第3版

主　编　周剑峰　孙汉英　张义成

科学出版社
北　京

# 内 容 简 介

本书分三篇介绍血液系统疾病。第一篇介绍血液疾病常见症状、体征，以及各类血液病的诊断要点、治疗和疗效标准；第二篇介绍常用血液系统疾病诊断技术；第三篇介绍常用血液系统疾病治疗技术。附录收入血液系统疾病问诊的特点、病历书写格式及内容、病历示范、常用检验正常参考值及血液病常用药物5个部分。

本书资料新颖、内容翔实、查阅方便，不失为指导临床工作理想的参考书。可供主治医师为主的各级临床医师、研究生、实习医师阅读参考。

**图书在版编目(CIP)数据**

血液病诊疗指南／周剑峰，孙汉英，张义成主编．—3版．—北京：科学出版社，2013. 10
（临床医师诊疗丛书／陈安民，徐永健总主编）
ISBN 978-7-03-038796-7

Ⅰ. 血… Ⅱ. ①周… ②孙… ③张… Ⅲ. 血液病-诊疗-指南 Ⅳ. R552-62

中国版本图书馆 CIP 数据核字(2013)第236915号

责任编辑：熊 昕 戚东桂／责任校对：彭 涛
责任印制：赵 博／封面设计：范璧合

**版权所有，违者必究。未经本社许可，数字图书馆不得使用**

科学出版社 出版
北京东黄城根北街16号
邮政编码：100717
http://www.sciencep.com
中煤（北京）印务有限公司印刷
科学出版社发行 各地新华书店经销
*
1999年 5 月第 一 版 开本：787×960 1/32
2013年10月第 三 版 印张：15 3/4
2025年 1 月第十次印刷 字数：417 000

**定价：44. 80 元**

（如有印装质量问题，我社负责调换）

# 《临床医师诊疗丛书》
# 编委会


**名誉总主编** 夏穗生 黄光英

**总 主 编** 陈安民 徐永健

**编 委** （按姓氏笔画排序）

于世英 马 丁 马净植
王 伟 王国平 邓又斌
叶章群 田玉科 田德安
付向宁 白祥军 冯杰雄
朱小华 刘光辉 齐俊英
孙自镛 杜 光 李 锋
李树生 李慎秋 余学锋
汪 晖 汪道文 张 虹
张存泰 陆付耳 陈孝平
罗小平 周剑峰 赵建平
胡绍先 姚 颖 徐 钢
郭铁成 唐锦辉 崔永华
雷 霆 廖家智 漆剑频
熊 薇 魏 晴 魏 翔

# 《血液病诊疗指南》(第3版)编写人员


主　编　周剑峰　孙汉英　张义成

编　者　(按姓氏笔画排序)

邓金牛　刘文励　汤　屹　李春蕊

李登举　肖　毅　张东华　尚　森

郑　邈　孟　力　孟凡凯　黄　伟

黄　梅　黄丽芳

# 《临床医师诊疗丛书》第3版前言

《临床医师诊疗丛书》于1999年第一次出版，共32个分册；2005年经过修订增至35个分册。本丛书出版至今，大部分分册累积印数均上万册，获得各方好评，深入人心。

随着近年来医学科学飞速发展，临床上新理论、新技术和新方法不断出现，第2版中的内容已显陈旧，难以全面反映学科发展水平和当前临床现状。因此，根据客观形势的变化情况对本丛书加以修订补充，既是时代迅猛发展的迫切要求，也是学科逐步完善的必经步骤。

此次修订保持了前两版的编写风格，仍是在反映学科最新进展的基础上，侧重疾病的诊断与治疗，坚持“使用方便”的原则。我们对35个分册进行了全面的修改，重点突出临床实践部分以及近几年来疾病诊断与治疗的一些新理论、新技术和新方法（特别是国内外新的诊断与治疗标准的介绍和医学名词的更新）。另外，本次改版新增《重症医学临床诊疗指南》、《医院感染预防与控制指南》、《过敏性疾病诊疗指南》、《临床输血指南》、《临床营养指南》、《创伤外科临床诊疗指南》6个分册，根据学科发展将原《胸心外科疾病诊疗指南》细分为《心血管外科疾病诊疗指南》和《胸外科疾病诊疗指南》，共计42个分册。此次改版还增加了线条图、流程图、影像图和表格等，便于读者理解和记忆。

本丛书十余年来一直受到医学界同仁的广泛支持和帮助，我们再次深表感谢；同时也恳请大家继续关注和喜爱《临床医师诊疗丛书》第3版，并提出宝贵意见，以便我们持续改进。编委会对科学出版社的精心编辑表示衷心感谢。

陈安民　徐永健
华中科技大学同济医学院附属同济医院
2013年4月

# 《临床医师诊疗丛书》第2版前言

《临床医师诊疗丛书》1999年出版了第1版，共32个分册，本次对32个分册进行了全面的修改，另外增加了《老年疾病诊疗指南》、《临床病理诊断指南》、《临床护理指南》3个分册。第2版共35个分册，保持了第1版的编写风格，重在临床“使用方便”四字。本次修改过程中，突出了近几年来疾病诊断与治疗的一些新理论、新技术、新方法。

本丛书自出版以来，受到了广大读者的欢迎。各个分册都进行了重印，不少分册多次重印。我们感谢大家对本丛书的厚爱，同时也恳求广大读者再次提出宝贵意见，以便再版时修正。编委会对原总主编夏穗生、黄光英、张良华三位教授对本丛书第1版所做出的贡献，对科学出版社的精心编辑一并表示感谢。

陈安民　徐永健
华中科技大学同济医学院附属同济医院
2005年5月

# 《临床医师诊疗丛书》第1版前言

临床医学参考书籍可谓浩如烟海。从大型的学术专著到简明的临床应用手册，内容和形式层出不穷。然而对大多数工作在临床一线的中青年医师来说，尚缺一类便携式专科参考书。这类书在内容上应介乎前述两类参考书之间，既不像大型学术专著那样从基础到临床，庞杂繁复，查阅不便，又不至于像综合性的临床手册过于简单，不能满足临床诊断治疗细则的需要。有鉴于此，我们组织各临床专业科室的专家编撰了这套《临床医师诊疗丛书》。

同济医科大学建校已近百年，一直是国家卫生部直属重点高等医科院校。同济医院是同济医科大学的附属医院，为卫生部第一批评定的三级甲等医院，也是全国文明窗口十家示范医院之一。我们编撰这套《临床医师诊疗丛书》是以这所综合性大型教学医院多年来不断修订的临床诊疗常规为依据，博采各临床专业专家学者们的经验及心得，集临床医学精髓之大成，以现代性、实用性为特色，面向临床一线专业医师和技术人员。

本丛书由32个分册组成，包括26个临床医学二、三级专业学科和6个临床诊疗辅助专业分册。各分册结合综合性医院的诊疗常规，自临床的一般性问题到专科性疾病，从病因、病理至诊断、治疗，从常用的诊疗技术到高新专科手术及疗法，层次分明地予以阐述，重点在于实用性强的临床诊断、鉴别诊断及治疗方式、方法。

我们的目的及愿望是既为综合性大型医院提供一套全面系统的诊疗常规参考书，又能为临床主治医师、住院医师、研究生、实习医师奉献一套“新、全、实用”的“口袋”书。

全书编写历经一年，全体参编人员付出了艰辛的劳动，经过科学出版社编辑同志们的精心雕琢，全书各分册得以先后面世，我们谨对上述同仁的勤奋工作致以衷心的谢意。本丛书参编人员达数百人之多，故文笔文风殊难一致；限于编写者的水平，加之时间紧迫，疏误之处在所难免，祈望读者不吝赐教，以便再版时予以订正。

夏穗生　黄光英　张良华
同济医科大学附属同济医院
1998年9月

# 目　　录

## 第一篇　血液系统疾病

# 第二篇 血液系统疾病诊断技术

## 第三篇　血液系统疾病治疗技术

# 第一篇

# 血液系统疾病

## 第一章　常见症状和体征

### 一、贫　血

贫血(anemia)是指单位容积的循环血液中血红蛋白含量及血细胞比容低于同地区、同性别和同年龄的健康人。贫血是由不同病因引起的一组综合征,而非一种独立的疾病。

**【诊断标准】**

在我国海平面地区,成年男性 Hb<120g/L,成年女性(非妊娠)Hb<110g/L,孕妇 Hb<100g/L,即为贫血。

在国内,按血红蛋白水平将贫血分为:轻度贫血(Hb<120g/L)、中度贫血(Hb<90g/L)、重度贫血(Hb<60g/L)和极重度贫血(Hb<30g/L)。

**【贫血的病因和发病机制】**

贫血的病因和发病机制主要有红细胞生成减少、红细胞破坏增多、失血过多等。

1. 红细胞生成减少:如先天性或获得性的造血干细胞损伤或数量减少,可致再生障碍性贫血;单纯红系祖细胞或幼红细胞缺陷,可发生纯红细胞再生障碍性贫血;骨髓被异常细胞或组织代替,发生骨髓病性贫血;红细胞生成素分泌减少或幼红细胞对其反应迟钝,可发生肾性贫血或慢性病贫血;造血所需原料铁或叶酸、维生素 $B_{12}$ 缺乏可发生缺铁性贫血或巨幼细胞贫血;铁利用障碍,可发生铁粒幼细胞性贫血。

2. 红细胞破坏增多:各种先天或后天获得的溶血性贫血,如红细胞膜遗传性缺陷可致遗传性红细胞增多症、遗传性椭圆形细胞增多症等;红细胞内葡萄糖-6-磷酸脱氢酶、丙酮酸激酶等缺陷或血红蛋白异常可致溶血性贫血;红细胞被血清中的自身抗体或补体所破坏;被单核巨噬细胞系统过度破坏等。

3. 失血过多:包括急性和慢性失血的贫血。急性失血者为正常细胞型;慢性失血常伴缺铁,多为缺铁性贫血。

【贫血的分类】

按外周血红细胞参数(MCV、MCH、MCHC)的不同,可将贫血分为:大细胞性贫血,正常细胞性贫血,小细胞、低色素性贫血(表1-1-1)。

**表1-1-1 贫血的形态学分类标准**

| 类型 | MCV (fl) | MCH (pg) | MCHC (g/L) | 病因举例 |
|---|---|---|---|---|
| 正常细胞性 | 82~95 | 27~31 | 320~360 | 再生障碍性贫血、骨髓病性贫血、急性失血、溶血性贫血 |
| 小细胞、低色素性 | <82 | <27 | <320 | 缺铁性贫血、珠蛋白生成障碍性贫血、铁粒幼细胞性贫血、慢性病贫血 |
| 大细胞性 | >95 | >31 | 320~360 | 巨幼细胞性贫血、肝病贫血、难治性贫血 |

根据骨髓细胞的形态学特点可分三类:

(1) 增生性贫血:骨髓增生活跃或明显活跃。

(2) 巨幼细胞性贫血:骨髓增生活跃或明显活跃,三系都有巨幼样变化。

(3) 增生低下性贫血:骨髓增生低下或重度低下。

【临床表现】

贫血症状的有无或轻重,取决于原发病的性质、贫血的程度及发生的速度、患者代偿能力及耐受性等，多由组织器官缺血缺氧所致，常见的表现有以下几种。

1. 一般表现：疲乏、无力是最常见和最早出现的症状。皮肤黏膜苍白是最常见的体征，以甲床、手掌、口唇黏膜和睑结膜处最为明显。

2. 心血管系统：心悸，活动后加剧为最突出的症状。有心动过速，在心尖或肺动脉瓣区可闻及柔和的收缩期杂音，重者可闻及舒张期杂音，甚至心力衰竭。

3. 神经系统：头晕、耳鸣、注意力不集中为常见症状，部分患者有肢端麻木。严重者可出现晕厥甚至意识模糊。

4. 消化系统：可出现食欲下降、恶心、呕吐、腹胀等症状，部分患者存在舌炎、牛肉舌、镜面舌、吞咽异物感、异食癖等。

5. 呼吸系统：可出现气急，活动后加剧，症状重者可出现呼吸困难。

6. 生殖系统：性欲减退多见，女性可有月经失调，甚至闭经。

7. 泌尿系统：可有多尿，尿比重低，血尿素氮升高，重者可出现蛋白尿。

**【实验室检查】**

1. 血常规：可以明确血细胞计数、血红蛋白含量及红细胞相关参数，对于贫血的分类、病因的初步判断、下一步诊疗及疗效的评估都至关重要。

2. 血涂片：可以观察各种血细胞的数量变化及形态改变。对于红细胞可以明确其有无大小形态异常、染色有无变化、有无结构异常等。对于贫血的诊断有重要意义。

3. 网织红细胞计数：反映幼红细胞增生程度，也是评估贫血治疗效果的早期指标。

4. 骨髓检查：包括骨髓细胞涂片、铁染色和骨髓活检。不明原因的贫血都应做骨髓穿刺和铁染色，必要时做骨髓活检。

5. 其他检查：根据患者的不同情况选择不同项目已明确病因，如小便和大便常规及潜血检查、溶血的相关检验、铁代谢检查、寄生虫检查、消化道的影像学或内镜检查、风湿免疫检查、内分泌检查等。

【诊断及鉴别诊断】

贫血的诊断一般可分三个步骤:

判断贫血的有无及严重程度,排除妊娠、水肿、失血、脱水等对血红蛋白浓度的干扰。判断贫血的性质,可以从形态学分类入手,判断是大细胞性还是小细胞性,是正色素性还是低色素性,初步推测其病因。

贫血的病因诊断是必不可少的一步,从详细询问病史、全面体格检查、必要的实验室检查着手,避免延误一些重要疾病特别是肿瘤性疾病的诊断。

【治疗原则】

1. 病因治疗:积极明确并针对病因进行治疗,如慢性失血者,要明确出血部位并行针对性治疗;自身免疫性溶血性贫血用糖皮质激素治疗;再生障碍性贫血可用环孢素±抗淋巴/胸腺细胞球蛋白治疗等。

2. 补充造血原料:如缺铁和叶酸、维生素 $B_{12}$ 者,要积极补充。

3. 刺激红系造血:促红细胞生成素和雄激素有刺激红系造血的作用,可用于肾性贫血和非重型再生障碍性贫血的治疗。

4. 脾切除术:可以减少红细胞破坏,对于难治性的自身免疫性溶血性贫血、遗传性球形红细胞增多症、某些血红蛋白病等有效。

5. 异基因造血干细胞移植:对于相对年轻的有同胞供体的重型再障患者可行异基因造血干细胞移植,也可用于某些遗传性贫血的治疗。

6. 成分输血:急性大量失血或贫血症状严重患者可输注浓缩红细胞治疗,但要严格把握适应证。自身免疫性溶血性贫血要输注洗涤红细胞。造血干细胞移植者输注辐照红细胞。

(孟凡凯)

# 二、头　　痛

头痛是指额、顶、颞及枕部的疼痛，在血液系统疾病（简称血液病）中亦是常见症状。

**【病因及临床表现】**

（一）颅内浸润

见于白血病、多发性骨髓瘤、恶性淋巴瘤及恶性组织细胞病等，其中白血病所致的中枢神经系统白血病（central nervous systemleukemia，CNSL）最多见。CNSL 可发生于各种类型的白血病，但以急性淋巴细胞白血病（ALL）最多见，急性髓系白血病（AML）则易发生于周围白细胞显著增多的患者。CNSL 可发生于白血病病程的任何时期，而以白血病的血液学缓解期多见，发病时间多为起病后 9～12 个月，其临床表现为：①颅内出血型。②脑膜及脑神经损害。③脑血栓形成。④脊髓白血病等。

一般来说，白血病细胞呈弥漫性浸润，不同于淋巴瘤、骨髓瘤等，很少形成肿块，但绿色瘤或粒细胞肉瘤可导致颅内占位性病变。

恶性血液病患者，如有不明原因头痛，应高度警惕 CNSL。腰穿脑脊液检查发现白血病细胞，即可确诊，如未找到白血病细胞而有脑脊液压力增高，白细胞数增高或蛋白阳性者，也应积极防治 CNSL。

（二）血管病变

血管病变有颅内出血、脑血栓形成及脑栓塞、血栓性血小板减少性紫癜等。

1. 颅内出血：常因原发或继发的出、凝血功能障碍引起。可出现突然头痛，严重者常危及生命。临床上多见于：①血小板减少（$<50\times10^9$/L）者，可引起自发性出血。血小板$<20\times10^9$/L 者可出现严重出血，易发生颅内出血。②白血病患者，外周血白细胞异常增高者，化疗时白血病细胞代谢产物释放，激活凝血系统，导致凝血功能异常。③弥散性血管内凝血（DIC）。④CNSL

颅内出血型。⑤其他:如溶栓治疗的出血并发症以及血友病患者,尤其是头部外伤后颅内血肿等。

2. 脑血栓形成及脑栓塞:可见于CNSL或外周血白血病细胞异常增高者。由于细胞淤滞和小动脉壁的白血病细胞侵犯可发生脑血栓形成或栓塞。亦可发生继发性出血,如白血病细胞栓塞性出血,常发生于大脑半球内,患者伴有瘫痪、昏迷,病情迅速发展而致死。

3. 血栓性血小板减少性紫癜:本病患者常有疼痛等神经、精神症状。

(三) 腰穿、鞘内注射后

1. 腰穿后:脑脊液从穿刺孔外渗,其压力降低引起头痛。多发生在术后24小时内,一般为操作不当所致。

防治:术后去枕平卧4~6小时,如发生头痛,静脉滴注低渗液能减轻症状。

2. 鞘内注射后:鞘内注射药物刺激脑膜引起化学性蛛网膜炎。常于注射后2~4小时出现头痛,伴有呕吐、背痛、眩晕等,可持续数小时至72小时,严重者可瘫痪、进行性脑病,甚至死亡。一般鞘内注射常用药物为甲氨蝶呤(methotrexate,MTX)10~15mg,单次剂量不超过20mg,阿糖胞苷(cytosine arabinoside,Arac)25~50mg。其不良反应主要是剂量过大、注射速度太快所致。为了减轻其不良反应,常加用地塞米松2.5~5mg。

(四) 其他

贫血、真性红细胞增多症、继发性颅内感染等。

**【处理】**

1. 去除病因、诱因,治疗原发病。

2. CNSL的处理。

3. 严重血小板减少引起的颅内出血:立即输注新鲜血小板悬液。

(张东华)

## 三、头　　晕

头晕是指许多不同的感觉体验,包括旋转性感觉或非旋转性摇摆、无力、昏倒和头昏眼花等。一般分为:晕厥、眩晕、各种混杂的头部感觉和步态障碍。各种混杂的头部感觉描述了一种既不是昏厥又不是眩晕的头晕,而步态障碍的人也常述头晕,其原因为神经肌肉病变,不属于本章讨论范围。

(一) 眩晕

眩晕是多个系统发生病变时所引起的主观感觉障碍,患者感到外界或自身有旋转、摆动或头晕,头重脚轻感。病因(与血液病有关的病因)有:

(1) 恶性血液病细胞侵犯或转移至小脑、内耳;或颅内压增高。

(2) 小脑或内耳出血。

(3) 感染中毒性眩晕。

(4) 其他:中度、重度贫血及真性红细胞增多症。

(二) 晕厥

晕厥是一种短暂的意识丧失状态,最常见于大脑突然供血、供氧不足所致的脑缺氧,在血液病中常见于重度贫血。

(张东华)

## 四、皮肤黏膜出血

皮肤黏膜出血由于机体的止血与凝血功能障碍所引起,常以全身性或局限性皮肤黏膜自发性或受轻伤后出血不止为临床特征。

**【病因及筛选归类诊断】**

(一) 病因

1. 毛细血管壁缺陷或受损

(1) 遗传性出血性毛细血管扩张症、血管性假性血友病。

(2) 过敏性紫癜及单纯性紫癜、老年性紫癜、机械性紫癜等。

(3) 严重感染、化学物质或药物中毒及代谢障碍。

2. 血小板异常

(1) 血小板减少:再生障碍性贫血、特发性血小板减少性紫癜(ITP)、血栓性血小板减少性紫癜(TTP)等。

(2) 血小板功能缺陷:血小板无力症、尿毒症、肝病等。

(3) 血小板增多:原发性血小板增多症、慢性髓系白血病(CML)等。

3. 凝血障碍

(1) 遗传性:血友病甲、乙,凝血酶原缺乏症等。

(2) 继发性:严重肝病、维生素 K 缺乏、DIC 等。

4. 循环血液中抗凝物质增多,肝素样抗凝物质存在,抗凝药物治疗。

(二) 筛选归类诊断

皮肤黏膜出血在临床上多为毛细血管及血小板异常,采用简易的筛选试验,结合临床表现进行判断。

1. 毛细血管壁异常者:出血时间延长,束臂试验阳性,血小板正常,凝血功能亦正常。

2. 血小板异常者:除血小板减少或功能异常外,其他试验同上述。

3. 凝血功能障碍者:激活的部分凝血活酶时间(APTT)反映内源性凝血途径的凝血功能;凝血酶原时间(PT)反映外源性凝血途径的凝血功能。如 APTT 与 PT 均正常,除健康人外,可见于遗传性和获得性因子ⅩⅢ缺乏症;如 APTT 延长、PT 正常,多数提示内源性凝血途径的凝血功能异常;如 PT 延长、APTT 正常,多数提示外源性凝血途径的凝血功能异常;如 APTT、PT 均延长,多数提示共同途径凝血功能异常(如因子Ⅹ、Ⅴ、Ⅱ、Ⅰ缺乏症)。此外,还有复合因子缺乏(如 DIC、严重肝病等引起的严重凝血功能异常)。

4. 抗凝物质增多者凝血酶时间(TT)反映纤维蛋白原或抗凝物质的多少,如 TT 延长提示纤维蛋白原减少或抗凝物质增多。甲苯胺蓝可中和肝素及类肝素物质，如TT延长，甲苯胺蓝纠正试验能纠正，提示抗凝物质增多。纤溶活性亢进，如纤维蛋白原降解产物（FDP）引起的出血。

【处理】

见第十一章。

（张东华）

## 五、心　悸

心悸是一种自觉心脏搏动的不适感觉或心慌感。心悸时心率可快可慢，也可有心律失常。

【病因】

1. 贫血：以急性失血时心悸最明显。
2. 发热：发热时基础代谢率增加。心率加快，心排血量增加也可引起心悸。
3. 白血病细胞侵犯：白血病细胞对心包、心肌的侵犯。
4. 化疗药物对心脏的毒性：三尖杉碱及蒽环类化疗药物，如柔红霉素、多柔比星等。

【处理】

主要是去除病因。

1. 纠正贫血。
2. 降温。
3. 化疗：消除或减少白血病等恶性肿瘤细胞侵犯。
4. 保护心脏：防治化疗药物对心脏的损害。化疗时应密切观察心率、心律及心电图。

（张东华）

## 六、黄　疸

黄疸是由于胆红素代谢障碍致血液中胆红素浓度增高，渗入组织,使巩膜、黏膜和皮肤染成黄色。黄疸按发生机制分为溶血性、肝细胞性和阻塞性三型,其中溶血性黄疸主要见于溶血性贫血。

【病因及临床表现】

(一) 溶血性黄疸

见“第二章十一、溶血性贫血”。

(二) 肝细胞性黄疸

主要见于病毒性肝炎等引起的肝脏损害。在血液病中亦可发生于:

1. 严重溶血、严重贫血时肝脏缺血、缺氧。
2. 白血病、淋巴瘤等恶性肿瘤细胞侵犯破坏肝脏。
3. 恶性血液病化疗时损伤肝细胞。
4. 肝细胞性黄疸的特点:①肝功能试验阳性。②血清直接与间接胆红素均增高。③尿胆红素阳性,尿胆原增高。

(三) 阻塞性黄疸

在血液病中见于淋巴瘤等肿大淋巴结压迫胆管以及白血病细胞侵犯阻塞细小胆管。其特点:①血清直接胆红素增高。②粪中粪胆原减少或消失,致粪色变浅或呈灰白色。③尿胆红素阳性,尿胆原减少或消失。④常有皮肤瘙痒与心动过缓。

【处理】

黄疸本身不需要特殊处理,治疗原发病。

(张东华)

## 七、血红蛋白尿

尿内含有游离血红蛋白称为血红蛋白尿。

【病因】

(一) 常见于血管内溶血

1. 先天性 G6PD 缺乏症等。
2. 获得性

(1) 免疫性溶血：严重自身免疫性溶血性贫血(AIHA)、阵发性冷性血红蛋白尿(paroxysmal cold hemoglobinuria, PCH)、冷凝集素病、血型不合的输血、新生儿溶血病等。

(2) 非免疫性：药物或化学物质所致，感染(黑热病、伤寒)，阵发性睡眠性血红蛋白尿(paroxysmal nocturnal hemoglobinuria, PNH)，行军性血红蛋白尿，动、植物因素(毒蛇咬伤、毒蕈中毒)及重度烧伤所致的血红蛋白尿等。

(二) 少见病因

1. 尿路中发生溶血：血尿时如尿比重低于1.006，红细胞溶解，出现假性血红蛋白尿。

2. 肾梗死所致的血红蛋白尿：溶血发生于梗死形成的肾实质区域内，血红蛋白尿从此处排入尿中。

**【鉴别诊断】**

血红蛋白尿应与肌红蛋白尿鉴别，简单的鉴别方法：取抗凝血离心沉淀，血红蛋白尿患者的血浆呈棕红色，而肌红蛋白尿患者的血浆外观与正常人的抗凝血一样。因为肌红蛋白不与蛋白结合，可迅速从尿排泄，因而血浆颜色不会改变。

(张东华)

# 八、意识障碍

意识障碍是指高级神经中枢处于抑制状态而产生各种不同的临床表现。血液病在病情进展过程中可出现意识障碍。

**【病因及临床表现】**

(一) 病因

1. 感染：特别是颅内感染。

2. 颅内出血：见本章二、头痛。

3. 颅内组织受恶性细胞侵犯或占位性疾病：见“头痛”。

4. 严重高黏滞血症：见于巨球蛋白血症、镰状细胞贫血、真性红细胞增多症等。

5. 代谢障碍：因大剂量肾上腺糖皮质激素致高血糖或高渗性昏迷；化疗后严重高尿酸血症致肾功能不全等。

6. 其他：TTP 的神经精神症状，可出现意识障碍。

（二）意识障碍

意识障碍可有下列不同程度的表现：

1. 嗜睡：患者呈持续的睡眠状态，可被唤醒，并能正确回答问题和做出各种反应，当刺激除去后很快又再入睡。

2. 意识模糊：患者能保持简单的精神活动，但对时间、地点、人物的定向能力发生障碍。

3. 昏睡：患者处于熟睡状态，不易唤醒，在强烈刺激下可被唤醒，但很快又再入睡。唤醒时答话含糊或答非所问。

4. 昏迷：是意识障碍最重的阶段，按其程度可分为浅昏迷与深昏迷。①浅昏迷：意识大部分丧失，无自主运动，对声光刺激无反应，对疼痛刺激尚可出现痛苦的表情或肢体退缩等防御反应。角膜反射、瞳孔对光反射、眼球运动、吞咽反射等可存在。②深昏迷：意识全部丧失，强刺激也不能引起反应，肢体常呈弛缓状态。深、浅反射均消失，机体仅能维持呼吸与循环功能。

**【处理】**

意识障碍是病情危急性信号，应急诊处理。

急诊处理原则：尽力维持生命体征，必须避免各脏器的进一步损害，根据临床表现进行必要检查（如腰穿、眼底检查、头颅 CT 等）来确定意识障碍的原因。

1. 保持生命体征稳定及电解质、酸碱和渗透压平衡，保持呼吸道通畅及供氧充足，使氧分压≥10.67kPa（80mmHg），二氧化碳分压 4～4.6kPa（30～35mmHg）。血压稳定，维持平均血压≥10.67kPa（80mmHg）。

2. 脱水疗法：目前最常用的是20%甘露醇溶液快速静脉滴注。

3. 预防继发感染。

4. 病因治疗：如颅内出血或肿瘤细胞浸润。

5. 对症支持治疗。

（张东华）

# 九、发　　热

发热是血液病常见症状,常伴贫血、出血、肝脾淋巴结肿大,以及骨关节疼痛和黄疸等临床表现。因发热的原因复杂,常造成诊断上的困难,对不明原因的发热患者,必须结合病史、临床表现及实验室检查全面分析、动态观察,尽早明确诊断。发热根据病程可分为急性发热和长期发热,前者病程在2周内,后者在2周以上。

**【病因】**

(一)急性发热

1. 急性白血病:白血病本身可有低热,较高发热常提示有继发感染,以发热为本病的早期表现者占半数以上。

2. 再生障碍性贫血:再生障碍性贫血(再障)本身无发热,由于白细胞减少,易感染,重型再障者起病急,就诊时常有严重感染,呈高热、超高热。

3. 急性溶血:突然发生畏寒、寒战、高热及腰背疼痛,血红蛋白尿。

4. 粒细胞缺乏:起病急骤,可突发寒战、高热,如不及时控制,病情会迅速恶化,常因败血症、脓毒血症而致死。

血液病的感染以口腔、齿龈、咽部感染最常见,肛周感染或脓肿及肺部感染也很常见,常见致病菌有肺炎克雷白杆菌、铜绿假单胞菌、大肠埃希菌和金黄色葡萄球菌等;如大量应用广谱抗生素、糖皮质激素或免疫功能低下者,还可出现真菌感染,如念珠菌感染等。

(二)长期发热

1. 急性白血病:急性白血病患者,外周血呈非白血病性经过,易误诊而得不到及时治疗。

2. 慢性白血病:呈慢性低热,急性变或合并感染者可呈高热。

3. 恶性淋巴瘤:一般以无痛性淋巴结肿大为最常见首发表现,但有一些霍奇金病(HD)以不明原因的持续或周期性发热为首发症状；非霍奇金淋巴瘤（NHL）大多为晚期发热，对于深部淋巴结肿大者，诊断较困难。

4. 恶性组织细胞病：发热常为首发及常见症状，一般为不规则高热。

5. 淋巴结病：如血管免疫母细胞性淋巴结病、坏死性淋巴结炎等。

**【常见伴随症状】**

（一）贫血

病程早晚均可出现，与出血不成比例，急性白血病、恶性组织细胞病患者早期可出现，随病情加重而加重。淋巴瘤患者则出现于晚期。

（二）出血

急性白血病、恶性组织细胞病患者以皮下、口腔、鼻腔出血常见，严重者出现颅内出血、消化道大出血及大咯血等。

（三）肝脾、淋巴结肿大

单核吞噬细胞系统为恶性血液病最常侵犯部位。急性白血病中淋巴结肿大者，以急性淋巴细胞白血病发生率最高。肝脏一般为轻到中度肿大，以急性单核细胞白血病多见，ALL 次之。脾大也较常见，约半数患者可触及脾大，以急淋最多见且肿大也较显著，其次为 AML-M5 和 AML-M1、M2，巨脾者主要见于 CML 急变、毛细胞白血病、幼淋细胞白血病等。恶性淋巴瘤常表现为浅表淋巴结肿大，以颈部最多。深部淋巴结肿大包括纵隔、腹膜后、肝门及脊柱旁等。非霍奇金淋巴瘤侵犯肝脏者多于霍奇金病，约 1/4 引起黄疸，而原发性脾淋巴瘤者少见。

（四）骨关节痛

骨痛一般为不明原因隐痛，肢体骨剧痛多见于 ALL。骨关节痛多见于儿童，可持续数小时至数天不等，如胸骨压痛、叩击痛为白血病的特征表现。淋巴瘤的骨痛则为淋巴瘤侵犯骨骼引起局限性痛。

（五）皮肤病变

白血病特异性皮肤改变为白血病细胞浸润所致，以急性单核细胞白血病多见，表现为红皮病、斑丘疹和结节、肿块、剥脱性皮炎；非特异性皮损有荨麻疹、带状疱疹、多形性红斑等。霍奇金病有15%～40%出现荨麻疹、色素沉着、出血斑、剥脱性皮炎、红皮病等，常有发痒。恶性组织细胞病可出现皮下结节等。

（六）黄疸

急性溶血性贫血患者有溶血性黄疸，黄疸亦可见于恶性血液病细胞侵犯破坏肝脏，或压迫肝内外胆管。

**【鉴别诊断】**

（一）白血病

以发热为首见或主要症状者，伴贫血、出血、肝脾淋巴结肿大、骨痛等任何一种症状时，应考虑急性白血病，进一步检查，如骨穿检查即可明确诊断。有的患者早期主要表现为原因不明的发热，而贫血、肝脾淋巴结肿大不明显，白细胞减少，血象呈非白血病经过，难以与再障鉴别。但再障无肝脾淋巴结肿大，骨髓穿刺示非造血组织增多，原始及幼稚细胞不增加。外周血白细胞增多者需与发热性疾病引起的类白血病反应鉴别。类白血病反应去除病因后血象可恢复正常，外周血白细胞数一般$<50\times10^9/L$，主要以杆状核和晚幼粒细胞为主。而CML患者中性粒细胞碱性磷酸酶积分明显降低，Ph染色体阳性更有助于鉴别。

（二）淋巴瘤

持续或周期性发热伴有浅表淋巴结肿大者，淋巴结活检不难诊断。但以发热为首发症状或深部淋巴结肿大者，诊断困难。以腹腔淋巴瘤为例，主要表现长期发热、腹泻、腹痛、白细胞减少、贫血等症状，病变累及腹膜后淋巴结易误诊为伤寒、结核、其他肿瘤等。最终明确诊断往往需要剖腹探查。

（三）恶性组织细胞病

本病以发热、衰竭、消瘦、贫血、肝脾大与出血倾向为特征。骨髓中发现异常组织细胞对诊断有重要帮助，但一次或连续多次多部位检查未发现异常组织细胞，不能完全排除其可能性，临床表现亦可为多样性,发热常为首发症状,可急可缓。反应性组织细胞增多症由许多病因引起,误诊为恶性组织细胞病者为数不少,在与恶性组织细胞病(恶组)鉴别时,除骨髓及外周血组织细胞形态外,以下几点对恶组诊断有帮助:

(1) 肝脾淋巴结呈进行性肿大,肿大明显。

(2) 病原学、血清学检查为阴性。

(3) 无感染征象。

(4) 抗感染治疗无效。

(四) 淋巴结病

淋巴结病包括血管免疫母细胞淋巴结病、组织细胞性坏死性淋巴结炎等。其共同特点为淋巴结肿大和发热。诊断及鉴别诊断主要依赖淋巴结病理检查和临床表现。详见第五章。

(张东华)

# 十、淋巴结肿大

正常情况下可触摸到成年人腹股沟淋巴结,大小为0.5～2.0cm,质地光滑,无压痛,能活动。淋巴结肿大的原因有:①在对抗原反应时,良性的淋巴细胞和巨噬细胞数量增多。②在累及淋巴结的感染时,炎性细胞的浸润(淋巴结炎)。③恶性淋巴细胞和巨噬细胞的原发增生。④转移性恶性肿瘤细胞对淋巴结的浸润。⑤在脂质贮积病,充满代谢产物的巨噬细胞对淋巴结的浸润。

**【病因学分类】**

(一) 感染性疾病

1. 局部感染:局部炎症引起引流区域淋巴结肿大,如扁桃腺炎、猫爪病等。

2. 全身性感染

(1) 病毒感染:传染性单核细胞增多症(EB病毒相关者最常见)、传染性病毒性肝炎、巨细胞病毒、艾滋病(AIDS,颈部、腋窝及枕部淋巴结最常受累)、风疹、流行性感冒等。

(2) 细菌感染:链球菌、葡萄球菌、沙门菌、布氏菌等。

(3) 真菌感染:球孢子菌病、组织胞浆菌病(引起肺门淋巴结肿大)。

(4) 分枝杆菌感染:结核、麻风。

(5) 衣原体感染:性病性淋巴肉芽肿、沙眼。

(6) 寄生虫感染:锥虫病、微丝蚴病、弓形虫病。

(7) 螺旋体病:梅毒、钩端螺旋体病。

(二) 免疫性疾病

类风湿关节炎、系统性红斑狼疮、皮肌炎、血清病、苯妥英钠所致药物反应。

(三) 血液疾病

淋巴瘤、急性和慢性淋巴细胞白血病、急性非淋巴细胞白血病、恶性组织细胞病。

(四) 肿瘤的淋巴结转移

黑色素瘤,Kaposi 肉瘤,神经母细胞瘤,精原细胞瘤,肺、乳腺、前列腺、胃肠道、肾脏等肿瘤的转移。

(五) 内分泌病

甲状腺功能亢进症。

(六) 脂质贮积病

戈谢(Gaucher)病及尼曼-皮克病。

(七) 反应性淋巴结病

巨滤泡性淋巴结增生症(Castleman 病)、窦组织细胞增生症、组织细胞性坏死性淋巴结炎(Kikuchi 病)。

(八) 其他疾病

结节病、皮肤病性淋巴结炎、淀粉样变(amyloidosis,约30% 伴淋巴结受累)、皮肤黏膜淋巴结症候群(Kawasaki 病)、淋巴瘤样肉芽肿、多灶朗汉斯(Langerhans)细胞(嗜酸性)肉芽肿。

【诊断要点】

（一）病史与体检

是否伴全身症状，如发热、皮疹、盗汗、消瘦、出血、贫血等。是否伴肝脾大。

肿大淋巴结的部位、性质。局限性淋巴结肿大主要见于局部炎症，淋巴瘤、结核或肿瘤转移。全身性淋巴结肿大见于反应性淋巴结病、全身性感染、白血病或淋巴瘤。双侧纵隔淋巴结肿大常见于淋巴瘤，尤其是霍奇金（Hodgkin）病的结节硬化型。单侧肺门淋巴结肿大很可能为肺癌转移，而双侧肺门淋巴结肿大常为良性，如结节病、结核、全身性真菌感染。

结核性淋巴结肿大质地中等，有粘连。淋巴瘤者淋巴结质地较坚实，有橡皮感觉，能活动，有时发生融合。癌肿转移之淋巴结质地坚硬，边缘不规则，不活动。

（二）实验室检查

1. 血常规观察：血片有无原始、幼稚细胞，传染性单核细胞增多症可见到异型淋巴细胞。

2. 血沉、血清免疫球蛋白测定。

3. 血清嗜异性凝集试验：滴定效价在1：64或以上有助于传染性单核细胞增多症的诊断。

4. 血清学：EB病毒、巨细胞病毒、弓形虫病感染的特异性抗体检查如病毒衣壳抗原（VCA）抗体（IgM-VCA抗体）及EB核抗原（EBNA）抗体阳性对初次EBV感染有诊断意义，提示传染性单核细胞增多症。

5. 结核菌纯化蛋白衍生物（PPD）试验。

6. 淋巴结穿刺提示是否为淋巴结反应性增生、淋巴瘤、结核、白血病、转移癌。

7. 淋巴结活组织检查：50%～60%的淋巴结活检能提供诊断的资料，约25%的患者当时活检未能诊断，1年内发展为淋巴瘤。因此，淋巴结持续肿大者应毫不犹豫地重复活检。对组织学诊断较困难的疑难病例进行细胞表面标志物（即免疫表型）检查，如淋巴瘤表现出白细胞共同抗原（CD45R）和CD45阳性。里施[Reed-sternberg（RS）]细胞具有CD25、转铁蛋白受体(CD17)、Ia 抗原、Ki-1(CD30)抗原。CD2 和 CD7 是多数 T 淋巴细胞表达的抗原,而 B 淋巴细胞的共同抗原有 Ia、CD19、CD20。

8. 骨髓象检查:对白血病可确诊。骨髓活检多部位检查有助于淋巴瘤和恶性组织细胞病的诊断。

9. B 超:了解有无肝、脾肿大及占位性病变,肝门、脾门及腹膜后淋巴结肿大,回盲部肿块。

10. 胸部 X 线检查:用于排除纵隔、肺门淋巴结病变,排除胸腔积液、肺实质浸润。

11. 胃肠道造影检查或内镜检查:了解患者是否有该部位病变,如淋巴瘤或肿瘤。

12. 下肢淋巴管造影、扫描:是检查腹腔内淋巴瘤较准确的手段,尤其是有助于发现主动脉旁淋巴结病变,常不能显示第 2 腰椎以上淋巴结。

13. CT、MRI 检查:胸部 CT 可以精确地描出病变范围。腹部 CT 可对淋巴瘤进行准确分期,判断腹膜后淋巴结、肠系膜淋巴结有无肿大。

14. 单光子 ECT 扫描(SPECT):分化不良和分化中度的淋巴瘤全身扫描常为阳性,分化良好者则阴性。该检查对淋巴瘤浸润、监测疗效、鉴别坏死或纤维化也有价值。

**【鉴别诊断】**

常见淋巴结肿大的疾病:淋巴瘤、白血病、反应性淋巴结病等临床特点详见本书各有关章节。结核病、传染性单核细胞增多症、转移癌根据病史、体检和有关检查,一般诊断不难。

结节病较少见,淋巴结肿大常呈对称、散在、无压痛,易侵犯纵隔与肺门淋巴结,伴发热、消瘦、乏力等全身症状,常有肝脾肿大,亦可伴肺、眼、皮肤、心、肾、肌肉、关节、神经系统受累等症状和体征,有轻度贫血,白细胞减少,嗜酸粒细胞增多,血沉增快,皮肤及淋巴结活检可发现有类上皮结节样改变。

(孙汉英)

# 十一、脾　　大

脾大是重要的病理体征，主要依靠触诊检查。在正常情况下一般摸不到脾脏。膈肌位置低或体质瘦弱的人，特别是女性，偶可触及脾脏边缘，质地柔软，无触痛，与病理性脾大不同。

脾大分为轻、中、高三度。脾下缘不超过肋下 2cm 为轻度肿大；超过 2cm，在脐水平线以上，为中度大；超过脐水平线或前正中线则为高度肿大，即巨脾。脾脏大的程度与疾病有关。

轻度脾大多见于慢性肝炎、伤寒、粟粒性结核、急性疟疾、急性细菌性内心膜炎、败血症等，质地一般柔软。

中度脾大见于肝硬化、全身性系统性红斑狼疮、慢性淋巴细胞性白血病、慢性溶血性黄疸和淋巴瘤等，质地一般较硬。

高度脾大且表现光滑者，见于慢性粒细胞性白血病、黑热病、慢性疟疾和骨髓纤维化等，表面有结节者则需考虑淋巴肉瘤。

**【病因学分类】**

脾脏大按病因可分为两类：感染性脾大和非感染性脾大。

（一）感染性脾大

1. 急性感染：见于病毒感染、立克次体感染、细菌感染、螺旋体感染、寄生虫感染。

2. 慢性感染：见于慢性病毒性肝炎、慢性血吸虫病、慢性疟疾、黑热病、梅毒等。

（二）非感染性脾大

1. 淤血性：见于肝硬化、慢性充血性右心衰竭、慢性缩窄性心包炎、大量心包积液、特发性非硬化性门脉高压症。

2. 血液病：见于各种类型的急慢性白血病、淋巴瘤，特发性血小板减少性紫病，溶血性贫血，骨髓纤维化等。

3. 结缔组织病：如系统性红斑狼疮、皮肌炎、结节性多动脉炎、幼年类风湿关节炎等。

4. 组织细胞增生症：如黄脂瘤病、嗜酸性肉芽肿。

5. 脂质沉积症：如戈谢病、尼曼-匹克病。

6. 脾脏肿瘤与脾囊肿：脾脏原发性恶性肿瘤少见，转移至脾脏的恶性肿瘤罕见。脾脏囊肿罕见。

**【伴随症状及体征】**

(1) 贫血瘀点或瘀斑：见于各种类型的白血病、特发性血小板减少性紫癜等。

(2) 贫血、黄疸：见于溶血性贫血、慢性病毒性肝炎、肝硬化、败血症等。

(3) 肝及淋巴结肿大：见于恶性淋巴瘤、淋巴细胞白血病、结缔组织病、传染性单核细胞增多症及某些传染病。

(4) 各种类型的皮疹：多见于各种传染病或感染性疾病。如伤寒、斑疹伤寒、布氏杆菌病、败血症、亚急性感染性心内膜炎等。

(5) 水肿和腹腔积液：见于慢性右心衰竭、缩窄性心包炎、肝硬化、门脉高压症、下腔静脉梗阻等。

(6) 心脏扩大：见于各种心脏病引起的慢性心力衰竭、各种原因引起的大量心包积液。

(7) 发热：见于感染性疾病(如伤寒、疟疾等)和淋巴瘤。

(孟凡凯)

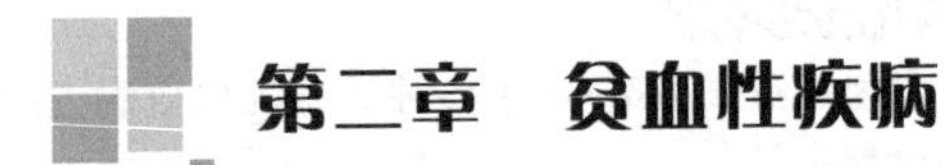

# 第二章　贫血性疾病

## 一、再生障碍性贫血

再生障碍性贫血(aplastic anemia,AA,简称再障)是多种病因引起的造血功能衰竭性疾病,红骨髓总容量减少,代之以脂肪髓,骨髓中无恶性细胞浸润,无网硬蛋白增生,临床上以全血细胞减少为主要表现的一组综合征。

**【病因】**

(一)获得性再生障碍性贫血

大多数获得性再障是免疫介导的造血破坏的结果,约10%的病例存在编码端粒酶成分TERC或TERT基因突变。目前认为继发性再障可能和以下因素有关:

(1)药物:剂量相关的,如烷化剂、抗代谢药、蒽环类药等。特异性的,如氯霉素、磺胺药、金制剂、有机砷、保泰松等。

(2)化学毒物:苯及其代谢产物、酚类,杀虫剂、农药等。

(3)辐射:长期接触X线,放射性核素等。

(4)病毒感染:肝炎病毒、EB病毒等。

(5)免疫因素:再障可继发于胸腺瘤、系统性红斑狼疮和类风湿关节炎等,患者血清中可找到抑制造血干细胞的抗体。

(二)体质性(先天性)再生障碍性贫血

(1)范科尼(Fanconi)贫血。

(2)戴-布(Diamond-Blackfan)综合征。

**【发病机制】**

再障的发生与下面四个因素有关:

1. 造血干细胞减少或缺陷:许多再障患者用健康人造血干细胞成功地骨髓移植显示出干细胞异常或缺陷是其发病的

原因之一。骨髓 $CD34^+$ 细胞较正常人明显减少，体外长期培养再障的骨髓细胞呈现出造血不良表现。AA 的长期培养启动细胞（LTC-IC）明显减少或缺乏，CFU-GM、CFU-E 形成能力较正常显著降低。

2. T 细胞功能异常亢进，细胞毒性 T 细胞直接杀伤和淋巴因子介导的造血干细胞过度凋亡引起骨髓衰竭是再障的主要发病机制。部分再障患者只有经免疫抑制剂预处理之后，再接受他们正常孪生兄弟/姐妹的骨髓，BMT 才得以成功。应用免疫抑制剂抗淋巴细胞球蛋白/抗胸腺球蛋白（ALG/ATG）联合环孢素（CsA）可使 77% 的 AA 患者获得改善，其中 1/3 病例可获完全缓解。骨髓造血功能衰竭主要与活化的细胞毒性 T 淋巴细胞（CTL）有关，CTL 可分泌多种造血负调控因子 γ 干扰素、TNF-α 等。部分患者存在天然免疫紊乱、调节性 T 细胞（Tregs）缺陷及 B 细胞功能紊乱等免疫异常。

3. 造血微环境支持功能缺陷：如体外长期培养中干细胞的维持依赖于骨髓基质细胞的存在。体内骨髓基质或微血管损伤就不能支持正常造血细胞的生长。虽然造血微环境不是引起再障的始因，但可加重病情。

4. 遗传因素：再障患者常有 HLA-DR2 型抗原连锁倾向，儿童再障 HLA-DPW3 型抗原显著增高。HLA-DR2 高表达的再障患者对 CsA 治疗有较高的敏感度。约 1/3 获得性再障存在端粒 DNA 长度缩短，约 10% 再障患者发现端粒酶基因突变，主要为 TERC 或 TERT 基因突变。

**【诊断要点】**

（一）病史

尽可能详细地询问致病因素，如曾接触过某种药物、化学毒物、放射线、感染等因素或其他环境因素。

（二）症状和体征

1. 重型再障（SAA）：起病急，贫血进展迅速，常因严重出血与感染就诊。多部位出血，严重的皮肤、黏膜出血，消化道出血，眼底出血，颅内出血。感染不易控制，高热及中毒症状常是肺炎、全身严重感染的表现。

2. 慢性再障(CAA,国外称非重型再障,NSAA):起病隐匿,开始因贫血表现进行性软弱、疲劳,或血小板减少引起皮肤出血点、紫癜、碰撞易青紫、牙龈出血、鼻出血、月经过多,或因白细胞减少容易感冒、呼吸道感染。进行性加重的贫血是慢性再障的主要特征。

3. 体检:皮肤黏膜苍白,皮肤、黏膜、结合膜和眼底可见瘀点或瘀斑。浅表淋巴结和肝、脾一般无肿大。脾大见于多次输血后或严重感染、肝炎后再障的患者。

(三) 实验室检查

初诊再障患者需要进行的实验室检测指标有以下几项。

1. 全血细胞计数、网织红细胞计数、外周血涂片检查。

2. 胎儿血红蛋白(HbF)测定。

3. 骨髓穿刺(髂骨和胸骨细胞学,中性粒细胞碱性磷酸酶、有核红糖原染色、铁染色及小巨核细胞酶标)及活检(骨髓病理和网状纤维染色)是必需的检查,造血祖细胞培养(CFU-E、BFU-E、CFU-GM、CFU-Mix)。

4. 肝功能及病原学检查(肝炎病毒抗原、EBV、CMV、HIV)。

5. 血清叶酸、维生素 $B_{12}$ 水平,铁代谢全套(SI、TIBC、UIBC、血清铁蛋白、血清可溶性转铁蛋白受体)。

6. 外周血流式细胞免疫分型(T细胞亚群和大颗粒淋巴细胞检测)及检测CD55、CD59,了解是否有PNH克隆,血清游离血红蛋白及尿含铁血黄素检测,有无血管内溶血。

7. 自身抗体筛选(抗核抗体、抗dsDNA抗体)及免疫功能检查,细胞因子(IL-2、IL-4、TNF-α、INF-ν)水平,红细胞生成素(EPO)水平。

8. 胸部CT或X线片可以排除肺部感染,并且可留作对照。

9. 腹部B超,了解肝、脾、淋巴结有无肿大,较为年轻的患者肾脏异常提示可能为Fanconi贫血。

10. 常规细胞遗传学检查(必要时行FISH),特别注意5号、7号染色体有无异常。

11. 遗传性疾病的筛选:外周血淋巴细胞检测是否存在染色体断裂,以排除 Fanconi 贫血。

12. 对具备先天性角化不良症状及对免疫治疗不敏感者进行外周血端粒酶 DNA 长度及基因突变检测(DKC1、TERC、TERT)。

(四) 诊断标准

1. 一般标准

(1) 全血细胞减少,网织红细胞绝对值减少。

(2) 一般无肝脾肿大。

(3) 骨髓至少 1 个部位增生减低或重度减低(如增生活跃,需有巨核细胞明显减少),骨髓小粒非造血细胞增多,常规做骨髓活检等检查,显示造血组织减少、脂肪组织增加。

(4) 能除外引起全血细胞减少的其他疾病。如阵发性睡眠性血红蛋白尿、MDS、急性造血功能停滞、骨髓纤维化、急性白血病、恶性组织细胞病等。

(5) 抗贫血药物治疗无效。

根据上述标准诊断为再障后,再进一步分析为重型再障还是非重型再障。

2. 重型再障的诊断标准

(1) 临床表现:发病急,贫血呈进行性加剧,常伴严重感染、内脏出血。

(2) 血象:除血红蛋白下降较快外,须具备下列诸项中的两项:①网织红细胞$<1\%$,绝对值$<15\times10^9/L$。②白细胞明显减少,中性粒细胞绝对值$<0.5\times10^9/L$。③血小板$<20\times10^9/L$。

(3) 骨髓象:①多部位增生减低,三系造血细胞明显减少,非造血细胞增多。如增生活跃,有淋巴细胞增多。②骨髓小粒中非造血细胞及脂肪细胞增多。

3. 非重型再障的诊断标准

(1) 临床表现:发病缓慢,以贫血表现为主,感染、出血均较轻。

(2) 血象和骨髓象未达到重型再障的诊断标准。

(3) 病程中如病情恶化,临床、血象及骨髓象与重型再障相似,则称重型再障Ⅱ型。

【鉴别诊断】

1. 与低增生性 MDS 的鉴别:再障与 MDS 在临床上有相似之处,如进行性贫血,或伴有出血和发热,都可呈全血细胞减少,两者都属于骨髓衰竭性疾病,而骨髓象都可以是增生减低或增生活跃,如不仔细寻找病态造血,则很难将二者区分开来,尤其是低增生 MDS。

鉴别要点:①骨髓细胞涂片分析原始细胞数量,MDS 常有原始细胞增多,但 AA 的骨髓中缺乏原始细胞;②骨髓细胞发育异常,MDS 常有骨髓一系或多系的病态造血,如出现巨核系统病态造血基本上可排除 AA;③染色体的异常,50% 的 MDS 有染色体不平衡易位,极少数 AA 患者有+8,但如果出现-7 则考虑 MDS;④骨髓活检网状纤维染色,MDS 常伴有网状纤维组织增生,而 AA 无网硬蛋白增加;⑤骨髓活检出现不成熟前体细胞定位异常(abnormal localization of immature precursors,ALIP),或出现胞体小、分叶少的巨核细胞,支持 MDS。

2. 阵发性睡眠性血红蛋白尿(PNH):PNH 系获得性的红细胞膜缺陷引起的慢性血管内溶血,也可表现为全血细胞减少,但应注意询问发作性血红蛋白尿病史,脾脏常轻至中度肿大,网织红细胞增高,骨髓幼红细胞增生,尿含铁血黄素试验(Rous 试验)常持续阳性,酸溶血试验(Ham 试验)、蛇毒因子溶血试验、糖水溶解试验呈阳性反应,红细胞和粒细胞膜上 CD55 与 CD59 表达降低。注意再障可伴有 PNH 克隆。

3. 低增生性急性白血病:多见于老年人,肝、脾、淋巴结一般不肿大,血象呈“三少”,但骨髓象和活检原始细胞百分比增加达白血病诊断标准。急性淋巴细胞白血病初发时可能有再生不良期,流式细胞免疫表型及 TCR/IgH 基因重排检测有助于诊断。

4. 与特发性血小板减少性紫癜的鉴别:对于单纯血小板减少,骨髓巨核细胞数量正常或偏低的患者,诊断 ITP 一定要慎重,这可能为再障早期表现,此时需换部位(胸骨)做骨穿,进行巨核细胞计数和分类,并密切监测血小板计数。鉴别要点:

①ITP 在骨髓细胞学中,常常巨核细胞数量正常或增加,并有成熟障碍,在骨髓活检中,骨髓增生活跃或明显活跃,巨核细胞数量增多易见,可伴有淋巴小结出现;而 AA 早期,骨髓活检脂肪细胞增多,巨核细胞数量减少;②外周血淋巴细胞亚群分析,ITP 常有 B 淋巴细胞增多,但 AA 常有 T 淋巴细胞增多和 $T_1/T_2$ 的偏移;③部分 ITP 患者可检测到血小板相关抗体,AA 常为阴性;④ITP 患者可伴有脾大;⑤监测血常规变化。ITP 常不伴有白细胞减少,AA 随着疾病的进展为全血细胞减少。

5. 脾功能亢进:脾大,网织红细胞增加,骨髓三系增生。中性粒细胞减少可能伴有轻度核左移。

6. 骨髓病性贫血(myelophthisic anemia):骨髓被纤维化、肉芽肿、肿瘤细胞替代或浸润,异常替代的细胞减少了正常造血和破坏了正常骨髓结构,使未成熟细胞释放入外周血,贫血可能伴随白细胞和血小板计数正常、增加或减少。最具特征的是外周血片见幼粒-幼红细胞、异形红细胞(常见泪滴状)和大而异常的血小板。这些表现再障是不可能见到的。

7. 溶血性贫血的再障危象和急性造血停滞:可呈全血细胞减少,起病急,后者骨髓象中可出现巨大原始红细胞,去除诱因后血象和骨髓象缓解。

**【治疗原则】**

(一) 去除任何可疑的病因

不再与潜在的病因性物质接触。

(二) 支持疗法

不管怎样选择治疗,治疗的中坚是良好的支持治疗。

1. 一般措施:清洁皮肤、口腔、肛门,预防感染。重型再障隔离护理,住层流洁净室。给予易消化的饮食,避免便秘。尽量减少肌内注射。

2. 确定的感染应用特异敏感的抗生素进行强有力的治疗,及时、反复送血、痰等标本做细菌培养和药敏试验。

3. 成分输血:如考虑 BMT,严重贫血尽可能输注过滤或辐照的浓缩红细胞。血小板计数低于 $20\times10^9/L$ 且有危及生命的出血时,应输注过滤血小板悬液。对于严重中性粒细胞减少的患者,已证实是细菌感染且对合适的抗菌药物治疗无反应,白细胞悬液输注可能有价值。

4. 造血生长因子:单用集落刺激因子效果不明确,在免疫抑制剂治疗的同时联合集落刺激因子可提高疗效。G-CSF 300μg/次皮下注射,每周3次,第2个月每周2次,第3个月每周1次。

(三) 输血依赖性的非重型再障(NSAA)

患者应尽早接受标准的免疫抑制治疗(immunosuppressive therapy,IST),经过3~6个月治疗有效果的患者,维持CsA治疗>6个月或外周血细胞水平完全恢复后CsA缓慢减量;如经过4~6个月抗胸腺球蛋白(antithymocyte globulin,ATG)或抗淋巴细胞球蛋白(antilymphocyte globulin,ALG)+环孢素A(cyclosporin A,CsA)治疗无效果者,年龄在50岁以下可考虑骨髓移植,或者可考虑行第二周期ATG治疗,如第二周期ATG治疗4~6个月时仍无效或疾病进展为SAA,则按SAA治疗。

端粒DNA缩短或端粒酶突变的再障患者,对雄激素治疗有一过性的反应,雄激素通过自身芳香化为雄雌素及雌激素的受体途径,激活造血干细胞的端粒酶活性,故肝功能好者可加用雄激素安特尔治疗,口服40mg/次,每日2~3次。

(四) 重型再障的治疗策略

重型再障宜及早行HLA相合同胞供体的allo-BMT或ATG+CsA的强化IST:①<40岁,选择HLA相合同胞供体的allo-BMT;未找到合适供体的行免疫抑制治疗(ATG+CsA)。②>40岁,选择ATG+CsA治疗。③接受ATG+CsA治疗的患者,经过4个月治疗有效果的患者,维持CsA>6个月或外周血细胞水平完全恢复后CsA缓慢减量;如经过4个月(ATG+CsA)治疗无效果者,可进行第2疗程的(ATG+CsA)治疗,或者考虑无关供体配型骨髓移植。

1. SAA的同胞供体的all-BMT适应证:①重型再障患者年龄<40岁,最大年龄不应超过45岁;②有HLA相合的同胞兄弟姐妹做供体;③既往无或少许输注血制品史的早期患者;④无明显感染迹象。

年龄<30 岁年轻患者的预处理:采用非清髓和高强度免疫抑制方案以预防移植排斥和 GVHD。40 岁以上的患者如果进行骨髓移植,应给予低强度的预处理。在再障 HSCT 中不建议进行照射预处理。

2. 再障的免疫抑制治疗:适应证:①是依赖输血的非重型再障患者的一线治疗;②不依赖输血的非重型再障患者,有明显的粒细胞缺乏伴随继发感染的高风险;③年龄>40 岁的重型再障患者;④<40 岁的重型再障缺乏 HLA 全相合同胞供者的患者。IST 疗效反应率似不受病因学(如肝炎、病毒接触史、PNH/AA 综合征)的影响,但单用 ATG 治疗 SAA 反应率明显低于 ATG+CsA;ATG+CsA 治疗 NSAA 反应率明显高于单用 CsA 者。由于联合治疗的疗效优于任何单一用药,ATG+CsA 的联合方案已成为目前再障的标准疗法。

具体用法为马 ATG[20mg/(kg · d)×4d]或兔 ATG[3.5mg/(kg · d)×5d]联合 CsA[12~15mg/(kg · d),分 2 次口服,连续 6 个月]。NIH 和欧洲多中心研究表明 5 年总体生存率(overall survival,OS)为 75%~80%;接受 ATG+CsA 治疗儿童 VSAA 疗效优于 allo-BMT。ATG 治疗反应一般发生于 6 个月内,通常在 1~2 个月可观察到病情的好转,2~3 个月脱离血制品输注,但也有较晚起效者。IST 有效者应持续服用 CsA,逐渐减量至维持剂量,早期或骤然停用 CsA 可致病情加重或反复。当 CsA 用至 6 个月撤掉时,30%~35% 的患者会复发,若延长应用 CsA,并缓慢逐渐减量,复发的危险性为 13%~16%。约 1/3 的再障患者依赖 CsA,需要小剂量长期维持。当第一周期 ATG 治疗后复发,或者第一周期没有反应,可给第二周期 ATG 治疗,开始是马 ATG,第二周期则应改为兔 ATG,复发患者疗效可达 65%,第一周期无效者第二周期反应率约为 30%,但日本一组 52 例儿童再障的疗效仅 11%。老年人是否应用 IST 取决于疾病的严重性,主要是中性粒细胞减少的严重性。ATG 治疗之后,患者感染、出血、心血管事件有增加的危险。

ATG 常见近期不良反应包括急性变态反应(发热、寒战、多形性皮疹、高血压、低血压等)、血清病反应(皮疹、非感染性发热、关节疼痛、肌痛、浆膜炎、淋巴结病或外周血淋巴细胞浆细胞增多)等。前者多发生于治疗的最初几天,后者则常发生于接受ATG输注后的14天内,防治以小剂量皮质类固醇激素为主。其他不良反应还包括引起血小板和中性粒细胞减少、肝功能和肾功能损害、心律失常等。中性粒细胞减少可发生致命的感染。SAA患者接受强化IST达缓解数年后可能并发克隆性疾病,如PNH、MDS、AML及实体肿瘤等。

3. 免疫抑制治疗的疗效预测

IST无效的可能原因有:①IST治疗的剂量和疗程不充足、不标准;②不可逆的干细胞损伤;③非免疫介导的再障。

预测IST(ATG/CsA)疗效反应可为IST后进一步治疗(解救或替代治疗)方案的制订提供更多的信息。①CsA血药浓度:起始治疗2周时CsA血药浓度与疗效反应相关;②IFN-γ水平:采用流式细胞术测定T淋巴细胞内IFN-γ的水平能区分出大多数治疗有效和无效的患者,IFN-γ的表达水平与临床进程密切相关;③HLA-DR15表达和IST临床反应显著正相关;④伴有PNH克隆SAA患者对IST治疗反应率较高,年轻且有HLA相合同胞供者的$PNH^-$SAA患者IST有效率低,应首选移植,而$PNH^+$SAA患者则宜首选IST;⑤VSAA及rHuG-CSF治疗无反应者IST疗效欠佳,因此,宜首选HLA相合的同胞供者allo-BMT;⑥端粒DNA长度短的再障患者IST初治有效,但易复发,且易发生细胞遗传学异常,演变为MDS或AML的危险因素。

4. 其他的免疫抑制剂

(1)环磷酰胺(cyclophosphamide, Cy):大剂量的Cy(200mg/kg体重),在没有干细胞支持治疗时,在ATG没有疗效的患者中,50%的患者引起持久的反应;但是会明显延长血细胞减少期,发生致命感染及远期发生克隆演变的危险。

(2)抗CD52单克隆抗体:alemtuzumab治疗再障,100mg/d,共5日,同时用CsA。复发较常见。

(3)抗IL-2R:Daclizumab治疗非严重型再障有效率约40%。

（五）非重型再障

1. CsA 剂量、疗程同重型再障。

2. 在应用 CsA 基础上合用雄激素有一定疗效，雄激素治疗时间 1～2 年，可选择下列药物：司坦唑醇（康力龙）：2mg/次，3 次/日，口服。丙酸睾酮：50～100mg，1 次/日，肌内注射。十一酸睾酮：120～160mg/d，分 3 次口服。达那唑（danazol）：200mg/次，2～3 次/日，口服。长效睾酮（triolandren，TLD）：250mg/次，每周 2 次，肌内注射。司坦唑醇的不良反应有谷丙转氨酶（ALT）升高，肝内胆汁淤积性黄疸。丙酸睾酮肌内注射部位常发生硬块，以及男性化等不良反应。

3. 中医中药：补肾兼益气活血方。在上述西药治疗基础上，可加川芎嗪注射液 120～160mg/d，静脉滴注，每个周期 3～4 周。

（六）妊娠合并再障的处理原则

1. 妊娠早期：重型再障者应终止妊娠，并应注意人工流产前后的各种并发症。不依赖输血而 Hb>70g/L 者可考虑继续妊娠，妊娠结束后再障无缓解则给予治疗。

2. 妊娠中期：主要行支持治疗、成分输血（尽可能输注洗涤红细胞），使 Hb>80g/L，若无效可给 ALG/ATG 联合甲泼尼龙治疗。环孢素作为二线药物。

3. 妊娠晚期：以支持治疗为主，一旦胎儿成熟，情况允许，应终止妊娠，剖宫产较自然分娩更好，胎儿娩出后加用适量催产素，出血明显时，同时切除子宫。若血小板计数 $<20\times10^9/L$，则术前、术中输注浓缩血小板制剂。

（七）肝炎相关性再障

再障中，5% 为肝炎相关性再障，数周或数月前有肝功能损伤的病史，94% 为血清学阴性的肝炎，此病凶险，多为重型再障。治疗上需尽快使用联合免疫抑制剂，如有全相合供体，尽快行骨髓移植。

**【疗效标准】**

1. 基本治愈：贫血和出血症状消失。血红蛋白男性达

120g/L、女性达 100g/L，白细胞达 $4\times10^9$/L，血小板达 $80\times10^9$/L，随访 1 年以上未复发。

2. 缓解：贫血和出血症状消失，血红蛋白男性达 120g/L、女性达 100g/L，白细胞达 $3.5\times10^9$/L 左右，血小板也有一定程度增加，随访 3 个月病情稳定或继续进步。

3. 明显进步：贫血和出血症状明显好转，不输血，血红蛋白较治疗前升高 30g/L 以上，并能维持 3 个月。

判定以上 3 项疗效标准者，均应 3 个月内不输血。

4. 无效：经充分治疗后，症状、血象未达明显进步。

（黄丽芳　孙汉英）

## 二、纯红细胞再生障碍性贫血

纯红细胞再生障碍性贫血（pure red cell aplasia，PRCA）简称纯红再障，其特征为骨髓红系祖细胞选择性增生减低，网织红细胞显著减少或缺如，而白细胞和血小板计数正常。纯红再障可以是获得性（原发性或继发性）或先天性的（即 Diamond-Blackfan anemie，DBA，戴-布综合征）。

**【病因】**

《血液病学基本原理与实践》（*Hematology：Basic Principles and Practice*）PRCA 的病因学分类，见表 1-2-1。

**表 1-2-1　纯红再障的病因学分类**

| |
|---|
| Ⅰ 遗传性（Diamond-Blackfan 综合征） |
| Ⅱ 获得性 |
| 　原发性 |
| 　　自身免疫性 |
| 　　白血病前期 |
| 　　特发性 |
| 　继发性 |

续表

| |
|---|
| 胸腺瘤 |
| 造血系统恶性肿瘤:CLL、淋巴瘤、MM、CML、ET、ALL 等 |
| 实体瘤:胃癌、乳腺癌、胆管腺癌、肺癌、甲状腺癌、皮肤癌、肾癌、肉瘤等 |
| 感染:人微小病毒 $B_{19}$、HIV1、传染性单核细胞增多症、肝炎病毒、T 细胞白血病淋巴瘤病毒 |
| 慢性溶血性贫血 |
| 结缔组织病:SLE、RA、Sjögren 综合征 |
| 药物和化学因素 |
| 妊娠 |
| 重度肾功能衰竭 |
| 重度营养不良 |
| 其他:ABO 不相合的骨髓移植、EPO 治疗后的 EPO 抗体产生等 |

【发病机制】

1. 胸腺瘤:胸腺瘤 PRCA 者约占 7%,而 PRCA 合并胸腺瘤者占 20%~50%。胸腺瘤功能异常对本病的发生可能有重要作用。T 淋巴细胞介导性纯红再障为 T 淋巴细胞介导的红系祖细胞(BFU-Es)免疫损伤。

2. 体液免疫介导性纯红再障:红系造血受抑是由于固定补体的免疫球蛋白 IgG 对骨髓幼稚红细胞有选择性细胞毒作用;少数患者血清中有抗幼红细胞抗体。

3. 药物相关性纯红再障:相关药物(如异烟肼、利福平、苯妥英钠、氯霉素、硫唑嘌呤、甲基多巴等)对 BFU-Es 及 CFU-Es 的直接毒性作用。

4. 病毒诱发性纯红再障:多数一过性纯红再障是由于微小病毒 $B_{19}$ 感染所致。免疫功能缺陷(如 AIDS)及应用免疫抑制剂治疗的患者可并发持久性微小病毒 $B_{19}$ 感染,导致慢性纯红再障。也有因病毒性肝炎或妊娠后发生者。

5. 遗传和基因突变:DBA 是属于常染色体显性遗传。

6. EPO/EPOR(EPO 受体)系统:少数患者的血清 EPO 水平很低,并发现同时存在 EPO 抗体或抑制物。但大多数原发性纯红再障的 EPO 增高,尚不能完全除外 DBA 存在 EPO 与 EPOR 结合后信号传递异常。

【临床表现】

1. 贫血:先天性纯红再障,新生儿到 2 岁内发生贫血,进行性加重,不伴出血症状和黄疸。患儿生长发育迟缓,少数有先天性指(趾)畸形,40% 有肝、脾大。约 1.9% 的 DBA 患者发生血液肿瘤或实体瘤,以骨肉瘤常见。

2. 其他表现:如合并胸腺瘤,瘤体较小,体检不易发现。一般需用 CT 检查,有时需经断层或纵隔充气后行 X 线摄片方能发现。

3. 急性获得性纯红再障:病毒感染,特别是人类微小病毒 $B_{19}$(microvirus $B_{19}$)感染,可选择性抑制红系祖细胞,发生急性纯红再障,也可能与肝炎病毒、EB 病毒感染有关。部分病例由药物引起,少数原因不明。某些慢性溶血性贫血病程中骨髓红系再生障碍,又称溶血性贫血的再生障碍性危象;某些病例在病毒感染后发生造血功能暂时停滞,导致全血细胞减少,骨髓中出现巨原红细胞,在支持治疗下,4 ~ 6 周骨髓造血恢复,又称急性造血停滞(acute arrest of hemopoiesis)。急性纯红再障也可发现在 1 ~ 4 岁小儿,数周后自愈,并无感染因素,称为儿童暂时性幼红细胞减少症。

4. 慢性获得性纯红再障:主要见于成年人。50% 患者伴有胸腺瘤,多数系良性、纺锤细胞型,少数为恶性。少数可继发于某些自身免疫性疾病及某些肿瘤。患者常伴有多种免疫学异常如免疫球蛋白增高或降低、单株免疫球蛋白及血清多种抗体阳性,如冷凝集素、冷溶血素、异嗜性抗体、抗核抗体等。抗人球蛋白试验阳性等。个别患者可伴多种内分泌腺功能减低。

【实验室检查】

1. 血常规:本病为正细胞性贫血。网织红细胞计数显著减少或为 0% 。白细胞及血小板计数正常。

2. 骨髓象及骨髓活检：组织学显示红系增生减退，各阶段幼红细胞显著减少或完全缺乏，红系<5%；粒系及巨核细胞增生仍正常，脂肪组织轻度减少。骨髓增生度低下，也可十分活跃，间质中有铁沉着。

3. 血清铁、血清铁蛋白及运铁蛋白测定：血清铁、血清铁蛋白及运铁蛋白饱和度增高。铁动力学研究，血浆$^{59}$Fe 的清除时间显著延长，铁利用率降低；红细胞生存时间正常。

4. 部分病例存在多种特异性抗体，如冷凝集素、冷溶血素、异嗜性抗体、抗心磷脂抗体、抗核抗体、抗红细胞抗体（Coombs 试验阳性）等。少数病例血清 γ 球蛋白过低或过高。

5. 微小病毒 $B_{19}$-DNA 检测。

【诊断标准】

1976 年 Diamona 等提出 DBA 诊断标准：

（1）出生 1 岁内即出现大细胞正色素性贫血。

（2）网织红细胞数明显减少。

（3）骨髓增生活跃，伴选择性红系前体细胞明显减少。

（4）白细胞计数正常或稍降低。

（5）血小板计数正常或稍增高。

（6）目前发现 DBA 患儿胎儿血红蛋白和红细胞中腺苷脱氨酶活性（eADA）明显升高，血清 EPO 水平增高，DBA 相关基因突变。

获得性 PRAC 诊断：主要依据贫血症状和体征，无出血，无发热，无肝、脾大；血红蛋白低于正常值，网织红细胞<1% 或缺如，白细胞计数、血小板计数正常；骨髓象红系<5%，粒系及巨核细胞正常，骨髓细胞体外培养 CFU-E、BFU-E 生长不良，Ham 试验、Coombs 试验、尿 Rous 试验均阴性。

慢性型者均应详细检查有无胸腺瘤，必须进行胸部 X 线后前位、侧位和 20°斜位摄片，可检出 85%～90% 的胸腺瘤，CT 扫描的检出率可达到 100%。

【治疗】

1. 对于继发性 PRCA 要注意去除病因。

2. 胸腺切除术：伴有胸腺肿大者，尽可能做胸腺切除术。

目的是准确诊断有无恶变,并促进骨髓造血。切除胸腺后,25%~30%的患者贫血可缓解。部分患者只在切除胸腺后对糖皮质激素治疗才有效。

3. 成分输血:为减轻贫血症状,适量输注洗涤红细胞或去白细胞的浓缩红细胞,可减少输血反应。长期输血的患者适时予祛铁治疗。

4. 免疫抑制是治疗本病的主要方法

(1) 肾上腺糖皮质激素:常用泼尼松,配合雄激素有时可提高疗效。选择最适宜维持量,停药过早易复发。

(2) 免疫抑制剂:凡需大剂量泼尼松方能维持缓解,或泼尼松治疗无效或复发者,可选用免疫抑制剂,如硫唑嘌呤、环磷酰胺、环孢素 A。CTX 3mg/(kg·d)或 6-MP 2mg/(kg·d)口服,2~3 个月,有效减量再维持;环孢素 A 剂量为 4~5mg/kg,根据全血药浓度(谷浓度>180ng/ml)调整剂量,当血红蛋白、红细胞计数达正常值后逐渐减量改为维持量。治疗有效者常于1~8 周后出现网织红细胞增多,应用免疫抑制剂治疗可使60%以上患者获得缓解,但复发率可达 80%。有认为大剂量静脉免疫球蛋白和环孢素 A 联合应用可提高疗效。

5. 重组人红细胞生成素(rhu EPO):大剂量 rhu EPO 可能有一过性疗效。

6. 脾切除术:适用于上述治疗无效或伴有脾功能亢进者。多数患者切脾疗效不理想,但切脾后再应用糖皮质激素或免疫抑制剂可能有效。

7. 利妥昔单抗(rituximab):对于 B 细胞淋巴瘤及一些自身免疫性疾病伴发 PRCA 患者、allo-HSCT 后继发 PRCA 的患者,可应用小剂量方法。

8. 其他:达那唑对部分患者有效。小剂量泼尼松与达那唑有部分协同作用。红细胞输注依赖的患者行骨髓移植,可能是一种有效的方法。体内抗体滴度高者血浆置换术可作为治疗方法之一。长期反复输血者,继发性血色病发生率较高,宜及时选用去铁胺。

(黄丽芳　孙汉英)

## 三、巨幼细胞性贫血

巨幼细胞性贫血(megaloblastic anemia)是由于维生素 $B_{12}$ 和(或)叶酸缺乏,导致脱氧核糖核酸(DNA)合成障碍所引起的一组贫血。

**【病因】**

维生素 $B_{12}$ 和四氢叶酸是细胞合成 DNA 过程中的重要辅酶,维生素 $B_{12}$ 和叶酸缺乏可导致 DNA 合成障碍。

(一) 摄入不足,需要量增加

摄入不足见于儿童和长期不能进食或素食者,酗酒使叶酸摄入减少;需要量增加见于生长期儿童和孕妇、甲状腺功能亢进、恶性肿瘤、溶血性贫血、感染等。

(二) 吸收障碍

恶性贫血存在内因子抗体,阻止了维生素 $B_{12}$ 与内因子结合,内因子缺乏也见于胃全切除术后或大部切除术后;小肠疾病,常同时有叶酸和铁的吸收减少;苯妥英钠等药物可影响维生素 $B_{12}$ 或叶酸吸收。

(三) 利用障碍

叶酸对抗物如甲氨蝶呤、乙胺嘧啶和甲氨苄嘧啶都是二氢叶酸还原酶的抑制剂,导致叶酸利用障碍。

**【病理】**

缺乏维生素 $B_{12}$、叶酸使 DNA 复制减慢,核分裂时间延长(S 期和 $G_1$ 期延长),故细胞核比正常大,核染色质呈疏松点网状,胞体巨大,核、质发育不同步,被称为"老质幼核"改变的巨型血细胞,如特征性的巨幼红细胞,巨晚幼粒和巨杆状核粒细胞。分叶核粒细胞分叶过多。血小板生成障碍,可见巨大和形态不规则的血小板。骨髓常增生明显活跃,但血象可为全血细胞减少。巨核细胞呈分叶过多。其主要病理生理改变为无效性红细胞生成,称为髓内溶血。

维生素 $B_{12}$ 缺乏还导致脱髓鞘病变、轴突变性,病变可累及周围神经、脊髓后侧索及大脑。

**【诊断要点】**

(一) 临床表现

1. 血液学表现:有头晕、乏力、活动后心慌、气短等贫血症状,可有轻度黄疸,发病缓慢。

2. 胃肠道表现:舌乳头萎缩、舌面光滑、“牛肉舌”伴疼痛。厌食、腹胀或腹泻。

3. 神经系统表现:肢体麻木、感觉异常、软弱无力、共济失调等。神经反射可减弱,也可亢进。精神异常、易激怒、健忘或反应迟钝。

(二) 实验室检查

1. 外周血象:血红蛋白一般<60g/L,大卵圆红细胞增多,中性粒细胞核分叶过多。MCV 常大于 100fl,MCH 常大于 32pg,重症病例白细胞和血小板减少,血小板呈巨大型。

2. 骨髓象:呈增生性贫血,巨幼红细胞增多,可见巨大杆状核粒细胞和晚幼粒细胞。巨核细胞体积增大,分叶过多。值得注意的是在维生素 $B_{12}$ 或叶酸治疗开始 6 小时后,可能找不到典型巨幼红细胞,故应在治疗前做骨髓象检查。

3. 血清叶酸和维生素 $B_{12}$ 水平测定:是诊断本病的重要指标,放射免疫法,叶酸<68. 1nmol/L,维生素 $B_{12}$<135. 5pmol/L。

4. 红细胞叶酸浓度:可反映体内储存情况,其意义优于血清叶酸测定,其正常值为 340. 5 ~ 1362. 0nmol/L。

(三) 诊断标准

1. 临床表现

(1) 贫血症状,伴舌质红、乳头萎缩、表面光滑。

(2) 可有神经系统症状,如脊髓后侧束变性,表现为下肢对称性深部感觉及振动感消失。严重的可有平衡失调及步行障碍。亦可同时出现周围神经病变及精神忧郁。儿童患者可表现为精神障碍和智力低下。

2. 实验室检查

(1) 大细胞性贫血,MCV>100fl,红细胞呈大卵圆形。

（2）中性粒细胞分叶过多（分5叶者>5%或6叶者>1%）。

（3）骨髓见典型的巨幼红细胞，巨幼红细胞>10%，粒细胞系统及巨核细胞系统亦有巨型变。

（4）特殊检查

1）血清维生素 $B_{12}$ 测定（放射免疫法）<74pmol/L（<100pg/ml）。叶酸<68.1nmol/L（<30ng/ml）。

2）红细胞叶酸测定（放射免疫法）<227nmol/L（<100ng/ml）。

具备上述特殊检查1）、2）项者，诊断为维生素 $B_{12}$ 缺乏或叶酸缺乏，这类患者可能同时伴有“临床表现”的（2）和（3）（或仅有其（3）项）。如加上贫血症状及实验室检查（1）及（3）[或（2）]项，诊断为维生素 $B_{12}$ 或叶酸缺乏的巨幼细胞贫血。

**【鉴别诊断】**

（一）溶血性贫血

网织红细胞明显增高时MCV可增高，但巨幼细胞性贫血网织红细胞计数一般不超过3%。

（二）骨髓增生异常综合征

原始+早幼粒细胞比例增加，骨髓中幼红细胞有类巨幼样改变，其核染色质较粗糙，粒细胞Pelger-Huet畸形，骨髓活检发现不成熟前体细胞异位（ALIP）阳性，胞体小。分叶少的巨核细胞不正常地聚集，成纤维或网状胶原纤维增生。

**【治疗】**

（一）病因治疗

应积极去除病因、治疗原发疾病。注意改善饮食习惯，增加新鲜蔬菜、水果及动物性食物的摄入。

（二）补充叶酸治疗

叶酸5mg/次，3次/日，口服。对肠道吸收不良者用亚叶酸钙3～6mg/d，肌内注射。大剂量MTX化疗时，在MTX用药后18、24、30小时分别肌内注射亚叶酸钙12、6、6mg，可预防MTX导致的巨幼细胞性贫血和神经系统损害。

（三）补充维生素 $B_{12}$ 治疗

维生素 $B_{12}$ 500μg/d，肌内注射，或甲钴胺（弥可保）1mg/d，口服。恶性贫血、全胃切除者需终身维持治疗。

（四）其他辅助治疗

合并铁缺乏者及时补充铁剂，同时补充氯化钾。一般不需要输血治疗。当贫血严重以致衰竭或合并感染、心绞痛、心力衰竭时可输注红细胞治疗。

**【疗效标准】**

（一）有效

（1）临床症状：贫血及消化道症状消失。

（2）血象：血红蛋白恢复正常。白细胞$>4\times10^9/L$，粒细胞核分叶过多及核肿胀等现象消失，血小板在$100\times10^9/L$左右。

（3）骨髓象：粒细胞核肿胀、巨型变及红系统巨型变消失，巨核细胞形态正常。

（二）部分有效

（1）临床症状明显改善。

（2）血红蛋白上升30g/L。

（3）骨髓中粒、红系统的巨幼变基本消失。

（三）无效

经充分治疗后，临床症状、血象及骨髓象无改变。

（黄丽芳　孙汉英）

# 四、缺铁性贫血

缺铁性贫血（iron deficiency anemia，IDA）是多种原因引起体内储存铁耗尽，致血红蛋白合成减少所引起的贫血，是最常见的一种贫血。根据体内铁缺乏的发展过程，分为体内储存铁耗尽（iron depletion，ID）、缺铁性红细胞生成（iron deficiency erythropoiesis，IDE）和IDA三个阶段。

临床上分为：单纯性IDA，主要是因机体需铁量增加，铁摄入不足，或慢性失血、多次献血致体内铁缺乏；非单纯性IDA，机体铁缺乏的同时，合并有感染、炎症、结缔组织病、肝病或恶性肿瘤等疾病。

认识铁缺乏症的三个阶段,有助于早期诊断和治疗。认识到 IDA 有单纯性和非单纯性之分,有助于寻找缺铁的病因和正确治疗。

【病因】

1. 摄入不足:见于生理性需铁量增加的婴幼儿、青少年、月经期妇女、孕妇等经食物摄入的铁不足。

2. 慢性失血:如消化道的溃疡、糜烂、憩室、钩虫病、痔疮失血,特别是消化道肿瘤,妇女月经过多,慢性溶血性疾病以及多次献血等。

3. 吸收障碍:食物铁主要吸收部位在十二指肠和空肠上段,胃大部切除术后,慢性腹泻等致铁吸收减少。

须注意的是,男性和绝经后妇女缺铁性贫血最常见的原因是胃肠道出血,要警惕肿瘤性疾病。

【临床表现】

1. 一般表现:疲乏无力,头晕眼花、活动后心悸气促,食欲缺乏,面色苍白,下肢水肿,症状与贫血的严重程度相关。

2. 特异性表现:黏膜组织损伤,如舌炎、口角炎,缺铁性吞咽困难(Plummer-Vinson 征),皮肤干燥,毛发无光泽、易折断,反甲等。

3. 神经、精神异常:可见末梢神经炎,严重者出现颅内压增高,视盘水肿,视网膜出血或渗出。一些患者可有嗜异食癖(pica),如喜吃淀粉、泥土。小儿表现易怒、兴奋、烦躁、多动等。

4. IDA 原发病表现:如黑便、月经量多等。

【实验室检查】

1. 血象:典型的 IDA 时呈小细胞低色素性:MCV<80fl,红细胞平均血红蛋白量(MCH)<26pg,红细胞平均血红蛋白浓度(MCHC)<0. 31g/L。成熟红细胞大小不等,中心淡染区扩大。红细胞体积分布宽度(RDW-CV)>0. 15。

2. 骨髓象:有核红细胞增生活跃,以中、晚幼红细胞为主,幼红细胞体积偏小,核染色质致密,胞浆偏蓝、边缘不整齐。骨髓铁染色细胞外铁缺乏是诊断铁缺乏及 IDA 的可靠指标,铁粒幼红细胞<15%。

3. 血清铁(serum iron,SI)和总铁结合力(total iron binding capacity,TIBC):SI<10.7μmol/L、TIBC>64.4μmol/L、运铁蛋白饱和度<0.15。

4. 血清铁蛋白(serum ferritin,SF):SF<14μg/L是诊断IDA的依据之一。其水平易受感染、炎症、肿瘤疾病的影响,要注意鉴别。

5. 血清可溶性运铁蛋白受体(serum transferring receptor,sTfR):sTfR升高是IDA的特征之一,TfR-F指数即sTfR/logSF诊断铁缺乏更可靠,ID时≥1.8,在IDE时≥2.2。

6. 红细胞游离原卟啉(free erythrocyte protoporphyrin,FEP):FEP>0.9μmol/L,或锌原卟啉(zinc protoporphyrin,ZPP)>0.96μmol/L。但在铅中毒、慢性感染、炎症、肿瘤、铁粒幼细胞贫血时FEP也可升高。

7. 其他:如粪隐血试验、粪虫卵检查。胃肠道X线、内镜检查,以寻找铁丢失的原因。

【诊断标准】

1. 小细胞低色素性贫血,RDW-CV>0.15。
2. 有明确的缺铁病因和临床表现。
3. SI<10.7μmol/L,TIBC>64.4μmol/L。
4. 运铁蛋白饱和度<0.15。
5. SF<14μg/L。
6. STfR升高,TFR-F指数>1.8。
7. 骨髓细胞外铁缺乏,铁粒幼红细胞<15%。
8. FEP>0.9μmol/L,或ZPP>0.96μmol/L。
9. 铁剂治疗有效。

符合标准1和标准2~9条中2条以上者可诊断IDA。

【鉴别诊断】

1. 海洋性贫血:常有家族史,自幼贫血、黄疸、脾大、$HbA_2$或HbF增高,血片见靶形红细胞、嗜碱性点彩红细胞。

2. 慢性疾病性贫血:伴随感染、结缔组织病、肿瘤等疾病的贫血,有铁代谢紊乱,SI减低,TIBC正常或减低,运铁蛋白饱和度一般>0.15,sTfR 不升高,SF 和骨髓细胞外铁正常或增多。

3. 铁粒幼细胞性贫血:各种原因引起的红细胞铁利用不良性贫血。骨髓象幼红细胞比例增高,可见类巨幼样变,骨髓铁染色铁粒幼细胞增加,环形铁粒幼细胞增加,细胞外铁增多。

【治疗】

1. 病因治疗:缺铁性贫血诊断后一定要寻找并尽可能去除病因,特别要警惕消化道的肿瘤性疾病。其他,如摄入不足者改善饮食,钩虫病应驱钩虫治疗,月经过多者看妇科医师。

2. 补充铁剂:口服铁剂为主要治疗方法,常用的有硫酸亚铁(ferrous sulfate)0.3g/次(1片),3次/日;琥珀酸亚铁0.1~0.2g/次(1~2片),3次/日;右旋糖酐铁25mg/次(1片),2~3次/日;多糖铁复合物(力蜚能)150mg/次(1粒),1~2次/日。后3种制剂胃肠道反应小,饭后服用可减轻胃肠道反应,增加每日剂量可加重胃肠道反应。当血红蛋白恢复正常后,应继续口服铁剂3~6个月,以补足储存铁。如治疗3周未显示疗效,应检查诊断是否准确,是否按医嘱服药,有无活动性出血,是否存在干扰铁利用的因素(如慢性感染、炎症、肿瘤)。对口服铁剂不能耐受或消化道吸收障碍者(如胃大部切除术)可选用注射铁剂,如右旋糖酐铁(iron dextran)和蔗糖铁,应补铁量(mg)=[正常血红蛋白(g/dl)-患者血红蛋白(g/dl)]×300+储存铁500。警惕变态反应,有肝、肾损害的患者慎用。

3. 红细胞输注:孕妇临近分娩前或需要外科手术伴严重IDA,可分次输注适量同血型浓缩红细胞,使Hb>80g/L较妥。高龄、心肌损害、肝功能不全伴严重的IDA者可输注同型浓缩红细胞,使Hb>65g/L,滴注宜缓慢。

【疗效诊断】

1. 铁剂治疗后Hb至少上升15g/L以上,作为有效标准,上升20g/L以上更为可靠。

2. 治愈标准:须完全符合下述4条指标:

(1) 临床症状完全消失。

(2) 血红蛋白恢复正常,即男性>120g/L,女性>110g/L,孕妇>100g/L。

(3) 前述诊断缺铁的指标均恢复正常，特别是储存铁指标，如血清铁蛋白、红细胞游离原卟啉(或血液锌原卟啉)等。

(4) 去除缺铁的原因。

(孟凡凯　孙汉英)

## 五、铁粒幼细胞性贫血

铁粒幼细胞性贫血(sideroblastic anemia, SA)是一组异质性铁利用障碍性贫血。其特征是骨髓中铁粒幼细胞增多，出现环核铁粒幼细胞，红细胞无效生成，出现小细胞低色素性贫血和铁过载。

**【发病机制】**

各种先天或后天因素导致幼红细胞线粒体缺陷，使血红素原卟啉环合成受阻和铁利用障碍，使过多的铁沉积于幼红细胞线粒体中所致。

**【病因及临床表现】**

本病分为遗传性、继发性和原发性三种类型。

1. 遗传性铁粒幼细胞性贫血：多为伴 X 染色体遗传，常见受累基因有红系特异的 δ 氨基酸 γ 酮戊酸合成酶 2(ALAS-2)和线粒体 ATP 结合盒转运蛋白 ABCB7。极个别为常染色体遗传。患者多为男性，有家族史，可在出生后数月出现贫血，也可成年发病。

2. 继发性铁粒幼细胞性贫血：常见于酗酒，应用某些药物(如异烟肼、吡嗪酰胺、氯霉素、D-青霉胺等)后，亦可见于铅中毒、维生素 $B_6$ 缺乏及某些慢性炎性疾病。此类患者环形铁粒幼细胞相对较少，病因去除后，环形铁粒幼细胞多可消失，维生素 $B_6$ 治疗有效。

3. 原发性铁粒幼细胞性贫血：见于骨髓增生异常综合征患者，主要是主要难治性贫血伴环核铁粒幼细胞(RARS)和难治性血细胞减少伴多系发育异常(RCMD)亚型，与剪接因子 3B

第一亚单位(SF3B-1)基因突变有关。

【实验室检查】

1. 血常规:铁粒幼细胞性贫血可呈小细胞低色素性贫血,亦可为正细胞性贫血,但如伴有骨髓增生异常综合征,亦可出现大细胞性贫血。

2. 骨髓象:骨髓涂片经普鲁士蓝染色后,可见铁粒幼细胞,若幼红细胞内铁颗粒≥5,环核 1/3 周以上称环核铁粒幼,环核铁粒幼占红系有核细胞 15% 以上有诊断意义。

3. 基因检查:可通过基因测序方法,检测相关基因异常。

【治疗原则】

1. 去除病因:如戒酒,停用可疑药物,避免接触铅等毒物。

2. 补充维生素 $B_6$:部分患者有效,常用剂量 100 ~ 200mg/d,3 个月为 1 个周期。ALAS-2 基因缺陷者,需加大剂量。

3. 输血及祛铁治疗:贫血重者可酌情输注红细胞,若输血依赖,可行祛铁治疗。

4. 红细胞生成素(EPO)治疗:血清 EPO 浓度高者,效果不佳,可与粒系集落刺激因子联合应用。

5. 异基因造血干细胞移植:对于高危 MDS 和维生素 $B_6$ 无效的严重遗传性铁粒幼细胞性贫血可行异基因造血干细胞移植。

(孟凡凯　孙汉英)

## 六、慢性疾病性贫血

慢性疾病性贫血(anemia of chronic disease, ACD)是一组继发于慢性感染、炎症和恶性肿瘤的贫血,表现为红细胞寿命缩短,铁代谢障碍、炎性细胞因子增多导致红细胞生成素(EPO)生成减少及骨髓对 EPO 反应性下降。曾有文献称之为细胞因子介导的贫血。是住院患者中常见的一类贫血。

【病因】

1. 慢性感染:如肺脓肿、结核、亚急性感染性心内膜炎、骨髓炎、慢性尿路感染、盆腔炎、脑膜炎、慢性深部真菌病及艾滋病等。

2. 慢性非感染性炎症性疾病:常见于结缔组织病,如类风湿关节炎、系统性红斑狼疮、风湿热、血管炎等。

3. 恶性肿瘤:各种癌症、淋巴瘤、白血病、骨髓瘤等。

4. 创伤及烧伤:严重外科创伤或烧伤持续时间长者可伴发慢性病贫血。

【发病机制】

1. 细胞因子的作用:机体免疫系统被激活,分泌炎性细胞因子增多,如 TNF-α、IL-1、IL-6、TGF-β 及干扰素(IFN)等,使 EPO 生成相对不足、骨髓对 EPO 反应性下降,导致红系造血抑制。

2. 红细胞寿命缩短:吞噬细胞活性加强、细菌毒素、肿瘤分泌物等可使红细胞破坏增多,红细胞寿命缩短。血管损伤及患者发热可以加速红细胞的破坏。蛋白与铁结合,使运铁蛋白饱和度减低,同时幼红细胞膜上的运铁蛋白受体减少,使铁利用障碍。另外肝脏分泌铁,hepcidine 增多,调节下降,促使肠隐窝细胞和巨噬细胞摄取铁增多,红系前体细胞可利用的铁减少,而十二指肠上皮细胞吸收铁减少,致低铁血症,而巨噬细胞却呈现铁过多。

【临床表现】

1. 原发病表现,如慢性感染、炎症或恶性肿瘤等,持续时间多在 1 个月以上。

2. 贫血为轻度和中度,70 ~ 110g/L,常为基础疾病所掩盖。

【实验室检查】

1. 多为正细胞正色素性贫血,也有小细胞低色素性贫血,但 MCV 很少低于 72fl。

2. 网织红细胞绝对值计数正常或稍高。

3. 血清铁降低,是诊断 ACD 的必备考虑溶血。总铁结合力低于正常。

4. 血清铁蛋白(SF)水平高于正常。

5. 骨髓细胞铁染色显示红细胞内铁减少,而在巨噬细胞内铁颗粒增多。

6. 红细胞内游离原卟啉增多。

7. 此外,血清 EPO 水平相对低下。

【诊断及鉴别诊断】

诊断慢性病贫血,首先要排除基础疾病本身失血、溶血、肾衰竭、药物及理化因素造成的骨髓抑制及肿瘤细胞浸润骨髓所致的贫血。其次要与缺铁性贫血相鉴别,除病史外,实验室特别是铁代谢指标的鉴别十分重要(表 1-2-2)。

**表 1-2-2　缺铁性贫血与慢性病贫血铁代谢指标的鉴别**

| | 血清铁(μg/dl) | 总铁结合力(μg/dl) | 运铁蛋白饱和度(%) | 血清铁蛋白(μg/L) | 可溶性转铁蛋白受体 | 骨髓 |
|---|---|---|---|---|---|---|
| 缺铁性贫血 | <50 | >360 | <15 | <12 | ↑ | 内/外铁均↓ |
| 慢性病贫血 | <100 | <360 | 16～30 | >90 | 正常或↓ | 外铁↑↑ |

【治疗原则】

1. 病因治疗:基础疾病纠正后,贫血可以得到改善。

2. 血红蛋白<80g/L 时可考虑输浓缩红细胞,特别是老年合并危险因素(如冠心病和慢性肾病)的患者。

3. 补充 EPO 可使部分患者改善贫血。在补充 EPO 过程中血清铁蛋白低于 100μg/L 时应补充铁剂。EPO 150μg/kg 体重,每周 3 次,维持血红蛋白 100～120g/L 水平。

4. ACD 合并铁缺乏,EPO 治疗无效,可谨慎静脉使用铁剂。

(孟凡凯　孙汉英)

# 七、肾 性 贫 血

肾性贫血是一种由慢性肾功能不全引起的贫血。是慢性肾脏病患者合并心血管并发症的独立危险因素，有效治疗肾性贫血是慢性肾脏病一体化治疗的重要组成部分。所有慢性肾脏病患者都应该定期检查血常规。

【病因和发病机制】

1. 肾脏分泌 EPO 减少：此为肾病性贫血的最主要原因。

2. 红系造血受抑：潴留的尿毒症毒素抑制红细胞生成。

3. 红细胞寿命缩短：尿毒症毒素损伤红细胞膜，影响细胞代谢。

4. 造血原料的缺乏：由于长期摄入缺乏，消化道功能障碍会造成缺铁、叶酸缺乏和蛋白质不足。

5. 各种失血：各种出血、血液透析及抽血检查而致慢性失血。

【临床表现】

多数病例先有慢性肾脏疾病、肾功能不全表现，之后出现贫血，一般当血清肌酐清除率低于 40ml/min 时出现贫血。少部分患者肾衰竭症状发展缓慢，以贫血为首发症状。贫血程度与肾脏功能衰竭程度大致相关。

【实验室检查】

1. 血常规：贫血程度不等，多为正细胞正色素贫血。网织红细胞计数正常或轻度偏低。血涂片可见钝锯齿状红细胞，是慢性肾功能不全的特征。

2. 尿常规：存在原发病表现。

3. 肾功能：血尿素氮及肌酐水平升高。

4. 骨髓象：多为正常骨髓象，在尿毒症晚期可见骨髓增生低下，红系造血受抑。

5. 铁代谢：血清铁一般正常或轻度减低。合并慢性感染则可见血清铁下降，总铁结合力下降；如合并出血或因患者胃纳不佳，摄食过少则可呈血清铁下降，总铁结合力上升，转铁蛋白饱和度下降；如反复输血，可导致铁过载。

6. 血小板功能：血小板聚集功能降低。

【治疗】

1. 原发病的治疗：如肾移植和血液透析，若能恢复肾功能，贫血可解除或不同程度恢复。

2. 重组人红细胞生成素(rHuEPO)治疗:能有效纠正慢性肾性贫血,减少并发症,提高生活质量。若间隔2周或以上连续2次Hb低于110g/L,并除外缺铁等其他贫血病因,应开始rHuEPO治疗。治疗的靶目标值为110~120g/L,可采用静脉或皮下给药。皮下注射药效动力学优于静脉注射,并可以延长有效药物浓度在体内的维持时间。初始剂量一般皮下给药:100~120U/(kg·w),静脉给药:120~150U/(kg·w)。维持治疗阶段,rHuEPO的剂量约为初始剂量的2/3。每周1~3次给药。诱导治疗阶段应每2~4周检测1次Hb水平;维持治疗阶段应每1~2月检测1次Hb水平,根据Hb水平调整治疗。不良反应主要有血压升高和血栓形成,注意预防血栓形成。部分患者偶有头痛、感冒样症状、癫痫、肝功能异常及高血钾等发生,应注意防治。

3. 合理应用铁剂:接受rHuEPO治疗者应每1~3个月监测一次血清铁蛋白和血清转铁蛋白饱合度(TSAT)并补充铁剂。血液透析患者宜选静脉补铁,常用铁剂有蔗糖铁、葡萄糖醛酸铁及右旋糖酐铁等,警惕变态反应,蔗糖铁相对安全。非透析患者或腹膜透析患者可以静脉或口服使用铁剂。若患者TSAT<20%和(或)血清铁蛋白<100ng/ml,需静脉补铁100~125mg/周,连续8~10周。若患者TSAT≥20%,血清铁蛋白水平≥100ng/ml,则每周1次静脉补铁25~125mg。若血清铁蛋白>500ng/ml,不推荐常规使用静脉铁剂。

4. 成分输血:应尽可能避免输血,但在EPO治疗效果不佳或存在严重的心血管、神经系统症状时,可以考虑输注(去白细胞)红细胞。

5. rHuEPO抗体介导的纯红细胞再生障碍性贫血:rHuEPO治疗超过4周,效果不佳或是症状加重,血小板和白细胞计数正常,且网织红细胞减少,出现rHuEPO抗体,并有骨髓象结果支持。在疑诊或确诊时停用rHuEPO。免疫抑制剂可能有效,必要时成分输血,肾移植是有效治疗方法。静脉注射可能减少发生率。

6. 其他治疗：可补充叶酸和维生素 $B_{12}$，不推荐常规使用雄激素治疗。

（孟凡凯　孙汉英）

## 八、内分泌腺疾病性贫血

### （一）甲状腺功能减退症

甲状腺功能减低所致贫血在内分泌疾病中较为常见，占甲状腺功能减退患者的 21% ~ 60%，主要是因为甲状腺素可以部分影响铁吸收，使造血组织代谢率降低，血浆和红细胞内铁更新率降低，组织耗氧量下降导致红细胞生成素分泌减少。此种贫血多为正细胞正色性，但若同时合并铁或维生素 $B_{12}$ 缺乏，则有相应的血象改变。骨髓象表现为红细胞系统增生低下，脂肪较多。临床进展缓慢，常被甲状腺功能减退症状所掩盖，但亦有贫血症状重于甲状腺功能减退症状者。根据有甲状腺功能减低病史，结合临床表现、实验室检查，不难诊断。但对于不明原因贫血，亦应警惕甲状腺功能减退的可能。以治疗甲状腺功能减退为主。贫血多在甲状腺功能恢复至正常水平后 3 ~ 6 个月恢复正常水平，对于合并大细胞和小细胞贫血者可分别再给予叶酸、维生素 $B_{12}$ 或铁剂。

### （二）甲状腺功能亢进症

10% ~ 25% 的甲状腺功能亢患者患有轻度贫血。具体机制不详，可能与甲状腺功能亢进时血液稀释及骨髓存在红系无效造血有关。以治疗甲亢为主。

### （三）肾上腺皮质功能减退症

几乎所有肾上腺皮质功能减退症患者都合并贫血。但往往因患者脱水血液浓缩，血液检查常不能正确反映贫血程度。经激素治疗后，血浆容量得到纠正，血红蛋白和红细胞比容下降，贫血变得明显。继续治疗后，可使贫血得到纠正。

### （四）腺垂体功能减退症

由腺垂体的靶腺（甲状腺、肾上腺和性腺）功能减退，氧耗量降低,EPO 分泌减少所致。贫血多为正细胞正常色素性贫血,少数为小细胞或大细胞性贫血。积极治疗原发病,用甲状腺素、糖皮质激素或生长激素行替代治疗,贫血可纠正,EPO 治疗可提高治疗效果。

(孟凡凯　孙汉英)

## 九、肝病性贫血

是指肝病患者伴有贫血,但需除外肝病所致上消化道出血引起的失血性贫血、酒精性肝病所致的铁粒幼细胞性贫血、肝病营养障碍所致叶酸缺乏引起的巨幼细胞性贫血等。

常合并贫血的慢性肝病有慢性坏死后肝硬化、肝炎、酒精性肝硬化、胆汁性肝硬化等。

**【发病机制】**

肝病引起贫血的机制还不很清楚,可能与以下因素有关。

1. 红细胞寿命缩短:肝炎、肝硬化及阻塞性黄疸可以使红细胞膜的脂质发生改变,脆性增加,使红细胞易于破坏;慢性肝病的低磷血症可以影响红细胞代谢,使其寿命缩短;脾大可以使红细胞破坏增加。

2. 血容量增加:肝病时,血管内血容量增大,血液相对稀释,加重贫血。

3. 红系造血受抑:肝病时,骨髓对贫血的代偿性反应差,某些细胞因子可以抑制红系造血。

**【临床表现】**

除原发病表现,如食欲缺乏、乏力、腹胀、黄疸、门脉高压等外。贫血是慢性肝病时常见的临床表现,尤其是肝硬化患者多见,但二者的严重程度并不呈平行关系,贫血多为轻中度,常为大细胞性,网织红细胞轻度增加,合并大出血时,可有重度贫血。

**【实验室检查】**

1. 肝功能:可有肝功能损害,如转氨酶、胆红素、球蛋白升高及低蛋白血症等。

2. 血常规:大多数患者贫血为大细胞性或正细胞性贫血,可伴有白细胞和血小板的减少。

3. 骨髓象:大致正常骨髓象。

【治疗原则】

1. 积极治疗原发病,改善肝功能。

2. 若贫血症状重,可输注浓缩红细胞。

(孟凡凯　孙汉英)

# 十、骨髓病性贫血

骨髓病性贫血(myelopathic anemia, MA)是骨髓被肿瘤细胞或异常组织浸润,骨髓微环境遭受破坏,影响红系造血导致的贫血。由于血液骨髓屏障的破坏,脾、肝和淋巴结髓外造血时缺乏相应屏障结构,幼粒和幼红细胞释放入外周血,故又称为幼粒-幼红细胞性贫血(leukoerythroblast anemia)。

【病因与发病机制】

1. 肿瘤细胞浸润骨髓:常见于白血病、淋巴瘤、骨髓瘤等血液系统肿瘤,也可见于乳腺癌、前列腺癌、肺癌、胃癌及神经母细胞瘤等非造血系统肿瘤。

2. 骨髓纤维化:包括原发性和继发性,继发性患者常见于慢性粒细胞白血病、癌肿以及血管炎等。

3. 肉芽肿性炎症:如播散性结核和真菌感染等。

4. 代谢性异常:常见于类脂质沉积症(如戈谢病、尼曼皮克病)及骨硬化症。

【临床表现】

1. 原发病的表现,如肿瘤、炎症等。

2. 贫血:轻重不一,进行性加重,与肿瘤大小范围及骨髓浸润程度无明显相关,叶酸、铁剂、维生素 $B_{12}$ 治疗无效。

3. 髓外造血:肝、脾、淋巴结大常见。

4. 骨痛:一处或多处,可有病理性骨折,若合并骨髓坏死可有发热。

5. 出血:血小板减少,或伴有DIC时,可有不同程度的出血。

【辅助检查】

1. 大多数呈正细胞性贫血,可伴有白细胞及血小板减少。

2. 血涂片:可见多染性、嗜碱性点彩、异形及泪滴状红细胞。可见幼稚粒细胞和幼稚红细胞,甚至巨核细胞、裸核。

3. 骨髓穿刺:常干抽,骨髓涂片和活检有原发疾病表现。癌肿转移者可在片尾找到成团的癌细胞。

4. 骨骼X线检查、放射性核素扫描:可发现肿瘤骨骼转移。

5. 血清碱性磷酸酶及血钙:常升高。

【鉴别诊断】

若幼红和幼粒细胞出现在外周血中,应与大出血、溶血、骨髓增生异常综合征、急性感染等引起的骨髓坏死、类白血病反应等相鉴别。

【治疗原则】

1. 控制原发病:针对不同原发病进行治疗。

2. 成分输血:严重贫血时输注红细胞。

3. 支持治疗:骨骼疼痛时应予镇痛处理。

4. 脾切除术:如戈谢病脾显著肿大时。

(孟凡凯　孙汉英)

## 十一、溶血性贫血

溶血性贫血(hemolytic anemia)是指由于红细胞寿命缩短、破坏增加、骨髓造血功能不能代偿红细胞破坏而发生的一组贫血。根据病情和临床表现可以分为急性溶血(多为血管内溶血)和慢性溶血(多为血管外溶血)。

【病因】

1. 红细胞内在缺陷

(1) 遗传性缺陷:①红细胞膜的异常,如遗传性球形细胞增多症、遗传性椭圆形细胞增多症等;②红细胞内酶的异常,如无氧糖酵解、磷酸戊糖旁路中的酶(丙酮酸激酶缺乏、己糖激酶、葡萄糖-6-磷酸脱氢酶等)缺陷;③珠蛋白合成异常,如海洋性贫血、不稳定血红蛋白病等。

(2) 获得性缺陷:如阵发性睡眠性血红蛋白尿(paroxysmal nocturnal hemoglobinuria,PNH)。

2. 红细胞外在因素:①免疫性因素,如自身免疫性溶血性贫血、新生儿溶血症及血型不合的输血反应等;②物理和机械损伤,如微血管病性溶血性贫血;③化学药物和生物因素,如服用磺胺类药物、疟原虫及溶血性链球菌感染、毒蛇咬伤等。

【发病机制】

不同病因的溶血红细胞破坏的机制也不一样。血型不合的输血、PNH、疟原虫感染等,红细胞在血管中以溶血的方式被破坏,称为血管内溶血(多急性起病),血红蛋白直接释放入血,若超过肾小管对其的重吸收能力和结合珠蛋白对其的结合能力,血红蛋白经尿排出,形成血红蛋白尿。自身免疫性溶血时,红细胞表面吸附有自身抗体;红细胞有遗传性缺陷者,变形能力减弱,这些细胞容易被单核-巨噬细胞系统(主要在脾脏)所识别、吞噬,称为血管外溶血(多为慢性过程)。红细胞破坏后,刺激骨髓红系细胞代偿性增生,以维持血红蛋白稳定,若骨髓红系增生不足以代偿外周血红细胞破坏时,则出现血红蛋白下降,溶血性贫血的发生。

【临床表现】

急性溶血性贫血:起病急骤,伴头痛、呕吐、胸闷、气促、寒战、高热;腰背四肢酸痛,腹痛;酱油色小便;面色苍白与黄疸;严重者有周围循环衰竭、少尿、无尿以至急性肾功能衰竭。慢性溶血性贫血:有贫血、黄疸、肝脾大等表现。

【实验室检查】

1. 提示红细胞破坏增多的检查:①红细胞计数和血红蛋白下降;②血清总胆红素增高,以间接胆红素增高为主;③尿胆原排泄增加,尿胆红素阴性;④血清结合珠蛋白减少;⑤血管内溶血的实验室证据：血浆游离血红蛋白增加，血红蛋白尿，含铁血黄素尿（Rous 试验阳性），微血管内溶血时血片可见红细胞碎片。

2. 提示骨髓代偿性增生的检查：①网织红细胞增多；②外周血中出现幼红细胞；③外周血涂片发现红细胞大小不等、红细胞多染性、豪-焦（Howell-Jollg）小体等；④骨髓幼红细胞增生；⑤血清转铁蛋白受体增多。

3. 确定溶血的类型和病因的检查

（1）自身免疫性溶血性贫血：分温抗体型和冷抗体型。温抗体型者 Coombs 试验阳性，冷抗体型者冷凝集素试验阳性。

（2）阵发性睡眠性血红蛋白尿（PNH）Ham 试验阳性：尿 Rous 试验阳性，流式细胞代谢，细胞膜表面 CD55 及 CD59 缺乏。

（3）葡萄糖-6-磷酸脱氢酶（G-6-PD）缺乏症：G-6-PD 活性降低，另外高铁血红蛋白还原试验和变性珠蛋白小体（Heinz 小体）生成试验有助于诊断。

**【诊断】**

根据病史和临床表现，实验室检查是否有红细胞破坏过多和代偿增生的依据，首先确定是否为溶血性贫血，再进一步确定溶血的类型和病因。

**【鉴别诊断】**

1. 失血性、缺铁性或巨幼细胞贫血：失血性或缺铁性贫血一般无黄疸，无红细胞破坏依据。巨幼细胞贫血因无效造血可有黄疸，用叶酸、维生素 $B_{12}$ 治疗有效。

2. 家族性非溶血性黄疸（Gilbert 综合征）：间接胆红素增多，但自幼发病，有家族史，无贫血可鉴别。

3. 白血病、骨髓增生异常综合征或骨髓纤维化：外周血中出现幼红、幼粒细胞及肝脾大，与慢性溶血性贫血相似，但骨髓检查及疾病的其他表现可资鉴别。

**【治疗】**

1. 去除病因和诱因，治疗原发病，预防呼吸道感染，慎用某些药物（如磺胺类、解热镇痛药等）。

2. 糖皮质激素:主要用于治疗自身免疫性溶血性贫血,也可用于 PNH。常用药物有泼尼松、氢化可的松和甲泼尼龙等。

3. 免疫抑制剂:适用于糖皮质激素治疗无效、糖皮质激素依赖或脾切除有禁忌的自身免疫性溶血性贫血。常用药物有环磷酰胺、硫唑嘌呤和环孢素等。

4. 脾切除:为二线治疗方法,适用于异常红细胞主要在脾脏破坏者,如遗传性球形红细胞增多症、难治性自身免疫性溶血性贫血及某些血红蛋白病。

5. 成分输血:应从严掌握指征,贫血严重者,可输注红细胞改善症状。对于自身免疫性溶血性贫血及 PNH 患者,贫血症状重者应输注同血型洗涤红细胞。

6. 免疫球蛋白:大剂量静脉注射免疫球蛋白对于部分自身免疫性溶血性贫血有效,但作用不持久。

(孟凡凯 孙汉英)

# 十二、遗传性球形红细胞增多症

遗传性球形红细胞增多症(hereditary spherocytosis,HS)为常染色体遗传性疾病。是一组以红细胞丧失其薄的双凹圆盘形状,而变厚趋于球形改变为特征的疾病。由于红细胞膜先天性缺陷伴有球形红细胞明显增多和红细胞渗透脆性增加而被正常脾脏破坏,是一较常见的溶血性贫血。目前认为遗传性球形红细胞增多症有 2 种遗传方式:①常染色体显性遗传,常见,切脾治疗有效。②常染色体隐性遗传,是近年发现的一种少见类型,切脾只部分有效,国内各地均有这种病例发现。

**【诊断要点】**

(一)临床表现

1. 病史:半数上以病例有阳性家族史,一般幼年患病,到青中年时期症状加重引起重视。

2. 症状与体征

(1) 贫血:多为轻、中度贫血。

(2) 黄疸:可随溶血的程度而波动。因感染、劳累等因素加重。胆石症为最常见并发症,可出现阻塞性黄疸。

(3) 肝脾大:脾大的程度不一,大多数为中度大,脾大多数伴肝大,其程度比脾脏轻。

(4) 再生障碍危象(aplastic crisis):大多系感染诱发,其特征为:突然发热,腹痛、呕吐,血压下降,甚至休克;贫血迅速加重,同时白细胞和血小板也显著减少,网织红细胞计数下降,骨髓造血功能受到抑制。

(5) 溶血危象:一般与病毒性疾病相关,典型者见于儿童期。一般是轻度的,其特征为黄疸、脾脏增大、血细胞比容下降,网织红细胞增多。

(6) 巨幼细胞贫血危象:发生于叶酸需求量增高的 HS 患者,如妊娠的患者、成长中的儿童和再障危象恢复期的患者。

(7) 骨骼畸形(如头颅畸形、多指症等)与性发育不全者少见。

(二) 实验室检查

1. 血红蛋白轻至中度降低,白细胞与血小板均正常。网织红细胞增高,一般 5% ~ 20%,但再障危象时降低。平均红细胞血红蛋白浓度(MCHC)增高 35% ~ 38%。

2. 外周血片可见胞体小,染色深,中心淡染区消失的小球形红细胞 20% ~ 30%,有时可见有核红细胞。

3. 骨髓检查:骨髓象呈增生性贫血的表现,以晚幼红细胞为主。

4. 红细胞渗透脆性试验:为最有价值的检查方法,HS 患者在 0.5% ~ 0.75% 盐水浓度时开始溶血(正常对照为 0.45%);0.4% 时完全溶血(正常对照为 0.3%)。

5. 自体溶血试验:在 37℃ 条件下,患者血清与红细胞共同孵育 48 小时,正常人溶血 < 2%,HS 患者可达 20% ~ 30%,加葡萄糖或 ATP 可以纠正。自体溶血试验有助于发现轻型患者。

6. 酸化甘油溶解试验(AGLT50):灵敏度高,阳性率可达100%,可作为HS的初筛试验。正常人的AGLT50为30分钟,HS患者常<150秒。应排除假阳性。

(三) 诊断标准

1. 临床表现

(1) 贫血轻重不等,于再生障碍危象或溶血时加重,多表现为正细胞高色素性贫血。

(2) 黄疸或轻或重。

(3) 脾脏可轻至中度大,多同时有肝大,常有胆囊结石。

(4) 半数以上病例有阳性家族史,多呈常染色体显性遗传。

2. 实验室检查

(1) 具备溶血性贫血的实验室检查特点。

(2) 外周血可见胞体小、染色深、中心淡染区消失的小球形红细胞,数量可从1%~2%到60%~70%,大多在10%以上(正常人<5%)。

(3) 红细胞渗透脆性试验(OF):如开始溶血在0.50%以下,但高于对照管0.08%以上亦有诊断意义。如常温下试验结果正常,经24小时温育后渗透脆性增加,开始溶血浓度较正常人对照高出0.08%以上,亦可认为有诊断意义。

(4) 自体溶血试验(孵育48小时):溶血>5%,温育前先加入葡萄糖或ATP可明显减少溶血。

(5) 酸化甘油溶解试验(AGLT50):阳性(150秒以内)。

(6) SDS聚丙烯酰胺凝胶电泳进行红细胞膜蛋白分析:部分病例可见收缩蛋白等膜骨架蛋白缺少。

外周血小球形红细胞增多,红细胞渗透脆性增加,家族史阳性者诊断可成立。

外周血小球形红细胞增多,红细胞渗透脆性增加,家族史阴性者,需排除其他原因产生的球形红细胞增多,方可确定诊断。

外周血小球形红细胞不够多,家族史阴性者,需多项试验检查,包括红细胞膜蛋白组分分析、基因分析等,并需除外先天性非球形红细胞溶血性贫血等方可确诊。

（四）鉴别诊断

自身免疫性溶血性贫血：见本章“十五、自身免疫性溶血性贫血”。

**【治疗】**

轻型患者一般不需要治疗，积极防治感染。

1. 脾切除：可以治愈或缓解大多数 HS 患者的贫血。鉴于婴幼儿期脾切除后发生败血症的风险高，尽可能推迟到 5～9 岁行脾切除。无证据表明进一步延迟脾切除手术是有益的。

2. 成分输血发生再障危象时。

3. 其他补充叶酸，以防叶酸缺乏。

**【疗效标准】**

1. 临床缓解：贫血及溶血症状消失，血红蛋白男性≥120g/L、女性≥100g/L，网织红细胞降至 3% 以下，随访 1 年以上无复发者。

2. 明显进步：溶血及贫血较前显著改善，血红蛋白保持 70g/L 以上，网织红细胞降至 8% 以下，不再输血，随访 1 年以上病情稳定者。

3. 无效：临床症状及血象未能达到明显进步标准者。

4. 复发：指脾切除后有效，以后血象又恶化者。

**【遗传咨询】**

患者诊断为 HS 后，应检查其家族成员是否有 HS。如果可能，应对患者的父母、子女和兄弟姐妹采集病史、体格检查（检查脾大）、进行全血细胞计数、血涂片检查球形红细胞、网织红细胞计数等。

（张东华）

## 十三、葡萄糖-6-磷酸脱氢酶缺乏症

葡萄糖-6-磷酸脱氢酶（glucose-6-phosphate dehydrogenase，G6PD）缺乏症是红细胞酶缺陷导致溶血性贫血中最常见的一

个类型，属于红细胞内磷酸戊糖旁路的遗传性缺陷。本病呈性连锁隐性遗传或性连锁不完全显性遗传形式，所以群体中患者男性多于女性。绝大多数平时没有贫血和临床症状，但在一定条件下诱发溶血性贫血。临床上可分为：蚕豆病、药物性溶血、感染性溶血性贫血、新生儿黄疸、慢性非球形细胞溶血性贫血。

蚕豆病在我国西南、华南、华东和华北各地均有报道，发病年龄以1~4岁最多，发病高峰多在蚕豆收获季节，男女比例约为7∶1。

【病因】

为性连锁不完全显性遗传，突变基因位于X染色体上。

诱因：①蚕豆。②氧化药物：解热镇痛药、磺胺类、硝基呋喃类、伯氨喹、维生素K、对氨基水杨酸等。③感染：病原体有细菌或病毒。

【诊断要点】

（一）临床表现

1. 蚕豆病（favism）

（1）半个月内有食蚕豆史或2日内有服用可疑药物史。

（2）急性血管内溶血：①面色苍白、头晕、发热、呕吐、腹痛、烦渴等一般症状。②贫血、黄疸。③尿色浅者呈茶色，深者呈酱油色。严重者出现少尿、意识改变。④肝脾大：半数病例有肝大，少数脾大。

2. 药物性溶血

（1）服用诱发溶血的药物1~2日出现急性血管内溶血。

（2）临床表现与蚕豆病相似。

3. 感染所致的溶血

（1）无药物或蚕豆等诱因。

（2）感染：常见于伤寒、肺炎、肝炎、流感等。

（3）急性血管内溶血：轻度溶血者多见。

（4）有感染征象，发热几天后突然出现溶血。

4. 新生儿黄疸（neonatal icterus）

（1）生后早期（多为1周内）发生黄疸。

（2）可疑诱因：感染、病理生产和缺氧。

（3）苍白、黄疸，病情逐渐加重，甚至胆红素脑病。

(4) 肝、脾大:半数有肝大,也可有脾大。

5. 慢性非球形红细胞溶血性贫血(先天性非球形红细胞溶血性贫血):有黄疸、贫血、脾大三大特征。

(二) 实验室检查

1. 血象:血红蛋白减低、白细胞可增高、血小板正常。血涂片易见有核红细胞,网织红细胞数与溶血程度呈正比。

2. 骨髓象:呈增生性贫血象。

3. 血管内溶血的证据:血红蛋白尿,血浆游离血红蛋白增加,Rous 试验(+)等。慢性非球形细胞溶血性贫血除外。

4. G6PD 缺陷筛选试验

(1) 高铁血红蛋白还原试验:是目前国内应用较多的筛选试验。G6PD 活性正常者:还原率≥75%;中度缺乏者:74%~31%;严重缺乏者:≤30%。

(2) 荧光斑点试验:具有特异性高、简便、采血少、检查时间短等优点,是目前较好的筛选试验。G6PD 活性正常者:10 分钟内出现荧光;中间缺乏者:10~30 分钟出现荧光;严重缺乏者:30 分钟仍不出现荧光。

(3) 硝基四氮唑蓝纸片法:G6PD 活性正常者:纸片呈紫蓝色;中间缺乏值:纸片呈淡紫蓝色;严重缺乏值:纸片呈红色。

(4) 变性珠蛋白小体生成试验[(Heinz)小体计数]:缺乏特异性,只作为初筛试验。计数>5% 有诊断意义。

5. G6PD 定量测定:最可靠,多用于筛选试验后的鉴定和定量。由于衰老细胞的 G6PD 活性降低,检测时应离心去除衰老细胞后再测定或复查。

(三) 诊断标准

1. 蚕豆病(favism)

(1) 半个月内有食蚕豆史。

(2) 有急性溶血的证据。

(3) 符合 G6PD 缺乏的实验诊断标准:①1 项筛选试验活性属严重缺乏值。②1 项 G6PD 活性定量测定其活性较正常平均值降低 40% 以上。③2 项筛选试验活性均为中间缺乏值。④1 项筛选试验活性属中间缺乏值,伴有明确的家族史。⑤1

项筛选试验活性属中间缺乏值，伴有 Heinz 小体生成试验(+)，但要有 40% 的红细胞有 Heinz 小体，每个红细胞≥5 个 Heinz 小体，并排除血红蛋白病。符合上述任何 1 项者均可确诊红细胞 G6PD 缺乏的诊断。需符合上述 3 项方可诊断蚕豆病。

2. 药物性溶血

(1) 2 天内有服用可疑药物史。

(2) 有急性溶血的证据。

(3) 符合 G6PD 缺乏的实验诊断标准。

需符合上述 3 项方可诊断为 G6PD 缺乏所致的药物性溶血。

3. 其他诱因(如感染、糖尿病酸中毒等)所致的溶血

(1) 有急性溶血证据。

(2) 符合 G6PD 缺乏的实验诊断标准。

(3) 无常见诱因存在(如药物、蚕豆等)。

(4) 有某种特定的诱因存在，且此种诱因能在其他 G6PD 缺乏者引起溶血。

如符合上述 4 项，则可考虑为其他诱因所致的 G6PD 缺乏溶血性贫血。

4. 新生儿黄疸(neonatal icterus)

(1) 生后早期(多为 1 周内)发生黄疸，成熟儿的血清总胆红素在 205.2μmol/L(12mg/dl)以上，未成熟儿在 256.5μmol/L(15mg/dl)以上，主要为间接胆红素增多。

(2) 有溶血的其他证据(如贫血、网织红细胞增多、尿胆原增加等)。

(3) 符合 G6PD 缺乏的实验诊断标准。

符合上述 3 项，又能排除其他原因所致的黄疸者可确诊；有 2 项不符合和(或)有其他原因并存者，应疑诊为 G6PD 缺陷所致的溶血。

5. 慢性非球形红细胞溶血性贫血

(1) 慢性溶血过程，具有黄疸、贫血、脾大三大特征。

(2) G6PD 活性属严重缺乏值，其活性接近 0。

(3) 排除其他红细胞酶缺乏和(或)异常血红蛋白病。

需符合上述 3 项方可诊断为 G6PD 缺乏所致的慢性非球

形红细胞溶血性贫血。

（四）鉴别诊断

1. 药物诱发的免疫性溶血性贫血：与药物诱发的溶血性贫血相似，但 Coombs 试验(+)。

2. PNH 等血管内溶血：G6PD 缺乏症一般有明确诱因，有 G6PD 缺乏的实验室依据。PNH 患者 Ham 试验(+)流式细胞仪检测 $CD_{55}$、$CD_{59}$ 阴性中性粒细胞或红细胞>10%。

3. 非 G6PD 缺乏症者因感染诱发的急性溶血：G6PD 缺乏筛选试验可鉴别。

4. 不稳定血红蛋白病：可因服用氧化药物发生，热变性试验及异丙醇试验阳性。

**【治疗】**

1. 急性溶血发作

（1）去除诱发因素：如停用诱发的药物，停吃蚕豆，治疗感染。

（2）输血：是抢救重度贫血的主要方法，一般输浓缩红细胞。

（3）纠正酸中毒。

（4）防治急性肾衰竭。

2. G6PD 缺乏伴慢性非球形红细胞溶血性贫血的治疗大多数为轻度贫血，不需治疗，可补充叶酸 15mg/d。

（1）防治贫血的急性加重：去除或避免诱因，尤其应该防治感染，预防发生溶血危象。

（2）输血一般适用于发生溶血危象时。

（3）脾切除：适于巨脾、脾亢、依赖输血者。

（张东华）

# 十四、血红蛋白病

血红蛋白病(hemoglobinopathy)是珠蛋白合成异常的一组遗传性疾病。包括：①血红蛋白的珠蛋白肽链有一种或几种受到部分或完全抑制所引起的溶血性贫血(珠蛋白生成障碍性贫血,即海洋性贫血)。②血红蛋白的珠蛋白肽链分子结构异常(异常血红蛋白病)。

## 异常血红蛋白病(abnormal hemoglobin syndrome)

到目前为止,发现了400种以上结构不同的人类异常血红蛋白,广泛分布于世界各地。不到1/3异常血红蛋白合并明显的临床表现,有溶血性贫血、高铁血红蛋白血症、血红蛋白亲和力增高或减低所引起的组织缺氧或代偿性红细胞增多症等。

**【诊断要点】**

(一) 临床表现

1. 不稳定血红蛋白病(unstable hemoglobin syndrome)

(1) 有阳性家族史,为常染色体共显性遗传,自幼患病。

(2) 感染或服用氧化药物(如磺胺、呋喃类和水杨酸等)诱发溶血性贫血。

(3) 贫血、黄疸、发绀和肝脾大。

(4) 血红蛋白尿:严重溶血时有酱油色尿。

2. 血红蛋白M病(hemoglobin M syndrome)

(1) 有阳性家族史,为常染色体显性遗传。

(2) 自幼有明显发绀,患者血液呈暗褐色。

(3) 氧化药物能使溶血加重。

3. 氧亲和力改变的血红蛋白

(1) 为常染色体共显性遗传,有家族史或无(为自发突变)。

(2) 临床症状不明显,可有红润面容及对应红细胞增多。

4. 镰状红细胞贫血(sickle cell anemia):见后述。

(二) 实验室检查

1. 血红蛋白降低,网织红细胞增高。但氧亲和力改变的血红蛋白患者的血红蛋白增高。

2. 红细胞大小不等,中心淡染区扩大,靶形红细胞。

3. 血红蛋白电泳可见异常区带。

(三) 不同类型异常血红蛋白特性与功能检查

1. 不稳定血红蛋白:热变性实验及异丙醇试验阳性,有变性珠蛋白小体(Heinz 小体)。

2. 氧亲和力改变的血红蛋白

(1) 氧亲和力增高:氧解离曲线左移,红细胞增多。

(2) 氧亲和力减低:氧解离曲线右移。

3. 血红蛋白 M

(1) 有异常血红蛋白吸收光谱。

(2) 高铁血红蛋白增高。

(3) 排除先天性高铁血红蛋白增多症(DPNH-黄递酶缺乏)。

4. 镰状红细胞贫血

(1) 镰变试验阳性。

(2) 溶解度试验阳性。

5. 无临床表现型:仅有异常血红蛋白区带,无临床症状及体征。

6. 潜隐性异常血红蛋白

(1) 聚丙烯酰胺凝胶电泳可见异常肽链。

(2) 高效液相层析分离出异常血红蛋白。

(3) 等电聚焦电泳可见异常区带。

(四) 诊断标准

1. 临床表现

(1) 贫血、黄疸。

(2) 肝脾大。

(3) 发绀。

2. 实验室检查

(1) pH8.6 TEB 醋酸纤维膜电泳可见异常区带。

(2) 血红蛋白含量减少,网织红细胞增高。

(3) 红细胞大小不均,中心淡染区扩大,形态异常,有靶形红细胞。

3. 遗传

(1) 纯合子:父母均为杂合体。

(2) 杂合子:父母之一为杂合体。

4. 不同类型异常血红蛋白特性与功能检查(必需的诊断条件):见上述。

5. 符合下列 2 项条件之一者均可诊断异常血红蛋白病

（1）临床表现的 1 ~ 2 项加上实验室检查的 3 项及遗传的任何 1 项。

（2）不同类型异常血红蛋白特性与功能检查的 1 ~ 4 项中的任何 1 项，加上实验室检查的第 3 项；或者需不同类型异常血红蛋白特性与功能检查的第 6 项中的任何 1 点，加上遗传的任何 1 项及临床表现的任何 1 项和（或）实验室检查的第 2、3 项。

（五）鉴别诊断

1. G6PD 缺乏症：见 G6PD 缺乏症与不稳定血红蛋白病鉴别。

2. 心源性、肺源性发绀和高铁血红蛋白病：心源性和肺源性发绀者自幼有心肺疾病，其抗凝血与空气接触活动 15 分钟，即可由褐色转变为鲜红色。而血红蛋白 M 病及高铁血红蛋白病患者血液仍为暗褐色。高铁血红蛋白病患者的发绀可用维生素 C 或亚甲蓝等还原药物治疗缓解，血红蛋白 M 病患者则无效。

3. 真性红细胞增多症：氧亲和力改变的血红蛋白患者常伴有红细胞增多，而白细胞与血小板正常，骨髓象无特殊。可与真性红细胞增多症鉴别。

**【治疗】**

目前无特殊治疗方法，避免应用氧化药物，防治感染。

轻度贫血，血红蛋白 M 病及氧亲和力改变的血红蛋白患者，一般不需治疗，避免剧烈运动。

成分输血：严重贫血者。

切脾：中度贫血者可考虑切脾，脾切除可使血红蛋白回升。

**【疗效标准】**

（一）完全缓解

1. 临床症状（贫血、黄疸、烦躁、倦怠、食欲差）消失。

2. 肝脾回缩 1.0 ~ 1.5cm。

3. 血红蛋白达到或接近正常水平。

（二）显效

1. 临床症状消失。

2. 肝脾回缩0.5～1.0cm。

3. 血红蛋白比治疗前增加30g/L以上。

（三）有效

1. 临床症状改善。

2. 肝脾回缩0.5～1.0cm。

3. 血红蛋白比治疗前增加不及30g/L。

（四）无效

治疗前后无变化。

（张东华）

# 十五、自身免疫性溶血性贫血

自身免疫性溶血性贫血(autoimmune hemolytic anemia, AIHA)是因某种原因产生的红细胞自身抗体使红细胞破坏加速所引起的溶血性贫血。有两种临床类型:温抗体型AIHA,冷抗体型AIHA。

## 温抗体型AIHA

由于引起红细胞破坏的自身抗体在37℃时对红细胞膜抗原的亲和力最强而得名,这种自身抗体主要是IgG型,其次为非凝集性IgM,偶有IgA型。温抗体型是AIHA中最常见的类型,可见于任何年龄,以中青年女性多见。

**【病因】**

（一）原发性温抗体型AIHA

病因不明。

（二）继发性温抗体型AIHA

继发于其他疾病,主要见于淋巴系统的恶性增生(如淋巴瘤、慢性淋巴细胞白血病);感染(如支原体肺炎、传染性单核细胞增多症);系统性红斑性狼疮(systemic lupus erythematosus, SLE);其他肿瘤(如卵巢肿瘤)及药物等。

【发病机制】

1. 温抗体 IgG 致敏的红细胞主要由巨噬细胞的 IgG-Fc 受体识别、摄取,进而被完全或部分吞噬,最终在脾脏完全破坏。

2. C3 被吸附于红细胞表面,在肝内通过巨噬细胞的 C3b 受体识别、摄取及破坏。

3. IgG 和 C3 致敏红细胞在肝脾破坏,其破坏程度最明显。

4. IgM 致敏红细胞通过补体系统的激活。

【诊断要点】

(一) 临床表现

1. 发病较缓慢,可先有头晕、软弱,渐出现贫血,可呈反复发作。

2. 贫血:为主要表现,一般为慢性轻至中度贫血,稳定期可无贫血。

3. 黄疸:肝脾可呈轻至中度肿大。

4. 继发性者,有原发病的表现,易忽视本病。

5. 急性发病者,多见于儿童,偶见成人,呈急性溶血的表现。

6. 特殊类型:AIHA 伴血小板减少性紫癜,称为 Evans 综合征。

7. 妊娠:可使病情加重或诱发首次发作,但绝大多数病情较轻,若本病孕妇治疗及时,其胎儿预后总体良好。

(二) 实验室检查

1. 血红蛋白减少,其程度不一;网织红细胞增多;血涂片可见球形红细胞增多及体积较大的红细胞和有核红细胞。

2. 骨髓象以红细胞系增生为主。

3. 血清胆红素:一般在 42.75 ~ 85.50μmol/L(2.5 ~ 5mg/dl)之间,以间接胆红素为主。

4. 抗人球蛋白试验(Coombs 试验):直接阳性,间接大多阴性。少数 Coombs 试验呈阴性,但激素治疗有效。

5. Evans 综合征：出现红细胞和血小板抗体。

（三）诊断标准

1. 临床表现：原发性温抗体型 AIHA 患者多为女性，年龄不一。临床表现除溶血和贫血外，无特殊症状。半数有脾大，1/3 有黄疸及肝大。继发性 AIHA 常伴有原发疾病的临床表现。

2. 实验室检查

（1）贫血程度不一，有时很严重，可呈暴发性急性溶血表现，外周血片上可见多数球形红细胞及数量不等的幼红细胞。偶见红细胞被吞噬现象。网织红细胞增多。

（2）骨髓涂片呈幼红细胞增生象，偶见红细胞系统轻度巨幼样变。

（3）再生障碍危象时网织红细胞极度减少，骨髓象呈再生障碍，血象呈全血细胞减少。

（4）Coombs 试验直接阳性，主要为 IgG 和抗 C3 型；间接试验可为阳性或阴性。

3. 诊断依据

（1）近 4 个月内无输血或特殊药物服用史，如直接 Coombs 试验阳性，结合临床表现和实验室检查，可诊断为温抗体型 AIHA。

（2）如 Coombs 试验阴性，但临床表现较符合，肾上腺糖皮质激素或切脾术有效，除外其他溶血性贫血（特别是遗传性球形红细胞增多症），可诊断 Coombs 试验阴性的 AIHA。

**【鉴别诊断】**

1. 原发性与继发性 AIHA：主要鉴别在于继发性 AIHA 发生在其他疾病的基础上。

2. 遗传性球形红细胞增多症 AIHA：可见少数球形细胞及红细胞渗透脆性增高，而孵育红细胞渗透脆性不增高，Coombs 试验（+）。HS 患者外周血球形细胞明显增多，贫血可较轻，红细胞渗透脆性增高及孵育红细胞渗透脆性明显增高，Coombs 试验（-），多在幼年起病，有家族史。

【治疗】

（一）去除病因、治疗原发病

感染所致的溶血性贫血应积极控制感染，药物诱发者必须立即停用可能有关药物。继发于某些肿瘤（如卵巢肿瘤等），可行手术切除。继发于慢性淋巴细胞白血病或淋巴瘤者，在治疗原发病的同时，加用泼尼松。继发于 SLE 者可加大泼尼松的剂量。

（二）糖皮质激素

糖皮质激素可能抑制抗红细胞自身抗体产生，改变抗体对膜抗原的亲和力，并能抑制巨噬细胞与致敏红细胞的结合。糖皮质激素治疗可降低重度特发性温抗体型自身免疫性溶血性贫血的死亡率。40 岁以下的患者，应用糖皮质激素可使 2/3 的患者减轻或停止溶血，大约 20% 的患者完全缓解，10% 的患者对激素无效或疗效微弱。对激素疗效最好的是原发性自身免疫性溶血性贫血或 SLE 患者。

泼尼松口服，开始用量每天 1～2mg/kg，1 周后若无效，应加大剂量。当血红蛋白稳定或上升至正常，泼尼松可减量至 30mg/d，病情继续改善，再逐渐减量至 15～20mg/d，维持 2～3 个月，如治疗 3 周无效，须及时更换其他疗法。对于急性发作或严重溶血的患者，接受甲泼尼龙治疗，剂量一般为 100～200mg，于第 1 个 24 小时内分次应用。一般应用 10～14 天，治疗有效者，网织红细胞下降、血红蛋白升高。以后再按上述方法减量，维持治疗，如每天至少需口服 15mg 泼尼松才能维持血象缓解者，应更换其他疗法。

（三）脾切除

脾脏是抗红细胞自身抗体产生的部位，也是致敏红细胞的识别、捕获及破坏的主要场所，所以糖皮质激素治疗无效，或需要 15mg/d 泼尼松长期维持血红蛋白一定水平者，或不能耐受激素不良反应者，可考虑脾切除，切脾大约 2/3 的患者部分或完全缓解。然而其复发率较高，多数患者仍用激素维持血红蛋白水平，但其剂量较切脾前小。脾切除后可增加感染的风险，儿童大于成人,如肺炎球菌败血症的发生率增高。手术前后应积极预防,如给予肺炎球菌疫苗及青霉素防治等。

(四) 利妥昔单抗

利妥昔单抗是一种直接针对 B 细胞表面 CD20 抗原的单克隆抗体,通常用于治疗 B 细胞淋巴瘤。利妥昔单抗治疗 AIHA 是基于其能清除 B 淋巴细胞,其中包括产生红细胞自身抗体的淋巴细胞。据报道,利妥昔单抗对温抗体型和冷抗体型 AIHA 均有效。

(五) 免疫抑制剂

免疫抑制剂用于对糖皮质激素治疗无效或必须依赖大剂量泼尼松维持者,或切脾后无效或复发的患者。常用药物为:环磷酰胺 $60mg/(m^2 \cdot d)$,硫唑嘌呤[$1.5 \sim 2.0mg/(kg \cdot d)$]及甲氨蝶呤等,亦可与糖皮质激素合用,治疗周期为半年。不良反应主要是骨髓抑制,用药期间必须每周检查血象。

环孢素(CsA):因 CsA 能抑制辅助 T 细胞,阻断细胞因子产生,亦可抑制抗体产生。主要用于器官移植,防治排斥反应及移植物抗宿主病。近年来陆续有报道泼尼松和(或)其他治疗无效,而用 CsA 得到缓解的自身免疫性溶血性贫血病例。由于 CsA 不良反应较多,药价较贵,仅在激素等治疗无效时才考虑应用。

(六) 其他治疗

1. 达那唑(danazol):有抑制巨噬细胞 Fc 受体的作用,用于治疗难治性 AIHA。用量:400 ~ 600mg/d,分次口服。用药期间注意监测肝功能。

2. 大剂量免疫球蛋白静脉滴注:对温抗体型 AIHA 可能有效,但价格昂贵,只有短暂疗效。

3. 血浆置换术:用于治疗无效的危重病例。

(七) 支持治疗

1. 输血:可提供大量补体,有加重本病溶血的危险,一般不轻易输血治疗。当严重贫血危及生命时,应输相同血型洗涤红细胞,必须严密观察病情。

2. 补充叶酸:由于骨髓代偿性造血旺盛,叶酸相对不足。

【疗效标准】

1. 缓解:临床症状消失。红细胞数、血红蛋白量及网织红细胞百分率均在正常范围。血清胆红素测定在正常范围。直接及间接 Coombs 试验均转为阴性。

2. 部分缓解:临床症状基本消失。血红蛋白量 80g/L 以上,网织红细胞数在 5% 以下,血清总胆红素测定不超过 34μmol/L(0.02g/L),Coombs 试验阴性,或仍为阳性但效价较治疗前明显降低。

3. 无效:治疗后仍有不同程度的贫血或溶血症状,实验室检查结果未能达到部分缓解标准者。

【预后】

多数病例病程漫长,可有多次发作和缓解,继发病例决定于原发病的性质。

## 冷抗体型 AIHA

冷抗体引起的溶血可分为以下 2 种情况:冷凝集素综合征(cold agglutinin syndrome,CAS)和阵发性冷性血红蛋白尿(paroxysmal cold hemoglobinuria,PCH)。冷凝集素是针对红细胞膜抗原的 IgM 型自身抗体,当温度低于 30℃时红细胞才会凝集,37℃又与红细胞分离。PCH 是由于一种抗 P 抗原复合物的特殊冷抗体(7SIgG)形成所致,而且能诱导补体介导的溶血。PCH 发作是因暴露在寒冷环境而诱发,临床表现有血红蛋白尿、寒战、发热、全身乏力,以及腰、背、腿、腹痛等。

【病因】

1. 冷凝集素综合征:冷抗体为 IgM 型,一般发生于免疫异常性疾病(如淋巴瘤、慢性淋巴细胞白血病、风湿性疾病等),病毒感染(如传染性单核细胞增多症)及支原体肺炎等称为继发性 CAS;也可为原因不明者,称为原发性 CAS。

2. 阵发性冷性血红蛋白尿(PCH):冷抗体为 IgG 型。见于某种病毒性疾病(如麻疹和流行性腮腺炎等)或者梅毒,病毒感染者呈自限性,甚至可发生于无任何疾病的患者。

**【诊断要点】**

（一）临床表现

1. 冷凝集素综合征

(1) 血管功能紊乱：表现为指趾发绀，以耳郭、鼻尖、手指及足趾皮肤发绀最常见。冬季或受寒后明显，随室温升高而消失。

(2) 溶血：慢性轻、中度贫血，黄疸，肝脾不大或轻度肿大，严重溶血者可见血红蛋白尿。

(3) 基础病症状突出者，易忽视本病。

2. 阵发性冷性血红蛋白尿(PCH)

(1) 诱因：多为受寒。暴露于寒冷环境数分钟至数小时后，患者可出现背部或腿部剧痛、腹部痉挛，可能会出现头痛，随后出现寒战和发热。

(2) 急性血管内溶血。

(3) 血红蛋白尿：浓茶色或酱油色尿。

(4) 贫血、黄疸：见于发作频繁者。

（二）实验室检查

1. 一般检查：血红蛋白多为轻、中度减少；网织红细胞增高；寒冷时血液可发生凝集；血清间接胆红素升高。

2. 血管内溶血的检查：主要用于 PCH，血液中可检出游离血红蛋白增高、结合珠蛋白减少、血红蛋白尿(+)，如 Rous 试验(+)，提示慢性血管内溶血。

3. 冷凝集素试验：阳性。具有 CAS 诊断价值。

4. 冷热溶血试验(Donath-Landsteiner 试验)：阳性，确诊 PCH 最有价值。

5. Coombs 试验：直接阳性为 C3 型。

（三）诊断标准

1. 冷凝集素综合征

(1) 临床表现：以中老年患者为多，寒冷环境有耳郭、鼻尖、手指发绀，但一经加温即见消失。除可有贫血和黄疸外，其他体征很少。

(2) 实验室检查:①慢性轻至中度贫血外周血中无红细胞畸形及大小不一,可有轻度高胆红素血症,反复发作者可有含铁血黄素尿。②冷凝集素试验阳性,4℃效价可高至1∶1000,在30℃时在白蛋白或生理盐水内、凝集素效价仍很高者有诊断意义。③Coombs 试验直接阳性,几乎均为 C3 型。

冷凝集素试验阳性,效价较高(>1∶40),结合临床表现和其他实验室检查,可诊断本病。

2. 阵发性冷性血红蛋白尿

(1) 临床表现:多数受寒后即有急性发作,表现为寒战、发热(体温可高达40℃)、全身乏力及腰背痛,随后即有血红蛋白尿,多数持续几小时,偶有几天者。

(2) 实验室检查:①发作时贫血严重,进展迅速,周围血液有红细胞大小不等及畸形,并有球形红细胞、红细胞碎片及嗜碱性点彩细胞及幼红细胞。②反复发作者有含铁血黄素尿。③冷热溶血试验(Donath-Landsteiner)阳性。④Coombs 试验阳性,为 C3 型。

【治疗】

保暖处理是本病简单有效的治疗方法。PCH 患者大多为短暂性、继发性,以治疗原发疾病、对症支持治疗为主。冷凝集素综合征患者的预后与原发病的预后有关,主要是治疗原发病。

有症状患者应接受利妥昔单抗治疗,其治疗有效且耐受性良好。余治疗措施与温抗体型 AIHA 相似,有糖皮质激素、免疫抑制剂和脾切除等方法,但疗效均不满意。

【疗效标准】

(一) 冷凝集素综合征

1. 痊愈:继发于支原体肺炎、传染性单核细胞增多症者,原发病治愈后,CAS 亦治愈。此时症状消失,无贫血,抗人球蛋白试验直接反应 C3 型阴性,冷凝集素效价正常(<1∶40)。

2. 完全缓解:如引起 CAS 的原发性疾病目前尚不能治愈而只能缓解,那么继发于原发性疾病的 CAS 也不能治愈,只能缓解病情。原发病缓解,CAS 亦缓解。

完全缓解标准:症状消失,无贫血,抗人球蛋白试验直接阴性,冷凝集素效价正常。

3. 显效:症状基本消失,血红蛋白未恢复正常,但较治疗前上升至少20g/L,冷凝集素效价仍高于正常,但较治疗前下降50%以上。

4. 进步:有所好转。但达不到显效指标。

5. 无效:临床表现及实验室检查无好转或加重。

(二) 阵发性冷性血红蛋白尿(PCH)

1. 痊愈:继发于急性病毒感染、梅毒者于原发病治愈后,PCH可治愈。此时,无临床表现,无贫血,抗人球蛋白试验及冷热溶血试验均阴性。

2. 完全缓解:如引起PCH的原发病目前尚不能治愈而能缓解,那么伴发于原发病的PCH也不能治愈只能缓解,原发病缓解,PCH亦缓解。

完全缓解标准:无临床表现,无贫血,冷热溶血试验阴性。

3. 显效:临床表现基本消失,血红蛋白较治疗前上升至少20g/L,冷凝集素效价仍高于正常,但较治疗前下降50%以上。

4. 进步:有所好转。但达不到显效指标。

5. 无效:临床表现及实验室检查无好转或加重。

(张东华)

## 十六、药物相关性免疫性溶血性贫血

应用药物而导致的溶血性贫血,Coombs试验阳性,或在血浆中找到与药物有关的抗体存在,停药后症状好转,称为药物诱导的免疫性溶血性贫血。

**【病因与发病机制】**

直接与AIHA有关的药物,根据其作用机制分为以下3种类型。

1. 半抗原或药物吸附机制:以青霉素为代表的一类药物,

结合在红细胞表面，诱导针对红细胞药物复合物的抗体形成。溶血发作是亚急性的，一般在使用大剂量青霉素静脉滴注 7 ~ 10 天后发生，Coombs 试验直接阳性，IgG 型占 83%，IgG 加 C3 型占 17%。

2. 自身抗体机制：以 α-甲基多巴最多见，诱导自身抗体产生，一般在应用 α-甲基多巴后 3 ~ 6 个月逐渐出现溶血性贫血。Coombs 试验直接阳性，为 IgG 型。

3. 三元复合物机制：为药物-抗体-靶细胞相互作用。许多药物仅能介导红细胞膜的免疫损伤，还能通过与半抗原/药物吸附机制不同的几种方式介导血小板和粒细胞的免疫损伤。常见药物有奎尼丁、奎宁、利福平等。Coombs 试验直接阳性，大多为 C3 型。

**【诊断要点】**

（一）临床表现

1. 近期内有服用可疑药物史：如对氨基水杨酸钠、异烟肼、利福平、奎尼丁、奎宁、氨基比林、磺胺药、青霉素、氨苄西林、α-甲基多巴、左旋多巴、氯丙嗪等。

2. 贫血、黄疸和（或）血红蛋白尿：严重者急性肾功能不全（少量，无尿）。

3. 停药后迅速缓解。

（二）实验室检查

Coombs 试验直接阳性，大多为 IgG 型或 IgG 加 C3 型。

有肯定的服药史，根据上述临床表现和实验室检查，诊断常可确定。

**【治疗】**

尽可能减少使用易诱导溶血性贫血的药物，如病情需要，必须使用这些药物，应在应用过程中密切观察病情，一旦发生溶血征象时就应立即停止使用。

溶血的处理见温抗体型 AIHA。

（尚　森　张东华）

## 十七、阵发性睡眠性血红蛋白尿

阵发性睡眠性血红蛋白尿(PNH)是一种由于造血干细胞磷酸酰肌醇糖苷 A(PIG-A)基因突变所致的疾病,表现为后天获得性红细胞膜内在缺陷的慢性血管内溶血性贫血,临床上主要以溶血性贫血和血红蛋白尿为特征。根据血红蛋白尿发作情况,可将本病分为频发、偶发和不发作三种类型。其临床表现呈多样化。

**【病因】**

病因目前仍不清楚。

**【发病机制】**

PNH 是因一个或多个伴 PIGA(位于 Xp22.1)突变的造血干细胞的克隆性增殖所致。PIGA 的蛋白产物是糖基转移酶,为合成 GPI 锚的生物过程中所必须,而 GPI 锚又将各种功能不同的蛋白连接在细胞表面。一旦 PIGA 突变,受累的干细胞后代缺失所有的糖化磷脂酰肌醇锚蛋白 GPI-APs。虽然干细胞表面表达有 20 余种 GPI-APs,但红细胞表面缺失的两种 GPI 连接的补体调节蛋白,即衰变加速因子(CD55)和膜攻击复合物的抑制因子(CD59)依赖 GPI 固定在细胞膜上。这两种蛋白能保护红细胞免受补体攻击。缺乏 CD55 和 CD59 的红细胞由于 APC(补体旁路途径)异常活化可发生自发性的血管内溶血。因此,PNH 特征性 GPI 临床表现(血管内溶血和由此产生的血红蛋白尿)作为一种继发性现象出现,因为红细胞上两个调节补体的蛋白正好是锚定的。

**【诊断要点】**

(一) 临床表现

PNH 主要临床表现为溶血、血栓形成和骨髓衰竭。

全身症状(疲倦、嗜睡、乏力、周身不适)在病程中表现明显,而仅 25% 左右的患者以夜间血红蛋白尿为主诉。通过问诊,经常可发现患者有偶发的吞咽困难、吞咽疼痛,腹痛,男性阳痿,静脉血栓的病史。静脉血栓常发生在少见部位(如 Budd-

Chiari 综合征、肠系膜、皮肤、脑静脉),可能会使 PNH 的临床表现更复杂。动脉血栓少见。

（二）实验室检查

非球形红细胞、Coombs 实验阴性的血管内溶血的所有患者应怀疑 PNH。

1. 流式细胞学技术:一旦怀疑患 PNH,利用流式细胞术检测外周血中 CD59、CD55 阴性中性粒细胞或红细胞>10% 可诊断,5%~10% 为可疑。虽然酸溶血试验(Ham 试验)和蔗糖溶血试验(又称糖水溶血试验)有一定的意义,但敏感性和定量性差。

2. 全血细胞计数也是评估 PNH 患者血细胞(红细胞、白细胞、血小板)受累程度的一项基本方法。血象血红蛋白有不同程度减低,甚至全血细胞减少,网织红细胞轻、中度增加,血片可见有核红细胞。

3. 骨髓象大多增生活跃,以红细胞系增生明显。

4. 含铁血黄素尿(Rous 试验)提示慢性血管内溶血,PNH 常持续阳性。典型 PNH 患者以血红蛋白尿和含铁血黄素尿的形式慢性丢失铁而常有铁缺乏。

5. 在典型 PNH 患者中,血清乳酸脱氢酶水平明显升高。

6. 为了与再生障碍性贫血、骨髓增生异常综合征鉴别,以及观察预后,当血常规三少时,应做骨髓穿刺、活检和细胞遗传学检测。非随机的细胞遗传学异常在 PNH 中少见。

（三）PNH 的基本评估

1. 流式细胞术分析:检测到一群部分或完全缺乏多种 GPI-AP 的红细胞及粒细胞。

2. 全血细胞计数,网织红细胞计数,血清乳酸脱氢酶浓度升高,胆红素(非结合胆红素)和结合珠蛋白,储备铁的测定。

3. 骨髓穿刺、活检,细胞遗传学:根据 PNH 临床表现、骨髓特征以及 GPI-AP 缺陷的多形核白细胞(PMNs)所占比例、突变克隆的大小,国际 PNH 研究组将其分成三种亚型(表 1-2-3)。

表 1-2-3　阵发性睡眠性血红蛋白尿(PNH)

| 类别 | 血管内溶血发生几率 | 骨髓 | 流式细胞分析 | 艾库组单抗治疗获益情况 |
| --- | --- | --- | --- | --- |
| 经典型 | 明显(肉眼血红蛋白尿频繁发生或持续存在) | 骨髓增生活跃,红系增生过多,形态正常或接近正常 | 缺乏 GPI-AP 的 PMN 的细胞群大(>50%) | 有 |
| 骨髓衰竭综合征并发 PNH | 轻至中度(肉眼血红蛋白尿间歇出现或不发生) | 同时有骨髓衰竭综合征的表现 | 虽然变异性大,但缺乏 GPI-AP 的 PMN 细胞群的比例相对较小(<30%) | 取决于 PNH 克隆大小 |
| 亚临床型 | 无血管内溶血的临床表现或生化证据 | 同时有骨髓衰竭综合征的表现 | 高分辨流式细胞检测技术检测到小群 GPI-AP 缺失细胞(<1%) | 无 |

注:引自陈竺,陈赛娟主译. 2011. 威廉姆斯血液学. 第 8 版. 北京:人民卫生出版社,489

4. 分型(分期)分级

(1) 贫血分级:Hb≤30g/L 为极重度,Hb 31~60g/L 为重度,Hb 61~90g/L 为中度,Hb>90g/L 为轻度。

(2) 血红蛋白尿分级:≤2 个月发作 1 次为频发,>2 个月发作 1 次为偶发,观察 2 年无发作为不发(观察不足 2 年的未发为暂不发)。

(3) 骨髓增生程度除按有核细胞数划分 4 级外,尚需注意粒/红比例。低下者需注明单部位或多部位。

【鉴别诊断】

1. 行军性血红蛋白尿:与 PNH 的主要区别是该病无贫血,

血红蛋白尿发作都在运动后。而PNH一般都存在贫血,血红蛋白尿的发作不只在劳累后发生。

2. 阵发性冷性血红蛋白尿:与PNH的鉴别是此病少见,较常见于支原体感染等情况,遇冷发作。

3. 再生障碍性贫血:无血红蛋白尿发作的PNH患者表现为不明原因的贫血,如伴有全血细胞减少,易误诊为再障。但再障患者骨髓增生减低,而PNH骨髓幼稚红细胞增生,检测CD55、CD59阴性细胞数可鉴别。

4. MDS与PNH的鉴别:可通过骨髓细胞学及细胞遗传学等加以鉴别。但在某些MDS患者中也可检测到PNH细胞。值得注意的是PNH与MDS的关系似乎仅限于低危MDS患者,特别是难治性贫血(RA)的患者。

## 【治疗】

### (一)预防急性溶血的发作

减少或避免各种诱发因素,如劳累、感染、某些药物、大量饮酒和预防接种等。

### (二)急性溶血的处理

1. 去除诱发因素:如停用诱发药物、积极控制感染。

2. 糖皮质激素:可以缓解急性溶血。一般使用泼尼松1mg/(kg·d),症状控制后减量,亦可静脉滴注甲泼尼龙。

3. 右旋糖酐:一般应用低分子右旋糖酐500~1000ml静脉滴注,有快速控制血红蛋白尿的作用。

4. 防止急性肾功能衰竭:补液,利尿,保证每天有足够尿量。防止低血压发生,碱化尿液。

5. 血管栓塞:应严密监测是否有血栓形成。肝素可诱发溶血,应慎用,口服双香豆素可防止血栓,但应密切观察出血情况。

6. 艾库组单抗(eculizumab):是一种人源化的单克隆抗体,它可与补体C5结合来阻止其激活为C5b,从而抑制MAC的形成。作为一种新型的治疗措施逐渐被应用于临床。

在每周1次,持续5周的起始负荷治疗之后,按每2周1次静脉给药。

（三）贫血的治疗

1. 雄激素：适用于骨髓增生低下的患者，常用司坦唑醇6mg/d，疗程3～4个月，用药期间应定期检查肝功能。

2. 补充叶酸和铁剂：反复溶血易引起叶酸缺乏，应适当补充。有缺铁依据者，可补充小剂量铁剂，但铁剂可促使活性氧产生，而PNH细胞对活性氧十分敏感，易诱发血红蛋白尿。

3. 输血：若贫血严重适当输注洗涤红细胞，输入的红细胞能纠正贫血，又能抑制病态红细胞的生成。若输全血可促使补体活化，引起溶血。

（四）骨髓移植（bone marrow translantation，BMT）

骨髓移植可以根除本病，由于BMT存在一定风险，因此，其在PNH治疗上的应用价值尚未定论。

**【疗效标准】**

1. 近期临床痊愈：1年内无血红蛋白尿发作，不需输血，血象（包括网织红细胞）恢复正常。

2. 近期临床缓解：1年内无血红蛋白尿，不需输血，血红蛋白恢复正常。

3. 近期明显进步：按诊断标准中的病情分级，凡血红蛋白尿发作频度、贫血严重程度、骨髓增生状态中任何1项进步2级者为明显进步。

4. 近期进步：病情分级中任何1项进步1级或其他客观检查有进步者。

5. 无效：病情无变化或有恶化。

注：观察期5年以上者可去除"近期"两字；判断治疗效果时须排除病情的自然波动。

**【预后】**

本病是慢性病，若能防止严重并发症，可存活10～20年或更长。

（尚　森　张东华）

# 十八、微血管病性溶血性贫血

微血管病性溶血性贫血(microangiopathic hemolytic anemia,MHA)为多种原因引起微血管病时,对红细胞机械性损伤而发生的溶血性贫血,又称红细胞破碎综合征。

**【病因】**

(一) 微小血管异常

此种异常可见于血栓性血小板减少性紫癜(TTP)、溶血尿毒症综合征、DIC、恶性高血压、子痫等。

TTP:除了 MHA 的特征外还有不同器官的功能障碍,这是由于小血管内透明样血小板血栓引起血流障碍,其基本病变是小血管的内皮损伤,促进 vWF 异常大分子多聚体释放,而血浆中裂解该多聚体的去 vWF 蛋白酶缺乏,从而导致富含血小板的微血栓形成。

溶血尿毒症综合征(hemolytic uremic syndrome):是一种通常见于小儿的疾病,其特征为 MHA 伴血小板减少及急性肾功能衰竭。病理基础主要是肾脏微血管性病变。

恶性高血压引起的 HMA:可能与小动脉狭窄、僵硬及小动脉内皮细胞肿胀导致红细胞机械破坏有关。

(二) 恶性肿瘤播散所致溶血性贫血

这种贫血约占 5% ,如转移癌、乳腺癌、胃黏液性腺癌等。其中产生黏蛋白的肿瘤与血管内凝血有非常密切关系,其原因是该肿瘤易释放组织因子及产生半胱氨酸蛋白酶直接激活 X 因子。恶性肿瘤导致 MHA 的主要机制是血管内凝血,血管壁纤维蛋白沉积以及恶性细胞浸润引起血管破裂。

(三) 免疫性疾病

免疫性疾病可见于 SLE、结节性多发性小动脉炎、Wegener 肉芽肿、硬皮病等,由于小动脉的免疫复合物沉积导致局部凝血因子激活,纤维蛋白形成。小动脉内皮损伤与纤维蛋白沉积引起红细胞破碎。

（四）药物

特别是抗肿瘤药物，如丝裂霉素（单用或联合应用）、博来霉素（bleomycin）、柔红霉素、阿糖胞苷以及含顺铂的化疗方案。其机制类似于溶血尿毒症综合征。例如，丝裂霉素间歇应用后数周或数月出现临床表现，其原因为直接损伤肾脏血管内皮细胞或者免疫复合物沉积。

（五）肝移植

肝肾移植的患者，偶尔出现 MHA、血小板减少及肾功能受损。引起 MHA 的原因有多种病理机制：由排斥反应、免疫复合物形成，以及免疫抑制剂引起的血管受损、肾小球血管微血栓。环孢素也是与溶血尿毒症综合征有关的常见药物。异基因及自体骨髓移植后也可发生溶血尿毒症综合征，可能与全身放疗（TBI）有关。

（六）局部血管病变

局部血管病变可见于肝脏、皮下大的血管瘤等。

**【发病机制】**

红细胞破碎、溶血的主要机制是由于血管内血栓形成，当血循环中的红细胞经过狭窄的微循环或被血管壁的纤维蛋白丝绊住，加上血流动力的冲击作用，使红细胞撞击、牵拉、切割成红细胞碎片；其中，有些破裂的红细胞膜再封闭，形成不同形态的红细胞。

**【诊断要点】**

（一）临床表现

1. 原发病的临床表现。

2. 急性溶血的表现：一般溶血重，为急性血管内溶血。可突然出现寒战、乏力、腰背痛、发热（有时呈高热），血红蛋白尿及迅速加重的贫血，黄疸是大量溶血的后果。

3. 伴有不同程度皮肤、黏膜出血。

（二）实验室检查

1. 血片中出现碎裂红细胞>3%，有核红细胞和多嗜红细胞。

2. 血浆游离血红蛋白增高,>50mg/L。

3. 血小板数明显减少。

4. 血管内溶血的实验室特征。

5. 血红蛋白尿,可有含铁血黄素尿。

(三) 诊断标准

1. 临床表现

(1) 伴有不同程度皮肤、黏膜出血。

(2) 溶血多可突然加重而出现发热、黄疸和贫血。

2. 实验室检查

(1) 外周血涂片出现较多的碎裂红细胞(3% 以上),可呈盔形、三角形、锯齿形红细胞等。

(2) 血浆游离血红蛋白常可超过 50mg/L。

(3) 血小板计数明显减少。

(4) 溶血严重者外周血可出现有核红细胞和多染红细胞,骨髓红细胞系统增生明显活跃。

(5) 网织红细胞常增多。

(6) 间接胆红素增高。

(7) 结合珠蛋白降低。

(8) 血红蛋白尿。

(9) 慢性病例可有含铁血黄素尿。

凡患者具有临床表现 2 项再加实验检查中第 1 项和其他各项中任何 2 项,即可诊断微血管病性溶血性贫血。

**【治疗】**

主要针对引起此种贫血的原发病治疗。

1. 输血:严重贫血者,需输血,宜输浓缩红细胞。维持血红蛋白在一定水平。

2. 止血:有出血者,针对病因进行治疗。

3. 抗凝治疗:血管内凝血为本病常见发病机制,但抗凝治疗还存在争议,肝素可改善少数血管内凝血病例,大多数无效。

4. 透析:对急性肾功能衰竭的治疗。可帮助患者度过 2 ~ 3 周的无尿期,而后自发恢复。

5. 血浆置换及新鲜冰冻血浆:是治疗 TTP 的主要方法之一。

【疗效标准】

1. 痊愈:控制 MHA 病因后,碎裂红细胞减至正常范围内,溶血性贫血临床表现和实验室检查异常指标消失,血小板计数恢复至发病前水平。

2. 显效:MHA 临床表现消失,诊断标准中 3 项主要指标有 2 项转为正常或恢复到发病前水平。

3. 进步:在痊愈指标 4 项中有 1 项转为正常或恢复到发病前水平,或异常指标各有不同程度好转。

4. 无效:治疗后临床和实验室指标无好转或病情恶化。

(张东华)

# 十九、溶血尿毒症综合征

溶血尿毒症综合征(hemolytic uremic syndrome)首先出现肾小球毛细血管和肾小动脉内皮细胞损伤,进而导致局部血小板聚集,血管内凝血和肾皮质缺血性坏死。临床表现包括面色苍白、紫癜、黄疸和少尿。1955 年首次描述了此综合征,他们发现婴幼儿在胃肠道或上呼吸道感染后出现溶血和尿毒症。此后发现各年龄患者均可出现该综合征,且与多种外源性物质有关,其中以 verotoxin 毒素的大肠埃希菌最为常见。

【病理】

主要在肾脏的微血管性病变。

【诊断要点】

(一)临床表现

(1)急性溶血:面色苍白、腹痛、呕吐、暗红色或酱油色尿、轻度黄疸。

(2)血小板减少性紫癜:瘀点、瘀斑、黏膜出血。

(3)急性少尿性肾衰竭:少尿或无尿,半数有高血压,肾区可有触痛、叩痛。

(4) 肝脾肿大:肝中度肿大常见,脾大少见。

(5) 神经系统症状:可出现嗜睡,惊厥等。

(二) 实验室检查

(1) 血涂片:许多破碎细胞、锯齿形细胞,网织红细胞增高。

(2) 尿检查:有蛋白、红细胞、红细胞管型、血红蛋白尿。

(3) 血生化检查:高血钾,血尿素及肌酐升高,间接胆红素升高。

(4) 凝血功能检查:凝血功能多正常。

**【鉴别诊断】**

1. 血栓性血小板减少性紫癜(thrombotic thrombocytopenia purpura,TTP):部分病例中不一定有肾功能衰竭,而溶血尿毒症综合征病主要发生于婴儿。

2. 弥散性血管内凝血(disseminated intravascular coagulation,DIC):有原发病,表现为出血、栓塞、微循环障碍和溶血4大特征,易鉴别。

**【治疗】**

1. 输血:严重贫血者需输血纠正,宜输浓缩红细胞。

2. 透析:对急性肾功能衰竭的治疗,可帮助患者度过2~3周的无尿期,而最后自发恢复。

3. 其他治疗:如肝素、阿司匹林、低分子右旋糖酐等。

4. 类固醇激素:对本病治疗多无效。

5. 血浆置换及输新鲜冰冻血浆。

(张东华)

## 二十、镰状细胞贫血

镰状细胞贫血(sickle cell anemia)为珠蛋白链第6位谷氨酸被缬氨酸代替所致的异常血红蛋白病。其异常血红蛋白为血红蛋白S,在缺氧情况下,血红蛋白S分子间相互作用,使红细胞扭曲成镰形细胞为特征,本病主要见于非洲及美洲黑人。常因再障危象、贫血加重,并发感染而死亡。

【诊断要点】

（一）临床表现

1. 一般状态：生长发育不良，易感染。

2. 贫血、黄疸、肝脾大。

3. 血管闭塞：即血栓形成或栓塞。出现各器官的梗死症状，最常见为脾、肾、骨、生殖系统和神经系统，可反复多次发生。如发生于腹部脏器时可引起剧烈腹痛。

4. 再障危象：继发于某些感染，贫血可突然加重，网织红细胞显著减少或消失。

5. 溶血危象：黄疸加深，贫血加重，网织红细胞显著增高。见于感染或服用某些药物。

（二）实验室检查

1. 溶血性贫血证据。

2. 外周血发现镰状红细胞。

3. 红细胞镰变试验阳性。

4. 血红蛋白溶解度试验：HbS 脱氧后，其溶解度特别低，溶解度试验阳性。

5. 醋酸纤维膜电泳：HbS 位于 HbA 及 HbA2 之间，本病 HbS 占 80% 以上。

（三）诊断标准

见“异常血红蛋白病”。

【治疗】

1. 提高胎儿血红蛋白水平的药物治疗：羟基脲是唯一一个 FDA 批准用于治疗 SCD 的药物。

2. 造血干细胞移植：由于 SCD 是一种造血干细胞的遗传缺陷，所以，造血干细胞移植永久治愈该病的是有吸引力的选择。

3. 输血：频繁使用红细胞输注，有即刻输注，也有长期慢性的。

4. 铁过载治疗：铁螯合剂治疗通常用去铁胺，剂量为 25 ~ 40mg/(kg · d)，在 8 小时皮下注射。

溶血发作的处理：

1. 供氧：如高压氧等。

2. 补液、水化治疗：保证足够水分，维持血液循环通畅，5%葡萄糖盐水或低分子右旋糖酐。

3. 成分输血：严重贫血、再障危象可输血，最好用洗涤红细胞。

4. 对症处理：剧烈疼痛者，可适当给予镇痛剂。

5. 其他：补充叶酸 5～10mg/d。

**【疗效标准】**

见“异常血红蛋白病”。

（张东华）

## 二十一、珠蛋白生成障碍性贫血

珠蛋白生成障碍性贫血又称海洋性贫血（thalassemia），是一组不同的遗传性慢性溶血性贫血，红细胞为小细胞低色素性的，其遗传方式为常染色体共显性遗传。α 珠蛋白基因缺失或缺陷，导致 α 珠蛋白链合成减少或缺乏称为 α 海洋性贫血，有三种亚型：①标准型 α 海洋性贫血。②血红蛋白 H 病。③血红蛋白 Bart 胎儿水肿综合征。β 珠蛋白基因缺失或缺陷导致 β 珠蛋白链合成减少或缺乏，称为 β 海洋性贫血，亦有三种亚型：轻型、中间型和重型（亦称 Cooley 贫血）。

本病高发于地中海沿岸，在我国多见于南方各省区，如广东、广西和四川某些地区等。

**【诊断要点】**

（一）临床表现

有家族史，自幼患病。

1. α 海洋性贫血

（1）血红蛋白 H 病：轻、中度慢性贫血，轻度黄疸，呈间歇发作，肝、脾大，骨骼改变不常见。

（2）标准型 α 海洋性贫血：一般无贫血或任何症状。

(3) 血红蛋白 Bart 胎儿水肿综合征：胎儿 30 ~ 40 周龄时出现重度全身水肿、腹腔积液、肝脾大，死于窒息。

2. β 海洋性贫血

(1) 轻型：①无症状或轻度贫血，感染或妊娠时加重。②肝脾无或轻度肿大。

(2) 重型：①贫血，黄疸出现早，进行性加重。②肝脾大：以脾大显著，腹部可逐渐膨隆。③发育不良，智力迟钝。④特殊面容、颧骨隆起、眼距增宽、鼻梁低平，可有骨骼畸形。可出现高代谢状态特征，如发热、消瘦和高尿酸血症。

(3) 中间型：症状与体征介于重型与轻型之间。

（二）实验室检查

1. 血管外溶血的实验室检查：网织红细胞增高，血涂片可见有核红细胞，骨髓象以红细胞系增生为主，血清间接胆红素增高等。

2. 小细胞低色素性贫血：细胞大小不等，中心淡染区扩大，有较多靶型红细胞。

3. 红细胞脆性试验减低。

4. 血红蛋白分析：血红蛋白电泳显示血红蛋白各成分比例失常及异常血红蛋白区带。

(1) α 海洋性贫血：标准型 α 海洋性贫血患者的血红蛋白电泳一般无异常发现。

包涵体生成试验：血红蛋白 H 易于变性并沉淀在红细胞内形成包涵体。煌焦油蓝温育后可见大量 H 包涵体。结合血红蛋白电泳出现 HbH 区带诊断为血红蛋白 H 病。

血红蛋白 Bart 胎儿水肿综合征：血红蛋白分析，Hb Bart 占 80% ~ 100%，可有少量 HbH。

(2) β 海洋性贫血：

1) 血红蛋白 $A_2$ 定量：正常成年人 $HbA_2$ 范围：1.5% ~ 3%，如反复检测 >5%，可肯定增高。$HbA_2$ 增高是轻型 β 海洋性贫血诊断的重要参考指标。

2) 血红蛋白 F 定量：中间型和重型 β 海洋性贫血患者的 HbF 含量增高（正常成年人：<2%；HbF>4% 为增高），重型 β

海洋性贫血者可高达 30% ~ 90% ,甚至 100% 。

(3) 其他:血红蛋白结构测定,基因检测等。

(三) 特殊检查

X 线:重型 β 海洋性贫血者骨质稀疏,骨皮质变薄等。

(四) 鉴别诊断

1. 缺铁性贫血:患者常有慢性失血或铁摄入障碍等病史,血清铁及血清铁蛋白降低,血红蛋白电泳正常。可与海洋性贫血鉴别。

2. 遗传性球形红细胞增多症:患者外周血小球形红细胞增多,红细胞脆性增加等检查易鉴别。

3. 黄疸性肝炎或肝硬化:有肝炎病史,黄疸呈肝细胞性,肝功能异常,患者一般无贫血。

**【治疗】**

无特殊治疗。

1. 一般治疗:注意休息和营养,补充叶酸,预防感染,禁用铁剂。

2. 输血:适于严重贫血者,使血红蛋白维持在 80g/L 以上。

3. 铁螯合剂:反复输血有导致含铁血黄素沉着症的危险,可用铁螯合剂作预防性治疗,去铁胺 12 ~ 13mg/(kg · d),肌内注射,每月 4 ~ 6 次,可长期应用。

4. 脾切除:适于重型 β 海洋性贫血。

5. 造血干细胞移植:可根治本病,如脐血移植等。

**【疗效标准】**

1. 缓解:治疗前血红蛋白<50g/L,需经常输血,治疗后不再输血,血红蛋白>100g/L,维持 1 年以上。

2. 显效:治疗前血红蛋白<50g/L,需经常输血,治疗后不再输血或输血间隔时间延长,血红蛋白>80g/L,维持 1 年。

3. 有效:血红蛋白上升,输血次数减少。

4. 无效:无变化。

(张东华)

# 第三章　白细胞疾病

## 一、白细胞减少症和粒细胞缺乏症

白细胞减少症(leukopenia)是指外周血白细胞计数 <$4.0\times10^9/L$;当中性粒细胞极度减少,其绝对数低于 $0.5\times10^9/L$ 时,称为粒细胞缺乏症(agranulocytosis)。

**【病因】**

(一) 粒细胞生成障碍

(1) 理化因素所致骨髓抑制:电离辐射、免疫抑制剂、化学毒物(如苯等)、放射线等。

(2) 营养缺乏:如维生素 $B_{12}$ 或叶酸缺乏。

(3) 恶性肿瘤浸润骨髓:如恶性肿瘤骨髓转移、白血病等。

(4) 感染:如病毒性肝炎。

(二) 粒细胞破坏或消耗过多,超过骨髓代偿能力

(1) 免疫性破坏:①药物所致的粒细胞减少:半抗原型、无辜旁观者型、蛋白载体型及自身抗体型。②自身免疫性粒细胞减少,如系统性红斑狼疮(SLE)、类风湿关节炎、Felty 综合征、干燥综合征等。也可见于霍奇金病、慢性自身免疫性肝炎、克罗恩病(Crohn 病)。③新生儿同种免疫性粒细胞减少症。

(2) 消耗过多:某些严重感染、血液透析、脾功能亢进、恶性组织细胞病。

(三) 粒细胞分布紊乱

粒细胞分布紊乱如假性粒细胞减少。

(四) 骨髓释放减少

少见,见于懒惰白细胞综合征(lazy leukocyte syndorme)。

【诊断要点】

（一）症状

(1) 粒细胞缺乏症：多由药物、化学毒物或意外 X 线照射引起，起病急骤，突发寒战、高热、头痛、乏力、咽痛，全身肌肉或关节酸痛，甚至衰竭。伴严重感染，如肺炎、脓毒血症等。

(2) 白细胞减少的临床表现：除头晕、乏力、四肢酸软、低热等症状外，多无特殊表现，易感性增加，如易感冒、肺炎、皮肤感染等。

（二）体征

粒细胞缺乏症常有咽喉部溃疡和坏死，颌下及颈部淋巴结肿大，肛周坏死性溃疡，严重感染时可出现相应感染部位的体征。体检时注意骨有无触痛、淋巴结肿大，特别应注意隐蔽的脾大。

（三）实验室检查

1. 血象：红细胞及血小板计数多正常，某些恶性肿瘤浸润骨髓、意外急性放射事故可同时伴贫血和血小板减少。白细胞计数均$<4\times10^9/L$，粒细胞缺乏时中性粒细胞绝对值$<0.5\times10^9/L$。淋巴细胞或单核细胞相对增多。中性粒细胞胞质内常有中毒颗粒、空泡等变性。严重感染者见到核左移或幼稚细胞。应注意非典型的淋巴细胞和异常细胞。

2. 骨髓象：因病因不同而异。早期可无明显变化，也可呈幼粒细胞不少而成熟粒细胞减少的“成熟障碍”表现，或疾病极期呈粒系减少，恢复期逐渐出现各阶段粒细胞。

3. 骨髓活检：对骨髓纤维化、骨髓转移癌、淋巴瘤等有重要价值。骨髓检查可帮助 MDS 的鉴别诊断。

4. 骨髓培养：体外 CFU-GM 集落培养，可了解骨髓增生活性、骨髓中性粒细胞储备，帮助鉴别药物直接毒性作用或是免疫因素抑制粒细胞生成。

5. 肾上腺素试验：帮助鉴别是否为假性粒细胞减少症。

6. 抗中性粒细胞抗体测定：帮助识别是否为免疫性粒细胞减少。

7. 抗核抗体(ANA)、类风湿因子(RF)滴度测定,免疫球蛋白测定。

8. 血清溶菌酶测定:溶菌酶升高提示粒细胞减少或缺乏是因破坏过多所致,溶菌酶正常或减低示粒细胞生成减少。

【鉴别诊断】

1. 再生障碍性贫血:根据病史、体征,有严重贫血,且有血小板减少,特别是一般无肝脾大、淋巴结肿大,以及骨髓活检,可与之鉴别。

2. 慢性特发性中性粒细胞减少与MDS:后者三系造血细胞异常[贫血、幼稚前体细胞异位(ALIP现象)、淋巴细胞减少、单圆核小巨核细胞等]、染色体核型异常,提示MDS可能,特别是年龄大的患者。

3. 白细胞不增多性白血病:骨髓检查具有鉴别价值。

由于白细胞生理性变异较大,必须反复定期查血象方能确定是否为白细胞减少症。详细询问病史,特别是服药史、化学品或放射线接触史、感染史等有助于病因诊断。

【治疗】

1. 去除病因或诱因:如停服有关药物,积极治疗感染等。

2. 白细胞减少症:可选用:

维生素 $B_2$:10mg/次,3次/日;

肌苷片:0.2g/次,3次/日;

强力升白片:0.2g/次,3次/日。

3. 粒细胞缺乏症立即急诊住院治疗。

(1) 首先应去除病因。

(2) 严密消毒隔离措施:有条件时应住层流室隔离。应用4%碳酸氢钠溶液和0.1%依沙啶溶液交替漱口,1∶2000的氯己定液清洁皮肤。反复做血培养,咽拭子、痰、尿、粪培养加药敏试验。

(3) 积极应用杀菌抗生素控制感染:可用亚胺培南(imipenem,泰能)+氨基糖苷类抗生素静脉滴注,轻至中度感染亚胺培南0.5g/次,每8小时1次,重度感染1g/次。

4. 应用粒细胞集落刺激因子(G-CSF)或粒-巨噬细胞集落

刺激因子(GM-CSF):300μg/d,皮下注射,重症时可2次/日,共600μg。

5. 浓集白细胞悬液输注:用血细胞分离机从单个献血者身上采集$1\times10^{10}$以上粒细胞,静脉滴注连续3~4日,注意不良反应和并发症。

6. 严重感染且适宜的抗生素治疗无效时,加用静脉免疫球蛋白注射液滴注,10g/d,连续2~3日。对免疫性白细胞减少症,每日0.2~0.3g/kg体重,连续3日。

(刘文励)

## 二、白细胞增多症

外周血液中白细胞数超过$10\times10^9$/L称为白细胞增多症(leukocytosis)。白细胞增多可以是中性粒细胞、嗜酸粒细胞、淋巴细胞及单核细胞增多。临床常见为中性粒细胞增多症。

### 中性粒细胞增多症

正常人外周血液中白细胞占50%~70%,若外周血液里中性粒细胞绝对值大于$7\times10^9$/L时,称为中性粒细胞增多症(neutrocytosis)。

**【病因】**

(一)生理性

如寒冷及高温环境中,情绪激动、饱餐、剧烈运动、新生儿、妇女经期及妊娠等。

(二)病理性

1. 反应性增多

(1) 急性感染:某些细菌感染,尤其是葡萄球菌、链球菌、肺炎球菌、脑膜炎球菌感染;某些病毒感染,如水痘、狂犬病毒;立克次体、钩端螺旋体、梅毒等;真菌、放线菌感染等。

(2) 非感染性炎症:如急性风湿热、少年型类风湿关节炎、皮肌炎、血管炎、结节性多动脉炎、痛风、急性肾小球肾炎等。

(3) 组织坏死:如严重外伤、手术创伤、烧伤、心肌梗死、肺梗死、急性胰腺炎等。

(4) 急性失血及溶血。

(5) 恶性肿瘤:某些恶性肿瘤由于肿瘤组织坏死,肿瘤细胞产生的促细胞生长因子或骨转移破坏骨髓对粒细胞释放的调控。

(6) 急性中毒:如某些化学毒物及药物,有毒的动、植物;代谢紊乱产生毒物,如糖尿病酸中毒、尿毒症、妊娠毒血症等。

(7) 其他:如脾切除术后、变态反应等。

2. 粒细胞异常增生

(1) 急性粒细胞白血病。

(2) 骨髓增生性疾病:如真性红细胞增多症、慢性粒细胞白血病、早期的原发性骨髓纤维化症、原发性血小板增多症。

(三) 其他

如家族性中性粒细胞增多症、原发性中性粒细胞增多症。

**【病理】**

外周血中性粒细胞增多的发病机制有以下几点。

1. 血管壁边缘池的粒细胞被动员到血循环中,如剧烈运动、情绪激动等生理因素所致的粒细胞增多,即假性粒细胞增多。

2. 某些因素降低了粒细胞由血液进入组织的速度,导致中性粒细胞增多,如剧痛、运动、心动过速、情绪激动。

3. 骨髓中中性粒细胞增生、成熟加快及释放增加,如感染、炎症、某些恶性肿瘤(如胃、肝、肺、胰腺、肾、乳腺、子宫癌、恶性淋巴瘤)及骨髓增殖性疾病。

**【诊断要点】**

(一) 临床表现

由于引起中性粒细胞的病因不同,多有原发疾病的临床表现。

（二）实验室检查

1. 血象白细胞数$>10\times10^9/L$,中性粒细胞绝对值$>7\times10^9/L$,细胞形态正常或胞质中有毒性颗粒;由肿瘤或慢性感染引起的常有不同程度红细胞减少。

2. 中性粒细胞碱性磷酸酶染色(NAP):感染时阳性率增加,积分升高,慢性粒细胞白血病时活性显著降低。

【治疗】

中性粒细胞增多症治疗原则是针对病因治疗。

## 嗜酸粒细胞增多症

外周血嗜酸粒细胞绝对值超过$0.45\times10^9/L$时称为嗜酸粒细胞增多症(eosinophilia)。嗜酸粒细胞增多常与许多疾病相关,特别是寄生虫感染和过敏性疾病。

【病因】

1. 寄生虫感染:如钩虫、蛔虫、血吸虫、华支睾吸虫、卫氏并殖吸虫、旋毛虫、棘球蚴等。

2. 变态反应疾病:如过敏性鼻炎、支气管哮喘、荨麻疹、药物变态反应、异体蛋白反应、血管神经性水肿等。

3. 肺嗜酸粒细胞浸润症(pulmonary infiltration with eosinophilia,PIE)

(1) 单纯性肺嗜酸粒细胞浸润症[Loffler's syndrome,吕氏(弗勒)综合征]:亦称过敏性肺炎,为寄生虫感染引起的肺泡一过性变态反应。

(2) 迁延性肺嗜酸粒细胞浸润症。

(3) 哮喘性肺嗜酸粒细胞浸润症。

(4) 热带肺嗜酸细胞浸润症:多见于热带与亚热带。

(5) 传染性嗜酸粒细胞增多症(流行性嗜酸粒细胞增多症)。

(6) 肺变态反应性脉管炎与肉芽肿。

4. 某些皮肤病:如湿疹、疱疹性皮炎、剥脱性皮炎、牛皮癣等。

5. 感染后反跳性嗜酸粒细胞增多症:某些感染疾病感染期嗜酸粒细胞减少,恢复期可暂时性增高。如猩红热、多形性红斑的急性期。

6. 某些血液病：如恶性淋巴瘤、慢性粒细胞白血病、嗜酸粒细胞白血病等。

7. 恶性肿瘤：如肺癌、卵巢癌、子宫癌等。

8. 免疫性疾病：如血管炎、类风湿关节炎、移植物抗宿主反应、原发性免疫缺陷综合征等。

9. 内分泌疾病：如垂体前叶功能减退、肾上腺皮质功能减退等。

10. 嗜酸性胃肠炎：发病前常有吃某种食物史。

11. 特发性嗜酸粒细胞增多综合征（idiopathic hypereosinophilic syndrome）：为原因不明的嗜酸粒细胞增多，发病年龄多在20～50岁。由于病变可累及多脏器，其临床表现多样。可有乏力、咳嗽、呼吸困难、肌痛、血管性水肿、视网膜病变、皮疹、皮肤瘙痒、发热、出汗、恶心、腹痛等。应据所浸润脏器病情不同采取针对性治疗。

12. 其他：嗜酸粒细胞心内膜炎、家族性嗜酸粒细胞增多症、高嗜酸粒细胞综合征等。

**【诊断要点】**

1. 病史：流行季节、发病地区环境、疫水接触史、饮食生活习惯、药物史等。

2. 临床表现：应注意原发病临床表现，尤其是对不明原因发热者，要想到嗜酸粒细胞增多症，寻找病因。体征应注意肝、脾、淋巴结肿大，皮疹等。

3. 实验室检查

（1）血象：白细胞数常增多，嗜酸粒细胞绝对值增多（$>0.45\times10^9/L$）。

（2）有关病因检查：如粪检找寄生虫卵及各种寄生虫的血清学试验、胸部X线、痰查嗜酸粒细胞、骨髓细胞检查、淋巴结及皮肤活检、免疫学检查等。

4. 诊断标准：外周血嗜酸粒细胞绝对值$>0.45\times10^9/L$。

**【治疗】**

主要治疗原发病。

【预后】

视原发病不同而异。

(黄　梅　张义成)

## 三、白　血　病

白血病(leukemia)是一类造血干、祖细胞来源的恶性克隆性血液系统疾病。临床表现为贫血、出血、感染及白血病细胞浸润机体各组织、器官所产生的相应表现。男性发病率略高于女性(1.18 ∶ 1)。各年龄段均有发病,发病高峰年龄 50 ~ 69 岁,急性淋巴细胞白血病多发于10 岁以前儿童。

【病因】

以下因素可能与白血病的发生有关:

1. 病毒:如已从动物白血病组织中分离出白血病病毒(C型反转录 RNA 病毒),人类 T 细胞白血病是由人 T 细胞病毒 I(HTLV-I)引起的。

2. 放射性核素:放射性核素致白血病的作用是肯定的,其作用与照射剂量大小和部位有关。

3. 化学因素:某些药物(如烷化剂、细胞毒药物、乙双吗啉)及化学毒物(如苯)可诱发白血病。

4. 遗传因素:家族性白血病约占 7‰,某些染色体异常与白血病发生有关。如慢性粒细胞白血病的 Ph 染色体。某些遗传性疾病常伴较高白血病发病率,如 Down 综合征患者急性白血病发生率比一般人群高 20 倍。

5. 原癌基因及抑癌基因:越来越多的研究显示染色体移位涉及多个癌基因及抑癌基因的改变;CML 的 bcr/abl,AML-M2 的 ETO/AML1,AML-M3 的 PML/RARα 均为具有体外转化正常细胞功能的融合基因。

6. 其他血液病:某些血液病最终可发展为急性白血病。如骨髓增殖性疾病、淋巴瘤等。

【分型】

按病程缓急及白血病细胞分化程度

1. 急性白血病(acute leukemia):起病急,自然病程约半年以内。骨髓中以原始和早期幼稚细胞增生为主。

2. 慢性白血病(chronic leukemia):起初病程经过缓慢,比较成熟及成熟细胞增多为主,原始细胞一般<0.10。

## 急性白血病

【分型】

(一) 按白血病细胞形态分型[法美英协作组诊断标准(FAB 标准)]

按白血病细胞形态将急性白血病分为急性非淋巴细胞白血病(急非淋,ANLL)和急性淋巴细胞白血病(急淋,ALL)两大类,各类又分成若干亚型。

急性髓系白血病的诊断步骤如图 1-3-1 所示。

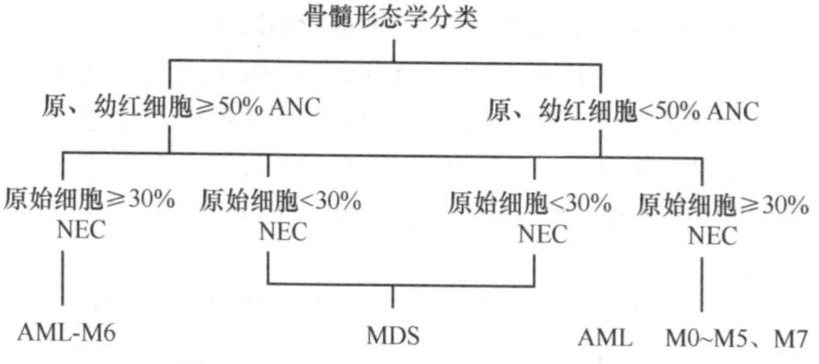


图 1-3-1　急性髓系白血病诊断步骤

ANC. 全部骨髓有核细胞;NEC. 非红系骨髓有核细胞

1. 急性髓系白血病分型

(1) 急性粒细胞白血病未分化型(M1):骨髓原始细胞(Ⅰ型+Ⅱ型)占非红系细胞的比例≥0.90,原始细胞过氧化酶或苏丹黑染色阳性率≥0.03,早幼粒及以下阶段细胞或单核细胞<0.10。

(2) 急性粒细胞白血病部分分化型(M2):骨髓中原始粒细胞占非红系细胞的 0.30 ~ 0.89,早幼粒及以下阶段粒细胞

>0. 10，单核细胞<0. 20。

(3) 急性早幼粒细胞白血病(M3)：骨髓中以异常的多颗粒的早幼粒细胞为主。此类细胞占非红系细胞≥0. 30。

(4) 急性粒、单核细胞白血病(M4)：骨髓中原始细胞占非红系细胞>0. 30，各阶段粒细胞占 0. 30 ~ 0. 80，各阶段单核细胞(常为幼稚及成熟单核细胞)>0. 20。

M4EO：符合 M4 的条件，骨髓中异常的嗜酸粒细胞增多，≥非红系细胞 0. 05。

(5) 急性单核细胞白血病(M5)：骨髓非红系细胞中原单核细胞、幼单核及单核细胞≥0. 80。

如果原单核细胞≥0. 80 为 M5a，<0. 80 为 M5b。

(6) 急性红白血病(M6)：骨髓非红系细胞中原始粒(或原单)≥0. 30，有核红细胞≥0. 50。

(7) 急性巨核细胞白血病(M7)：骨髓原始巨核细胞≥0. 30，血小板抗原阳性，血小板过氧化酶阳性。

(8) 急性髓细胞白血病微分化型(M0)：骨髓原始细胞≥0. 30，无嗜天青颗粒及 Auer 小体，核仁明显，类似急淋 L2 型。髓过氧化酶及苏丹黑 B 染色<0. 03。髓系免疫标志 CD33 和(或)CD13 可阳性，淋巴系抗原阴性，CD7+、TdT+。血小板抗原阴性。

2. 急性淋巴细胞白血病分三个亚型：骨髓有核细胞中原、幼淋巴细胞≥30%，即可诊断为急性淋巴细胞白血病。

(1) 原始和幼稚淋巴细胞以小细胞为主。

(2) 原始和幼稚淋巴细胞以大细胞为主，细胞大小不一，核型不规则。

(3) 原始和幼稚淋巴细胞以大细胞为主，大小较一致，有明显空泡。

(二) 世界卫生组织(WHO)诊断标准

1. 急性髓系白血病分型诊断标准：世界卫生组织造血和淋巴组织肿瘤分类方案将急性髓系白血病分为四类共 19 个亚型，详见表 1-3-1。前三类被确认为独特的 AML 亚群。不符合上述三个亚群中任一诊断标准的，或无法获得遗传学结果的

AML 划入第四类。

**表 1-3-1 世界卫生组织(WHO)的 AML 分类**

伴有重现性遗传学异常 AML

  AML 伴有 t(8;21)(q22;q22),(AML1/ETO)

  AML 伴有骨髓异常嗜酸粒细胞,inv(16)(p13;q22)或 t(16;16)(p13;q22),(CBFβ/MYH11)

  APL[AML 伴有 t(15;17)(q22;q12),(PML/$RAR_{\alpha}$)及变异型]

  AML 伴有 11q23(MLL)异常

伴有多系病态造血 AML

  继发于 MDS 或 MDS/MPD

  无先期 MDS 或 MDS/MPD

治疗相关性 AML 和 MDS

  烷化剂相关型

  拓扑异构酶Ⅱ抑制剂相关型(某些可为淋巴细胞型)

  其他型

不另做分类的 AML

  AML 微分化型

  AML 无成熟型

  AML 有成熟型

  急性粒单核细胞白血病

  急性原始单核细胞/急性单核细胞白血病

  急性红白血病(红系/粒单核系和纯红系白血病)

  急性巨核细胞白血病

  急性嗜碱粒细胞白血病

  急性全髓增殖症伴骨髓纤维化

  髓系肉瘤

注:AML. 急性髓系白血病;APL. 急性早幼粒细胞白血病;MDS. 骨髓增生异常综合征;MPD. 骨髓增殖性疾病。

具体分类诊断标准如下。

(1) 伴有重现性遗传学异常 AML

A. AML 伴有 t(8;21)(q22;q22),(AML1/ETO):占 AML 的 5%~12%,年轻患者居多,易合并发生髓系肉瘤。本型主要特征:①免疫表型:髓系标志 $CD13^+$、$CD33^+$、$MPO^+$,淋系抗原常有 $CD19^+$、$CD56^+$,通常 $CD34^+$,有时 TdT 呈弱阳性;②细胞遗传学:显示 t(8;21)(q22;q22)核型异常和(或)有 AML1/ETO 融合基因阳性。

B. AML 伴有骨髓异常嗜酸粒细胞,inv(16)(p13;q22)或 t(16;16)(p13;q22),(CBFβ/MYH11):占 AML 的 10%~12%,年轻患者居多,可以髓系肉瘤为首发表现或复发时唯一表现。本型主要特征:①免疫表型:$CD13^+$、$CD33^+$、$MPO^+$,单核细胞分化标志可有 $CD14^+$、$CD4^+$、$CD11b^+$、$CD11c^+$、$CD64^+$、$CD36^+$ 和溶菌酶,亦可共表达 CD2;②细胞遗传学:显示 inv(16)(p13;q22)或 t(16;16)(p13;q22)核型异常和(或)CBFβ/MYH11 融合基因。

C. 急性早幼粒细胞白血病[AML 伴有 t(15;17)(q22;q12),(PML/$RAR_\alpha$)及变异型]:占 AML 的 5%~8%,中年患者较多,常合并弥散性血管内凝血(DIC),典型急性早幼粒细胞白血病白细胞常不增多或减少,细颗粒型白细胞数常很多。本型主要特征:①免疫表型:$CD33^+$、$CD13^+$,CD34 和 HLA-DR 常阴性,$CD15^-$或弱阳性,常共表达 CD2 和 CD9;②细胞遗传学:显示 t(15;17)(q22;q12)核型异常和(或)PML/$RAR_\alpha$ 融合基因,变异型有 t(11;17)(q23;q21)(PLZF/$RAR_\alpha$)或 t(11;17)(q13;q21)(NuMA/$RAR_\alpha$)和 t(5;17)(q23;q12)(NPM/$RAR_\alpha$)。

D. AML 伴有 11q23(MLL)异常:占 AML 的 5%~6%,儿童多见,患者可合并 DIC,出现髓系肉瘤,牙龈、皮肤等组织浸润。11q23 异常亦可见于拓扑异构酶Ⅱ抑制剂导致的治疗相关性 AML。本型主要特征:①免疫表型:可表达 CD13、CD33,但 11q23 异常 AML 无特异免疫表型特征,形态为单核细胞者可表达 CD14、CD4、CD11b、CD11c、CD64、CD36 和溶菌酶,一般 $CD34^-$;②细胞遗传学:显示涉及 11q23(MLL)异常的易位。少数患者有 MLL 部分串联复制,见于+11 及正常核型者。

(2) 伴有多系病态造血 AML:主要见于老年人,常伴有严重全血细胞减少,患者可为无先期 MDS 或 MDS/MPD 的初发者,或继发于 MDS 或 MDS/MPD 的演进。本型主要特征:

A. 免疫表型:反映形态学的异质性,通常 $CD34^+$、$CD33^+$、$CD13^+$,常异常表达 CD56 和(或)CD7,原始细胞多表达多药耐药糖蛋白(MDR1)。

B. 细胞遗传学:异常类似于 MDS 所见,如-7/del(7q)、-5/del(5q)、+8、+9、+11、del(11q)、del(12p)、-18、+19、del(20q)、+21 以及 t(2;11)t(1;7);累及 3q21 和 q26 的易位如 inv(3)(q21;q26)、t(3;3)(q21;q26)或 ins(3;3)常有血小板增多,累及 3q25 者常无血小板增多。

(3) 治疗相关性 AML 和 MDS:由使用细胞毒化疗和(或)放射治疗所致,又分烷化剂/放射治疗相关和拓扑异构酶Ⅱ抑制剂相关型两类。

A. 烷化剂/放射治疗相关性 AML/MDS:常在接受这些致突变剂 5~6 年内发病。约 2/3 患者表现为 MDS,多符合难治性血细胞减少伴多系病态造血(RCMD),1/3 患者为有多系病态造血 AML 或 RAEB。本型主要特征:①免疫表型:呈现异质性,常为 $CD34^+$、$CD33^+$、$CD13^+$,可异常表达 CD56 和(或)CD7,原始细胞多表达多药耐药糖蛋白(MDR1);②细胞遗传学:异常类似于 MDS,伴多系病态造血 AML 所见,复杂核型异常更为常见。

B. 拓扑异构酶Ⅱ抑制剂相关性 AML:常在使用鬼臼毒素(VP16、VM26)、多柔比星者发生,从接受这些治疗到白血病发病的潜伏期为 2~3 年。患者常一开始即表现为急性白血病。细胞遗传学多累及 11q23(MLL)异常,如 t(9;11)、t(11;19)、t(6;11),也有 21q22 易位如 t(8;21)、t(3;21),以及 inv(16)、t(8;16)、t(6;9)。

(4) 不另分类的 AML:不符合前述三种亚群中任一诊断标准或无法获得遗传学结果的 AML 划为不另做分类的 AML。其多数亚型的定义与 FAB 分类中的相应病种几乎相同,诊断标准根据受累的主要细胞系列和成熟程度。

2. 急性淋巴细胞白血病分型诊断标准：世界卫生组织造血和淋巴组织肿瘤分类方案将急性淋巴细胞白血病（ALL）分为3类：

（1）前体B-急性淋巴细胞白血病/原始淋巴细胞淋巴瘤（前体B-ALL/B-LBL）：TdT、HLA-DR、CD19、cytCD79a阳性，多数患者的原始淋巴细胞表达CD10和CD24；CD20、CD22多有不同程度的表达，CD45常阴性。前体B-ALL根据细胞发育分为3个阶段：①早期前体B-ALL，常CD19、胞质CD79a、胞质CD22、核TdT阳性；②common-ALL，常CD10阳性；③前体B-ALL（pre-B-ALL），胞质μ链阳性。膜表面免疫球蛋白一般阴性，但是阳性不能排除前体B-ALL的诊断。前体B-ALL/B-LBL的细胞遗传学异常主要分为以下几类：亚二倍体、超二倍体、易位和假二倍体。特征性易位和分子学改变见表1-3-2。

**表1-3-2　ALL细胞遗传学和分子生物学特征**

| | 染色体异常 | 基因特征 |
|---|---|---|
| 前体B-ALL | t(9;22)(q34;q11.2) | BCR/ABL |
| | (V;11q23) | MLL重排 |
| | t(12;21)(p13;q22) | TEL/AML1(RUNX1) |
| | t(1;19)(q23;p13.3) | PBX/E2A |
| | 低二倍体 | |
| | 高二倍体(>50) | |
| 前体T-ALL | t(11;14)(p13;q11) | RHOM/TTG2 |
| | t(1;14)(p32;q11) | TAL1/TCR |
| | t(7;19)(q32.6;p34) | TAN1/TCR |
| Burkitt白血病 | t(8;14)(q24;q32) | MYC/IgH |
| | t(2;8)(p12;q24) | Igκ/MYC |
| | t(8;22)(q24;q11) | MYC/Igλ |

（2）前体T-急性淋巴细胞白血病/原始淋巴细胞淋巴瘤

(前体 T-ALL/T-LBL):TdT 阳性,绝大多数患者 CD7 和 cytCD3(系列特异性标记)阳性;CD1a、CD2、CD3、CD4、CD5、CD8 不同程度表达。T 细胞受体克隆性重排阳性,但不是系列特异性标记。根据抗原表达数量和出现的先后顺序,前体 T-ALL/T-LBL 又可按 T 细胞的胸腺内分化划分为几个阶段:cytCD3、CD2、CD7 表达最早,其次 CD5、CD1a,再次为膜 CD3 表达。前体 T-ALL/T-LBL 特征性易位和分子学改变见表 1-3-2。

(3) Burkitt 淋巴瘤/白血病:即 FAB 分类中的 ALL-L3 型,WHO 分类将其划归为成熟 B 细胞肿瘤。细胞表达单一轻链的膜 IgM 和 B 细胞相关抗原 CD19、CD20、CD22,以及 CD10、BCL6(说明肿瘤细胞起源于生发中心)。CD5、CD23、TdT 阴性,BCL2 阴性。浆细胞样变异型细胞内可检测到单一的胞质内免疫球蛋白。几乎 100% 的细胞 Ki-67 阳性(提示高的分裂指数)。肿瘤细胞的免疫球蛋白重链和轻链基因为克隆性重排。所有患者均有 t(8;14)(q24;q32)改变或者较少见的 t(2;8)(p12;q24)或 t(8;22)(q24;q11)。

**【诊断要点】**

(一) 临床表现

(1) 贫血:主要由于红系造血受抑制,其次为失血和溶血。贫血常严重且进行性加重。

(2) 出血:主要由于血小板减少,其次为凝血障碍(如 DIC、凝血因子缺乏)。

(3) 发热:常为继发感染(多为高热),有时白血病本身亦可引起低热。

(4) 浸润表现:白血病细胞浸润器官、组织引起相应表现。如骨痛,肝、脾、淋巴结肿大,神经系统症状,睾丸肿大等。

(二) 实验室检查

1. 血象:白细胞总数增多、正常或减少,出现原始、幼稚细胞(0.10 以上);红细胞、血红蛋白、血小板减少。

2. 骨髓象:有核细胞增生明显或极度活跃,原始和幼稚(早幼)细胞大量增生(0.30 以上)。细胞形态可有异常,急非淋细胞中可出现 Auer 小体。正常造血细胞受抑制。低增生性急性白血病骨髓活检示细胞减少,但原始及幼稚细胞仍呈白血病性增生。

3. 细胞组织化学染色:有助于白血病类型鉴别(表1-3-3)。

**表1-3-3 常见急性白血病组化染色鉴别**

| 细胞组化染色 | 急淋 | 急粒 | 急单 |
|---|---|---|---|
| 过氧化酶(POX) | (-)/(+)<br><3% | 分化好的细胞(+)~(++)<br>分化差的细胞(-) | (-)~(±) |
| 苏丹黑B | (-) | 分化好的细胞(+)~(+++) | (-) |
| 非特异脂酶 | (-) | (-)或(+)<br>不被NaF抑制 | (++)<br>能被NaF抑制 |
| 糖原(PAS) | (++) | (-)~(±) | (-)~(±) |
| 中性粒细胞碱性磷酸酶(NAP) | 正常或增加 | 明显降低 | 正常、减低或增加 |

4. 细胞免疫学检查:通过检测白血病单克隆抗体和细胞表面分化抗原(CD)对急性白血病进行分型,不仅可以确定非T-ALL和T-ALL,且可以对急淋和急非淋进行鉴别,见表1-3-4。

**表1-3-4 急性白血病分类常用的单克隆抗体**

| | |
|---|---|
| 造血祖细胞 | CD34、HLA-DR、TdT、CD45 |
| B淋巴细胞系 | CD19、CD20、CD22*、CD79a* |
| T淋巴细胞系 | CD2、CD3*、CD5、CD7 |
| 髓细胞系 | CD13、CD33、CD15、MPO*、CD117 |
| 红细胞系 | 抗血型糖蛋白A、抗血红蛋白A |
| 巨核细胞系 | CD41、CD61、FⅧ |

*胞质表达

5. 染色体检查:应用高分辨染色体分带技术,80%～95%的白血病可检出染色体异常。有些组型染色体具有特异性,如t(15;17)见于M3;16号染色体异常多见于M4嗜酸型;t(8;21)见于M2;t(8;14)见于B细胞急淋。

6. 骨髓活检:根据骨髓细胞增生程度、骨髓组织结构有无异常、增生细胞的主要成分及阶段、细胞形态等作出诊断,特别是低增生性白血病。

7. 电镜检查:对毛细胞白血病及巨核细胞白血病有重要诊断价值。

(三) 诊断标准

1. 骨髓增生明显或极度活跃,主要为白血病细胞,伴细胞成熟障碍,核质发育不平衡;WHO关于白血病诊断提出:骨髓原始细胞数≥0.20时,诊断为急性白血病;有明显髓系肿瘤染色体异常,在原始细胞数未达0.20时,也应诊断为急性白血病;红细胞>0.50时,原始细胞数≥0.20非红系细胞时应诊断为急性红白血病。

2. FAB分型诊断标准(见白血病分型)。

[附]中枢神经系统白血病(CNSL)诊断标准(1978年广西南宁全国白血病防治研究协作会议)

1. 有中枢神经系统症状和体征(尤其颅内压增高的症状和体征)。

2. 有脑脊液改变:①压力增高,>0.02kPa(200mm $H_2O$),或>60滴/分。②白细胞数>$0.01×10^9$/L。③涂片见到白血病细胞。④蛋白>450mg/L或潘氏试验阳性。

3. 排除其他原因造成的中枢神经系统或脑脊液的相似改变。

符合(3)加(2)中任何一项者,为可疑CNSL;无症状,但有脑脊液改变可诊断CNSL。但只有单项脑脊液压力增高,不确定CNSL诊断,如脑脊液压力持续增高而经抗CNSL治疗后恢复正常者可诊断CNSL;有症状而无脑脊液改变者,如有脑神经、脊髓或神经根受累症状和体征,排除其他原因,且经抗CNSL治疗有明显改善者,可诊断CNSL。

（四）鉴别诊断

1. 骨髓增生异常综合征（MDS）：有病态造血，骨髓中原始细胞<20%。

2. 再生障碍性贫血：易与低增生性白血病混淆，通过骨髓活检加免疫表型检查有助于鉴别。

3. 传染性单核细胞增多症外周血中出现异形淋巴细胞易与ALL混淆，但异形淋巴细胞与原始及幼稚淋巴细胞有形态异常。传染性单核细胞增多症病程有自限性，血清嗜异抗体效价升高，血抗EBV-IgM阳性。

4. 类白血病反应：见本章五、类白血病反应中与白血病鉴别。

5. 急性粒细胞缺乏症：恢复期药物或某些感染引起的粒细胞缺乏症恢复早期可有原始、幼稚细胞增多，但其有明确病因，早幼粒细胞中无Auer小体。短期内骨髓粒细胞恢复正常。

**【治疗】**

白血病治疗的根本目的在于取得完全缓解，降低死亡率，使患者长期无病生存、乃至治愈。患者病情不同，治疗目的也不一样。老年人、伴有其他疾病、身体条件差和继发于MDS或放、化疗的患者，总体疗效差，可根据个人意愿采取以支持治疗为主的姑息治疗；复发患者力争取得再次缓解，延长生存。初诊患者应尽力获得全面的MICM资料，根据患者的MICM结果及临床特点，进行预后危险分层，按照患者意愿、经济能力，选择并设计最佳完整、系统的方案治疗。

（一）支持治疗和并发症处理

1. 紧急处理高白细胞血症：当循环血液中白细胞≥$50\times10^9/L$，患者可产生白细胞淤滞，表现为呼吸困难、低氧血症、呼吸窘迫、反应迟钝、言语不清、颅内出血等。因此当白细胞≥$50\times10^9/L$时，诱导治疗前应先行降白细胞治疗。紧急使用血细胞分离机，单采清除过高的白细胞，同时给以化疗和水化。ALL患者用泼尼松40～60mg/d。AML患者用羟基脲1.0g Q12h（总量<3.0g/d）、阿糖胞苷100～200mg/d、高三尖杉酯碱2～4mg/d等都能短暂地降低白细胞。然后进行联合化疗。APL的血小板减少较为明显，又常合并严重的凝血障碍，白细

胞单采术时常需要较多的柠檬酸盐抗凝,因此高白细胞 APL 进行白细胞单采的风险较大,不能降低死亡率,故不推荐使用。

2. 防治感染:白血病患者屏障功能差,有功能的白细胞少,自身抗感染能力低下,定植菌易于转变成致病菌;感染易于扩散,不易形成局限性感染病灶,临床表现不典型;发生院内感染、耐药菌感染和二重感染的机会较高,抗感染疗效差。积极预防感染能有效降低感染率,节省治疗费用。应提倡良好的卫生习惯,病区和患者用品应经常清洁消毒。医护人员的双手是引起患者交叉感染的重要原因,接触患者前后都应消毒清洗。及时处理潜在感染病灶,每日用漱口液含漱,1∶5000 高锰酸钾便后坐浴,不食不洁饮食;可用杜秘克、麻仁丸、酚酞等润肠通便,保持大便通畅,避免肛门、直肠黏膜损伤而招致感染。对易感部位应进行常规的细菌和真菌检查。患者出现发热或感染症状时应及时进行检查,积极寻找感染部位,对可疑部位、血液或其他可疑体液进行细菌、真菌培养。选用高效广谱抗生素立即进行经验性抗菌治疗。当感染菌群为耐甲氧西林的革兰染色阳性球菌时可选用万古霉素、去甲万古霉素、替考拉宁或利奈唑胺。近年来侵袭性真菌感染愈来愈多见,主要表现为念珠菌性肺炎、念珠菌血症和肺、鼻窦曲霉病。临床大多数为拟诊或临床诊断病例,确诊病例很少。应根据真菌感染的类型来选择伊曲康唑、氟康唑、两性霉素 B、伏立康唑或卡泊芬净等抗真菌治疗。

3. 成分输血支持:凡血红蛋白≤80g/L 或贫血症状明显时应输注红细胞,血小板计数$<10\times10^9$/L 或有明显的出血表现时应输注单采血小板制剂。血制品应选择辐照或去除白细胞可有效防止输血相关的 HLA 同种免疫反应。血小板无效输注是治疗的难点,部分血小板无效输注的患者输 HLA 配型相合的血小板有效。凝血功能异常时可输注新鲜冰冻血浆(FFP)、冷沉淀、纤维蛋白原制剂。

4. 刺激因子应用:对化疗后合并严重粒细胞减少的患者,可使用 GM-CSF 或 G-CSF,以缩短粒细胞缺乏期,降低诱导相关死亡率。

5. 防治高尿酸血症肾病：由于白血病细胞大量破坏，特别在化疗时更甚，血清和尿中尿酸浓度增高，可积聚于肾小管而发生高尿酸血症肾病。因此应鼓励患者多饮水，碱化利尿，给予口服别嘌呤醇0.1g/次，每日3次，抑制尿酸生成，保护肾功能。

（二）抗白血病治疗

急性白血病的治疗分为诱导缓解治疗和缓解后治疗两个阶段。诱导缓解治疗的目的是迅速、大量减少体内白血病细胞负荷，使之达到缓解，恢复正常造血。形态学完全缓解（CR）指患者应达形态学无白血病状态，脱离输血，无髓外白血病表现，中性粒细胞绝对计数>$1.0\times10^9$/L，血小板>$100\times10^9$/L。细胞遗传学缓解（CRc）指治疗前有染色体异常的患者缓解后染色体恢复为正常核型。分子水平完全缓解（CRm）是指分子生物学和多维流式细胞仪检测结果，主要用于治疗前有特殊遗传学标志和免疫表型特点的患者，治疗后转为阴性。

缓解后治疗的目的是清除体内残存的白血病细胞，以减少复发，延长生存，乃至治愈。主要方法为化疗和造血干细胞移植，诱导缓解获完全缓解后，体内仍有残留的白血病细胞，称之为微小残留病灶（MRD）。为争取患者长期无病生存（DFS）和痊愈，必须对微小残留病灶进行完全缓解后治疗，以清除这些复发和难治的根源。

1. AML治疗：常用化疗药物见表1-3-5。

**表1-3-5 AML常用化疗药物的剂量范围和用法**

| 药物名称 | 常用剂量（$mg/m^2$） | 给药途径 | 给药天数（d） |
|---|---|---|---|
| 高三尖杉碱（HHT） | 2.5～3 | 静脉滴注 | 7 |
| 柔红霉素（DNR） | 40～60 | 静脉滴注 | 3 |
| 阿糖胞苷（Arac） | 100～200 | 每日2次，静脉滴注 | 7 |
| 米托蒽醌（mito） | 8～12 | 静脉滴注 | 3 |

续表

| 药物名称 | 常用剂量($mg/m^2$) | 给药途径 | 给药天数(d) |
|---|---|---|---|
| 去甲氧柔红霉素(IDA) | 8～12 | 静脉滴注 | 3 |
| 依托泊苷(VP16) | 100 | 静脉滴注 | 5 |
| 安吖啶(mAMSA) | 50～70 | 静脉滴注 | 5 |
| 6MP(或6TG) | 100 | 口服 | 1 |

(1) 常用化疗方案:主要标准诱导缓解治疗包括:①含阿糖胞苷、蒽环类药物和蒽醌类药物的方案(即DA 3+7方案);②阿糖胞苷加高三尖杉酯碱(HHT)方案(HA);③以HA+蒽环类药物组成的方案,如HAD(HA+DNR)、HAA(HA+阿克拉霉素)等。在此基础上还可加用VP16或6MP(或6TG)等。AML化疗方案按阿糖胞苷的用量可分为标准剂量[SDAC,100～200mg/($m^2$·d)]、中剂量(ID-AraC,每次0.5～1.5g)和大剂量(HD-AraC,每次2～3g/$m^2$)。ID-AraC/HD-AraC[q12h×(3～5)d]一般与一种蒽环类或蒽醌类药物联用。

对于年龄<60岁,无前驱血液病史的患者,建议采用标准的诱导缓解方案,与标准剂量阿糖胞苷相比,大剂量阿糖胞苷虽然不能提高完全缓解率,但能明显延长完全缓解期。另外,大剂量阿糖胞苷可使t(8;21)、inv(16)AML和正常核型患者的治愈率分别由70%提高到80%、30%提高到40%,但不改变不良预后核型患者的疗效。诱导治疗过程中根据化疗后第7天(骨髓抑制期)和第21天(血常规指标恢复期)骨髓象和血常规检查结果进行治疗方案的调整。

对于年龄在60～75岁之间的患者,临床一般情况较好者,应尽量获得细胞遗传学资料。可采用:①标准剂量的阿糖胞苷加蒽环类或米托蒽醌;②HA方案;③小剂量化疗;④采用新药临床试验;⑤支持治疗。对于采取标准剂量阿糖胞苷为基础的方案诱导的患者需要根据化疗后第7天和第21天骨髓象和血常规检查结果进行治疗方案的调整。临床一般情况较差者,可采用小剂量化疗或支持治疗。

年龄≥75 岁或有严重非血液学合并症患者的治疗:可采用新药临床试验或小剂量化疗或支持治疗。

缓解后治疗:诱导完全缓解是 AML 长期无病生存关键的第一步,但此后若停止化疗,则复发几乎不可避免。复发后不进行造血干细胞移植则生存者甚少。AML 缓解后治疗的特点为:①AML 初诊高白细胞、合并髓外病变、M4/M5、t(8;21)或 inv(16)、$CD7^+$ 和 $CD56^-$ 应在完全缓解后做脑脊液检查并鞘内预防性用药;②AML 比 ALL 治疗时间明显缩短。治疗对策主要根据细胞遗传学和治疗反应等加以确定。常用的缓解后治疗方案主要为蒽环类联合不同剂量阿糖胞苷,共治疗 2 ~ 6 个周期。具体参见低危和高危白血病的识别治疗一章。

(2) 难治、复发 AML 诊断与治疗:2004 年全国难治性白血病学术研讨会明确了国内难治性白血病的诊断标准,如符合下列条件之一者即可诊断难治性急性髓性白血病:①经典方案诱导化疗 2 个周期未获完全缓解的初治病例;②第一次完全缓解后 6 个月复发者(早期复发);③第一次完全缓解 6 个月后复发,经正规诱导治疗失败者(晚期复发);④2 次以上或多次复发者。

1987 年 11 月,在江苏省苏州市召开的全国白血病化疗讨论会提出了白血病复发的概念。指经治疗获完全缓解后出现下列三者之一,即称为复发:①骨髓原粒细胞Ⅰ型+Ⅱ型(原始单核+幼稚单核细胞或原始淋巴+幼稚淋巴)>5% 而≤20%,经过有效地抗白血病治疗一个疗程仍未能达到骨髓象完全缓解者;②骨髓原粒细胞Ⅰ型+Ⅱ型(原始单核+幼稚单核细胞或原始淋巴+幼稚淋巴)>20% 者;③骨髓外白血病细胞浸润。

应当注意的是,现在临床上一些所谓“难治、复发 AML”其实与前期治疗剂量不足有关,反复低于标准剂量的化疗易导致白血病细胞继发耐药。决定复发患者预后的主要因素是年龄、第一次完全缓解期长短和体力状况等。年龄≥60 岁、第一次完全缓解期不足 1 年和不良核型者再缓解率低。第一次完全缓解期超过 1 年的可用现行方案再诱导和缓解后治疗,也可考虑干细胞移植；第一次完全缓解期不足1年的可采用现行诱导方案，更多的是采用与原诱导方案无交叉耐药的方案，或大剂量化疗、造血生长因子加化疗，或探索性治疗方案、免疫治疗和干细胞移植等。一些新的药物和治疗手段被首先应用于难治、复发AML。当前正在开发的一些新药和新的治疗方法包括：酪氨酸激酶抑制剂、染色体重塑调节剂、新的化疗药物如Fludarabine（氟达拉滨）和2-CdA（2-氯脱氧腺苷）、耐药逆转的靶向治疗、免疫治疗及抗血管新生治疗。

(3) AML中枢神经系统白血病的诊断、预防和治疗：AML患者中枢神经系统白血病的发生率远低于急性淋巴细胞白血病。不建议在诊断时即对无症状的患者行腰穿检查。有头痛、精神错乱、感觉改变的患者应先行CT等影像学检查排除神经系统出血或感染。这些症状也可能是由于白细胞淤滞引起，可通过白细胞分离等降低白细胞数量的措施解决。若体征不清楚、无颅内出血的证据，可在纠正凝血功能异常和血小板输注支持下行腰穿以明确诊断。脑脊液中发现白血病细胞者，应在全身化疗的同时鞘内注射阿糖胞苷和甲氨蝶呤。若症状持续存在，脑脊液无异常，应复查。已达完全缓解的患者，尤其是治疗前白细胞$\geq 100\times10^9/L$或单核细胞白血病患者，建议行腰椎穿刺、鞘内注射化疗药物1次，以进行中枢神经系统白血病的筛查。

2. ALL治疗：常用化疗药物见表1-3-6。

**表1-3-6　ALL常用化疗药物的剂量范围和用法**

| 药物名称 | 常用剂量 | 给药途径 | 给药天数 |
|---|---|---|---|
| 环磷酰胺（CTX） | $400\sim800mg/m^2$ | 静脉注射 | 2/周 |
| 甲氨蝶呤（MTX） | $10\sim30mg/m^2$ | 静脉注射或口服 | 1~2/周 |
| 长春新碱（VCR） | $1.5mg/m^2$ | 静脉滴注 | 1/周 |
| 门冬酰胺酶（*L*-asp） | $600U/m^2$ | 静脉滴注 | 每天或隔天1次 |

续表

| 药物名称 | 常用剂量 | 给药途径 | 给药天数 |
|---|---|---|---|
| 替尼泊苷(VM26) | $165mg/m^2$ | 静脉滴注 | 2/周 |
| 泼尼松(P) | $40 \sim 60mg/m^2$ | 口服 | 每天 |

(1) 前体 B-ALL 和前体 T-ALL 常用化疗方案:长春新碱和泼尼松组成的 VP 方案是 ALL 诱导缓解的基本方案,VP 加蒽环类药物组成 DVP 方案,DVP 再加门冬酰胺酶即为 DVLP 方案。在 DVLP 基础上加用其他药物,包括环磷酰胺或阿糖胞苷,可提高 T-ALL 的完全缓解率和长期无病生存期。伴有 t(9;22)的 ALL 可以合用伊马替尼进行靶向治疗。缓解后强化治疗、维持治疗和中枢神经系统白血病防治十分必要。如未行异基因造血干细胞移植,ALL 巩固维持治疗一般需要 3 年。一般联合多种药物(蒽环类、鬼臼类、阿糖胞苷、甲氨蝶呤、环磷酰胺、长春新碱、泼尼松等)进行周期性强化治疗。巩固强化治疗中常使用大剂量环磷酰胺(每次 $1200mg/m^2$)、大剂量阿糖胞苷[$1 \sim 3g/(m^2 \cdot 12h)$,4 ~ 6 次,适用于 T-ALL]和大剂量甲氨蝶呤[$0.5 \sim 6g/(m^2 \cdot$ 次),适用于 B-ALL],维持治疗使用 6MP(或 6TG)$75 \sim 100mg/m^2$,1/d 和甲氨蝶呤 $20mg/m^2$,1/周,需历时 2 ~ 3 年,期间可加用原诱导方案作定期再强化治疗。

(2) Burkitt 白血病常用化疗方案:采用特殊短程强烈化疗。前期治疗先予环磷酰胺 $200mg/m^2$ 加泼尼松 $60mg/m^2$,共 5 天。继续给予大剂量甲氨蝶呤($1.5g/m^2$,第 1 天)、大剂量环磷酰胺($200mg/m^2$,第 1 ~ 5 天)或异环磷酰胺($800mg/m^2$,第 1 ~ 5 天),加或不加大剂量阿糖胞苷联合长春新碱、蒽环类、VM26、地塞米松作短程周期治疗,完成 6 ~ 8 个周期后停药不再维持。

(3) ALL 中枢神经系统白血病的预防和治疗:对于所有 ALL 均进行中枢神经系统白血病预防治疗,预防给药主要为鞘内三联用药:甲氨蝶呤每次 $8 \sim 12mg/m^2$,阿糖胞苷 50mg/次,地塞米松 5 ~ 10mg/次,1 次/周,连用 4 次。诱导缓解后可在每次巩固强化期间给予鞘内预防治疗。中枢神经系统白血病一经诊断,鞘内化疗药物的选择同预防性治疗,甲氨蝶呤单次剂量小于20mg,1次/日,直到脑脊液细胞形态学、常规、生化恢复正常后,改为2~3/周,连用4~6次,以后每4~6周或6~8周1次,直到全身化疗结束。大剂量甲氨蝶呤和大剂量阿糖胞苷可以通过血-脑屏障,应选择全身用药。

(三)造血干细胞移植

见第三篇。

**【疗效标准】**

1987年全国白血病化学治疗讨论会提出急性白血病疗效标准如下。

(一)缓解标准

1. 完全缓解(CR)

(1)骨髓象:原粒细胞Ⅰ型+Ⅱ型(原单+幼稚单核细胞或原淋+幼稚淋巴细胞)≤0.05,红细胞及巨核细胞系正常。M2b型:原粒Ⅰ型+Ⅱ型≤0.05,中性中幼粒细胞比例在正常范围。M3型:原粒+早幼粒≤0.05。M4型:原粒Ⅰ、Ⅱ型+原单及幼稚单核细胞≤0.05。M6型:原粒Ⅰ、Ⅱ型≤0.05,原红+幼红以及红系细胞比例基本正常。M7型:粒、红两系比例正常,原巨+幼稚巨核细胞基本消失。

(2)血象:Hb≥100g/L(男性)或≥90g/L(女性及儿童),中性粒细胞绝对值$\geq 1.5\times 10^9$/L,血小板$\geq 100\times 10^9$/L,外周血分类中无白血病细胞。

(3)临床无白血病浸润所致的症状和体征,生活正常或接近正常。

2. 部分缓解(PR):骨髓原粒细胞Ⅰ型+Ⅱ型(原单+幼单或原淋+幼淋)>0.05而≤0.20;或临床、血象2项中有1项未达完全缓解标准者。

3. 未缓解(NR):骨髓象、血象及临床3项均未达上述标准者。

(二)持续完全缓解(CCR)

指从治疗后完全缓解之日起计算,其间无白血病复发达

3～5年者。

(三) 长期存活

白血病自确诊之日起,存活时间(包括无病或带病生存)达5年或5年以上者。

(四) 临床治愈

停止化学治疗5年或无病生存10年者。

【预后】

急性白血病的预后与白血病类型、患者年龄、接受治疗方法及第一次取得CR后缓解期、有否髓外浸润(尤其中枢神经系统浸润)等因素有关。未经治疗者一般生存期3个月左右,经现代治疗不少患者生存期明显延长。1～9岁儿童急淋预后较好,1岁以内及9岁以上,尤其60岁以上患者预后差。现代治疗已使75%～90%的急淋和65%以上急非淋可获完全缓解,5年无病生存率分别达50%和30%～40%。成功的骨髓移植可根治白血病。

[附]美国NCCN中关于AML的治疗指南

NCCN(National Comprehensive Cancer Network)根据急性粒细胞白血病(AML)患者染色体核型变化将AML分为低危、中危和高危组;而年龄在60岁以上者则不考虑核型变化,一律视为高危;AML-M3作为一个独立的亚型其诱导缓解治疗和缓解后治疗不同于其他亚型。

1. 诱导缓解治疗

(1) 年龄<60岁,原发性(de novo):诱导缓解治疗采用标准剂量Ara-C(100～200mg/$m^2$,静脉注射7天,1～2个周期)加蒽环类抗生素/米托蒽醌或大剂量Ara-C加蒽环类抗生素/米托蒽醌。

(2) 年龄≥60岁,一般状况良好(KPS评分较高):可采用临床试验或标准剂量Ara-C(100～200mg/$m^2$,持续静脉滴注共7日,1～2个周期)。

(3) 年龄<60岁,继发性或治疗相关的AML:临床试验或异基因BMT。

(4) 严重伴发症:任何年龄,与白血病无关的器官功能衰竭时仅采取最佳支持治疗。

2. 缓解后治疗

(1) 年龄<60 岁

1) 低危核型组:包括 t(8;21),t(15;17),inv16 等,早期强化治疗可采用大剂量 Ara-C(3g/m$^2$,q12h,6~8 次,共 4 个周期)或 1 个周期以大剂量 Ara-C 为主的方案后自体造血干细胞移植。

2) 中危核型组:包括正常核型,+8,t(9,11)及其他等,可采用临床试验,自体或异基因 BMT 或早期强化治疗可采用大剂量 Ara-C(3g/m$^2$,q12h,6~8 次,共 4 个周期)。

3) 高危核型及继发性 AML 组:包括 7,5,7q-,5q-,t(9,22),inv3,t(3,3),t(6,9),11q23 异常[不包括 t(9,11)]临床试验,同胞供体异基因 BMT,无关供体异基因 BMT。

(2) 年龄≥60 岁:可选择临床试验或标准剂量 Ara-C(100~200mg/m$^2$,持续静脉滴注共 5~7 日,1~2 个周期加减蒽环类抗生素);对身体状况良好、肾功能正常、年龄为 60~70 岁、正常核型或低危核型者,可考虑用 1~1.5/(m$^2$·d) Ara-C,共 4~6 次,1~2 个周期。

3. 诱导缓解失败:对上述用诱导缓解治疗失败者进行临床试验,同胞供体异基因 BMT(指 HLA 配型完全相同或一个位点不合),无关供体异基因 BMT。

4. 复发

(1) 年龄<60 岁:早期复发(6 个月内)者进行临床试验,同胞供体异基因 BMT(指 HLA 配型完全相同或一个位点不合),无关供体异基因 BMT。后期复发(6 个月以后)者进行临床试验,同胞供体异基因 BMT,无关供体异基因 BMT;也可以重复最初有效的诱导缓解治疗方案。

(2) 年龄≥60 岁:早期复发(6 个月内)者进行临床试验,抗 CD33 单克隆抗体(Gemtuzumab ozogamicin)或仅采取最佳支持治疗。后期复发(6 个月以后)者进行临床试验;也可以重复最初有效的诱导缓解治疗方案或抗 CD33 单克隆抗体(Gemtuzumab ozogamicin)。

5. 急性早幼粒细胞性白血病(APL):具有AML-M3形态学特征,细胞遗传学有t(15;17)或分子遗传学检查显示PML/RARα阳性的患者应开始行全反式维A酸(ATRA)和以蒽环类抗生素为主的化疗;如t(15;17)阴性则停止ATRA,并按其他AML治疗。如获完全缓解,用含蒽环类抗生素为主的化疗巩固至少2个周期;如有分子遗传学缓解,可考虑用ATRA+6-MP+MTX维持治疗。如诱导缓解失败,需考虑进行临床试验,三氧化二砷,同胞供体异基因BMT(指HLA配型完全相同或一个位点不合),无关供体异基因BMT。

对第一次复发的APL,如缓解期短(<1年),可进行临床试验或三氧化二砷治疗;如缓解期长(>1年),则可以考虑原ATRA+蒽环类抗生素诱导方案或三氧化二砷;对获第二次缓解(CR2)的病例如PCR阴性,仍可考虑自体造血干细胞移植,否则需进行异基因BMT或临床试验;对达不到CR2的病例直接行异基因BMT或临床试验。

## 慢性粒细胞性白血病

慢性粒细胞白血病(慢粒,chronic myelogenous leukemia,CML)是造血干细胞恶性克隆性增生疾病。发病年龄大多为20~60岁,男性略多于女性。临床以脾大、粒细胞显著增多、外周血及骨髓中出现大量中幼及晚幼粒细胞为特征。

【病因】

电离辐射是慢粒较肯定致病因素,化学毒物及药物也能诱发慢粒。此外,慢粒患者HLA抗原系中CW3和CW4出现率较正常人高,提示可能为易患慢粒的遗传标志。

【病理】

骨髓病理组织示骨髓增生极度活跃,以粒细胞系增生占优势,脂肪细胞基本消失,其中主要以中幼和晚幼粒细胞增生突出,原始及早幼阶段细胞多靠近骨小梁,分叶和杆状核细胞多位于骨小梁之间中央部位。中幼和晚幼粒细胞核常呈椭圆或圆形,偏于一侧,可见近核侧胞质有类圆形淡染区,少数可出现假戈谢细胞,红系细胞很少。巨核细胞中等大小,以单圆核巨核细胞增生为主。

**【诊断要点】**

（一）临床表现

起病缓慢，早期常无自觉症状。随病情发展，可出现乏力、低热、多汗或盗汗、体重减轻等。脾脏多呈显著肿大，是慢粒突出的表现，由于脾大产生左上腹胀痛不适及食后饱胀等。约半数有肝大。随病情进展可有不同程度贫血和出血。白细胞极度增多时可出现呼吸窘迫、头晕、言语不清、中枢神经系统症状、出血等“高白细胞淤滞症”。少见的有阴茎异常勃起。

（二）实验室检查

1. 血象：白细胞数显著增多，常>$30\times10^9$/L，甚至可达$1000\times10^9$/L。涂片中可见各阶段粒细胞，以中性中幼、晚幼和杆状核粒细胞居多，嗜酸粒细胞和嗜碱粒细胞增多。原始及早幼粒细胞一般不超过10%；早期红细胞可正常，血小板正常或增多，随病情进展可有贫血和血小板减少。

2. 骨髓象：增生明显或极度活跃，以粒细胞为主，中幼、晚幼及杆状核粒细胞明显增多。原始细胞<10%，嗜酸及嗜碱粒细胞增多；红系细胞受抑减少，巨核细胞正常或增多，晚期减少。

3. 染色体检查：95%以上有Ph染色体，急变期可出现其他染色体异常。

4. 中性粒细胞碱性磷酸酶染色（NAP）：活性减低或呈阴性反应。

5. bcr/abl融合基因检测：是诊断CML的主要依据，Ph染色体阴性CML患者其bcr/abl阳性。

（三）诊断标准

根据脾大、有典型血液学改变、粒细胞碱性磷酸酶染色阴性、Ph染色体阳性（约5%患者阴性）或检测到特征性bcr/abl融合基因可做出诊断。

分期诊断标准2008年WHO造血及淋巴组织肿瘤分型出

分期诊断标准如下。

1. 慢性期

(1) 临床表现:无症状或有低热、乏力、多汗、体重减轻等症状。

(2) 血象:白细胞计数增高,主要为中性中、晚幼和杆状核粒细胞,原始细胞(Ⅰ型+Ⅱ型)≤0.05,嗜酸粒细胞和嗜碱粒细胞增多,可有少量有核红细胞。

(3) 骨髓象:增生明显至极度活跃,以粒系增生为主,中、晚幼粒和杆状核粒细胞增多,原始细胞(Ⅰ型+Ⅱ型)≤0.10。

(4) 有 Ph 染色体和(或)bcr/abl 阳性。

2. 加速期:具有下列之二者,可考虑为本期。

(1) 原始粒细胞占外周血白血病或骨髓有核细胞的10%~19%。

(2) 脾脏进行性肿大及白细胞进行性增多且对治疗无效。

(3) 经过充分治疗,血小板进行性增高>$1000\times10^9$/L。

(4) 外周血嗜碱粒细胞>0.20。

(5) 与治疗无关的血小板持续性减少。

(6) 有克隆性演变的证据

3. 急变期:具有下列之一者可诊断为本期。

(1) 原始细胞在外周血白细胞或骨髓中有核细胞≥0.20。

(2) 骨髓活检有大的原始细胞簇和集簇。

(3) 有髓外原始细胞浸润。

此期临床症状、体征比加速期更恶化,CFU-GM 培养呈小簇生长或不生长。

(四) 鉴别诊断

1. 类白血病反应:多可发现原发病,外周血白细胞很少>$50\times10^9$/L,中性粒细胞胞质中有中毒颗粒和空泡;NAP 染色呈强阳性;无 Ph 染色体;原发病控制后血象可恢复正常。

2. 其他骨髓增生性疾病:如真性红细胞增多症、原发性血小板增多症及原发性骨髓纤维化症;通过骨髓细胞检查及骨髓活检可以鉴别。

3. 其他脾大疾病:如肝硬化、慢性血吸虫病、淋巴瘤、脾功能亢进症等。可询问病史及有关检查寻找致病原因，且这些疾病均无慢粒骨髓象特征。

**【治疗】**

首先考虑伊马替尼(imatinib)治疗。

（一）化学药物治疗(化疗)

1. 酪氨酸激酶抑制剂(TKI)：伊马替尼(格列卫，STI571)适用于Ph染色体阳性患者。慢性期400mg/次，每日1次。可达到较高的血液学缓解率(3～6个月)、细胞遗传学缓解率(6～12个月)及分子学缓解率。

2. 羟基脲(Hgdroxyurea，Hu)：对白细胞淤滞症效果显著，2～3g/d，分早晚2次口服，待白细胞下降至$20\times10^9$/L时，减为半量，降至$10\times10^9$/L时改为0.5～1g/d，待WBC在$5\times10^9$～$10\times10^9$/L改维持治疗剂量。

（二）干扰素治疗

IFN-α：$(3\sim6)\times10^6$U/次，皮下注射，隔日1次，血液学缓解后改为$3\times10^6$U/次，每周3次。若WBC<$4\times10^9$/L或血小板计数<$50\times10^9$/L，应减量或暂时停药。

（三）造血干细胞移植

TKI是目前公认的CML的一线治疗，但对于TKI无法耐受、治疗失败、疾病进展或诊断时即为进展期的患者，allo-HSCT作为唯一的治疗选择仍具有重要的地位。

（四）加速期及急变期治疗

1. 伊马替尼(格列卫，STI571)：加速期或急变期600mg/次，1次/日。或达沙替尼100mg/次，1次/日，或尼洛替尼400mg/次，2次/日。

2. 多药联合化疗：参照急性白血病化疗。

3. 造血干细胞移植：但加速期或急变期患者Allo-BMT后无病生存率明显低于慢性期，复发率明显高于慢性期。

**【疗效标准】**

1978年全国白血病防治协作会议讨论标准(试行草案)如下。

1. 完全缓解

(1) 临床表现:无贫血、出血、感染及白血病细胞浸润表现。

(2) 血象:血红蛋白>100g/L,白细胞总数<$10\times10^9$/L,分类无幼稚细胞,血小板 $100\times10^9$ ~ $400\times10^9$/L。

(3) 骨髓象:正常。

2. 部分缓解:临床表现、血象、骨髓象3项中有1或2项未达完全缓解标准。

3. 未缓解:临床表现、血象、骨髓象3项中均未达完全缓解标准及无效者。

【预后】

慢粒治疗后中数生存期39~47个月。5年生存率为25%~50%,个别可存活10~20年。与预后有关因素有:①脾脏大小。②血中原始粒细胞数。③嗜碱粒细胞数。④Ph染色体阴性者预后差。

## 慢性淋巴细胞白血病

慢性淋巴细胞白血病(慢淋,chronic lymphocytic leukemia, CLL)是近似成熟淋巴细胞的恶性增生,侵犯淋巴结和其他淋巴组织及骨髓,致血中淋巴细胞增多且伴免疫调节障碍,免疫球蛋白异常的一种慢性白血病。95%为B淋巴细胞型。发病年龄以50岁以上居多,男性多于女性[(2~3):1]。临床病程经过缓慢,早期常无症状,可有贫血、淋巴结肿大(70%~80%)、肝、脾大(占40%~70%),易反复发生感染。

【病理】

骨髓增生极度活跃或较活跃,白血病细胞主要是分化较成熟的小淋巴细胞,一般较正常淋巴细胞大,而且有间变。根据白血病细胞浸润的程度和方式可分为4种组织类型。

1. 间质型:白血病细胞散在于其他造血细胞和脂肪细胞之间。

2. 结节型:白血病细胞聚集成片或结节状,结节中心和边缘细胞一致,多靠近骨小梁。结节与结节间为粒、红、巨三系细胞不同增生。

3. 混合型：有以上两型的形态特点。

4. 弥漫型：白血病细胞呈均一性浸润，或呈淋巴瘤样实体性增生，其他造血细胞极少。

【诊断】

（一）临床表现

1. 起病缓慢早期常无症状或有乏力，后期可出现食欲减退、低热、盗汗及贫血等。易发生感染。少数患者可并发自身免疫性溶血性贫血。

2. 淋巴结肿大是最常见的体征。全身淋巴结均可累及，以颈、腋窝、腹股沟处多见。

3. 肝脾大（40%～70%），偶可发生脾梗死或脾破裂。

4. 其他器官浸润表现，如皮肤、胃肠、肺、肾及中枢神经系统等脏器受浸润出现相应表现。

（二）实验室检查

1. 血象：白细胞数增多，一般（15～100）$\times10^9$/L，0.80～0.90 为成熟小淋巴细胞；早期可有轻度红细胞减少，随病情进展红细胞和血小板减少逐渐明显。

2. 骨髓象：有核细胞增生活跃或明显活跃，成熟淋巴细胞为主（0.40～0.80），少见原始及幼稚淋巴细胞。红系、粒系及巨核细胞减少。

3. 免疫学检查：慢淋白血病细胞表面标志具有单克隆性，95% 为 B 细胞型，2%～5% 为 T 细胞型。50%～70% 患者血清 γ 球蛋白减低，少数为无免疫球蛋白血症。5% 患者血清中可出现单克隆免疫球蛋白。约 20% 患者抗人球蛋白试验阳性。

4. 染色体检查：50% 有染色体异常，其中以 12、14 号染色体异常多见。

（三）诊断标准

参照国内张之南主编《血液病诊断及疗效标准》（2008 年第三版），诊断标准如下。

1. 临床表现

(1) 可有疲乏、体力下降、消瘦、低热、贫血或出血表现。

(2) 可有淋巴结(包括头颈部、腋窝、腹股沟)、肝、脾大。

2. 实验室检查

(1) 外周血白细胞增多,淋巴细胞比例≥0.50,绝对值≥$5×10^9$/L,形态以成熟淋巴细胞为主,可见幼稚淋巴细胞或不典型淋巴细胞。

(2) 骨髓增生活跃或明显活跃,淋巴细胞≥0.40,以成熟淋巴细胞为主。

(3) 免疫分型:B-CLL:小鼠玫瑰花结试验阳性;sIg 弱阳性,呈 κ 或 λ 单克隆轻链型;CLL 细胞典型表达 CD5、CD19、CD20、CD23 和 CD27 阳性;CD10、CD22 阴性。

T-CLL:绵羊玫瑰花结试验阳性;CD2、CD3、CD8(或 CD4)阳性、CD5 阴性。

3. 可除外淋巴瘤合并白血病和幼淋细胞白血病。

4. 外周血淋巴细胞持续增高≥3 个月(每月至少检查 2 次 WBC 和分类),并可排除其他引起淋巴细胞增多疾患者,应高度怀疑本病。在较长期连续观察下,仍无下降,结合以上诊断条件,可诊断本病。

临床分期标准:

Ⅰ期:血中淋巴细胞≥$15×10^9$/L,骨髓中淋巴细胞≥0.40,淋巴结肿大,无贫血及血小板减少。

Ⅱ期:Ⅰ期+肝大或脾大或血小板减少。

Ⅲ期:Ⅰ期或Ⅱ期+贫血。

(四) 鉴别诊断

1. 某些淋巴结肿大疾病:如淋巴结结核、淋巴结炎、淋巴瘤等。这些疾病均有其临床表现特点或病理检查改变特征。

2. 某些外周血淋巴细胞增多疾病:如传染性单核细胞增多症、水痘、麻疹、巨细胞病毒感染等。这些疾病除有其临床表现特点外,淋巴细胞增多是暂时的,随疾病病情控制淋巴细胞数可恢复正常。

3. 周围血白细胞不增多慢淋应与粒细胞缺乏症、再生障碍性贫血鉴别。

4. 淋巴瘤转化为淋巴细胞白血病：有淋巴瘤的病史，病理检查可助诊断。

5. 幼淋细胞白血病：病程较慢淋急，脾大更明显，血和骨髓中有较多的幼淋细胞。

**【治疗】**

（一）化学药物治疗

适用于临床Ⅱ、Ⅲ期患者。

1. 单一药物治疗

（1）苯丁酸氮芥：0.08～0.1mg/(kg·d)，口服，维持量0.04～0.08mg/(kg·d)或间歇大剂量0.4～0.8mg/(kg·d)，连服4日，间歇4～6周。

（2）环磷酰胺：1～3mg/(kg·d)，口服或20mg/(kg·次)静脉注射，2～3周1次。

（3）氟达拉滨(fludarabine)：25mg/$m^2$，用生理盐水稀释静脉注射或静脉滴注，每28日用药5日。

2. 联合化疗

（1）$M_2$ 方案：参见第六章　一、多发性骨髓瘤治疗。

（2）苯丁酸氮芥+泼尼松：20～40mg/d。

（3）COP/CHOP 方案：参见第四章淋巴瘤治疗。

（二）放射治疗

适用于淋巴结明显肿大有压迫症状者或化疗后淋巴结、脾缩小不明显者。

（三）支持治疗及并发症治疗

有低γ球蛋白血症者可注射静脉免疫球蛋白；并发感染选用有效抗生素治疗；并自身免疫性溶血或血小板减少症者给糖皮质激素治疗，如无效且脾大明显者可考虑脾切除。

**【疗效标准】**

1. 完全缓解：临床症状消失，受累淋巴结和肝、脾回缩至正常。外周血 WBC≤$10\times10^9$/L，淋巴细胞绝对值<$4\times10^9$/L，Hb

和血小板正常。骨髓中淋巴细胞<0.40。

2. 部分缓解:症状减轻,累及淋巴结、肝、脾的区域数和(或)肿大体积比治疗前减少50%以上,且无新的累及区域出现。外周血WBC、淋巴细胞绝对值和骨髓中淋巴细胞比例降至治疗前50%以上。Hb和血小板正常或较治疗前增加50%以上。

3. 无效:临床及实验室检查未达到上述“部分缓解”标准或反而恶化。

【预后】

平均生存期一般为3~4年,也有长达10年以上,老年及女性预后相对较好。死亡主要原因为骨髓衰竭至严重贫血、出血及严重感染。

## 毛细胞白血病

毛细胞白血病(hairy cell leukemia,IICL)是一种少见特殊类型的慢性淋巴细胞白血病。发病率约占白血病的2%,发病年龄多在40~50岁,男性与女性之比为(4~6):1。临床以贫血、脾大(多呈巨脾)为主要表现,约半数有肝大,淋巴结肿大很少见。外周血及骨髓中有多毛细胞为本病特征。

【病因】

目前多数认为多毛细胞来源于B淋巴细胞。有研究发现HCL的T细胞变异的病例中有独特的人类T细胞白血病病毒(HTLV-Ⅱ),提示HCL的发病与HTLV-Ⅱ有关。

【诊断】

(一)临床表现

贫血、出血及易发生感染致发热;脾大为突出表现且多为巨脾,约半数肝大;少数有淋巴结肿大。

(二)实验室检查

1. 血象:多呈全血细胞减少,淋巴细胞相对增多。血涂片可找到数目不等的多毛细胞。

2. 骨髓象:骨髓穿刺常干抽。分类中粒细胞、红细胞、巨核细胞减少,有数目不等的多毛细胞。

3. 电子显微镜检查:扫描电镜观察发现多毛细胞,细胞表面有许多伪足样微绒毛状突出,可长达3～5μm,常可见到特征性皱褶样附属物。透射电镜下见多毛细胞内有特异性核糖体板层复合物。

4. 组织化学染色:酸性磷酸酶染色强阳性,且不被酒石酸抑制。

5. 骨髓活检:可见骨髓纤维化和毛细胞弥漫性浸润。

（三）诊断标准

1. 临床表现病程呈慢性经过,贫血,可因继发感染致发热,脾大且多为巨脾。

2. 实验室检查

(1) 血象及骨髓检查:血红蛋白下降,白细胞增高或正常或减低,血小板减少或正常;骨髓增生活跃,也可“干抽”。外周血和(或)骨髓中见到多毛细胞是诊断本病的主要依据。血液毛细胞>0.20,骨髓增生活跃,毛细胞≥0.30(1988年9月第二届全国血细胞学学术会议)。

(2) 相差镜检:可见多毛细胞呈绒毛状小突起,并有活动变形。

(3) 透射电镜:在多毛细胞胞质内可见到核糖体板层复合物(RLC)。

(4) 细胞化学染色:多毛细胞对酸性磷酸酶呈阳性反应,且不被酒石酸抑制。

(5) 免疫表型:SIg(+),CD19(+),CD20(+),CD21(-),CD22(+),CD11C(+),CD25(+)。

（四）鉴别诊断

1. 慢性淋巴细胞白血病:多有淋巴结肿大。外周血及骨髓中成熟淋巴细胞增多,无多毛细胞。

2. 恶性淋巴瘤:外周血及骨髓无多毛细胞。淋巴结病理切片检查有淋巴瘤病理改变可与HCL鉴别。

3. 幼淋细胞白血病外周血及骨髓幼淋细胞明显增多;PAS染色阳性;抗酒石酸磷酸性酸酶染色阳性;毛细胞白血病在体外培养下,对小剂量对苯二甲酸(TPA)反应极为迅速,24小时内细胞可完全贴壁,并伴有长枝状突起。幼淋细胞白血病无此反应。

4. 骨髓纤维化症 HCL 并发骨髓纤维化时易混淆。组织化学染色,骨髓活检及电镜检查可助鉴别。

**【治疗】**

(一) 脾切除

脾脏是多毛细胞主要的来源场所。切脾是首选而有效的治疗。

(二) 药物治疗

1. α 干扰素

适应证:①无脾大。②脾切除治疗后复发或维持治疗。

用法:$2\times10^6U/m^2$,肌内注射,隔日 1 次。疗程至少 1 年。

2. 苯丁酸氮芥(leukeran 瘤可然):4mg/d,分 2 次口服。

3. 喷司他丁:4～5mg/($m^2$·周),用 3 周,然后每周 2 次,用 6 周,或 4～5mg/$m^2$,每周 2 次,用 12 周。

4. 氟达拉滨(Fludarabine):25mg/($m^2$·d),静脉注射 5 日,28 日为 1 个周期。

(三) 对症及防治感染治疗。

**【疗效标准】**

国内疗效标准(参照张之南主编《血液病诊断及疗效标准》)如下。

1. 完全缓解

(1) 症状与体征完全消失。

(2) 血象恢复到正常:Hb≥120g/L,中性粒细胞绝对值≥$1.5\times10^9$/L,血小板≥$100\times10^9$/L。

(3) 外周血及骨髓中毛细胞消失或骨髓中毛细胞<0.05。

(4) 骨髓活检:无 HCL 证据。网状纤维恢复正常。

2. 部分缓解:以上各项均有改善,但未恢复到正常。血象三系细胞中应有两系以上恢复正常。血及骨髓中毛细胞减少 50% 以上。

3. 进步:以上各项指标有进步。血象三系细胞中至少一系恢复到正常或接近正常。血及骨髓中毛细胞减少不到50%。

4. 无效：以上各项指标均未恢复正常。

**【预后】**

HCL病程进展缓慢，大多为3～10年，少数患者短于1年。5年生存率为50%，8年生存率为35%～40%。多死于骨髓衰竭并严重感染。

## 几种特殊类型白血病的诊断与治疗

（一）幼淋细胞白血病（prolymphocytic leukemia，PLL）

以中老年男性多见，起病缓慢，病程较慢淋短，一般无淋巴结大，均有脾大。可分为B-pll和T-pll两型。

1. 诊断要点

（1）临床特征：发病年龄多在50岁以上。起病缓慢，乏力、倦怠。脾中、重度大，常有肝大。

（2）实验室检查：①血象：白细胞数可多可少，以幼淋细胞为主，常>0.20。轻至中度贫血，血小板常减少。②骨髓象：增生明显活跃，有核仁的幼淋细胞>0.40，粒、红、巨核细胞三系受抑。

2. 治疗：本病一般对烷化剂不敏感。可行脾切除和白细胞清除。有报道脾区放疗或联合化疗（CHOP方案）有效。

（二）低增生性白血病（hypoplastic acute leukemia）

1. 诊断要点

（1）临床表现：①缓进型：多见于老年人，起病缓慢，症状不明显，常无肝脾淋巴结肿大。②急进型：主要为青壮年，病情进展快，常有明显发热、贫血和出血，肝、脾、淋巴结肿大和胸骨压痛。

（2）实验室检查：①血象：全血细胞减少，无或偶见原始细胞。②骨髓象：有核细胞增生减低，原始细胞>0.20（须于不同部位穿刺取材检查2次以上）。③骨髓活检：骨髓增生低下（低于20%容积），脂肪细胞增多，脂肪细胞间幼稚细胞呈散在或小片状均一性浸润。较成熟阶段的粒、红系细胞较少或缺乏，巨核细胞明显减少或缺乏。

2. 治疗

(1) 支持治疗。

(2) 化疗:强烈联合化疗耐受差,多采取小剂量化疗。Ara-C 10～20mg/($m^2$ · d),或三尖杉碱 0.5～1mg/d,静脉滴注,或二者联合,同时用 G-CSF 150～300μg/d,皮下注射,2～3 周为 1 个周期。

(三) 成人 T 细胞白血病(adult T-cell leukemia,ATL)

根据临床表现可分为白血病前期、隐袭型、急性型和慢性型。

1. 诊断要点

(1) 流行病学:由成人的 T 细胞淋巴瘤/白血病病毒(HTLV-Ⅰ)引起。均见于成年人,男性发病高于女性(22∶1)。发病地点有集簇高发区,以日本西南部发病率高,我国少见。

(2) 临床表现:白血病前期常无症状。临床症状可有乏力、腹胀、腹痛、咳嗽,亦可有发热。体征多有浅表淋巴结肿大,无纵隔或胸腺肿瘤。可有肝、脾大及皮肤病变,如红皮病、结节等。

(3) 实验室检查:①血象:白细胞数增多,淋巴细胞有独特核型如多形核、脑回状、佛手状、菊花瓣样,原始淋巴细胞>0.10。②免疫学检查:白血病细胞表面免疫标志为 $CD3^+$、$CD4^+$、$CD8^-$、$CD25(Tac)^+$。血清 HTLV 抗体阳性(间接免疫荧光法效价>1∶160)。③细胞化学:PAS(+),酸性磷酸酶(+),葡萄糖醛酸酶(+)。

2. 治疗

(1) 急性型:长春新碱(VCR)1mg/$m^2$ 静脉注射,每周 1 次。多柔比星(ADM)20～40mg/$m^2$ 静脉注射,每 3 周 1 次。

(2) 隐袭型和慢性型:化疗常使病情恶化或感染而致死亡。可用小剂量化疗。

(黄　梅　张义成)

# 四、骨髓增生异常综合征

骨髓增生异常综合征(myelodysplastic syndrome,MDS)是获得性造血干细胞的恶性克隆性疾病。其特点为外周血可有红细胞和(或)白细胞、血小板减少及形态异常;骨髓红系、粒系、巨核细胞一系或多系病态造血。临床主要表现为贫血,可伴有感染和(或)出血。部分病例最终演变为白血病。

**【病因】**

(一) 原发性骨髓增生异常综合征

指找不到病因的骨髓增生异常综合征。

(二) 继发性骨髓增生异常综合征

指可能与细胞毒药物(如烷化剂)、放射性核素及化学毒物(如苯)密切接触或长期生活、工作于有致病物环境中有关的骨髓增生异常综合征。

**【病理】**

(一) 病理变化

1. 骨髓增生状况:64%~80%病例呈增生亢进,12.5%~15%增生低下。

2. 病态造血:骨髓红系增生,红系前体细胞增多,有成熟停滞。可见到多核、核碎裂及分叶现象及类巨幼样变;原始巨核细胞增多,出现小巨核细胞;粒系可有原始及早幼粒细胞增多,畸形的中性粒细胞(Pelger-Hüet 畸形和细胞质内颗粒异常)。骨髓活检可出现幼稚前体细胞异位(ALIP)。

3. 其他:少数病例可有浆细胞、肥大细胞、巨噬细胞、网状纤维增多及出现淋巴滤泡等。增生减低者常有骨髓基质水肿。

(二) 发病机制

MDS 的发病机制尚未阐明。上述致病因素使干细胞受损,由此形成异常克隆细胞生化功能异常,不能分化成熟,导致血细胞无效生成,而出现全血细胞减少及细胞形态异常。此外,MDS 的骨髓微环境改变,如基质纤维化、网硬蛋白增多、水肿、血管周围纤维化与炎症反应及幼稚前体粒细胞异位等。此外，MDS的发生发展也与免疫功能失调、基因表达异常、表观遗传学改变有关。

【诊断要点】

（一）临床表现

不明原因的进行性贫血和（或）伴有出血、感染。10%～76%患者有肝、脾、淋巴结肿大，肿大程度多不显著。

（二）实验室检查

1. 外周血象：一、两系或全血细胞减少，偶可有白细胞增多。血涂片可见幼稚细胞、巨大红细胞、小巨核细胞或其他病态细胞。常规检测血清铁、铁蛋白、sTfR、叶酸和 $VitB_{12}$ 水平，PNH克隆（CD55、CD59），自身抗体（ANA、dsDNA、ANCA），肿瘤标志物，以及肝脾彩超等。

2. 骨髓象：增生大多明显活跃，少数呈增生低下。至少有两系病态造血，如粒、红细胞类巨幼样变、小巨核细胞增多等。骨髓细胞内铁、外铁染色。

3. 骨髓活检：有时可发现幼稚前体细胞异常定位（ALIP）。

4. 细胞遗传学检查：染色体异常者半数以上，常见的有 $5q^-$、-7、+8、20 $q^-$ 等。

5. 流式细胞仪检测：表型异常的造血细胞群。

6. 其他：EPO水平测定；造血干/祖细胞体外集落培养。

（三）分型诊断标准（表1-3-7）

**表1-3-7 WHO的MDS分型诊断标准（2008年）**

| 疾病类型 | 外周血 | 骨髓 |
|---|---|---|
| 难治性血细胞减少伴单系发育异常（RCUD）<br>难治性贫血（RA）<br>难治性中性粒细胞减少（RN）<br>难治性血小板减少（RT） | 单系细胞减少或两系细胞减少[1]<br>无原始细胞或罕见（<1%）[2] | 单系别发育异常：一个髓系细胞中发育异常的细胞≥10%<br>原始细胞<5%<br>环状铁粒幼红细胞<15% |

续表

| 疾病类型 | 外周血 | 骨髓 |
| --- | --- | --- |
| 难治性贫血伴有环状铁粒幼红细胞(RARS) | 贫血<br>无原始细胞 | 环状铁粒幼红细胞≥15%<br>仅有红系发育异常<br>原始细胞<5% |
| 难治性血细胞减少伴有多系发育异常(RC-MD) | 血细胞减少<br>无原始细胞或罕见(<1%)[2]<br>无 Auer 小体<br>单核细胞<$1\times10^9$/L | 髓系中≥2个系别中发育异常的细胞≥10%[中性粒细胞和(或)红系祖细胞和(或)巨核细胞]<br>骨髓原始细胞<5%<br>无 Auer 小体<br>环状铁粒幼红细胞±15% |
| 难治性贫血伴有原始细胞过多-Ⅰ(RAEB-Ⅰ) | 血细胞减少<br>原始细胞<5%<br>无 Auer 小体<br>单核细胞<$1\times10^9$/L | 1系或多系发育异常<br>原始细胞 5%~9%<br>无 Auer 小体 |
| 难治性贫血伴有原始细胞过多-Ⅱ(RAEB-Ⅱ) | 血细胞减少<br>原始细胞 5%~19%<br>有或无 Auer 小体[3]<br>单核细胞<$1\times10^9$/L | 1系或多系发育异常<br>原始细胞 10%~19%<br>有或无 Auer 小体[3] |
| MDS 不能分类(MDS-U) | 血细胞减少<br>原始细胞≤1%[2] | 1系或1系以上髓系中发育异常的细胞小于10%但有可作为 MDS 诊断的推定证据的细胞异常学异常<br>原始细胞<5% |

续表

| 疾病类型 | 外周血 | 骨髓 |
| --- | --- | --- |
| MDS 伴有单纯 del(5q) | 贫血<br>血小板数正常或增高<br>无原始细胞或罕见(<1%) | 巨核细胞数正常或增加伴<br>有核分叶减少<br>原始细胞<5%<br>单纯 del(5q)<br>无 Auer 小体 |

注:1. 偶可见 2 系细胞减少,全血细胞减少的患者应归于 MDS-U。

2. 如果骨髓原始细胞百分比<5% 而外周血原始细胞为 2%~4%,诊断分型为 RAEB-Ⅰ,外周血原始细胞为 1% 的 RCUD 和 RCMD 患者应归于 MDS-U。

3. 有 Auer 小体和外周血原始细胞<5% 和骨髓原始细胞<10% 的患者应归于 RAEB-Ⅱ。

(四) 鉴别诊断

1. 再生障碍性贫血:骨髓中有核细胞多数增生低下,无原始细胞增多和病态造血,巨核细胞缺乏。

2. 溶血性贫血:常可找到病因和有关溶血实验室检查阳性结果(见第二章十一)。

3. 巨幼细胞性贫血:血中叶酸和(或)维生素 $B_{12}$ 减少,叶酸及维生素 $B_{12}$ 治疗有效。

4. 原发性血小板减少性紫癜(ITP):骨髓中巨核细胞成熟障碍,无病态巨核细胞,糖皮质激素治疗有效。

5. 造血系统恶性肿瘤:如白血病、骨髓纤维化症、真性红细胞增多症等,可根据其典型血象和骨髓检查鉴别。

6. 特别应注意与风湿病如类风湿关节炎引起的继发性 MDS、播散性结核病引起的继发性 MDS、癌细胞骨髓转移引起的血象和骨髓象改变鉴别。

【治疗】

主张分层治疗

(一) 免疫调节治疗

常用的药物包括沙利度胺和来那度胺。

国外已有多数报道，认为来那度胺（lenalidomide）适用于 $5q^-$ 综合征或含有 $5q^-$ 异常的 MDS 患者。反应率可达到 67%，对单纯贫血患者有一定疗效，对高危患者疗效差。

（二）免疫抑制治疗（IST）

环孢素（CsA）及 ATG 单药进行 IST 治疗选择以下患者可能有效：无克隆性证据、≤60 岁的低危或中危-1 患者，或者骨髓增生低下，HLA-DR15 或伴有小的 PNH 克隆。不推荐原始细胞>0.05 伴染色体-7 或者复杂核型者使用 IST。采用抑制 T 细胞功能的治疗需慎重。

（三）低甲基化治疗

地西他滨多用于治疗中高危 MDS，反应率约为 60%，CR 率为 17%～34%。

（四）小剂量化疗适于 RAEB

1. 阿糖胞苷（Ara-C）：15～20mg/d，静脉滴注，7～21 日为 1 个周期或 10～30mg/$m^2$，皮下注射，q12h。14～21 日为 1 个周期。间歇 1～2 周。

2. 高三尖杉酯碱：0.5～1mg/d，静脉滴注，14～21 日，间歇 7～14 日。

（五）造血干细胞移植

被认为是可能治愈高危 MDS 的唯一方法，但主要适合于有合适供者的年轻患者。对老年患者可以考虑非清髓性异基因造血干细胞移植。

（六）支持治疗

包括输血、防治感染及 EPO、G-CSF 或 GM-CSF 的应用。为大多数高龄 MDS、低危 MDS 患者所采用。支持治疗的主要目的是改善症状、预防感染出血和提高生活质量。

**【预后】**

MDS 多为老年患者，病程常呈慢性经过，中数生存期 9～14 个月。RAEB 的生存期一般较短，约为 12 个月。骨髓衰竭致感染及出血是死亡的主要原因，部分患者最终转为白血病。

（黄　梅　张义成）

## 五、类白血病反应

类白血病反应（leukemoid reaction）是由于各种不同原因引起机体造血组织发生白细胞显著增多而类似白血病血象的反应。周围血中幼稚血细胞比例相对增多，而骨髓中原始细胞不增多。这种现象常随病因去除而很快消失。根据增生细胞类型分有中性粒细胞类白血病反应、单核细胞类白血病反应、嗜酸粒细胞类白血病反应、淋巴细胞类白血病反应及红白血病型类白血病反应等。临床以中性粒细胞类白血病反应多见。

**【病因】**

（一）感染

严重细菌感染，尤其化脓性细菌感染；血行播散结核病；某些病毒感染，如百日咳、水痘、传染性单核细胞增多症、传染性淋巴细胞增多症、流行性出血热等。

（二）恶性肿瘤

可见于霍奇金病、骨转移癌、乳腺癌、子宫癌等。

（三）急性溶血性贫血严重失血及烧伤

（四）其他

如过敏性休克、急性类风湿关节炎、某些药物过敏、中毒、脾切除术后等。

**【发病机制】**

类白血病反应发病机制可能是由于机体受某些因素刺激后发生以下反应。

1. 血管边缘池的白细胞大量向循环池转移。

2. 由于细菌感染、肾上腺糖皮质激素、各种集落刺激因子刺激祖细胞，促使细胞增殖、分化，使细胞生成增多。

3. 骨髓储存池释放白细胞数量迅速增加，可能与粒细胞集落刺激因子分泌增加有关。

**【诊断要点】**

（一）临床表现

一般病情多较严重，有原发疾病的症状和体征。

（二）实验室检查

1. 血象：白细胞数增多，常$>30\times10^9/L$，白细胞不增多型白细胞数可不高。核左移，可见幼稚细胞。中性粒细胞类白血病反应粒细胞胞质中，可有中毒颗粒和空泡。

2. 骨髓象：有核细胞增生明显活跃，以接近成熟的幼稚细胞和成熟细胞增多，原始细胞<0.10，无细胞畸形。

3. 中性粒细胞碱性磷酸酶染色：阳性率增加，积分明显增高。

4. 原发疾病的实验室及特殊检查：视原发病不同选择，检查指标有相应改变。

（三）诊断标准

参照国内张之南主编《血液病诊断及疗效标准》，具体如下。

1. 有明确的病因。

2. 实验室检查

（1）粒细胞类白血病反应：白细胞计数增多可达$30\times10^9/L$以上，外周血出现幼稚细胞，中性粒细胞胞质中常出现中毒颗粒和空泡；骨髓象除增生、核左移及中毒性改变，无白血病细胞的形态畸形；无染色体异常；中性粒细胞碱性磷酸酶染色积分明显增高。

（2）淋巴细胞型类白血病反应：外周血白细胞轻度或明显增多，白细胞$>30\times10^9/L$，分类中成熟淋巴细胞0.4以上，并可出现幼稚淋巴细胞。若白细胞数$<30\times10^9/L$，异淋巴细胞应>0.20。

（3）单核细胞型类白血病反应：外周血白细胞数$>30\times10^9/L$，单核细胞>0.30，并可有幼稚单核细胞。若白细胞数$<30\times10^9/L$，幼单核细胞>0.05。

(4) 嗜酸粒细胞型类白血病反应:外周血中嗜酸粒细胞明显增加,以成熟型细胞为主;骨髓中原始细胞不增多,无细胞形态异常。

(5) 红白血病型类白血病反应:外周血中有幼红及幼粒细胞;骨髓象红系及粒系增生,但无细胞畸形。此外,尚需排除其他疾病(如结核、骨髓纤维化、恶性肿瘤骨髓转移等)所致的幼红、幼粒细胞增多。

(6) 白细胞不增多型类白血病反应:白细胞计数不增多,但血象中出现幼稚细胞。

(7) 结核病类白血病反应:①在病灶及分泌物中找到结核杆菌。②外周血白细胞明显增多和(或)有幼稚型白细胞。③经抗结核治疗后,血象恢复正常,或尸检无白血病证据。

(四) 鉴别诊断

类白血病反应主要应与白血病鉴别,各类型类白血病反应中,以粒细胞型最多见,尤应与粒细胞白血病进行鉴别。

粒细胞类白血病反应多可找到原发病因,白细胞增多以成熟细胞为主,中性粒细胞胞质中常有中毒性颗粒和空泡,中性粒细胞碱性磷酸酶染色积分明显增高及无染色体异常均有助于与粒细胞白血病鉴别。

【治疗】

主要针对原发病采取治疗措施。

【预后】

如原发病为良性疾病,经治疗后得到控制,一般预后良好。

(黄　梅　张义成)

## 六、传染性单核细胞增多症

传染性单核细胞增多症(infectious mononucleosis)是由EB(Epstein-Barr)病毒感染的急性传染病。多发于青少年,男性多于女性。全年均有发病,以晚秋、初冬多见。临床主要表现不规则发热、淋巴结肿大。绝大多数患者病程呈自限性。

【病因】

EB 病毒感染。

【发病机制】

发病机制未完全阐明。病毒进入口腔,先在咽部淋巴组织内复制,继而进入血循环引起病毒血症,进一步累及淋巴系各组织。B 细胞表面有 EB 病毒受体而先受累,导致 B 细胞抗原性改变,继而引起 T 细胞的强烈反应,后者可直接对抗被 EB 病毒感染的 B 细胞而产生症状。

基本病理变化是淋巴组织的良性增生。肝、脾、心肌、肾、肺及中枢神经系统均可受到异型淋巴细胞浸润。

【诊断要点】

(一) 临床表现

1. 发热:体温常波动在 38 ~ 39.5℃,热程持续数天至数周。

2. 淋巴结肿大:为本病主要表现之一。全身淋巴结均可肿大,以颈部淋巴结肿大最常见,质地中等,有压痛。

3. 肝、脾大,少数患者可伴黄疸。

4. 咽峡炎:咽充血、水肿。少数可有假膜或溃疡。

5. 其他:皮疹,孕妇感染时可致流产、死胎。少见有神经系统症状。

(二) 实验室检查

1. 血象:白细胞数初正常,以后常升高,病程第 3 周恢复正常。常有异形淋巴细胞。

2. 嗜异凝集试验:80% ~90% 患者血清中有 IgM 嗜异性抗体。效价 1∶64 以上阳性并随病情进展渐上升。

3. EB 病毒抗体测定

(1) VCAIgM(膜壳抗体):在病程早期出现,是新近受感染的标志。阳性率可达 90% 以上,持续 4 ~8 周。

(2) EAIgG(早期抗体):是近期感染或 EBV 复制活跃的标志。急性期阳性率 75% 。

(三) 鉴别诊断

1. 巨细胞病毒感染:巨细胞病毒感染患者咽痛和颈淋巴

结肿大较少见，血清中无嗜异性凝集素及 EB 病毒抗体。可分离出巨细胞病毒（CMV）和检测抗 CMV 抗体阳性。

2. 急性淋巴细胞白血病：骨髓细胞检查原始和幼稚淋巴细胞显著增生。

3. 儿童急性传染性淋巴细胞增多症：大多有呼吸道症状，淋巴结肿大少见，无脾大。白细胞增多，主要为成熟淋巴细胞。嗜异凝集试验阴性。血清中无 EB 病毒抗体。

4. 其他：本病还需与淋巴瘤、传染性肝炎、单纯疱疹病毒感染及某些细菌、原虫感染外周血中出现异型淋巴细胞等疾病鉴别。

【治疗】

（一）对症治疗

本病尚无特殊治疗，一般病情不严重者经对症治疗多能治愈。疾病流行时患者应予隔离。

（二）抗病毒药物

阿昔洛韦（acyclovir）：200mg/次，4～5 次/日，或 5～10mg/kg 静脉滴注，每 8 小时 1 次。10 日为 1 个周期。但阿昔洛韦治疗效果尚待总结。

（三）抗生素治疗

对本病无效。仅用于继发细菌性咽峡炎、扁桃腺炎患者。可选用甲硝唑。避免应用青霉素、氨苄西林，以防超敏反应。

（四）肾上腺糖皮质激素

肾上腺糖皮质激素用于病情严重有持续高热，并发心肌炎、心包炎、喉头水肿、急性溶血性贫血、血小板减少性紫癜、中枢神经系统病变等患者。

【预后】

本病预后良好。病程一般有自限性，常 1～2 周，少数病例可复发，并发症较少见，但有严重并发症时可引起死亡，死亡率为 1%～2%。一次患病后可获得持久免疫力。

（黄　梅　张义成）

# 第四章 淋 巴 瘤

淋巴瘤(lymphoma)是原发于淋巴结和淋巴组织的恶性肿瘤,是免疫系统的恶性肿瘤。根据组织病理学改变,淋巴瘤分为霍奇金淋巴瘤(Hodgkin lymphoma, HL)和非霍奇金淋巴瘤(non Hodgkin lymphoma,NHL)两大类。淋巴瘤的临床特征主要是无痛性、进行性淋巴结肿大,常伴有肝脾大,可伴发热,晚期有贫血、恶病质。本病的病理学特征为正常淋巴结结构被大量异常的淋巴细胞、组织细胞所破坏。淋巴瘤的预后取决于亚型分类和临床分期。

【病因和发病机制】

迄今尚不清楚。病毒是淋巴瘤的病因之一,多种淋巴瘤的发病和预后与EB病毒感染有关,如部分霍奇金淋巴瘤、Burkitt淋巴瘤、弥漫大B细胞淋巴瘤、NK细胞淋巴瘤。人类T细胞白血病病毒(HTLV-Ⅰ)感染也与淋巴瘤发病有关。疟疾也可能参与地方性Burkitt淋巴瘤发病。宿主的免疫功能同样影响淋巴瘤的易感性,遗传性和后天性免疫缺陷疾病,以及自身免疫性疾病患者淋巴瘤发病数较一般人为高。

淋巴瘤遗传学异常很多,常见的如t(14;18)(q32;q21)、t(8;14)(q24;q32)、t(2;8)(p13;q24)和t(8;24)(q24;q11),细胞遗传学在淋巴瘤的诊断和鉴别中作用越来越重要。

## 一、霍奇金淋巴瘤

【诊断要点】

(一)临床表现

1. 多见于青年,儿童少见。首发症状常是无痛性颈部或锁骨上淋巴结肿大,其次为腋下淋巴结肿大,淋巴结质硬、固定,或互相粘连,融合成块,触诊有软骨样感觉。其病变还可侵犯到滑车上淋巴结。影像学检查可发现纵隔淋巴结(50%~60%的患者)或腹膜后淋巴结肿大。

2. 25%~40%的患者伴有全身症状,最常见的症状是低热伴夜间盗汗,其次为消瘦、疲劳、不适感、乏力。少数患者出现周期性高热伴明显盗汗(pel-Ebstein 发热)。个别患者出现皮肤瘙痒或伴皮疹。5%~16%患者 HD 伴发带状疱疹。

3. HD 还可侵犯肝、脾、肺实质、骨髓等部位。可有肝脾大、黄疸、胸腔积液、骨痛等表现。

(二) 实验室检查

1. 血液和骨髓检查:缺乏特异性,但骨髓中可找到 RS (Reed-Sternberg)细胞有诊断价值,骨髓穿刺涂片阳性率 3%,骨髓活检可提高到 9%~22%。

2. 淋巴结活检或受累组织活检:是霍奇金淋巴瘤组织学分型的依据,WHO 将霍奇金淋巴瘤分为两大类:结节性淋巴细胞为主型霍奇金淋巴瘤和典型霍奇金淋巴瘤,典型霍奇金淋巴瘤又分 4 型:①结节硬化型霍奇金淋巴瘤;②富于淋巴细胞典型霍奇金淋巴瘤;③混合细胞型典型霍奇金淋巴瘤;④淋巴细胞消减型典型霍奇金淋巴瘤。RS 细胞是典型霍奇金淋巴瘤诊断的主要依据,其形态为巨大双核或多核细胞,核仁巨大而明显。在结节性淋巴细胞为主型霍奇金淋巴瘤中 RS 细胞不典型,两细胞核间似有空隙,成为腔隙性 RS 细胞。肿瘤细胞大称为 L&H(lymphocytic and histiocytic)细胞,有类似爆米花状的多叶核,细胞周围环绕小淋巴细胞。

3. 免疫组化检测 CD 抗原有助于诊断与分型: CD30 和 CD15 主要表达于典型霍奇金淋巴瘤的 R-S 细胞表面。CD19、CD45 和 CD20 主要表达于结节性淋巴细胞为主型霍奇金淋巴瘤的 L&H 细胞表面。

(三) 临床分期和分组

1. 本病分期诊断对治疗和预后非常重要,临床采用的 Ann Arbor 分期如下:

Ⅰ期:病变仅限于 1 个淋巴结区(Ⅰ)或单个结外器官局限

受累(ⅠE)。

Ⅱ期:病变累及横膈同侧2个或多个淋巴结区(Ⅱ),或病变局限侵犯淋巴结以外器官及横膈同侧1个以上淋巴结区(ⅡE)。

Ⅲ期:横膈上下都有淋巴结病变(Ⅲ),可伴脾脏累及(ⅢS)、结外器官受累(ⅢE),或脾与结外器官受累(ⅢSE)。

Ⅳ期:一个或更多的淋巴结以外器官或部位的弥漫性病变,伴有或不伴有淋巴结受侵,如骨髓、肺实质、胸膜、肝、骨骼、皮肤等。肝脏或骨髓只要受到累及均属Ⅳ期。

1989年Cotswold在分期基础上增加以下内容:

A组 无全身症状;

B组 有全身症状包括发热、盗汗、体重减轻(来诊前6个月内无其他原因体重减轻10%以上);

X组 肿块超过纵隔宽度的1/3,或肿大淋巴结直径超过10cm。

2. 分期检查(表1-4-1)。

**表1-4-1 恶性淋巴瘤分期检查**

| 检查 | 霍奇金淋巴瘤 | 非霍奇金淋巴瘤 |
|---|---|---|
| 必须检查项目 | | |
| 1. 病理检查 | + | + |
| 2. 体检,详细描述淋巴结病变部位 | + | + |
| 3. B组症状(发热、体重减轻、盗汗)记录 | + | + |
| 4. 实验室检查 | | |
| a. 血常规,血小板计数、血沉 | + | + |
| b. 肝功能 | + | + |
| c. 肾功能 | + | + |
| d. 血清碱性磷酸酶、蛋白电泳 | + | + |
| 5. 胸部X线摄片 | + | + |
| 6. 腹部超声 | + | + |

续表

| 检查 | 霍奇金淋巴瘤 | 非霍奇金淋巴瘤 |
| --- | --- | --- |
| 7. 腹部和盆腔 CT | + | + |
| 8. 双侧骨髓活检 | ++ | + |
| 某些情况下有必要检查的项目 | | |
| (1) 经下肢行双侧淋巴管造影 | + | - |
| (2) 全胸 CT 检查(胸部 X 线片发现异常时) | + | + |
| (3) 剖腹探查术 | + | - |
| (4) 肝活检 | + | + |
| 某些情况下有意义的检查项目 | | |
| (1) 剖腹探查术 | - | + |
| (2) 放射性核素扫描(骨、肝、脾) | + | + |
| (3) 头颈部 CT | - | + |
| (4) 磁共振 | + | + |
| (5) 免疫组化 | + | + |
| (6) 融合基因检测 | + | + |
| (7) 染色体分析 | - | + |

3. 剖腹手术的内容包括:腹膜后淋巴结选择性活检,肝脏多点针刺活检和边缘活检,目的在于明确诊断。由于剖腹手术和脾切除术对生存时间无影响,已不再作为分期诊断的手段。

(四) 影响预后的因素

年龄、性别、临床分期和分组、人血白蛋白、血沉、白细胞和血小板计数以及血红蛋白浓度。对病变局限的Ⅰ~Ⅱ期霍奇金淋巴瘤,预后不佳指标包括:肿块超过纵隔宽度的 1/3;或肿大淋巴结直径超过 10cm;血沉≥50mm/h,或有 B 组症状;病变累及 3 个以上部位;对Ⅲ期或以上的霍奇金淋巴瘤,预后不佳指标包括:白蛋白<40g/L,血红蛋白<105g/L,男性,年龄≥45 岁;Ⅳ期患者白细胞≥$1.5\times10^9$/L,淋巴细胞<8% 或绝对数小于 600。

【鉴别诊断】

颈部淋巴结肿大时,应注意排除细菌或病毒性咽炎、传染性单核细胞增多症、弓形体病、非霍奇金淋巴瘤、鼻咽癌、甲状腺癌以及结核病。

锁骨上淋巴结肿大,左侧主要与腹腔病变有关,右侧主要与胸部病变有关,注意寻找原发病变。

腋窝淋巴结肿大应与非霍奇金淋巴瘤及乳腺癌相鉴别。

纵隔淋巴结肿大时,应与肺部和纵隔的肿瘤相鉴别,尤其是小细胞肺癌和上皮性肿瘤。组织胞质菌病所引起的纵隔炎及肺门淋巴结肿大可能误诊为淋巴瘤。

另外,肿大的淋巴结应与白血病、Castleman 病等相鉴别。发热为主时应与结缔组织病、结核病、恶性组织细胞病等相鉴别。

【治疗】

对每一例患者都应该给予根治性治疗。选择放射治疗或联合化疗,取决于病变分期。

1. 放射治疗:单纯放疗治愈早期霍奇金淋巴瘤只有在明确所有受侵犯部位及其邻近淋巴结区,并用肿瘤杀伤剂量时才能达到,仅适用于结节性淋巴细胞为主型霍奇金淋巴瘤ⅠA和ⅡA期患者。因此临床上以联合化疗辅助累及野放疗。全淋巴结照射应保护肝肾(尤其左侧)、左肺底、生殖器官及髂骨。照射剂量30~36Gy,3~4周为1个周期。没有大肿块的可降低照射剂量至20Gy。

2. 化学治疗:是目前治疗霍奇金淋巴瘤的主要手段,典型霍奇金淋巴瘤常用有效的联合化疗方案:

ABVD 方案:

A(阿霉素 adriamycin)25 $mg/m^2$,静脉注射,第1、15天;

B(博莱霉素 bleomycin)10 $mg/m^2$,静脉注射,第1、15天;

V(长春碱 vinblastine)6 $mg/m^2$,静脉注射,第1、15天;

D(达卡巴嗪 dacarbazine)375 $mg/m^2$,静脉注射,第1、15天;

间隔2周重复1个周期,至少6个周期。

BEACOPP 方案：

B(博莱霉素,bleomycin)10 mg/$m^2$,肌内注射,第 8 天；

E（依托泊苷）60mg/$m^2$,第 1～3 天；

A（多柔比星）25mg/$m^2$,静脉滴注,第 1 天；

C(环磷酰胺,cyclophosphamide）650mg/$m^2$,静脉滴注,第 1 天；

O（长春新碱,VCR）3mg/$m^2$,静脉滴注,第 8 天；

P(丙卡巴肼,procarbazine)100mg/ $m^2$,口服,第 1～7 天；

P(泼尼松)40mg/ $m^2$,每日 1 次,口服,第 1～14 天,21 天一个周期。

MOPP 方案：

M(氮芥,nitrogen mustard)6mg/$m^2$,静脉注射,第 1、8 天；

O(VCR)1. 4mg/ $m^2$,静脉注射,第 1、8 天；

P(丙卡巴肼,procarbazine)100mg/ $m^2$,口服,第 1～14 天；

P(泼尼松)40mg/ $m^2$,每日 1 次,口服,第 1～14 天。

若 M 改用环磷酰胺(CTX)即为 COPP 方案,环磷酰胺用量 600mg/$m^2$,静脉注射,第 1、8 日。2 个周期间隔 2 周,至少用 6 个周期。

对于结节性淋巴细胞为主型霍奇金淋巴瘤除选择上述方案外,可考虑采用非霍奇金淋巴瘤治疗方案,如 CHOP、EPOCH 方案(见非霍奇金淋巴瘤治疗)。

对部分恶性程度较高的患者,可应用 MOPP 与 ABVD 方案联合治疗,即第 1 周用 MOPP 方案,第 2 周(第 8 天)换用 ABVD,间隔 2 周后再予第 2 个周期,临床获得完全缓解后,再进行巩固治疗。

对于 CD20 阳性的病例,可以考虑化疗、放疗联合 CD20 单抗治疗。

3. 复发的治疗：复发的患者可考虑再次活检,放疗后复发可选择联合化疗。长期缓解后首次复发可再用大剂量化疗,大剂量化疗后复发的患者无标准的治疗方法,可试用单药治疗。化疗不能获得完全缓解或放、化疗后早期复发患者,再用标准剂量的化疗很少有效,大剂量化疗并自体干细胞移植是更好的选择。

【疗效标准】

完全缓解(CR):可见的肿瘤完全消失超过1个月。

部分缓解(PR):病灶的最大直径及其最大垂直直径乘积减少50%以上,其他病灶无增大,持续超过1个月。

稳定(NC):病灶两径乘积缩小不足50%或增大不超过25%,持续超过1个月。

进展(PD):病灶两径乘积增大25%以上,或出现新病灶。

缓解时间:

(1) CR(完全缓解)的时间:自开始判定为CR起,至肿瘤开始再现的时间。

(2) PR(部分缓解)的时间:自开始判定为PR起,至肿瘤两径增大到治疗前1/2以上的时间。

生存时间:从开始化疗至死亡或末次随诊时间(注明是否仍生存)。

无病生存时间:CR患者从开始化疗至开始复发或死亡的时间(未取得CR者无此项指标)。

(黄　伟　周剑峰)

## 二、非霍奇金淋巴瘤

【诊断要点】

(一) 临床表现

1. 无痛性、进行性淋巴结肿大是最常见的首发表现。以多部位淋巴结肿大常见。肿大的淋巴结一般活动、质地较韧。深部淋巴结肿大可引起相应的压迫症状。

2. 结外病变常累及骨髓、胃肠道、中枢神经系统,皮肤、骨骼、肺、肝、脾泌尿生殖系统也可受累。

3. 早期较少出现体重减轻、发热、盗汗等全身症状。

(二) 实验室检查

1. 受累的淋巴结活检:是诊断淋巴瘤的主要依据。若是结外病变,受累部位的外科活检是必要的。活检标本部分用甲醛溶液固定作组织学检查,部分冰冻作免疫学和分子生物学检查。特殊检查如免疫球蛋白重链基因(IgH)、T细胞受体基因(TCR)重排、BCL-1或BCL-2融合基因、细胞遗传学、免疫组织化学检查对少数病例的诊断可能是关键的,或可能支持诊断。

2. 骨髓检查:一般为非特异性的,对怀疑淋巴瘤的患者行骨髓检查有助于诊断;已诊断淋巴瘤者作骨髓检查有助于分期。一般应行双侧髂骨活检,较骨髓穿刺检查阳性率高。

3. 放射影像学检查:所有病例应在治疗前行胸部、腹部和盆腔CT,可发现上述部位淋巴结及肿块。有Waldeyer环受累患者,从病史和体检怀疑胃肠道受累的患者均应作上消化道、小肠X线造影和钡灌肠检查。PET-CT检测对诊断和治疗后残留病的评估有意义,有条件的患者可在治疗前、治疗3个周期及治疗结束后行PET-CT检测,目的不仅在于诊断和分期,更重要在于评估治疗的敏感性和预后,为6~8个周期标准治疗结束后的后续治疗选择提供依据。

4. 若有贫血及网织红细胞增高应行Coombs试验筛查;部分中、高度恶性NHL血清免疫球蛋白呈异常;血沉增速;血$\beta_2$-MG、血清乳酸脱氢酶活力增高。血清碱性磷酸酶增高提示骨髓受累。

5. 免疫表型分析:有助于分型和鉴别诊断,常用的淋巴细胞抗原有4类,全白细胞表达的抗原CD45可用于鉴别NHL与低分化非血液恶性肿瘤,全T细胞表达的抗原(CD2、CD3、CD5、CD7)和全B细胞表达的抗原(CD19、CD20、CD22、CD24)可间接提示是否恶性,区分T细胞亚群的抗原是CD4和CD8。

6. 分子生物学及细胞遗传学检测:染色体异常如t(14;18)检测有利于病理分型和预后判断,PCR方法检测t(14;18)可用于检查微小残存病灶,免疫球蛋白重链基因(IgH)和T细胞受体基因(TCR)重排用于鉴别T细胞与B细胞淋巴瘤以及淋巴增生性疾病。

7. 剖腹探查分期对非霍奇金淋巴瘤一般无意义。

有关诊断检查项目详见表1-4-1。

（三）病理学分类和临床分期

国际上常用的分类法有 4 种：Rappaport（1966 年）分类法、Lukes-Collins 分类、Kiel 分类及国际工作组分类。Rappaport 分类与临床特点和预后无明显的相关，目前已较少使用。Lukes-Collins 分类和 Kiel 分类根据淋巴瘤细胞的免疫标志分为 B 细胞和 T 细胞性。国际工作组分类具临床实用性，它根据病史特点将 NHL 分为低度恶性、中度恶性、高度恶性、杂类四类。根据肿瘤细胞的细胞形态、表面抗原、细胞遗传学特点，WHO 在 2000 年提出了淋巴组织肿瘤分型方案，将淋巴瘤进一步分为多种亚型。2008 年 WHO 分型有所增加，如增加 EBV 阳性的老年弥漫大 B 细胞淋巴瘤(表 1-4-2)。

临床分期同霍奇金淋巴瘤（见 Ann Arbor 分期系统），但分期概念对于 NHL 的实际意义不大。80% 以上的低度恶性 NHL、50% 以上的中度或高度恶性 NHL 诊断时已是Ⅲ或Ⅳ期。制订治疗方案主要根据组织学类型。

【鉴别诊断】

淋巴结肿大者应与淋巴结核、传染性单核细胞增多症、霍奇金淋巴瘤、反应性淋巴结病、结缔组织病等鉴别。以发热为主要表现的淋巴瘤，须与结核病、败血症、伤寒、结缔组织病等鉴别。结外淋巴瘤还须与相应器官的其他恶性肿瘤相鉴别。

【治疗】

化疗和放疗是 NHL 治疗的主要治疗方法，治疗方案的选择和疗效主要取决于病理组织分类，年龄和细胞遗传学是影响治疗选择和疗效的重要因素。

小淋巴细胞淋巴瘤/慢淋的治疗选择与疾病分期、细胞遗传学和年龄有关。中低危患者无治疗指征可观察，治疗指征包括明显的疾病相关的症状如 6 个月内体重下降≥10%；严重疲乏（如 ECOG 体能状态≥2，不能工作或不能进行常规活动）；非感染性发热，发热>38℃，持续时间≥2 周；夜间盗汗>1 个月。进行性贫血和（或）者血小板减少或加重；巨块型淋巴结肿大（如最长直径>10cm）或进行性或有症状的淋巴结肿大；巨脾（如左肋缘下>6cm）或进行性或有症状的脾脏大；淋巴细胞进行性增多，如 2 个月内增加>50%，或淋巴细胞倍增时间<6 个月。

**表 1-4-2　2008 年 WHO 淋巴组织肿瘤分型方案**

| 霍奇金淋巴瘤 | B 细胞 | T 细胞和 NK 细胞 |
|---|---|---|
| 结节性淋巴细胞为主型霍奇金淋巴瘤 | 前驱 B 细胞肿瘤 | 前驱 T 细胞肿瘤 |
| | 前驱 B-急性淋巴细胞白血病/淋巴母细胞瘤* | 前驱 T 淋巴细胞白血病/淋巴瘤* |
| | 成熟 B 细胞肿瘤 | 成熟(外周)T 细胞肿瘤 |
| 典型霍奇金淋巴瘤 | B-慢性淋巴细胞白血病/小淋巴细胞淋巴瘤* | T-幼淋巴细胞白血病 |
| 结节硬化型* | B-幼淋巴细胞白血病 | T-大颗粒淋巴细胞白血病 |
| 混合细胞型 | 淋巴浆细胞淋巴瘤 | 侵袭性 NK 细胞白血病 |
| 淋巴细胞丰富型* | 脾边缘区 B 细胞淋巴瘤 | 成人 T 细胞白血病/淋巴瘤 |
| 淋巴细胞消减型 | 毛细胞白血病 | 结外 NK/T 细胞淋巴瘤,鼻型 |
| | 浆细胞肿瘤* | 肠病型 T 细胞淋巴瘤 |
| | 黏膜相关性淋巴样组织结外边缘区 B 细胞淋巴瘤(MALT)* | 肝脾 T 细胞淋巴瘤 |
| | 结内边缘区 B 细胞淋巴瘤 | 皮下脂膜炎样 T 细胞淋巴瘤 |
| | 滤泡性淋巴瘤 | 母细胞性 NK 细胞淋巴瘤 |
| | 套细胞淋巴瘤 | 蕈样肉芽肿*/赛塞里(Sezary)综合征 |
| | 弥漫性大 B 细胞淋巴瘤* | 原发皮肤 CD30(+)T 细胞淋巴增殖性疾病 |
| | 纵隔大 B 细胞淋巴瘤 | 血管免疫母细胞性 T 细胞淋巴瘤* |
| | 血管内大 B 细胞淋巴瘤 | 外周 T 细胞淋巴瘤,非特殊型 |
| | 原发性渗出性淋巴瘤 | 间变性大细胞淋巴瘤 |
| | Burkitt 淋巴瘤* | |

*常见类型

无del(17p)的患者可采用烷化剂治疗，如苯丁酸氮芥0.08～0.12mg/(kg·d)，口服，根据血象调整。氟达拉滨是较好的一线药物，或基于烷化剂的联合化疗。可用利妥昔单抗治疗。del(17p)的患者预后差，需联合化疗，可考虑FCR方案（氟达拉滨、环磷酰胺、美罗华）。对于复发的患者需重新活检，判断有无转化为弥漫大B细胞淋巴瘤，类型转化的患者预后差，需按侵袭性淋巴瘤治疗。

滤泡性淋巴瘤治疗与分期和分级有关，Ⅰ～Ⅱ级可观察，也可采用累积野放疗，或化疗联合放疗，Ⅲ级滤泡淋巴瘤按弥漫大B细胞淋巴瘤治疗。

边缘区淋巴瘤包括黏膜相关的边缘区淋巴瘤（MALT）、淋巴边缘区淋巴瘤、脾边缘区淋巴瘤。胃的MALT的治疗需要治疗胃幽门螺杆菌，胃幽门螺杆菌阴性或Ⅲ～Ⅳ期患者需放疗和化疗，特别注意定期（3～6个月）内镜检查。非胃的MALT可放疗或手术，但Ⅲ-Ⅳ期患者按滤泡性淋巴瘤治疗。MALT如果同时存在大淋巴细胞淋巴瘤需要按弥漫大B细胞淋巴瘤治疗。脾边缘区淋巴瘤的治疗需要根据丙肝结果决定，丙肝阳性的患者首先治疗丙肝。

Burkitt淋巴瘤和T淋巴母细胞淋巴瘤按急性淋巴细胞白血病方案治疗。

非霍奇金淋巴瘤基本化疗方案是CHOP方案，目前认为6～8个周期的CHOP是标准方案。CD20阳性的B细胞淋巴瘤多以利妥昔单抗（R）为基础的联合化疗（375mg/m$^2$）。侵袭性淋巴瘤需要强化疗，同时需要预防中枢淋巴瘤发生。

难治性和复发性的NHL治疗可选择二线、三线强化治疗方案。

CHOP方案：

环磷酰胺（cyclophosphamide，CTX）750mg/m$^2$，静脉注射，第1天；

阿霉素（doxorubicin，ADM）50 mg/m$^2$，静脉注射 第1天；

长春新碱（vincristine）1.4mg/m$^2$，静脉注射 第1天；

泼尼松（prednisone）100mg/m$^2$，口服，第1～5天。

R-CHOP 是 CD20 阳性的 NHL 的常用方案。

二线方案如 ESHAP 方案：

顺铂 25mg/m$^2$，静脉滴注，第 1～4 天；

VP16 100mg，静脉滴注，第 1～4 天；

甲泼尼龙 500mg，静脉滴注，第 1～4 天；

阿糖胞苷 2g/m$^2$，静脉滴注，第 5 天。

造血干细胞移植：自体干细胞移植是治疗 NHL 的有效方法，低度恶性淋巴瘤可在复发后行自体干细胞移植。中度和高度恶性淋巴瘤患者，年龄在 50 岁以下，全身情况好者于第一次缓解后即行自体移植。高度侵袭淋巴瘤，早期复发，有合适供体的年轻患者可采用异基因造血干细胞移植。

α-干扰素可以作为维持治疗，反应停可作为血管免疫母细胞淋巴瘤的维持治疗。美罗华作为滤泡性淋巴瘤的维持治疗，其效果肯定，但在其他 CD20 阳性的 NHL 的维持治疗的地位尚不明确。

**【预后因素】**

NHL 最主要的预后因素包括：组织学类型，临床分期为Ⅲ期和Ⅳ期，有全身症状，年龄>60 岁，2 个或更多个结外病变、T 细胞表型、非随机的染色体畸形、肿瘤块>10cm、血清 LDH 酶升高等均提示预后不良。

非霍奇金淋巴瘤国际预后指标包括：年龄>60 岁，临床分期（Ⅲ～Ⅳ期），血清 LDH>500U/L，体力和一般情况较差，需要卧床或别人照顾，节外器官侵犯多于 1 个等 5 个因素，分为低危（0～1 个因素）、低中危（2 个因素）、高中危（3 个因素）、高危（4～5 个因素）4 组。

（黄　伟　周剑峰）

# 第五章　反应性淋巴结病

## 一、窦性组织细胞增生伴巨大淋巴结病

窦性组织细胞增生伴巨大淋巴结病(sinus histiocytosis with massive lymphadenopathy, SHML),又名 Rosodi 综合征、Rosai-Dorfman 综合征,是一种良性淋巴结增生性疾病,多发于儿童和青少年,其特征是好发于颈部的、广泛的淋巴结肿大,伴发热和体重减轻。临床分为淋巴结型和淋巴结外型,淋巴结外型又可分为皮肤型、软组织型等。

**【病因】**

可能与 EB 病毒、人 6 型疱疹病毒等感染后 T 淋巴细胞和单核巨噬细胞系统活化和机体免疫紊乱有关。

**【病理】**

淋巴组织呈黄色。淋巴窦扩张,窦内良性组织细胞浸润,浸润的组织细胞含丰富胞质,胞质内有晕轮包围的淋巴细胞,这种淋巴细胞渗入组织细胞内并且可自由运动,这种现象被称为“伸入运动”现象。

**【诊断要点】**

(一) 临床表现

1. 浅表淋巴结无痛性、进行性肿大,可融合,无压痛、无波动感。以颌下、颈部淋巴结受累常见,腋下与腹股沟淋巴结、深部淋巴结也可受累,肿大的淋巴结经历数周至数月后可自行消退。

2. 伴有发热、贫血和体重减轻。部分病例累及结外部位,如皮肤、鼻腔、鼻旁窦、眼睑、眼眶、泌尿生殖系、骨及中枢神经系统,从而有相应的表现。部分病例伴有自身免疫性溶血或类

风湿关节炎,也有伴淋巴瘤者。伴随自身免疫性疾病者常有广泛的淋巴结受累和结外病变,预后差。

（二）实验室检查

1. 血象:正常细胞性贫血,中性粒细胞增高,血沉增快,高免疫球蛋白血症(多克隆性)。

2. 淋巴结活检:是诊断的主要手段,典型表现为“伸入运动”现象。其组织化学染色特点:①S-100 蛋白(+);②α-糜蛋白酶(+);③酸性磷酸酶(ACP)和非特异性酯酶(+)。S-100 蛋白(+)者易观察到“伸入运动”现象。

3. 免疫组化染色:CD1a 抗原和 CD68 抗原可阳性。

4. 电镜示巨噬细胞吞噬完整的淋巴细胞,可见吞噬溶酶体结构。

【治疗】

1. 多数情况不需治疗可自发缓解。

2. 疾病进展累及重要脏器时需要治疗,治疗方法为糖皮质激素、硫唑嘌呤、沙利度胺、维 A 酸、联合化疗、抗病毒治疗、α-干扰素及手术和放射治疗,但多数不能完全缓解。

（黄　伟　周剑峰）

## 二、Castleman 病

Castleman 病,又名血管滤泡性淋巴样增生(angiofollicular lymphoid hyperplasia)、巨大淋巴结增生,是一种少见的慢性淋巴组织增生性疾病,多发于年轻人,临床表现和病程各异,主要表现为胸腹腔淋巴结肿大,伴或不伴全身症状。临床分为局灶性和多中心性。局灶性无全身症状,预后好。

【病因】

可能与炎症和感染有关,如 HHV-8 和 HIV 感染。IL-6 和 SIL-6R 复合物在该病发生和发展中起重要作用。发病机制与 IL-6 异常分泌有关,IL-6 和 SIL-6R 作用形成正反馈自分泌调节使 IL-6 大量分泌,刺激浆细胞增生,抑制活化的 T 细胞凋亡。

【病理】

Castleman 病的主要病理特征是显著的血管增生和透明性变或伴浆细胞增多。病理分型：

1. 透明血管型：淋巴滤泡样增生，滤泡周围有多层环形排列的淋巴细胞，形成洋葱皮样或帽带状结构。滤泡间以小血管、淋巴细胞增生为主，血管内皮明显肿胀，管壁增厚，晚期呈玻璃样变。淋巴窦消失或呈纤维化。

2. 浆细胞型：淋巴滤泡样增生，滤泡周围洋葱皮样结构层较薄，或缺如。滤泡间以各级浆细胞成片增生为主，也存在异常小血管增生，但程度较透明血管型轻。

3. 多中心型：有上述二型的共同特点，累及多个淋巴结，常波及结外器官，预后差。

【诊断要点】

（一）临床表现

1. 局灶型：单个淋巴结缓慢肿大，最常见于胸腔内特别是纵隔，其次为颈、腋下、腹部，亦见于结外其他组织（心包、肌肉、肺实质内等）。无全身症状。

2. 多中心型

（1）多处淋巴结缓慢肿大。

（2）长期发热、乏力、消瘦、常伴肝脾大。

（3）可以伴有多系统受累的表现，如内分泌腺体功能障碍、周围神经炎、肾病综合征、多发性紫罗兰色皮肤结节、淀粉样变性、重症肌无力、干燥综合征、免疫性血细胞减少、多浆膜腔积液、关节炎、雷诺现象。

（二）实验室检查

1. 多中心型患者均有贫血，或同时有白细胞、血小板计数减少，低白蛋白血症，多克隆免疫球蛋白增高，$\gamma$ 或 $\alpha_2$ 球蛋白增高，血沉增快，类风湿因子及抗核抗体可阳性。蛋白尿、肝功能异常。

2. 骨髓象：可见浆细胞增高。

3. 淋巴结活检：符合 Castleman 病的主要病理特征。

4. X 线、CT 或腹部 B 超：可发现胸腹腔内包膜完整的肿块。

**【鉴别诊断】**

Castleman 病需要与恶性淋巴瘤、血管免疫母细胞淋巴结病(AILD)及结缔组织病鉴别，除临床表现外，鉴别诊断主要依靠淋巴结活检，必要时做相关的免疫组织化学染色。

**【治疗】**

1. 如为局限性肿块或淋巴结肿大有压迫症状者，手术切除可以治愈。

2. 不能完全切除的残余肿块和不能手术者，行小剂量放射治疗。

3. 联合化疗：可采用 CHOP 方案。

4. 利妥昔单抗、反应停可以用于该病的治疗。抗病毒治疗也可改善该病。

（黄 伟 周剑峰）

## 三、血管免疫母细胞淋巴结病

血管免疫母细胞淋巴结病(angioimmunoblastic lymphadenophathy, AILD)是一种罕见的淋巴结增生紊乱性疾病，其临床特征为发热、淋巴结肿大、肝脾大、溶血性贫血及多克隆高免疫球蛋白血症，少部分呈良性经过，大部分病例呈高度侵袭性，目前被命名为血管免疫母细胞性 T 细胞淋巴瘤(angioimmunoblastic T-cell lymphoma)。

**【病因及病理】**

病因不明，可能与机体免疫紊乱有关，可出现自身免疫疾病的症状和相关抗体；也可能与药物如大环内酯抗生素有关；也可能与感染性疾病有关，包括细菌、真菌和病毒感染，如结核、隐球菌、EB 病毒、人疱疹病毒(HHV-6、HHV-8)等。病理特征为淋巴结结构消失，代之以血管增生和异常淋巴细胞浸润，但边缘窦尚存。滤泡树突状细胞显著增多，围绕增生血管分布。

【诊断要点】

1. 发热,伴畏寒、盗汗、全身不适,可伴有皮疹。

2. 浅表和(或)深部淋巴结肿大,常伴肝脾大。

3. 多克隆性高免疫球蛋白血症。

4. 部分伴自身免疫性血小板减少和溶血性贫血,少数患者有肺部浸润、腮腺肿大、浆膜腔积液、消化道淋巴瘤样息肉。

5. Coombs 试验(+)、多种自身抗核抗体阳性。

6. 淋巴结活检,表现为小血管增生和淋巴滤泡缺如,而淋巴瘤细胞表达滤泡树突细胞(FDC)的标记:CD21、CD23 或 CD35。

7. 骨髓象及活检,可见异型淋巴细胞及浆细胞,或免疫母细胞,半数以上有骨髓浸润。

8. 遗传学检查,75% 患者有 T 细胞受体基因重排和染色体异常,常见的是 3、5 号染色体三体和附加的 X 染色体。20% 患者检测到 IgH 重排。50%~70% 患者检测到 EBER 阳性。

【治疗】

目前主张该病按中高度恶性淋巴瘤治疗,使用含阿霉素的化疗方案治疗,如 COHP 方案联合化疗,完全缓解率为 25%,仅部分呈良性经过,维持治疗可考虑糖皮质激素、环孢素和反应停。80% 的病例进展快、生存期短,复发病例可行造血干细胞移植。

(黄　伟　周剑峰)

## 四、组织细胞性坏死性淋巴结炎

组织细胞性坏死性淋巴结炎(histiocytic necrotizhing lymphadenitis,HNL)是一种多发于青年女性的以浅表淋巴结肿大为特征的良性自限性疾病,目前国内外称为 Kikuchi(菊池)病。

【病因病理】

病因不明,可能与感染有关(如 CMV、EBV、HHV-6 和

HIV),但二者相关性尚无明确结论。HNL 易与自身免疫性疾病如系统性红斑狼疮、still 病伴发,提示 HNL 与免疫异常有关,发病与复发的诱因为受凉、劳累、感染、某些药物。HNL 的病理机制可能与 T 细胞凋亡缺陷有关,Fas 凋亡途径参与 HNL 的发生,穿孔素基因突变导致其表达下降也可能参与发病。

【诊断要点】

1. 浅表淋巴结肿大:以单侧颈、腋下淋巴结肿大常见,有轻度触痛,可伴肝脾大。

2. 发热:常伴畏寒或寒战,可有一过性皮疹,个别患者有恶心、呕吐、盗汗和体重下降。

3. 血液检测:白细胞计数常减少,可见核左移或异型淋巴细胞。轻度贫血、严重者血小板计数减少。血沉增快,ALT、AST 及 LDH 升高。

4. 淋巴结活检:病变主要位于副皮质区或皮质区,表现为灶性或融合成片的嗜酸性坏死,坏死灶内见坏死细胞轮廓、核碎裂,但无中性粒细胞和浆细胞浸润,坏死灶周围有组织细胞反应性增生,淋巴结周边结构尚存。

5. 免疫组化:显示病灶内 $CD_4^+$T 细胞主要是由 Ki-MIP 阳性标志的浆细胞样单核细胞组成。

【鉴别诊断】

HNL 需与淋巴瘤、传染性单核细胞增生多症、SLE 等疾病鉴别,鉴别主要依靠淋巴结活检和免疫组化染色。

【治疗】

泼尼松 30 ~ 40mg/d,严重病例可每日 1mg/kg,体温下降,淋巴结缩小,血象恢复正常,逐渐减量至停止用药。

(黄　伟　周剑峰)

# 第六章 浆细胞病

## 一、多发性骨髓瘤

多发性骨髓瘤(multiple myeloma,MM)是浆细胞异常增生的恶性疾病,异常浆细胞(即骨髓瘤细胞)浸润骨骼和软组织,产生异常单克隆免疫球蛋白(即M蛋白)或免疫球蛋白片断,引起骨骼破坏、贫血和肾功能损害,而正常浆细胞分泌的免疫球蛋白减少致免疫功能异常。

**【病因】**

迄今尚未完全阐明,目前认为MM瘤细胞来源于较前B细胞更早阶段的造血前体细胞的恶变。电离辐射、慢性抗原刺激、遗传因素、病毒感染可能与MM的发病有关。各种理化因素或病毒感染引起的癌基因(如c-myc和N-ras)的活化可促使造血前体细胞的恶变。此外,多种细胞因子,尤其是IL-6的分泌异常可能也与MM的发病有关。

**【诊断要点】**

(一)临床表现与病理生理

1. 骨髓瘤细胞浸润破坏骨髓或其他组织器官的临床表现

(1) 骨痛和骨骼病变:是本病的特征之一。骨痛常为早期症状,且随病情发展而加重,活动后剧烈骨痛应考虑到病理性骨折的可能。骨髓瘤细胞浸润骨骼可引起局部肿块,胸、肋、锁骨连接处发生串珠样结节为本病特征。如仅单一骨骼受到侵犯,称为孤立性骨髓瘤。骨痛和骨骼病变的主要原因是骨髓瘤细胞在骨髓腔内大量增生,同时由基质细胞衍生的成骨细胞过度表达IL-6,激活破骨细胞,导致骨质疏松或溶骨性破坏。

(2) 贫血:是本病常见的临床表现,程度不一。贫血的主要原因是骨髓瘤细胞恶性增生，使骨髓正常造血受抑制所致。此外，肾功能不全、出血、反复感染、营养不良等因素也会造成或加重贫血。

(3) 髓外浸润：多数患者存在骨髓瘤细胞髓外浸润。以肝、脾、淋巴结和肾脏多见。神经系统也可受到浸润，以胸、腰椎破坏压迫脊髓导致截瘫多见，其次为神经根损害。异常的浆细胞直接侵犯软组织所形成的浆细胞瘤称为髓外浆细胞瘤，发生部位最常见于上呼吸道，如鼻咽部、鼻窦等黏膜下组织；其次是胃肠道、肺、淋巴结、皮肤、纵隔、脾脏等；甲状腺和胸膜等处罕见。

2. 血浆蛋白异常引起的临床表现

(1) 感染：是本病的主要临床表现之一，也是本病晚期重要死亡原因之一。感染以细菌性肺炎和尿路感染多见，甚至发生全身严重感染；病毒感染以带状疱疹多见。正常免疫球蛋白合成减少及中性粒细胞减少是感染的主要原因；T 细胞和 B 细胞数量及功能异常，以及化疗药物和肾上腺糖皮质激素的应用也增加了感染的机会。

(2) 高黏滞综合征：易发生于 IgA 型骨髓瘤。由于血清中 M 蛋白升高，血液黏度增加引起循环障碍，导致脑、肺、肾和其他器官的功能异常，产生头昏、眼花等症状，严重者可出现意识障碍、慢性心力衰竭等症状。

(3) 出血倾向：多表现为黏膜渗血和皮肤紫癜，常见部位为鼻腔、牙龈、皮肤；晚期也可发生内脏出血。出血的主要原因是骨髓造血功能受抑所致的血小板减少，以及大量 M 蛋白覆盖于血小板和凝血因子表面造成的凝血功能障碍。血液的高黏状态所致的微循环缺氧和栓塞也可造成或加重出血。

(4) 淀粉样变性或雷诺现象：淀粉样变性可在少数患者中发生，尤以 IgD 型多见，病变主要见于舌、心脏、骨骼肌、韧带、胃肠道、皮肤、外周神经及肾脏等；临床症状取决于淀粉样物质沉积的部位和程度。如果 M 蛋白为冷球蛋白可引起雷诺现象。

3. 肾功能损害：常为本病致死的重要原因之一，临床表现有蛋白尿、管型尿甚至急性肾功能衰竭。发病机制如下：①骨髓瘤细胞产生游离轻链被近曲肾小管吸收后沉积在上皮细胞内，使肾小管细胞变性、功能受损。②广泛性溶骨病变导致的高血钙引起多尿或少尿。③瘤细胞分解产生的尿酸增多并在肾小管沉积，导致尿酸性肾病。

（二）实验室检查

1. 血象：有轻至中度贫血，呈正细胞正色素性，后期有白细胞及血小板减少。红细胞呈缗钱状排列。血沉显著增快。外周血涂片偶可见到骨髓瘤细胞，若出现大量瘤细胞，应考虑为浆细胞性白血病。

2. 骨髓：增生活跃，可见到异常增殖的浆细胞（骨髓瘤细胞），占骨髓非红系有核细胞的0.15以上，骨髓瘤细胞以原始和幼稚浆细胞型增多为主，以成熟的浆细胞型骨髓瘤细胞增多少见。骨髓瘤细胞大小悬殊，成群聚集；形态多样性，胞质呈深蓝色；核不规则，核染色质粗且排列不规则，易见核仁。骨髓瘤细胞在骨髓内的分布可为弥漫性，也可呈块状或斑片状。因此，有时常需在骨压痛处穿刺取材或多次、多部位穿刺检查才可确诊。骨髓活检病理切片较涂片能更早期、更准确地显示骨髓内瘤细胞的分布类型，是MM诊断必不可少的检测手段。骨髓瘤细胞免疫表型为$CD38^+$、$CD56^+$。几乎所有的骨髓瘤患者均存在遗传学异常，但由于浆细胞灶性分布和数量少以及有丝分裂指数低，所以常规染色体检查仅能检测到25%～35%的异常核型，采用荧光免疫原位杂交（FISH）技术可以检测到绝大多数患者的细胞遗传学异常，常见的染色体异常包括$17p^-$、t(4;14)、t(14;16)等，均提示预后不良。

3. 血清异常单克隆免疫球蛋白检测：血清蛋白，醋酸纤维膜电泳常可在γ区、β区或α2区发现一浓集的窄带（由M蛋白成分形成）；再结合免疫固定电泳及比浊法测定血清游离轻链，血清游离轻链对判断化疗疗效、评估微小残留病变、预测疾病复发及预后的判断具有临床帮助，其比值的异常往往提示患者体内仍有恶性浆细胞克隆的存在。

依据M蛋白成分的不同可将MM分为：

(1) 单克隆型:包括 IgG 型(约占 60%)、IgA 型(约占 20%)、IgD 型(约占 1%)、IgM 型(<1%)、IgE 型(罕见)。

(2) 单克隆 + 本周蛋白型:瘤细胞在合成完整的单克隆免疫球蛋白外,还产生并分泌 λ 或 κ 轻链并从尿中排出。

(3) 轻链型:瘤细胞只分泌 λ 或 κ 轻链。

(4) 双克隆或三克隆型(罕见):瘤细胞产生 2 ~3 种的完整 M 蛋白。

(5) 不分泌型(约占 1%):血清中不能分离出 M 蛋白,尿中本周蛋白阴性,但患者有典型的溶骨性病变和骨髓瘤细胞。

4. 血清 $β_2$ 微球蛋白:由浆细胞分泌,与全身骨髓瘤细胞总数有显著相关性。人血白蛋白量与骨髓瘤生长因子 IL-6 的活性成负相关。可用于肿瘤负荷的评估。

5. 血液生化异常:因骨质广泛破坏可出现高钙血症,晚期肾功能减退,血磷也增高。既往曾认为本病为溶骨性改变而无新骨形成,所以血清碱性磷酸酶不升高,但近年来研究发现部分 MM 患者也存在成骨活动,血清碱性磷酸酶水平可高于正常,故不可凭借碱性磷酸酶水平升高排除本病。大多数患者血清总蛋白显著增高,白蛋白减少,而球蛋白增高,白球倒置。部分患者血浆内出现冷球蛋白。肾功能不全患者血尿素氮和肌酐增高。

6. 尿液检查:90% 以上患者有蛋白尿,约半数患者尿中出现本周蛋白(Bence-Jones protein),又称凝溶蛋白,尿免疫电泳可定量测定轻链 κ 或 λ,尿中出现大量单一轻链,而另一种轻链含量减低甚至测不出,是 MM 的特征之一。

7. X 线检查:本病的 X 线表现有下述 4 种。

(1) 弥漫性骨质疏松:多在脊柱、肋骨和骨盆。

(2) 典型病变:为圆形、边缘清楚如凿孔样多个、大小不等的溶骨性损害,常见于颅骨、盆骨、脊柱、股骨、肱骨等处。

(3) 病理性骨折:常见于下胸椎和上腰椎,多表现为压缩性骨折。其次见于肋骨、锁骨和盆骨,偶见于四肢骨。

(4) 骨质硬化:较少见,一般表现为局限性骨质硬化,出现在溶骨性病变周围;弥漫性骨质硬化罕见,IgD 型骨髓瘤较易并发骨质硬化。

8. γ骨显像:可较X线提前3~6个月发现骨病变,溶骨性病变表现为病变部位出现放射性浓集征象。γ骨显像敏感性虽较高,但特异性差,任何原因引起的骨质代谢增高均可导致放射性浓集征象,应注意鉴别。

9. 计算机X射线断层扫描(CT)和磁共振成像(MRI):在中枢神经系统受浸润,或脊柱压缩性骨折累及到脊髓和神经根时,CT和MRI可为诊断提供重要信息。

(三)国内MM诊断标准

1. 骨髓中浆细胞>0.15%,并有形态异常的浆细胞(骨髓瘤细胞)出现,或组织活检证实为骨髓瘤。

2. 血清中出现大量M蛋白(IgG>35g/L,IgA>20g/L,IgM>15g/L,IgD>2g/L,IgE>2g/L)或尿中本周蛋白>1.0g/24h。少数病例可出现双克隆或三克隆性免疫球蛋白。

3. 无其他原因的溶骨性病变和(或)广泛性骨质疏松。

符合1+2+3、1+2或1+3项者,即可诊断为MM。但需指出诊断IgM型MM时需具备典型的MM临床表现和多发性溶骨病变;诊断无分泌型骨髓瘤时宜加电子显微镜和免疫荧光检查。

(四)临床分期

1. Durie/Salmon分期:见表1-6-1。

**表1-6-1 骨髓瘤的临床分期标准**

| 分期 | Durie-Salmon分期标准 | |
|---|---|---|
| I | 血红蛋白>100g/L<br>血清钙水平≤3.0mmol/L[12mg/dl]<br>骨骼X线:骨骼结构正常或孤立性骨浆细胞瘤<br>血清骨髓瘤蛋白产生率低<br>IgG<50g/L<br>IgA<30g/L<br>本周蛋白<4g/24h | 瘤细胞数 $<0.6\times10^{12}/m^2$ 体表面积 |

续表

| 分期 | Durie-Salmon 分期标准 | |
|---|---|---|
| Ⅱ | 不符合Ⅰ和Ⅲ期的所有患者 | 瘤细胞数 0.6～1.2×$10^{12}$/$m^2$ 体表面积 |
| Ⅲ | 血红蛋白<85g/L<br>血清钙>3.0mmol/L(12mg/dl)<br>血清或尿骨髓瘤蛋白产生率非常高<br>IgG>70g/L<br>IgA>50g/L<br>本周蛋白>12g/24h<br>骨骼检查中溶骨病损大于3处 | 瘤细胞数 >1.2×$10^{12}$/$m^2$ 体表面积 |
| 亚型 | 标准 | |
| A | 肾功能正常[血清肌酐水平<176.8mol/L(2mg/dl)] | |
| B | 肾功能异常[血清肌酐水平≥176.8mol/L(2mg/dl)] | |

2. ISS 分期：见表 1-6-2。

**表 1-6-2　骨髓瘤 ISS 分期标准**

| 分期 | 分期依据 | 中位生存期 |
|---|---|---|
| Ⅰ期 | 血清 $\beta_2$ 微球蛋白<3.5mg/L，白蛋白>35g/L | 62 个月 |
| Ⅱ期 | 介于Ⅰ期和Ⅲ期之间 | 44 个月 |
| Ⅲ期 | 血清 $\beta_2$ 微球蛋白>3.5mg/L，白蛋白<35g/L | 29 个月 |

**【鉴别诊断】**

1. 反应性浆细胞增多症：可由慢性炎症、伤寒、肝病、系统性红斑狼疮、恶性肿瘤骨髓转移、急性血清病以及变态反应引起。骨髓浆细胞≥0.03 但<0.10，且无形态异常，增多的浆细胞分泌的免疫球蛋白属于正常多克隆性，一般无血清 M 蛋白、尿本周蛋白；其临床表现取决于原发病，一般无骨痛、骨质破坏

高钙血症、高黏滞综合征等 MM 相关的临床表现。

2. 意义未明单克隆免疫球蛋白症(monoclonal gammopathy of undetermined significance, MGUS);是指血清中出现单克隆免疫球蛋白,但无浆细胞病或其他相关疾病存在的一种病态,可持续多年而无临床表现,骨髓中浆细胞<0. 10,单克隆免疫球蛋白水平 IgG<30g/L,IgA<15g/L,尿本周蛋白<1. 0g/24h;故旧称良性单克隆免疫球蛋白病(benign monoclonal gammopathy, BMG)。但部分初诊为 MGUS 的患者数年后可发展为恶性浆细胞病,故目前多采用 MGUS 的名称。

3. 本病的骨病变需排除骨转移癌、老年性骨质疏松、肾小管酸中毒及甲状旁腺功能亢进症等。

【治疗】

由于骨髓瘤是一种无法治愈的疾病,所以其治疗策略包括诱导缓解,巩固强化以及长期维持治疗等阶段。而且根据其临床和遗传学特性,采取分层治疗,对于无症状和无进展的骨髓瘤患者,如冒烟型骨髓瘤,即根据 M 蛋白和瘤细胞数量已达到骨髓瘤的诊断标准,但没有高钙血症、肾功能衰竭、贫血以及骨损害等临床症状,即没有 CRAB 征(Calcium、Renal、Anemia、Bone),可以临床观察。而对于活动性骨髓瘤,即临床存在 CRAB 征,或存在高危的细胞遗传学异常如 17p-,t(4;14),t(14;16)等,则需要积极治疗。

(一) 支持治疗

支持治疗是化疗、放疗得以进行的重要保障,而并发症的处理也往往刻不容缓。对于严重贫血或血小板严重减少的患者应输成分血(红细胞、血小板)。若骨痛可适当限制活动,并使用二磷酸盐(clodronate 或 pamidronate)治疗。长期卧床者在病情控制后应鼓励其进行适当的活动。高钙血症患者可注射降钙素或口服泼尼松治疗。高尿酸血症者口服别嘌醇。本病患者易并发感染,故应注意预防,静脉输注大剂量免疫球蛋白的价值待探讨。

(二) 靶位治疗

万珂(velcade)又称硼替佐米(Bortezomib):是一种新型蛋白酶体抑制药,现为骨髓瘤的一线治疗药物,可与各种化疗药物合用。主要是通过IκB 的聚集抑制 NF-κB 的活性达到抗肿瘤效应。可与地塞米松、蒽环类药物联合使用,常用剂量为万珂每次 1.3mg/m$^2$3 次/日,静脉注射或皮下注射, d1、4、8、11;表柔比星(EPI)15mg/m$^2$ 或者阿霉素(ADM) 10mg/m$^2$,第1~4 天;地塞米松 20mg d1、2,d4、5,d8、9,d11、12。常见的不良反应包括胃肠道反应(恶心、腹泻、呕吐、便秘)、周围神经病变、血液学毒性(血小板减少或中性粒细胞减少等)。皮下注射可明显减少万珂的周围神经损害不良反应。对于老年、全身较衰弱者,万珂用法可每周 1 次,每次剂量 1.0mg/m$^2$。

沙利度胺(thalidomide)或反应停:对 MM 有较好疗效,且不产生骨髓抑制和肝肾损害,作用机制主要为调节免疫和抑制新生血管生成,对骨髓瘤细胞也有直接的杀伤作用和增殖抑制作用。反应停治疗的最佳剂量及疗程尚未确定。一般起始剂量50mg/d,渐增至 100 mg/d 或 150 mg/d,睡前口服,用药 3~6 个月,视有无不良反应。反应停与地塞米松或其他化疗药物联合应用治疗 MM 的方法也取得了较好的疗效。反应停严重的不良反应为致畸作用,故禁用于孕妇;主要不良反应有神经系统症状,如嗜睡、头昏、无力、手足麻木末梢神经炎等;消化系统症状如便秘、恶心;少见有下肢水肿、皮疹、心动过缓、头痛、静脉栓塞等。

雷利度胺(lenalidomide):是第二代沙利度胺衍生物,属于免疫调节剂,其疗效较沙利度胺更佳,毒性较低。常用剂量为25mg/次,3 次/日,口服,d1~21,每月为 1 个周期,共 4~6 个周期。可以与地塞米松联用,剂量为 40mg 1 次,d1~4,d9~12,d17~20。常见不良反应为骨髓抑制,可引起Ⅲ~Ⅳ度的中性粒细胞减少,血小板减少,与地塞米松或化疗药物联用时,可造成肾静脉血栓和肺栓塞。

（三）化学治疗

化疗是本病的主要治疗手段。初治病例可选用化疗方案为 MPT,初治无效称为难治性病例,可采用 VAD 方案或 DT-PACE 方案治疗。维持治疗可采用沙利度胺等治疗。化疗药物以 3 种或以上药物联合治疗效果更好。骨髓瘤常用化疗方案见表 1-6-3。

**表 1-6-3　骨髓瘤常用化疗方案**

| 方案 | 药物 | 一般剂量 | 用法 | 说明 |
| --- | --- | --- | --- | --- |
| MPT | 美法仑 | $4mg/(m^2 \cdot d)$ | 口服共 7 天 | 每 4 周 1 次,共半年 |
| | 泼尼松 | $40mg/(m^2 \cdot d)$ | 口服共 7 天 | |
| | 沙利度胺 | 100mg/d | 每天 1 次共半年 | |
| VAD | 长春新碱 | 0.4mg/d | 静脉注射共 4 天,维持 24h | 每 4 周重复给药 |
| | 阿霉素 | 10mg/d | 静脉注射共 4 天, 维持 24h | |
| | 地塞米松 | 40mg/d | 口服,1 ~ 4,9 ~ 12,17 ~ 20 天 | |
| DT-PACE | 地塞米松 | 40mg/d | 口服,1 ~ 4 天 | |
| | 沙利度胺 | 100mg/d | 口服,连续 | |
| | 顺铂 | $10mg/(m^2 \cdot d)$ | 静脉注射共 4 天 | |
| | 阿霉素 | 10mg/d | 静脉注射共 4 天 | |
| | 环磷酰胺 | $400mg/m^2$ | 静脉注射共 4 天 | |
| | VP16 | $40mg/(m^2 . d)$ | 静脉注射共 4 天 | |

注:可用脂质体阿霉素代替阿霉素,20mg/d,共 2 天。

（四）免疫治疗

免疫治疗主要包括细胞因子疗法（如 α-干扰素、IL-2）、单克隆抗体疗法（抗 IL-6 单抗、抗 CD20 嵌合体单抗 Rituximab）、过继免疫疗法、独特性疫苗疗法等。IFN-α 用法为（3 ~ 5）× $10^6$U/次，皮下注射，每周 3 次，3 ~ 6 个月。现作为维持治疗用药二线选择，已被沙利度胺替代。

（五）造血干细胞移植

化疗尚无法治愈 MM，因此，在 MM 完全缓解期应考虑行造血干细胞移植。如考虑做自体骨髓移植的患者，在诱导缓解期要注意避免使用美法仑等药物，可造成对造血干细胞的损害。年龄在 55 岁以下者如有合适造血干细胞供者，可行异基因造血干细胞移植，无合适供者或年龄较大者可行自体骨髓或外周血造血干细胞移植。

（六）放射治疗

放射治疗适用于不宜手术切除的孤立性浆细胞瘤和髓外浆细胞瘤的治疗（剂量为 3000 ~ 5400cGy）；放射治疗也是减轻骨痛的有效治疗方法（剂量为 1500cGy）。目前放射治疗主要被作为造血干细胞移植前的预处理措施之一。

（七）手术治疗

当胸椎或腰椎发生溶骨性病变时患者卧床不起，或已经发生压缩性骨折而致截瘫时，可行病椎切除术、人工椎体置换术；成功的手术可提高患者的生存质量。

**【疗效标准】**

根据多发性骨髓瘤国际统一疗效标准（IMWG 标准，2006 年），疗效评估包括：

1. 严格的完全缓解（stringent CR, sCR）：在 CR 的基础上，血清游离轻链（sFLC）比值正常及免疫组化证实骨髓中无单克隆浆细胞。

2. 完全缓解（CR）：血和尿免疫固定电泳阴性，无浆细胞瘤和骨髓中浆细胞<5%。

非常好的部分缓解（VGPR）：常规蛋白电泳不能检出 M 蛋

白,但血/尿免疫固定电泳阳性;或血清 M 蛋白减低≥90%,及尿 M 蛋白<100mg/24h。

3. 部分缓解(PR):血清 M 蛋白降低 50%~89% 及 24h 尿轻链减少≥90%(或<200mg);若血尿 M 蛋白及血清 FLC 均不可测定,则 sFLC 之差≥50%;如血尿 M 蛋白及 sFLC 均不可测定,则骨髓中浆细胞下降≥50%(须浆细胞基线≥30%)。上述任何一项须同时满足浆细胞瘤缩小≥50%。

4. 疾病稳定(SD):不符合 CR、VGPR、PR 及疾病进展标准。

5. 疾病进展(PD):满足以下一项:与基线值比较,M 蛋白升高≥25%(绝对值升高≥5g/L);24h 尿 M 成分升高≥25%(绝对值升高≥200mg);如血尿 M 蛋白不可测定,sFLC 之差≥25%(绝对值升高>10mg/dl);骨髓中浆细胞增多≥25%(绝对值升高>10%);新出现浆细胞瘤、溶骨性病变,或浆细胞瘤增大,溶骨性病变增多;出现与浆细胞增殖相关的高钙血症(>2.65mmol/L)。

6. 完全缓解后复发:确认血或尿中 M 蛋白再次出现;骨髓浆细胞>5%;发生了新的溶骨性病变或软组织的浆细胞瘤,残留骨骼病变的大小明确增加;出现高钙血症。

7. 临床复发:表现为肿瘤负荷增加和(或)出现终末器官功能不全(CRAB)。满足以下一项:出现新的浆细胞瘤或骨质损害;原有浆细胞瘤或骨质损害增加:长径×宽径增加 50%(长径、宽径增加至少 1cm);高钙血症>2.875mmol/L;Hb 降低≥20g/L;血肌酐升高≥177μmol/L。

## 【预后】

骨髓瘤出现典型症状后的自然病程为 6~12 个月,有效的化疗可明显延长病程。与本病预后有关的因素有:临床分期、免疫球蛋白分型、浆细胞分化程度、血清 $\beta_2$-微球蛋白水平、血清乳酸脱氢酶水平和浆细胞标记指数(PCLI),细胞遗传学和 sFLC 比值。一般而言,ⅢB 期、IgA 型、浆细胞分化不良、$\beta_2$-微球蛋白水平和血清乳酸脱氢酶水平高、PCLI>1.0,$17p^-$,t(4;14),t(14;16)染色体异常,高比值 sFLC 的患者预后较差。导致患者死亡的主要原因是感染、肾功能衰竭或多器官功能衰竭。约有5%患者转变为急性浆细胞性白血病,或其他亚型急性白血病。

(汤　屹)

## 二、重　链　病

重链病(heavy-chain diseases)是一种少见的恶性浆细胞病,其特征是单克隆恶性增殖的浆细胞合成并分泌不完整单克隆免疫球蛋白,即仅有重链而轻链缺如。根据结构的不同,重链分为5种γ、α、μ、δ和ε,分属IgG、IgA、IgM、IgD、IgE免疫球蛋白的重链,故从理论上而言,应有5种重链病,但迄今仅发现4种,尚未见ε重链病的病例报道。

**【诊断要点】**

(一)临床表现

1. α重链病:是最常见的重链病,好发于中、青年人,临床主要表现为肠道吸收不良、慢性腹泻、腹痛及进行性消耗。发热少见,病程后期可出现肠梗阻、肠穿孔,病程中症状可出现自发缓解或加重,浅表淋巴结及肝脾大不常见。因症状主要在肠道,故又称为免疫增生性小肠疾病(immuno-proliferative small intestinal disease, IPSID)。

2. γ重链病:可发生于各年龄组,常有发热、乏力、淋巴结和脾大,肝大少见,咽腭部水肿及红斑是本病特征之一,此系咽部Waldeyer环淋巴组织受累之故。严重咽腭部水肿可引起呼吸困难。此外,约有1/4病例伴发于自身免疫性疾病。

3. μ重链病:较少见,患者多为中年或老年人,常有显著的肝脾大及淋巴结肿大。μ重链病常伴发于B淋巴细胞增殖性疾病(如CLL、淋巴瘤、MM等),故有这些疾病的临床表现。

4. δ重链病:国际上至今仅有1例报道,患者为一老年男性,有溶骨性病变及肾功能不全,骨髓中有恶性浆细胞浸润,患者最后死于肾功能衰竭。

（二）实验室检查

1. 血象和骨髓象：由于病变不常累及骨髓，所以血象和骨髓象可正常。若受累，可表现为贫血、白细胞与血小板减少。伴慢性淋巴细胞白血病者，白细胞可增高。血片可见异常淋巴细胞或浆细胞，骨髓中浆细胞或淋巴样浆细胞增多。

2. 血清蛋白电泳：α 重链病可在 β 和 $\alpha_2$ 区间出现一宽峰，而非一典型窄底高峰 M 成分。γ 重链病异常电泳带出现于 $\beta_1$ 和 $\beta_2$ 区。μ 重链病通常难以发现异常电泳带。

3. 血清免疫蛋白电泳：用单价抗重链血清（如抗 γ 血清、抗 α 血清、抗 μ 血清、抗 δ 血清）证实有关单克隆重链，而轻链缺如。

4. 尿内可检出重链蛋白。

5. 部分 α 重链病患者可有染色体 14q32 基因重排，少数 α 重链患者血清可呈 Coombs（+）。

【治疗】

1. α 重链病：尚未发现淋巴瘤证据的患者，应首先抗感染治疗，若 3 个月内不见效，或患者已有免疫增殖性小肠疾病或伴有淋巴瘤，应采用化疗，化疗方案与治疗淋巴瘤相同，晚期患者也可考虑自体造血干细胞移植。

2. γ 重链病：无症状可随访观察。对出现症状者可予以化疗，当咽部 Waldeyer 环受累时可加用局部放射治疗。

3. μ 重链病：本身无特殊治疗措施，治疗重点主要是针对所伴发的淋巴细胞恶性增殖性疾病。

【预后】

不同患者预后差别很大，一般而言病程早期若未伴发其他恶性疾病，预后相对较好，病程晚期或伴发淋巴瘤等恶性疾病者预后差。

（汤　屹）

## 三、原发性巨球蛋白血症

原发性巨球蛋白血症(primary macroglobulinemia)是某一产生 IgM 的 B 细胞克隆性恶性增殖性疾病,因该病首先被瑞典学者 Waldenstrom 描述,故又称 Waldenstrom 巨球蛋白血症(Waldenstrom's macroglobulinemia,WM)。WHO 分类中将 WM 与淋巴浆细胞淋巴瘤(LPL)列为 WM/LPL 一类疾病,因此,WM 是淋巴瘤的一种亚型。发病率是 MM 的 1/3,发病年龄多在 50 岁以上;临床表现为异常细胞对脏器浸润破坏并分泌大量单克隆免疫球蛋白 IgM 所引起的一系列症状,如贫血、出血、高黏滞综合征等。

**【病因】**

未明。部分患者有家族史,提示发病可能与遗传因素有关。

**【病理生理】**

肿瘤性 B 细胞分泌 IgM,主要分布在血管内,使血液黏滞度升高,降低微循环中氧供,导致高黏滞综合征。此外,还可发生脑白质病,外周神经脱髓鞘。异常单克隆 IgM 蛋白覆盖于血小板表面或结合凝血因子致出血或凝血功能障碍。

**【诊断要点】**

(一) 临床表现

本病起病缓慢,早期常主诉乏力、虚弱、体重减轻,随着病情进展可出现贫血、出血、发热,肝、脾和淋巴结肿大;本病很少有溶骨性病变,这是与 IgM 型 MM 的重要鉴别点之一。本病主要表现如下。

1. 异常细胞浸润引起的症状常见贫血,肝、脾和淋巴结肿大,此外小肠及肠系膜淋巴结受到浸润时可以出现腹泻,中枢神经系统受浸润可引起相应的神经系统症状。

2. 单克隆 IgM 蛋白引起的症状

(1) 高黏滞综合征:90% 患者有血黏度增高,影响血液循环及毛细血管的灌注。轻者有头痛、头昏、眩晕,重者因脑血管栓塞致嗜睡、昏迷、不同程度的瘫痪。此外尚有耳聋、视力减退、视网膜静脉迂曲扩张、周围神经炎和肌病症状。由于血浆黏度增高,引起代偿性血容量增加,严重者可发生心力衰竭。

(2)冷球蛋白血症:系单克隆 IgM 在低温条件下发生可逆性冷沉淀或与多克隆 IgG 形成免疫复合物发生冷凝集反应所致,表现为遇冷时出现肢端青紫,皮肤呈网状青斑或大理石色样改变,还可表现出雷诺现象和周围血管栓塞症状。

(3)出血倾向:由于发生免疫性血小板减少性紫癜,或血小板聚集功能减低,或凝血因子受抑制,常有出血倾向。出血部位以鼻、口腔黏膜和消化道常见,紫癜以下肢多见,如发生颅内出血则预后极差。

(4)继发感染:由于单克隆 IgM 大量形成,抑制正常抗体产生,患者容易感染。

(二)实验室检查

1. 血象:80% 的患者有贫血,呈正细胞正色素性贫血,白细胞和血小板可减少,外周血涂片中可见少量浆细胞样淋巴细胞。红细胞常呈缗钱状排列,血沉明显增快。

2. 骨髓象:骨髓增生活跃,浆细胞的数量<0.10;增生的异常淋巴细胞可表现为三种特殊形态:①小淋巴样细胞,直径为 6~10μm,核偏位,圆形或椭圆形,染色质深,成块状结构。②淋巴细胞样浆细胞,比小淋巴细胞大,直径 8~15μm,核占 1/2~4/5,偏位,染色质呈明显龟背状,胞质较浆细胞少,无核旁淡染区和空泡。③胞质脱落的退化细胞,特点是胞质灰蓝色,染色均匀,似已退化或呈泡沫状,有学者认为这种细胞为本病的典型骨髓象。

3. WM 的诊断需要骨髓活检,流式细胞仪和(或)细胞组织化学免疫分型的检测,其淋巴样浆细胞表面表达 CD19、CD20、CD22、CD25,还有 10% 的患者表达 CD5、CD10、CD23,后一部分需要与慢性淋巴细胞白血病和套细胞淋巴瘤鉴别。

4. 血清异常球蛋白:血清蛋白电泳在 β~γ 区间出现 M 蛋白成分。免疫电泳提示为 IgM>10g/L,且逐渐升高,有 κ 或 λ 链,κ 链约占 75%。约 80% 患者出现尿本周蛋白,但很少超过

2.0g/24h。部分患者冷球蛋白试验阳性。

5. 出、凝血异常：表现凝血时间（CT）、凝血酶原时间（PT）或活化部分凝血活酶时间（APTT）延长，狼疮抗凝物检测试验可阳性。血小板功能常常受损，引起出血时间延长，血块退缩不良等。

6. 其他：血清总蛋白升高，血液黏度增高；肾脏损害，肾小球损害比 MM 更常见，但肾功能不全较后者少见；淋巴结活检可发现淋巴样浆细胞浸润。骨 X 线检查很少发现溶骨性病变。

## 【鉴别诊断】

### （一）意义未明单克隆免疫球蛋白血症（MGUS）

MGUS 是指血清中出现单克隆免疫球蛋白，但无浆细胞病或其他相关疾病存在的一种病态，可持续多年而无临床表现；骨髓中浆细胞<0.10，单克隆免疫球蛋白水平 IgG<30g/L，IgA<15g/L，尿本周蛋白<1.0g/24h；IgM<3g/L，动态观察变化不大。

### （二）多发性骨髓瘤

本病尤其应与 IgM 型 MM 相鉴别，MM 患者骨髓中有大量异常原始、幼稚浆细胞，有溶骨样骨骼损害、高钙血症等典型的临床表现；MM 血和尿中可存在单克隆免疫球蛋白轻链。而重链病血和尿中检测不到。

### （三）慢性淋巴细胞性白血病（CLL）

外周血淋巴细胞绝对值>$5.0\times10^{9}$/L，这种淋巴细胞（主要是 B 细胞）CD10 阴性，形态上没有淋巴样浆细胞特征。

## 【治疗】

早期进展缓慢者可给予观察，定期随访，如出现贫血、出血倾向、高黏滞综合征、肾功能不全或神经系统症状时，应予以治疗。常用措施如下：

### （一）烷化剂

1. 苯丁酸氮芥（chlorambucil，leukeran，瘤可然 CB1348）：常作为首选药物，一般采用小剂量连续口服疗法；或者首次治疗 6～8mg/d，口服，连续 4 日，同时服用泼尼松 40～60mg/d；每 21～28 日重复 1 次，剂量根据血小板和白细胞计数，以及治疗反应来调整。

2. 环磷酰胺(CTX):50~150mg/d 或美法仑(melphalan)4~6mg/d 连续用药 1~2 周,以后改用原剂量的 1/3~1/2 维持治疗。注意定期复查血象。

(二) 核苷类似物

1. 氟达拉滨(fludarabine):是一种腺苷脱氨酶抑制剂,治疗本病疗效优于苯丁酸氮芥,用法:20~30mg/($m^2$·d)连用 5 日,静脉滴注 30 分钟。4 周为 1 个周期,共用 6 个周期。

2. 克拉屈滨(cladribine 或 2-chlorodeoxyadenosine,2-CDA):对新诊断或难治性患者可能有效,用法:0.1mg/(kg·d),静脉滴注,连续 7 日,有效率可达 54%。

(三) 血浆置换术

当高黏滞血症引起昏迷或瘫痪时,应立即行血浆置换术,短期内可控制症状,疗效确切。每次清除血浆 1.5~2L,每 2~3 天 1 次,共 2~3 次,应配合烷化剂治疗,以抑制单克隆 IgM 蛋白的产生。

(四) 单克隆抗体治疗

美罗华:抗 CD20 单抗,可与广泛表达在 WM 肿瘤细胞表面的 CD20 抗原结合。用法:375mg/$m^2$ 每周 1 次,静脉滴注,共 4 次。可与氟达拉滨等药物合用。

(五) 新药治疗

1. 沙利度胺:血管新生免疫调节剂,每日 50~100mg,可与地塞米松 40mg,每周 1 次联合。

2. 硼替佐米:用法可以参照 MM 的治疗方法。

(六) 对症处理

包括纠正贫血、控制出血、预防感染、保护肾功能等。

**【疗效标准】**

1. 完全缓解:血清中 M 蛋白成分消失,IgM 定量正常,临床症状和体征、骨髓象及血黏滞度均恢复正常。

2. 部分缓解:血清中单克隆 IgM 减少 50%,淋巴结缩小 50%,血黏滞度比治疗前降低 50%。

【预后】

本病进展较缓慢,患者可存活多年,但也可在2~4年内病情明显恶化,死于高黏滞血症、贫血、出血、栓塞或感染。某些患者晚期发生白血病或恶性淋巴瘤转化。

## 四、侵袭性NK细胞白血病

侵袭性NK细胞白血病(aggressive NK cell leukemia, ANKL)是大颗粒淋巴细胞白血病(large granular lymphocyte leukemia, LGLL)的一种。LGL胞体较一般淋巴细胞大,胞质较丰富,因含有多个粗大嗜苯胺蓝颗粒而得名,包含CD3-自然杀伤(NK)细胞和$CD3^{+}$T细胞两个细胞群,发生恶性克隆变,称为LGLL。

LGLL包括T细胞和NK细胞白血病,二者均包括惰性和侵袭性两种。侵袭性NK细胞白血病在亚洲裔人群高发,中位发病年龄为39岁,无性别差异,发病约占所有LGL增殖性疾病的10%。病情进展迅速,预后恶劣,中位生存时间仅58天。

【病因】

病因不清,但与EBV感染密切相关。

【病理】

主要累及外周血,骨髓,肝、脾、淋巴结,全身器官均可受累。外周血和骨髓大颗粒淋巴细胞(LGL)增多。骨髓肿瘤细胞呈巨块,局灶和微量浸润,伴有噬血细胞综合征,可见反应性组织细胞。淋巴结白血病细胞呈弥漫和片状增生,肿瘤细胞形态单一,核圆形或不规则,染色质致密,可见核仁,凋亡和坏死现象,伴有血管浸润。

【诊断要点】

1. 发热,肝、脾、淋巴结肿大,多累及外周血和骨髓。
2. 血象常呈三少,外周血淋巴细胞比例增高,多为LGL。
3. 骨髓象和活检均可见较多的大颗粒淋巴细胞。
4. 典型免疫表型:胞膜CD3(-),CD5(-),CD56(+),CD57(-),CD94(+),CD158(+),CD2(±)CD7(±)CD16(±),胞

质 CD3(+),MPO(-),CD19(-),CD20(-),TCR(-)IgH(-),免疫表型与结外 NK 细胞淋巴瘤,鼻型相同。

5. EBV 抗体阳性或原位杂交显示 EBV mRNA 阳性。

6. 没有特异性的细胞遗传学改变,较为常见的染色体异常为 del(6)(q21;q25)。

7. 排除其他 LGL 增殖性疾病。

【鉴别诊断】

1. 慢性 NK 细胞增生症:又称 NK 细胞大颗粒细胞增生症,不具有侵袭性,仅少数病例转化为侵袭性阶段。多数见于成人,仅表现为外周血中大颗粒淋巴细胞持续增高,无发热、肝、脾及淋巴结肿大等临床症状。大颗粒淋巴细胞的免疫表型为:CD2(+),胞膜 CD3(-),CD56、CD16 和 CD57(+),EBV(-),TCR 基因无重排,此种疾病是肿瘤性还是反应性尚无定论。

2. 侵袭性 T 细胞大颗粒淋巴细胞白血病(T-LGLL):中位发病年龄 41 岁。起病急,进展迅速,表现为持续高热,肝、脾、淋巴结肿大,淋巴细胞增多,不同程度的贫血和血小板减少。外周血 LGL>$0.5\times10^9$/L,一般>$10\times10^9$/L,免疫表型表现为 CD3(+)CD8(+)CD56(-),有单克隆性的 TCR 重排。

3. NK 前体细胞白血病/淋巴瘤:起源于 NK 前体细胞,肿瘤形态学呈淋巴母细胞形态。无系列特异性抗原表达,TCR/IgH 重排均为阴性。与 EBV 感染无相关性。其特异性标记为 CD94-1A,有助于确定 NK 细胞的起源和发育阶段。

4. 结外 NK/T 细胞淋巴瘤:属成熟 NK 细胞肿瘤。与 ANKL 有相同的免疫表型,也与 EBV 感染密切相关。但发病年龄较大,主要累及鼻咽部,还可以侵犯上呼吸道和上消化道,皮肤和睾丸的侵犯较 ANKL 更常见。有明显而特异性病理学特点,鼻型结外 NK/T 细胞淋巴瘤早期对放疗敏感,继以异基因造血干细胞移植可获得较长期生存,与 ANKL 预后相差较大。

【治疗】

尚无特效的治疗方法。ANKL 细胞表达 P-gp/MDR-1,作用底物包括长春新碱类及蒽环类药物,因而对上述药物产生耐药。甲氨蝶呤、异环磷酰胺、门冬酰胺酶不受上述耐药基因的影响。依托泊苷是治疗 EBV 感染相关的嗜血综合征有效药物。

1. 联合化疗：MTX 3.0g/$m^2$, d1；门冬酰胺酶 6000U/$m^2$, d2、4、6、8, 地塞米松 40mg/d, d1~4, 每月 1 次, 注意监测血常规、凝血功能、淀粉酶、血糖、肝功能, 以及进行四氢叶酸钙的解救。可用培门冬酰胺酶替代门冬酰胺酶, d4、16 各 1 次, 每次 3750U, 分三点肌肉注射。

或 SMILE 方案：地塞米松 40mg d2~4；MTX 2g/$m^2$, d1；IFO, 1.5g/$m^2$, d2~4；门冬酰胺酶 6000U/$m^2$, d8、10、12、14、16、18、20；Vp16, 100mg/$m^2$, d2~4。监测项目同前。可用培门冬酰胺酶替代左旋门冬酰胺酶, d8 使用 3750U, 分三点肌内注射。

2. 造血干细胞移植：可于强烈化疗后试用。

【预后】

病情进展迅速, 中位生存期小于 2 个月, 预后极差。

（汤　屹）

# 第七章　骨髓增殖性疾病

经典的BCR/ABL阴性的慢性骨髓增殖性肿瘤(myeloproliferative neoplasm,MPN),包括真性红细胞增多症(polycythemia vera,PV)、原发性血小板增多症(primary thrombocythemia,ET)、原发性骨髓纤维化(primary myelofibrosis,PMF),是一组起源于多能造血干细胞的恶性肿瘤增殖性疾病,表现为髓系细胞一系或多系的过度增殖,进而外周血粒细胞、红细胞、血小板一系或多系增多,有形成动静脉血栓、髓外造血、骨髓纤维化及转化为急性白血病的趋势。

## 一、真性红细胞增多症

真性红细胞增多症(polycythemia vera, PV)是一种以红系细胞克隆性异常增殖为主的慢性骨髓增殖性疾病。临床特点是起病缓慢、病程长、皮肤黏膜红紫、肝脾大伴血管与神经系统症状,红细胞明显增多、全血容量增多,常伴有白细胞总数及血小板增多。

**【诊断要点】**

(一) 症状

(1) 血管与神经系统表现:因血总容量和红细胞容量增多、血液黏滞度增高,导致全身各脏器血流缓慢、组织缺氧,出现头痛、头晕、眩晕、耳鸣、肢体麻木,重者复视、视物模糊。

(2) 血栓形成、栓塞或静脉炎:最常见于四肢、脑及冠状血管,严重者可出现瘫痪症状。

(3) 出血倾向:由于血管充血,内膜损伤及血小板质和量的异常可引起出血。以皮肤瘀斑、牙龈出血最常见,有时可见创伤或手术后出血不止。

(4) 皮肤瘙痒及消化性溃疡:与嗜碱粒细胞增多并释放组

胺对皮肤、胃腺壁细胞刺激有关。

(5) 高尿酸血症:可产生继发性痛风、肾结石及肾功能损害。

(6) 约半数病例伴有高血压,如脾脏不大称之为 Gaisbock 综合征。

(二) 体征

皮肤、黏膜显著红紫色,尤以面颊、唇、耳、鼻尖、眼结膜、四肢末端(指、趾及大小鱼际)为甚。大多数患者有脾大,可发生脾梗死,引起脾周围炎。约 2/3 患者有肝大,后期可导致肝硬化,称 Mosse 综合征。

(三) 实验室检查

(1) 血象:红细胞计数男性≥$6.5\times10^{12}$/L,女性≥$6.0\times10^{12}$/L;血红蛋白男性≥180g/L,女性≥170g/L;血细胞比容(hematocrit,HCT)男性≥0.54,女性≥0.50。部分病例白细胞增多,粒细胞核左移,偶见中晚幼粒细胞。中性粒细胞碱性磷酸酶(NAP)积分增高。半数病例血小板增高>$400\times10^{9}$/L,伴功能异常。

(2) 红细胞容量增多:红细胞容量绝对值(放射性核 51Cr 标记红细胞测定法)增加,男性>39ml/kg, 女性>27ml/kg[正常值:男性(31.6±3.5)ml/kg,女性(23.7±1.6)ml/kg]。

(3) 血液理化检查:血液色深而稠,比重增高,为 1.075 ~ 1.080,全血黏度比正常高 5 ~ 8 倍。

(4) 骨髓涂片:增生程度多为活跃或明显活跃,粒、红、巨核细胞三系均增生,尤以红系为甚,铁染色显示细胞内外铁减少或缺失,骨髓活检可显示脂肪组织被造血细胞替代,有网状纤维增生和或骨髓纤维化。

(5) 骨髓细胞有 JAK2V617F 融合基因或类似突变。

(6) 其他:多数患者血尿酸增加,血清维生素 $B_{12}$ 及未饱和维生素 $B_{12}$ 结合力增加。血清铁降低。血和尿中红细胞生成素减少。动脉血氧饱和度在正常范围。约 2/3 患者有高组胺血和高组胺尿症,血清溶菌酶明显增加。

(四) 诊断标准(WHO 2008)

真性红细胞增多症的诊断标准:

主要标准：

(1) Hgb>18.5g/dl(男)，>16.5g/dl(女)，或 Hgb 或 Hct>相应年龄、性别或居住纬度的参考范围的第 99 百分位，或 Hgb >17g/dl(男)，>15g/dl(女)，Hgb 较基础水平持续增加不小于 2g/dl 且不能用缺铁纠正解释。或红细胞容量高于平均正常预测值的 25%。

(2) 有 JAK2V617F 或类似突变。

次要标准：

(1) 骨髓活检显示与对应年龄相比的三系高增生(全髓系增生)，红系、粒系和巨核系显著增生。

(2) 血清 EPO 水平低于正常。

(3) 体外内源性红系集落生长。

诊断要求满足 2 个主要标准和 1 个次要标准或主要标准的第 1 条与 2 个次要标准。

**【鉴别诊断】**

本病需与继发性红细胞增多症鉴别(表 1-7-1)。

**表 1-7-1 真性红细胞增多症与继发性红细胞增多症的鉴别要点**

| 红细胞增多症 | 真性 | 继发性 | 相对性 |
|---|---|---|---|
| 红细胞容量 | 增加 | 增加 | 正常 |
| 血容量 | 增加 | 正常或增加 | 减少 |
| 脾大 | 有 | 无 | 无 |
| 动脉血氧饱和度 | 正常 | 减低或正常 | 正常 |
| 白细胞增多 | 有 | 无 | 无 |
| 血小板增多 | 有 | 无 | 无 |
| 骨髓涂片检查 | 全血细胞增生 | 红系增生或正常 | 正常 |
| NAP 活性 | 增高 | 正常 | 正常 |
| EPO | 减低 | 增多 | 正常 |
| 血清铁或骨髓细胞外铁 | 减低 | 正常 | 正常 |
| JAK2V617F 突变 | 阳性 | 阴性 | 阴性 |

【治疗】

本症治疗目的是尽快使红细胞容量及全血容量接近正常，抑制骨髓造血功能，从而缓解病情，减少并发症。

（一）静脉放血

此法可在较短时间内降低血容量，减轻症状，但不能控制白细胞和血小板增多，在放血后甚至有引起红细胞及血小板反跳性增高的可能。每隔 3～7 日放血 200～400ml，直至血细胞比容在 0.50 以下，红细胞数在 $6.0\times10^{12}/L$ 以下。对老年人和有心脑血管疾病者，放血后还有诱发血栓形成的可能，故要慎重，一次放血不宜超过 200～300ml，每周 1 次。目前还可应用血细胞分离机单采去除大量红细胞，但应补充与单采等容积的晶体和适量的胶体，以保持血容量并降低血黏滞度，降低单采后血栓形成的危险性。此外，应注意反复多次放血或单采红细胞有加重缺铁的倾向。

（二）化学治疗

1. 羟基脲(hydroxyurea)：是一种骨髓抑制剂，可通过抑制胸腺嘧啶脱氧核苷掺入 DNA，从而抑制 DNA 的合成。每日剂量为 15～20mg/kg，或 1.0～1.5g，每日 2 次服用，但需定期观测血象，并调整剂量使白细胞维持在 $(3.5\sim5)\times10^9/L$，维持剂量为 0.5～1.0g/d。主要不良反应有胃肠道反应和口腔溃疡。

2. 烷化剂：常用的有环磷酰胺(cyclophosphamide, CTX)、白消安(Busulfan)等，有效率 80%～85%，缓解时间长，引起白血病的可能性较放射性核素少。用法：开始剂量 CTX 100～150mg/d，白消安 4～6mg/d，缓解后停用 4 周，再予以维持量，环磷酰胺每日 50mg，白消安每日或隔日 2mg。

3. 三尖杉碱(harringtonine)：2～4mg 加入 5% 葡萄糖液 250ml 中静脉滴注，每日 1 次，连用 5 天，间歇 3～4 周 1 次，2～3 个周期后改羟基脲维持。注意三尖杉碱对心脏的毒副作用。以上化疗药物用量过大或时间过长易引起骨髓抑制，在用药过程中应定期检查血象。

（三）放射性核素治疗

$^{32}P$ 的 β 射线能抑制细胞核分裂，使细胞数降低。初次口

服剂量为(11.1～14.8)×$10^7$ Bq,约6周后红细胞数开始下降,3～4月接近正常,75%～80%有效。如果3个月病情未缓解可再给药1次。缓解时间可达2～3年。因应用$^{32}$P治疗有转变为白血病的危险,故近年较少应用。

(四) IFN-α

有抑制细胞增殖作用,剂量为300万U/$m^2$,每周3次,皮下注射,或300万U/d,每周5次,可连续6～9个月,使Hb在130～150g/L。

**【预后】**

如无严重并发症,病程发展缓慢,患者可存活10年以上。病程进展分为三期:①红细胞及血红蛋白增多期,可持续数年。②骨髓纤维化期,通常在诊断后5～13年发生。③贫血期,有巨脾、髓样化生和全血细胞减少,个别病例可演变为急性白血病。并发症以出血、血栓形成和栓塞多见,且常是主要死因。

(孟　力)

## 二、原发性血小板增多症

原发性血小板增多症(primary thrombocythemia,ET)也称出血性血小板增多症(hemorrhagic thrombocythemia),是指以巨核细胞系列增生为主的骨髓增殖性疾病。其特征为血小板显著增多,功能异常,并伴有出血倾向或血栓形成及脾大。

**【诊断要点】**

(一) 临床表现

本病起病缓慢,临床表现不一。症状轻者可仅表现为疲乏、无力,偶尔发现血小板增多或脾大而被确诊。脾大常见,一般为轻至中度肿大,部分病例有肝大。发热、出汗、体重减轻十分少见。典型症状为出血和血栓形成。

1. 出血以鼻、牙龈及消化道黏膜自发性出血较常见,皮肤出血大多表现为瘀斑。此外,泌尿道、呼吸道等部位也可发生出血。偶可发生脑出血,并导致死亡。部分患者因外伤、手术后异常出血而被发现。

2. 血栓形成:脾静脉、肠系膜静脉及下肢深浅静脉为好发部位。肠系膜血管血栓形成可致呕吐、腹痛及腹部压痛。下肢血管栓塞后,可表现为肢体麻木、疼痛、甚至坏疽。也可出现红斑性肢痛病、间歇性跛行等特征表现。肺、肾、肾上腺或脑内血管也可发生栓塞,并出现相应症状,严重者可成为致死原因。

(二) 实验室检查

1. 血象:①血小板计数多大于 $450\times10^9/L$。血小板形态一般正常,有时可见巨大型、小型或畸形血小板,且常聚集成堆,偶可见到巨核细胞碎片或裸核。②白细胞计数可正常或轻度升高,一般不超过 $50\times10^9/L$。分类以中性分叶核粒细胞为主,偶见幼粒细胞。③少数患者因失血呈低色素性贫血。

2. 骨髓象:各系有核细胞增生活跃或明显活跃,以巨核细胞增生为主,原始及幼稚巨核细胞均增多,常见巨大型巨核细胞,并有大量血小板碎片。

3. 骨髓细胞:JAK2V617F 融合基因阳性或类似突变。

4. 出凝血试验:出血时间(BT)一般正常,也可延长;凝血酶原消耗时间缩短,血块退缩时间缩短或收缩不良。血小板黏附功能、肾上腺素和 ADP 诱导的血小板聚集功能均降低,但对胶原聚集反应一般正常。凝血酶原时间(PT)和活化的部分凝血活酶时间(APTT)正常或延长。

(三) 诊断标准(WHO 2008)

原发性血小板增多症的诊断

1. 血小板计数:持续 $\geq450\times10^9/L$。

2. 骨髓活检标本:显示主要为巨核系增生, 体积增大且成熟的巨核细胞数增多; 中性粒细胞和红系生成无显著增加或左移。

3. 不满足 WHO 诊断 PV、PMF、CML、MDS 或其他髓系肿瘤的标准。

4. 证实有 JAK2V 617F 或其他克隆标志或无反应性血小板增多的证据。

诊断要求满足全部4项标准:在检查期间,要求在有血清铁蛋白降低时,补充铁剂治疗不能使血红蛋白水平增加至真性红细胞增多症的范围。真性红细胞增多症的排除依靠血红蛋白和血细胞比容的水平;要求无相应的网状纤维化,胶原纤维化,外周血幼红、幼粒细胞血症或就对应年龄来说显著增高的骨髓增生,伴有PMF典型的巨核细胞形态变化,即巨核细胞体积小到大,核质比例异常和高嗜性,空泡或不规则折叠核和致密丛集;要求BCR-ABL阴性;要求无红系和粒系增生异常;反应性血小板增多的原因包括缺铁、脾切除、手术、感染、炎症、结缔组织病、转移癌和淋巴增殖性疾病。但是,只要符合前3条标准,伴有反应性血小板增多的疾病时并不排除ET的可能性。

【鉴别诊断】

1. 继发性血小板增多症:慢性炎症、急性感染性疾病恢复期、大出血后、脾切除后、溶血性贫血、恶性肿瘤等可引起继发性血小板增多症(表1-7-2)。

**表1-7-2 原发性血小板增多症与继发性血小板增多症的鉴别要点**

| 血小板增多症 | 原发性 | 继发性 |
|---|---|---|
| 病因 | 病因不明 | 继发于某种病理或生理因素 |
| 病程 | 持续性 | 常为暂时性 |
| 微血管栓塞和出血 | 常见 | 少见 |
| 脾肿大 | 常见 | 一般不大 |
| 血小板计数 | $>450\times10^9/L$ | $<450\times10^9/L$ |
| 血小板形态与功能 | 异常 | 正常 |
| 白细胞增多 | 常见 | 不一定 |
| 骨髓细胞学 | 骨髓巨核细胞显著增多并可见幼稚巨核细胞轻度增多 | 未见 |
| JAK2V617F或其他克隆性突变 | 阳性(50%) | 阴性 |

2. 其他骨髓增殖性疾病慢性粒细胞性白血病(CML)、真性红细胞增多症(PV)和骨髓纤维化(MF)等疾病皆可伴有血小板增多。但 PV 以红细胞增多为突出表现;CML 以粒细胞系列增生为主,外周血中白细胞显著增多,出现幼稚粒细胞,NAP 积分明显减低,骨髓象也以粒细胞系增生为主,可检测到 Ph 染色体或 BCR/ABL 基因重排,外周血嗜碱粒细胞不同程度增高;MF 患者外周血中可见到幼粒、幼红细胞,红细胞大小不等,可见到较多泪滴样红细胞,骨髓穿刺大多干抽,骨髓活检有纤维化表现。

【治疗】

治疗的目的在于降低血小板数目至正常或接近正常,以预防血栓和出血的发生。

(一) 降低血小板的药物

1. 羟基脲:首选,剂量为 15 ~20mg/(kg · d),分 2 次口服。目的是减少血小板至 $400\times10^9$/L,白细胞不低于 $3\times10^9$/L。

2. IFN-α:抑制巨核细胞的生成及缩短血小板的生成期。用法:(3 ~5)$\times10^6$U/次,皮下注射,每周 3 次。

3. 其他化疗药物:① 白消安(4 ~6mg/d)。② 环磷酰胺(100 ~200mg/d)。③美法仑(4 ~6mg/d)。④苯丁酸氮芥 0. 1 ~0. 15mg/(kg · d)。待血小板下降、症状缓解后可停药,复发时再用,也有学者主张维持治疗。

(二) 放射性核素($^{32}$P)

效果佳,见效快。初次剂量为 0. 08 ~0. 11MBq,必要时 3 个月后重复给药。因存在诱发白血病的可能,故目前一般不主张应用。

(三) 血小板去除术

可使血小板数迅速下降,用于急性和危及生命的出血或血栓形成患者,如急性胃肠出血的老年患者,分娩前和手术前准备,也可用于骨髓抑制性药物无效时。

(四) 抗血小板聚集的药物

(1) 拜阿司匹林:用药指征为血小板计数在>$600\times10^9$/L,有血栓形成倾向者,有出血史、血小板计数升高不明显者应慎用。应用剂量100mg/d。

(2) 双嘧达莫:成人剂量为200～400mg/d,分3～4次口服。

(3) 氯吡格雷:75mg/d。

(五) 溶栓治疗

若已有血栓形成,应早期应用纤溶酶激活剂(如尿激酶)进行溶栓治疗。但应注意其严重出血的不良反应。

**【预后】**

大多进展缓慢,多年保持良性过程。部分病例有血栓形成及反复出血预后较差,约10%患者可转化为其他类型骨髓增殖性疾病。

(孟　力)

## 三、原发性骨髓纤维化症

骨髓纤维化(myelofibrosis)根据其起病的缓急和病程的长短分为慢性和急性两类。依据其原因的不明和相对明确分为原发性和继发性;临床上最多见的是原发性慢性骨髓纤维化(简称原发性骨髓纤维化);这也是以下要介绍的内容。原发性骨髓纤维化症(idiopathic myelofibrosis,IMF)为原因不明的骨髓弥漫性纤维组织增生症,常伴有髓外造血,主要在脾,其次在肝、淋巴结等。临床多表现为脾脏显著增大、贫血、外周血中出现幼粒、幼红细胞,骨髓穿刺常干抽以及不同程度的骨质硬化。

**【诊断要点】**

(一) 症状

起病缓慢,多见于中老年人,约30%的患者确诊时无自觉症状。

1. 早期可分为两大类:①代谢亢进症状:乏力、低热、盗汗、体重减轻等。②腹胀、胃纳减退、左上腹或中上腹饱胀,脾大压迫症状。

2. 进展期和晚期：①心悸、气促、出血、骨痛等。②巨脾引起的上腹部或全腹明显饱胀或肿块下坠感；合并脾周围炎或脾梗死时可出现脾区持续疼痛甚至剧痛。③血栓形成严重者可致死。

（二）体征

巨脾是本病特征，质地坚硬、表面光滑无触痛。部分病例合并轻中度肝大，甚至门静脉高压症状。

（三）实验室检查

1. 血象：有正细胞正色素性贫血，晚期显著，红细胞形态大小不一、有畸形，常出现泪滴状红细胞。白细胞计数增高一般为$(10\sim20)\times10^9/L$，很少超过$50\times10^9/L$；约70%患者出现幼粒、幼红细胞是本病特征之一。可见巨核细胞碎片和巨型血小板，血小板功能异常。网织红细胞为0.02～0.05。

2. 骨髓检查：因骨质硬化，骨髓穿刺时易出现“干抽”现象。骨髓早期增生活跃，后期显示增生低下；但如果转变为急性白血病时，骨髓的原始细胞则显著增多。骨髓活检可显示非均匀一致的纤维组织增生，占1/3以上，是确诊本病的重要依据。

3. 生化及染色体检查：血清尿酸、乳酸脱氢酶水平常升高。组织化学染色约70%病例NAP活性增高。Ph染色体阴性，但可发现其他染色体异常，最常见的是del(13q)、del(20q)及1号染色体三体性。

4. X线检查：约半数病例有骨质硬化征象。典型的X线表现是骨质致密度呈不均匀增加，并伴有斑点状透亮区形成所谓的“毛玻璃现象”。还可见到骨小梁变粗或模糊、骨髓腔狭窄、新骨形成及骨膜不规则增厚等。病变好发于胸骨、肋骨、脊柱或骨盆。病变范围一般不超过肘、膝关节的远端，颅骨受累极少见。

5. 放射性核素骨髓扫描：放射性胶体颗粒进入血液后经肝、脾和骨髓的单核巨噬细胞吞噬而成像；在正常和大多数病理情况下，单核巨噬细胞与红系造血细胞分布基本一致，因此，通过观察单核巨噬细胞的分布可间接了解红骨髓的分布情况；常用的放射性胶体颗粒有$^{99m}$Tc-硫胶体、$^{99m}$Tc-植酸钠、$^{59}$Fe、$^{111}$In-氰化铟等。在骨髓纤维化患者，脾及肝脏等髓外造血部位可见放射性浓集区，躯干和长骨近端则不显影。

（四）诊断标准（WHO 2008）

原发骨髓纤维化的诊断标准：

主要标准：

(1) 有巨核细胞增生和非典型性巨核细胞存在，通常伴有网硬蛋白和(或)胶原纤维化，或在缺乏显著网硬蛋白纤维化时，巨核细胞的改变必定伴有增加的骨髓细胞增生，且以粒系增生增加和常有红系增生减低为特点(即纤维化前细胞期病变)。

(2) 不满足 WHO 诊断 PV、CML、MDS 或其他髓系肿瘤的标准。

(3) 证实有 JAK2V617F 或其他克隆标志，或在缺乏克隆标志的情况下，没有潜在的炎症或其他肿瘤性疾病所致骨髓纤维化的证据。

次要标准：

(1) 幼红、幼粒细胞血症。

(2) 血清乳酸脱氢酶水平增高。

(3) 贫血。

(4) 脾脏可触及。

确诊要求满足 3 项主要标准和 2 项次要标准：巨核细胞体积小到大，核/质比例异常，多嗜性、空泡或核不规则折叠和致密丛集；要求在有血清铁蛋白降低时，补充铁剂治疗不能使血红蛋白水平增加至真性红细胞增多症的范围。真性红细胞增多症的排除依靠血红蛋白和血细胞比容的水平，不要求进行 RCM 测定；要求 BCR- ABL 阴性；要求无红系和粒系增生异常；继发于感染、自身免疫病或其他慢性炎症性疾病、毛细胞白血病或其他淋巴系肿瘤、转移癌或中毒性(慢性) 骨髓病变。应注意，伴有致反应性骨髓纤维化疾病的患者并不排除发生原发性骨髓纤维化的可能，对此种病例，如其他标准均能满足，仍应考虑原发性骨髓纤维化的诊断。

【鉴别诊断】

1. 慢性粒细胞白血病（CML）：白细胞计数常明显升高，NAP 活性降低，Ph 染色体阳性，存在 BCR/ABL 基因重排。骨髓活检及骨骼 X 线检查有助于鉴别。

2. 继发性骨髓纤维化：慢性原发性骨髓纤维化需和各种原因引起的骨髓纤维化特别是恶性肿瘤骨髓转移、骨髓瘤、淋巴瘤等相鉴别，主要鉴别点在于查找原发灶，骨髓活检找癌细胞。X 线表现为癌肿引起的骨硬化范围小，且不对称，并有显著的溶骨性改变等。

3. 急性骨髓纤维化（AMF）：临床进展迅速，脏器浸润少，外周血常呈全血细胞减少，无泪滴状红细胞，但伴少量原始细胞；骨髓穿刺常呈“干抽”，骨髓象呈增生低下，可伴少量原始细胞。骨髓活检显示为原始细胞浸润伴明显纤维化。化疗效果差，常于短期内死亡。经骨髓组织化学染色及免疫表型或组化染色检查已确定骨髓中原始细胞系巨核细胞来源，故目前已正式定名为急性巨核细胞性白血病（AML-M7 型）。

4. 各种原因引起的巨脾：慢性骨髓纤维化常有巨脾，部分病例外周血细胞减少，但不出现幼粒、幼红细胞，故易误诊为肝病合并肝硬化、肝纤维化并脾功能亢进，或诊断为原因不明的巨脾，甚至做了脾切除术。因此，对中年以上巨脾患者，应反复检查外周血象有无幼稚细胞，同时应及时行骨髓穿刺及活检以明确诊断。食管钡餐造影及腹部 B 超有助于与门脉性肝硬化的鉴别。

【治疗】

目前临床尚缺乏阻止病情进展的有效措施。治疗目的在于改善骨髓造血功能、减轻贫血、出血及脾大引起的压迫症状。

（一）纠正贫血

1. 雄激素及蛋白同化激素：此类激素有促进幼红细胞分化、成熟及改善骨髓造血功能的作用。常用的雄激素为丙酸睾酮（testosterone propionate）50～100mg/次，肌内注射，每日或隔日 1 次。常用的蛋白同化激素有司坦唑醇（stanozolol，康力龙）2mg/次，口服，每日 2～3 次。安特尔 40mg/次，每天 2～3 次，口服。达那唑(danazol)200mg/次,口服,每日2~3次。上述各药均需服用3个月以上才见效,疗效与骨髓残余红髓生成红细胞的能力有关。各种蛋白同化激素的男性化作用较雄激素弱,但均有肝功能损害的不良反应。注意定期复查肝功能,如明显异常须停用。

2. 其他对严重贫血并出血者可予以成分输血;并发溶血时给予泼尼松40~60mg/d口服,病情稳定后逐渐减量。辅助治疗可用琥珀酸亚铁0.1g口服,每日3次,叶酸15~30mg/d及维生素$B_6$ 250 mg/d口服。此外尚可根据患者的病情进行辨证施治,予以一定的中药方剂治疗。

(二)减轻脾大

1. 化学疗法:适用于脾脏大,白细胞和血小板增多或正常患者,也适用于脾切除后肝脏大或血小板显著升高的患者。主要用羟基脲(hydroxyurea)或白消安治疗,羟基脲的剂量为0.5~1.0g/d,白消安为2~4mg/d,服用3~4周后改为维持量,每周2~3次,羟基脲的维持量为0.5mg/d,白消安的维持量为2mg/d。用药过程中一定要密切观察血象,如血细胞数下降太快则应停药或减量。

2. 脾区放射治疗:主要适用于脾脏显著肿大、脾区疼痛明显,而骨髓尚保持部分功能、外周血细胞减少不明显、曾用其他措施治疗无效或不适于其他措施的患者。脾区照射剂量应根据患者的耐受程度和疗效而定,每次0.15~1.00Gy,每周照射2~3次,总量0.15~6.50Gy,但疗效可能较短暂。

3. 脾切除:有争议。指征:①巨脾所致压迫症状明显,或脾梗死引起难以耐受的疼痛。②难治性溶血或需依赖大量的输血。③严重血小板减少,门脉高压尤其并发食管静脉曲张破裂出血。但切脾后肝脏常迅速增大,或血小板增多致血栓形成,约30%患者术后出现腹腔脓肿、腹腔内出血、全身严重感染等。因此,术前应慎重权衡利弊。

4. 部分脾栓塞术(partial splenic embolization,PSE):此术能使脾脏发生部分梗死,体积缩小,并可部分抑制脾功能,但治疗骨髓纤维化伴巨脾的疗效和并发症尚需病例积累以明确之。

（三）抑制骨髓巨核细胞增生或干扰胶原代谢的药物

1. 沙利度胺(thalidomide,反应停)：抑制血管增生,50mg/次,每天2次,口服。无明显周围神经炎等不良反应,可连续用药6～9个月。

2. 1,25-二羟基维生素D3：在体外可抑制巨核细胞增殖并能诱导粒细胞向单核细胞及巨核细胞转化,从而使胶原纤维形成减少。用法：0.25～0.5μg/d,1次,或维生素$D_3$ 30万U,肌内注射,每周1次,3～6个月部分患者可获疗效。应用时需注意测定钙、磷浓度,防止高血钙及低血磷。

3. IFN-α：通过抑制血小板衍生因子(PDGF),减少骨髓组织增生。剂量为300万～500万U/次,3次/周,肌内注射,需长期应用。

4. 造血干细胞移植：年龄40岁以下的急性骨髓纤维化患者,应早期行造血干细胞移植。但对慢性骨髓纤维化患者,移植效果尚待临床资料证实之。

**【预后】**

病程1～20年,肯定诊断后,中位数生存时间为5年。近20%患者可演变为急性白血病。死因多为感染、出血、充血性心力衰竭、急性白血病转化、脾切除术后并发症等。

（孟　力）

# 第八章　脾功能亢进

脾功能亢进(hypersplenism) 是指多种原因引起脾大和血细胞减少的综合征。脾切除后血象正常或接近正常,症状缓解。

【病因】

脾功能亢进可分为原发性和继发性两大类。

(一) 原发性脾功能亢进

此病发病原因不明。

(二) 继发性脾功能亢进

1. 感染性疾病:如传染性单核细胞增多症、感染性心内膜炎等急性感染性疾病,结核病、布氏菌病、病毒性肝炎、血吸虫病、黑热病、疟疾等慢性感染性疾病。

2. 充血性脾大:肝硬化、门静脉血栓、Budd-Chiari 综合征、充血性心力衰竭等。

3. 血液系统疾病和免疫性疾病:①溶血性贫血:遗传性球形红细胞增多症、海洋性贫血、镰状细胞贫血、自身免疫性溶血性贫血(AIHA)。②浸润性脾大:白血病、淋巴瘤、骨髓增殖性疾病及脂质贮积病、恶性组织细胞病及淀粉样变性等。③其他:系统性红斑狼疮、Felty 综合征、结节病、炎症性肉芽肿等。

4. 脾脏疾病:脾淋巴瘤、脾囊肿、脾动脉瘤及海绵状血管瘤等。

【发病机制】

1. 过分阻留和吞噬学说:过多的血细胞被病理性肿大的脾脏阻留。此外,脾功能亢进时,脾内单核-巨噬细胞系统过度活跃,破坏血细胞的功能加强,骨髓代偿性增生以补偿血细胞的丧失。

2. 体液(激素)学说:脾脏可产生过多的体液因素,不仅能抑制骨髓造血细胞的生成和成熟,同时也抑制骨髓内成熟血细胞的释放。

3. 自身免疫学说:脾脏内的单核-巨噬细胞发生异常的免疫反应,产生自身抗体破坏自身血细胞。

【诊断要点】

1. 脾功能亢进时脾脏几乎都肿大,对肋下未触及脾脏者可行B型超声波、CT、放射性核素显像等检查。脾肿大与脾功能亢进程度不一定成比例。

2. 外周血细胞减少:红细胞、白细胞或血小板可单一或同时减少。

3. 增生性骨髓象:大部分病例骨髓造血细胞增生,部分病例因周围血细胞大量被破坏,促使骨髓中成熟细胞释放过多造成类似成熟障碍现象。

4. 脾切除后可使周围血象和骨髓象恢复正常。

5. 放射性核素标记:$^{51}Cr$ 标记血小板或红细胞注入体内后,体表扫描可见脾区的$^{51}Cr$ 量大于肝脏2~3倍,提示标记的血小板或红细胞在脾内破坏或滞留过多。

【治疗】

1. 对继发性脾功能亢进患者,通过治疗原发病,有时可使脾缩小,脾功能亢进减轻。若无效而原发病许可,可考虑切脾。

2. 手术切脾指征:①脾大显著,造成明显压迫症状。②严重溶血性贫血。③血小板严重减少及出血症状。④自身免疫性白细胞减少并有反复感染史。⑤脾脏淀粉样变。但切脾后有引起继发性血小板增多症的危险,对卧床或老年患者有引起血栓并发症的危险。幼年患者切脾后易患血源性感染。故切脾应严格掌握适应证,术前应充分进行术前准备,如输血、预防感染等。

以下几种脾功能亢进症一般不宜做脾切除术:①骨髓骨硬化症。②慢性粒细胞白血病。③某些非血液系统疾患引起的脾功能亢进症,如严重的全身感染、黑热病、梅毒等。

3. 经皮非切除性脾脏栓塞术:适用于β-珠蛋白生成障碍性贫血、脾动脉瘤及门脉高压症等。

(孟　力)

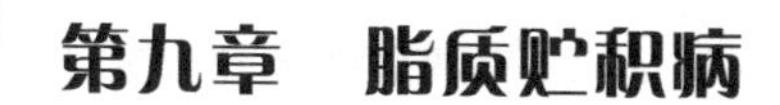

# 第九章　脂质贮积病

## 一、戈　谢　病

戈谢病(Gaucher's disease)即葡糖脑苷脂病,系由β-葡糖脑苷脂酶(β-glucocerebrosidase)缺乏或活力显著降低,引起类脂质代谢紊乱,导致葡糖脑苷脂在单核-巨噬细胞内大量蓄积所致。是一种家族性脂沉积症,为常染色体隐性遗传。

**【诊断要点】**

(一)临床表现

根据发病急缓、内脏受累程度及有无中枢神经系统症状将其分为3型:

1. 慢性型(Ⅰ型):又称成人型,病程较缓慢,贫血和脾大,肝大,皮肤呈棕黄色斑,可有骨与关节疼痛,双眼球结膜可出现对称性棕黄色楔形斑块。

2. 急性型(Ⅱ型):多在1岁内起病,迅速进行性贫血,伴肝脾大和神经系统症状。

3. 亚急性型(Ⅲ型):又称幼年型,病情进展介于上两型之间。神经系统表现常见。

(二)实验室检查

1. 血象:轻度至中度正细胞正色素性贫血,血小板减少,淋巴细胞相对增多。

2. 骨髓涂片或淋巴结、肝脾活检,找到戈谢细胞是诊断的主要依据。该细胞胞体大、胞核小、偏位,胞质丰富,内含条纹似洋葱皮样分布的细胞。戈谢细胞PAS和ACP染色呈强阳性。电镜下可见胞质中有特异性的管状脑苷脂包涵体。

3. X线检查:长骨髓腔增宽,骨质疏松,股骨远端膨大,肺部可见浸润性病变。

4. 白细胞或皮肤成纤维细胞培养测定β葡糖脑苷脂酶活性显著低下,<20%。

【治疗】

1. 对症支持治疗:注意营养,预防继发感染。贫血或失血者可输成分血。骨痛可用糖肾上腺皮质激素治疗。

2. 巨脾伴脾功能亢进,可行部分脾切除。

3. 酶替代疗法,长期用人工合成的葡糖脑苷脂酶(ceredase)静脉滴注。依米苷酶60U/kg,置入生理盐水50ml,静脉滴注,每2周1次。

4. 骨髓移植和基因治疗,异基因造血干细胞移植治疗能使酶活性升高,肝、脾缩小,戈谢细胞减少,但必须权衡风险与疗效。基因治疗尚不成熟。

(黄丽芳　刘文励)

## 二、尼曼-皮克病

尼曼-皮克病(Niemann Pick disease)又称神经鞘磷脂沉积症,由于组织中神经鞘磷脂酶(sphingomyelinase)显著减少,致单核-巨噬细胞系统和其他组织的细胞中神经鞘磷脂积聚。本病为常染色体隐性遗传。

【诊断要点】

(一)临床表现

A型(急性神经型):出生后6个月内起病,肝脾大,智力减退,运动功能渐消失,皮肤呈蜡黄色,失明、耳聋、贫血、消瘦。

B型(慢性神经型):最常见,病情较A型轻,多于幼儿或少年期发病,早期可有肝脾大,疾病进展缓慢,智力多正常,神经鞘磷脂累积量为正常的3~20倍,神经鞘磷脂酶活性为正常的5%~20%。

C型(慢性神经型):神经系统症状多在3~7岁后出现,症状较A型轻。

D型(Nova scotia型):2~4岁发病,有黄疸、肝脾大和神经症状。

E 型(成人非神经型):不同程度肝脾大,眼底有樱桃红斑。

(二) 实验室检查

(1) 贫血或白细胞和血小板减少,单核细胞和淋巴细胞胞质中出现空泡。

(2) 骨髓涂片或肝、脾、淋巴组织中找到充满脂质的泡沫细胞,酸性磷酸酶阴性或弱阳性。

(3) 皮肤成纤维细胞培养神经鞘磷脂酶活性减低。

【治疗】

1. 本病无特殊治疗,脾功能亢进者行脾切除术。

2. 异基因骨髓移植。

(黄丽芳　刘文励)

# 第十章　代谢性疾病及其他

## 一、血　色　病

血色病(hemosiderosis)是一种铁储存疾病,由于肠道铁的吸收不适当地增加,引起实质组织中过量的铁沉着,最终出现组织破坏和功能损害,尤其是肝脏、胰、心脏和脑下垂体的功能损害。

**【病因】**

1. 原发性血色病常染色体隐性遗传:其等位基因位于第6号染色体短臂上,与HLA-A3、HLA-B7和B14有关。人肠黏膜吸收的铁量与机体需要不相适应。

2. 继发性血色病:主要见于铁利用障碍(血红蛋白合成缺陷)和红细胞无效性生成的疾病,如珠蛋白生成障碍性贫血、铁粒幼细胞贫血。也可发生于慢性肝病的酗酒者,迟发性皮肤型血卟啉病等。

**【诊断要点】**

(一) 临床表现

(1) 皮肤广泛色素沉着,呈暗灰色或古铜色,面、颈部、前臂伸侧、手背明显。

(2) 早期肝、脾大,后期肝硬化、肝功能异常、黄疸、肝掌。

(3) 性功能减退至丧失,毛发脱落,睾丸萎缩。

(4) 糖尿病的症状。

(5) 心脏扩大、心律不齐、心肌病、心力衰竭。

(6) 关节病变,尤第2和第3掌指关节肿痛。

(二) 实验室检查

(1) 血清铁明显升高,总铁结合力正常或降低,运铁蛋白饱和度高达62%以上。

(2) 血清铁蛋白显著升高,常>500μg/L。

(3) 去铁胺(desferrioxamine)试验:肌内注射铁螯合剂去铁胺10mg/kg后,正常人24小时尿排铁<2mg,该病排铁>2mg。

(4) CT或磁共振成像(MRI)可发现肝密度增加。

(5) 肝活组织检查检测肝铁浓度>70μmol/L,皮肤活检见黑色素和含铁血黄素颗粒增多。

(三) 诊断标准

确诊条件:脏器组织学检查有含铁血黄素沉积的证据,并伴2项或2项以上的临床表现,伴2项或2项以上铁代谢异常的实验室检查结果,同时又能除外继发性血色病,即可诊断为原发性血色病。

【治疗】

1. 原发性者应进行家族中铁代谢和HLA抗原型检测,以早期发现患者和进行防治,避免饮酒,减少铁摄入。继发性者应针对原发病治疗,尽量减少输血次数。

2. 间歇静脉放血治疗,原发性者首选,开始每周放血1~2次,每次400ml,放血次数参考铁代谢指标。

3. 应用螯合剂清除铁,适于贫血、严重低蛋白血症、不宜放血者,去铁胺(deferoxamine)每日10mg/kg,肌内注射。

4. 对症治疗,如治疗糖尿病、心力衰竭,给予睾酮或促性腺激素。

【疗效标准】

目前国内可参考的疗效标准如下。

1. 缓解:临床表现明显改善,铁代谢异常的实验室检查结果基本正常。

2. 进步:临床表现有所改善,铁代谢异常的实验室检查至少有1项下降50%以上。

3. 无效:未达进步标准者。

# 二、淀粉样变性

淀粉样变性(amyloidosis)为淀粉样蛋白物质(主要是多糖蛋白复合体)在身体一个或多个部位细胞外沉积,常是潜在疾病的部分表现。

**【病因】**

尚未阐明,一般分为:

1. 原发性(AL型)淀粉样变性,与多发性骨髓瘤相关的淀粉样变性。

2. 继发性或反应性(AA型)淀粉样变性,与慢性感染(结核、骨髓炎、麻风)或慢性炎症性疾病(类风湿关节炎)相关。

3. 老年性淀粉样变性。

**【病理】**

受累器官肿大,淀粉样物质常见于血管周围。显微镜检HE染色呈无定形均匀的嗜伊红性物质,用刚果红染色偏光镜可见特异的苹果绿色双折光。电镜下分为原纤维与P成分。

**【诊断要点】**

(一)临床表现

中老年人有原因不明的器官肿大(肝、肾、脾、心、舌等)和(或)器官功能损害的症状,如蛋白尿、管型尿、肾脏肿大、肾病综合征、肾功能衰竭;心脏扩大、心律不齐、心力衰竭等;胃肠道受累有便秘、腹泻、溃疡、吸收不良、出血表现。此外有紫癜、色素沉着、出血倾向。

(二)实验室检查

1. 血和尿单克隆免疫球蛋白轻链:原发性系统性淀粉样变性阳性,伴发于恶性浆细胞病或其他疾患的淀粉样变性患者,则有相应疾病的实验室检查阳性发现。

2. 活体组织(牙龈、皮肤、肌肉、脂肪、骨髓)病理检查及刚果红染色:证实为淀粉样变性。皮下脂肪穿刺吸引活检阳性率高,肝、肾活检对诊断帮助较大,但易并发出血,需谨慎。

本病的临床表现缺乏特异性,诊断必须依靠活体组织病理检查及刚果红染色证实。本病的分型则依赖进一步对淀粉样沉淀物的定性检查,如免疫组化。

【治疗】

1. 治疗原发病,如治疗结核病、骨髓炎,对多发性骨髓瘤应用联合化疗方案。

2. 支持对症治疗,如抗生素治疗感染,利尿剂改善心、肾功能。

## 三、卟　啉　病

卟啉病(porphyria)是血红素生物合成途径中,特定酶缺陷所致中间产物的过度生成、蓄积和排泄为特征的代谢性疾病。多为常染色体遗传。

【分类】

1. 按病因分为遗传性和获得性,常染色体隐性或显性遗传。

2. 卟啉主要在红骨髓和肝内合成,根据卟啉代谢紊乱出现的部位,卟啉病分为红细胞生成型血卟啉病与肝性血卟啉病。

3. 临床分类

(1) 皮肤性卟啉病:包括迟发性皮肤型卟啉病、肝性红细胞生成型卟啉病、先天性红细胞生成型卟啉病、红细胞生成型原卟啉病、三羧基卟啉病。

(2) 神经性卟啉病:包括急性间歇型卟啉病、δ-氨基酮戊酸脱水酶缺陷型卟啉病。

(3) 皮肤神经卟啉病:包括混合型卟啉病、遗传性粪卟啉病。

【诊断标准】

(一) 迟发性皮肤型卟啉病(porphyria cutanea tarda, PCT)

1. 本病由于尿卟啉原脱羧酶缺乏所引起,可分为遗传性和获得性两型,前者为常染色体显性遗传,后者常继发于酒精性肝病、病毒性肝炎、红斑狼疮、溶血性贫血、难治性贫血及苯巴比妥钠、苯妥英钠、避孕药、雌激素、白消安等药物，六氯苯等毒物中毒。

2. 光敏性皮炎：皮肤曝光部位出现发红、水疱、糜烂、溃疡等，最后结痂和瘢痕形成。此外，有多毛和皮肤色素沉着。

3. 尿液呈明显红色，尿中尿卟啉增加。

4. 粪中异粪卟啉明显增多。

5. 遗传性患者红细胞内及肝内尿卟啉原脱羧酶活性降至正常人的50%左右，获得性者肝内该酶活性降低，但红细胞内该酶活性正常。

### （二）肝性红细胞生成型卟啉病（hepatoerythropoietic porphyria，HEP）

1. 常染色体隐性遗传，由于尿卟啉原脱羧酶严重缺陷所引起，实际上是遗传性迟发性皮肤型卟啉病的纯合子型。

2. 多在幼儿时期发病，临床表现和迟发性皮肤型卟啉病相似。但病情更为严重。

3. 尿液中尿卟啉增加。

4. 粪中粪卟啉、异粪卟啉的排出量增多。

5. 红细胞内原卟啉增多，尿卟啉原脱羧酶活性显著降低。

### （三）先天性红细胞生成型卟啉病（congenital erythropoietic porphyria，CEP）

1. 常染色体隐性遗传，由于尿卟啉原Ⅲ合成酶缺陷所引起。

2. 出生后不久或幼年时期即出现尿色发红。

3. 幼年时开始有严重的皮肤对光过敏，暴露部位皮肤发红、烧灼感，水疱、溃疡、结痂。多毛和色素沉着常见。

4. 常有肝脾大，可出现轻度溶血性贫血。

5. 尿中含有大量尿卟啉Ⅰ及粪卟啉Ⅰ，尿色淡红至深红。

6. 粪中含有大量粪卟啉Ⅰ。

7. 血液中的红细胞、网织红细胞和骨髓中幼红细胞的细胞核都含有较多的尿卟啉Ⅰ，紫外线照射时发现红色荧光。

（四）红细胞生成型原卟啉病（又称原卟啉病，protoporphyria，PP）

1. 常染色体显性遗传，由于体内亚铁螯合酶（又称血红素合成酶）缺陷所引起。

2. 自幼开始皮肤对日光过敏，晒后皮肤灼热、发红、刺痛，出现皮疹、红斑或水肿。

3. 粪中原卟啉正常或增多。

4. 红细胞内游离原卟啉高度增加，这是诊断的主要依据。血浆中游离原卟啉也增高。

5. 尿中原卟啉阴性。

6. 荧光显微镜检查骨髓有核红细胞的胞质经紫外线照射发现红色荧光，这是诊断本病简便和可靠的方法。

7. 除外红细胞内游离原卟啉增高的其他疾病，如铅中毒、缺铁性贫血等，后两者血浆中无游离原卟啉。

**【鉴别诊断】**

1. 卟啉病腹痛：应与急腹症鉴别。

2. 铅中毒：可引起卟啉代谢障碍且发生腹绞痛，但其胆色素原（PBG）正常，血铅增多，尿铅排出量增高。

3. 糙皮病：常有舌炎、口腔炎、营养不良病史，尿中排出卟啉及其前体不增多，尿 PBG 阴性，烟酸治疗有效。

4. 症状性卟啉尿：肝病、结缔组织病、溶血等多种疾病，多种药物均可引起。尿中以粪卟啉为主，尿卟啉及卟啉前体不增多，尿 PBG 阴性。

**【治疗】**

迄今对卟啉病尚缺乏有效的治疗手段，以预防如避免光照和姑息治疗为主。基因治疗可能是未来此病的唯一对因治疗方法。。

1. 预防措施：患者应避免暴露于日光下。避免服用增加肝脏负担的药物，如巴比妥、磺胺类药物等。戒酒亦能避免急性发作。

2. 治疗措施

（1）服用β胡萝卜素 120～180mg 可以增强皮肤对光的耐受性，减轻光敏反应。

（2）药用炭 60g，3 次/日，口服，可结合从胆汁中排出的卟啉，促进血及皮肤卟啉从胆汁和粪便中排出。

（3）输血治疗可抑制红细胞生成及红细胞内原卟啉合成，但长期应用应警惕继发性血色病。

（4）小剂量氯喹对部分迟发性卟啉病患者有一定疗效。

（黄丽芳　刘文励）

# 第十一章 出血性疾病

## 一、出血性疾病概述

出血性疾病(hemorrhagic disease)是由于止血功能缺陷而引起的以自发出血或血管损伤后出血不止为特征的疾病。血管壁的结构和功能、血小板质和量,以及凝血功能的正常是机体发挥止血功能的关键。抗凝和纤溶的功能异常也对正常止血功能有着重要的影响。因此对于临床上存在出血的患者,对以上这些参与止血的因素进行实验室检查将有助于出血性疾病的诊断。

临床上根据其发病机制将出血性疾病分为三类,即遗传性及获得性血管异常;血小板异常,包括功能缺陷及数量增多或减少;凝血异常及循环中抗凝物质增多。

**【诊断要点】**

(一) 病史

既往有轻微外伤或拔牙后不易止血史,家庭成员有出血性疾病史。

(二) 临床表现

血小板及血管性出血性疾病:女性多见,多为皮肤、黏膜瘀点、瘀斑,反复发作。

凝血性疾病:多见于男性,往往为肌肉、关节腔(肿胀或畸形)甚或内脏出血。血管性血友病以常染色体显性遗传为特征,男女均可患病。

(三) 实验室检查

1. 出血性疾病的筛选试验:因血管壁和血小板异常所引起的止血功能缺陷被称为一期止血功能缺陷,常选用血小板计数和出血时间(bleeding time,BT)作为筛查指标,临床可分为3种情况:①BT延长且血小板计数减少,见于原发性或继发性血小板减少症;②BT延长且血小板计数增多,可见于原发性或继发性血小板增多症;③血小板计数正常,但BT延长见于血小板功能缺陷以及某些凝血因子缺乏,如遗传性/获得性血管性血友病(von Willebrand disease,vWD)或低(无)纤维蛋白原血症。

因凝血或抗凝功能异常所引起的止血功能缺陷被称为二期止血功能缺陷,常选用活化的部分凝血活酶时间(activated partial thromboplastine,APTT)和血浆凝血酶原时间(prothrombin time,PT)作为筛查试验,APTT是内源性凝血系统功能的筛选试验。APTT较正常对照者延长10s以上有意义,见于FⅧ、Ⅸ、Ⅺ和Ⅻ缺乏症,严重的获得性因子Ⅴ、Ⅹ、凝血酶原和纤维蛋白原缺乏,循环中抗凝物质增加。PT是外源性凝血系统功能的筛选试验。PT延长常见于先天性因子Ⅱ、Ⅴ、Ⅶ、Ⅹ缺乏和纤维蛋白原缺乏症,也见于获得性凝血因子缺乏如DIC、维生素K缺乏症、肝脏疾病及循环中有抗凝物质存在时。二期止血功能缺陷筛选指标在临床应用时可分为以下4种情况:①APTT和PT均正常,见于血栓与止血改变处在正常或代偿阶段,如果临床表现出现较明显的出血或者是延迟性出血,则见于遗传性或获得性因子ⅩⅢ缺乏症。②APTT延长但PT正常多数是由于内源性凝血途径缺陷所引起的出血性疾病,如血友病A、血友病B、因子Ⅺ缺乏症;血循环中有因子Ⅷ、因子Ⅸ或因子Ⅺ抑制物存在。③APTT正常,但PT延长见于外源性凝血途径缺陷所引起的出血性疾病,如遗传性和获得性因子Ⅶ缺陷症。获得性因子Ⅶ缺陷症常由于肝脏疾病、DIC、血循环中有因子Ⅶ抑制物存在或口服抗凝剂等所引起。④APTT和PT都延长,多数是由于共同途径凝血缺陷所引起的出血性疾病。如遗传性和获得性因子Ⅹ、Ⅴ、凝血酶原(因子Ⅱ)和纤维蛋白原(因子Ⅰ)缺陷症。此外,血循环中有因子Ⅹ、因子Ⅴ或因子Ⅰ抑制物存在时,它们也相应地延长。临床应用肝素治疗时,APTT和PT也都会延长。

纤维蛋白(原)和某些凝血因子被纤溶酶异常降解所引起

的出血可选用纤维蛋白(原)降解产物(FDP)和D-二聚体(D-dimer)作为筛查试验。二者均为阳性见于继发性纤溶亢进;二者均为阴性,表示出血可能与纤溶无关。若FDPs阳性但D-dimer阴性见于原发性纤溶亢进;若FDPs阴性但D-dimer阳性,要考虑是否存在FDPs假阴性的可能。

2. 出血性疾病的特殊检查:出血筛选试验虽然简单易行,但试验的敏感性与特异性欠佳,凝血因子活性轻度降低时,APTT和PT可能出现假阴性结果。此外,出血筛选试验异常并不一定就是出血性疾病,例如,APTT和PT延长也可见于严重的肝功能异常或口服抗凝药物的患者。BT延长与血小板聚集功能减低也可存在于尿毒症、多发性骨髓瘤、骨髓增生异常综合征及服用非甾体抗炎药的患者。因此,在发现出血筛选试验异常时,应结合临床同时进一步选择一些特殊的实验室检查以确定诊断。

一期止血功能缺陷的患者在确定诊断时,尚需一些特殊的实验室检查:观察外周血涂片中血小板体积大小、分散情况和成簇状态;检测血小板黏附和聚集功能;测定vWF抗原和vWF多聚体;借助于流式细胞仪测定血小板膜糖蛋白含量,通过基因测序等方法分析基因位点突变情况等。如血小板无力症(glanzmann thrombasthenia,GT)患者血小板计数和形态正常,分散存在,但无成簇现象;血小板对ADP、凝血酶、肾上腺素、胶原、花生四烯酸等诱聚剂反应低下,对瑞斯托霉素的诱聚反应正常或接近正常;血小板膜糖蛋白Ⅱb/Ⅲa(GPⅡb/Ⅲa)减少,膜GPⅡb/Ⅲa基因缺陷。巨大血小板综合征患者血小板计数减少或接近正常,血小板巨大;电镜检查可发现巨大的血小板,在亚显微结构上表现为胞内空泡、致密颗粒及膜性复合物增多;流式细胞检测显示血小板膜GPIb-Ⅸ-Ⅴ复合物表达降低;PCR技术对候选基因进行扩增、测序,可以发现碱基的改变。血小板α储存池缺陷(又称灰色血小板综合征)患者血小板轻中度减少,血小板巨大,瑞特染色血小板呈灰蓝色,卵圆形,难辨认;电镜下发现其血小板缺乏α颗粒,仅有空泡和小的α颗粒前体。患者BT延长,对ADP、肾上腺素、瑞斯托霉素等的聚集反应正常或接近正常。May-Hegglin 异常患者血小板轻中度减少,BT 正常或延长;血小板巨大且颗粒稀少,粒细胞和单核细胞的胞质中含有大小为 2 ~ 5μm 的类 Dohle 样包涵体为该病特征表现(May-Hegglin 蓝斑)。患者 22 号染色体的 MYH9 基因存在突变。此外,血栓烷与前列腺素测定是诊断遗传性花生四烯酸代谢异常的必要措施。细胞内钙流的测定有助于判断血小板活化过程中信息传导的障碍。瑞斯托霉素诱导的血小板凝聚试验、vWF 抗原测定和 vWF 多聚体检测有助于血管性血友病的诊断和分型。二期止血功能缺陷的筛查试验存在异常时,过去常行纠正试验来分析推断何种凝血因子缺乏,现在只需直接检测相关凝血因子活性即可。

随着分子生物学技术的进展,很多遗传性出血性疾病的基因异常已经被发现,基因诊断成为该类疾病确诊的重要手段。目前已有多种分子生物学技术用于基因诊断,其中包括:特异性限制性内切酶分析、单链构象多态性分析(SSCP)、等位基因特异性扩增(ASA)、寡核苷酸探针杂交(ASO)、异源双链分析(UHG)、变性梯度凝胶电泳(DGGE)、化学错配碱基裂解法(CMC)以及 DNA 直接测序等。临床上实用的方法是进行基因多态性检测。虽然基因多态性分析不能直接诊断血友病或其他出血性疾病,但可检出携带者并可用于产前诊断和遗传咨询。这对开展优生优育工作有重要的意义。DNA 直接测序虽然更为直接,但遗传性出血性疾病的基因突变方式和位置有很大的随机性,而且很多基因的长度超过 100kb,普通临床实验室很难常规开展这项工作。近年来开展 DNA 芯片技术将可能为遗传性出血性疾病的基因诊断提供更为便捷的服务。

**【防治原则】**

(一) 一般治疗

禁止或慎用影响止血与凝血的药物,如阿司匹林等解热止痛剂、双嘧哒莫、前列腺素 E、低分子葡聚糖等。对获得性出血性疾病,必须针对病因进行积极治疗,同时要防止并发症。例如,在感染基础上发生的 DIC,既要抗感染,也要防治可能并发的微循环衰竭或休克。

避免肌肉或皮下注射;静脉穿刺和注射部位应注意延长压迫时间。刷牙时要用软毛牙刷或用棉球擦洗,活动时要避免使用锐利工具,尽量避免肢体与外界物体的碰撞。注意勿食过硬的食物,保持大便通畅。在家中如果发生外伤性出血,尽量采取压迫止血,同时限制出血部位关节活动。

(二)血浆及凝血因子制品

1. 新鲜冰冻血浆:包含了全部凝血因子,适用于各种遗传性和获得性凝血因子缺乏症、口服抗凝剂过量、血栓性血小板减少性紫癜(TTP)等。使用剂量取决于临床情况和凝血试验结果而定,一般为10ml/kg左右。维持剂量为5ml/kg。

2. 冷沉淀:是通过加工新鲜冰冻血浆获得的容量为10~20ml的含冷球蛋白组分的一种血液制品,每袋由200ml新鲜冰冻血浆加工而成;主要成分有纤维蛋白原(150~250mg)、FⅧ和FⅫ(80~100U),还含有一定量的vWF、纤维结合蛋白、FⅫ。适用于血友病甲、vWD、纤维蛋白原缺乏症和FⅫ缺乏症患者。纤维蛋白原缺乏症患者具体用量应考虑基础纤维蛋白原水平;每千克体重输注0.2~0.4袋冷沉淀可把血浆纤维蛋白原水平提高1.0g/L;一般情况下每次输注需要8~10袋。血友病甲患者如需将FⅧ活性提高2%,每千克体重需输注1U FⅧ,相当于0.01袋冷沉淀中FⅧ含量。通常轻度出血患者每千克体重需要输注0.12~0.15袋冷沉淀;中度出血患者每千克体重需要输注0.2~0.3袋冷沉淀;重度出血患者每千克体重需要输注0.4~0.5袋冷沉淀,维持用药最少需要3天;最长可达14天。vWD变异性大,患者所需冷沉淀应灵活调整,一般每千克体重需输注0.1~0.2袋冷沉淀,维持3~4天。冷沉淀的最大缺点是在制备中无法采用杀灭病毒的方法,因此很难保证患者在接受输注时没有肝炎病毒或艾滋病病毒感染的危险。此外,冷沉淀虽然标明了献血者的ABO血型,但通常不要求作血型配合试验,也不要求ABO同型输注。

3. 因子Ⅷ和因子Ⅸ浓缩制剂:因子Ⅷ(FⅧ)浓缩制剂主要用于血友病甲的治疗。每千克体重需输注1U FⅧ可使其活性提高2%。由于FⅧ体内半衰期仅为8~12h,所以每8~12h

需补充1次。血友病A患者不同部位出血时，止血所需FⅧ水平不一。如肌肉出血时，需将FⅧ活性提高至20%～30%；关节、牙龈和泌尿道出血时，需将FⅧ活性提高至30%～50%；胃肠道出血时，需将FⅧ活性提高至40%～60%；咽喉、舌、颅内、腹膜后出血时，需将FⅧ活性提高至60%～100%。其他因子缺乏止血时所需凝血因子水平也可参照此方案。因子Ⅸ(FⅨ)浓缩制剂主要用于血友病B的治疗。每千克体重需输注1U FⅨ可使其活性提高1%。由于FⅨ体内半衰期为24h，要使其保持在一定水平，每天需补充1次。

4. 凝血酶原复合物浓缩制剂：凝血酶原复合物富含维生素K依赖性凝血因子，包括凝血酶原、FⅦ、FⅨ、FⅩ。主要用于血友病B、维生素K依赖性凝血因子缺乏症或减少症、严重肝病及肝移植后并发出血的患者。每次剂量为50～125U/kg体重，以后根据病情确定用量。

（三）血小板输注

血小板计数$<20\times10^9/L$时，出血的危险性明显增加；若血小板计数$<10\times10^9/L$或$<20\times10^9/L$且同时伴有导致血小板破坏或消耗过多的因素，如严重感染、DIC、脾功能亢进、肝肾功能衰竭等，更易发生严重出血，如内脏出血、颅内出血等。但是血小板低到什么程度才需要预防性输注血小板，至今尚缺乏普遍公认的标准。若血小板计数$<5\times10^9/L$时，必须紧急输注血小板；若病情稳定，血小板计数下降缓慢，则可在血小板计数$<10\times10^9/L$时予以预防性输注血小板；若伴有导致血小板破坏或消耗过多的因素时，预防性输注血小板应在血小板计数$<20\times10^9/L$时就要进行。若出血系血小板数量减少或功能异常所致时，应予以治疗性血小板输注。一般输入$1.0\times10^{11}$个血小板/$m^2$体表面积可使血小板计数提高至$10\times10^9/L$。要达到止血目的成人应输注机采血小板1人份(约含$2.5\times10^{11}$个血小板)。血小板输注需ABO同型输注。Rh阴性患者应输注Rh阴性献血者的血小板。血栓性血小板减少性紫癜(thrombotic thrombocytopenic purpura，TTP)患者输注血小板浓缩制剂后，病情很有可能加剧，应视为禁忌证。新生儿血小板减少性紫癜输注血小板浓缩液亦无治

疗效果，此时只能选择特别供者的血小板输注，如患儿母亲的血小板输注。原发性免疫性血小板减少症（idiopathic thrombocytopenic purpura，ITP）患者输注的血小板被阻隔于脾脏并迅速受到破坏，因此常难以有效地提高血小板数量，对血小板数量虽较低但无严重出血的患者一般不主张输注。

（四）基因重组的凝血因子制品

目前有重组人凝血因子Ⅷ（rhFⅧ）、重组人凝血因子Ⅶa（rhFⅦa）、重组人凝血因子Ⅸ和重组人激活的蛋白C。其中rhFⅦa已被批准的适应证有先天性凝血因子Ⅶ缺乏患者和体内产生FⅧ或FⅨ抑制物的血友病患者出血的治疗。rFⅦa还成功试用于治疗包括获得性血友病、血小板病、肝病、外科和创伤患者难以控制的、威胁生命的严重出血。

（五）药物治疗

1. 血管壁异常的治疗：抗感染、调节免疫、避免应用损伤血管壁的药物等病因治疗是获得性血管壁受损的首要措施，在此基础上可选用一些改善血管壁功能的药物以增强止血效果，如复方路丁片、卡巴克洛、止血敏（酚磺乙胺）、维生素C和肾上腺糖皮质激素等。

2. 治疗血小板异常常用药物

（1）促血小板生成药

1）重组人白介素-11：具有促进骨髓内造血祖细胞增殖、诱导巨核细胞成熟及分化、促进巨核细胞和血小板生成等功能。主要用于骨髓抑制性化疗后Ⅲ、Ⅳ度血小板减少症（即血小板计数$\leq 50\times10^9/L$）的治疗。每次剂量25～50μg/kg体重，连用7～14d。用药过程中应检查血小板计数，如已恢复至$50\times10^9/L$以上，可停药观察。

2）重组人血小板生成素（rhTPO）：是利用基因重组技术由中国仓鼠卵巢细胞表达，经提纯制成的全长糖基化血小板生成素，与内源性血小板生成素具有相似的升高血小板的药理作用；可刺激巨核细胞生长、分化发育及成熟。国内生产的特比澳，15 000U/支，可连续应用14天，血小板计数绝对值升高$\geq 50\times10^9/L$时应停用。

(2) 增强血小板功能的药物,如巴曲酶(Reptilase,立止血) 分离自巴西矛头蝮蛇(Bothrops atrox)的毒液,是一种巴曲酶(Batroxobin)制剂;具有类凝血酶样作用及类凝血活酶样作用。能促进血管破损部位的血小板聚集,释放一系列凝血因子,其中包括血小板因子3(PF3),能促进纤维蛋白原降解生成纤维蛋白单体,进而交联聚合成难溶性纤维蛋白,促进出血部位的血栓形成和止血。急性出血时,可静脉注射,一次2克氏单位(KU),5~10分钟起效,持续24小时。非急性出血或防止出血时,肌内或皮下注射1~2KU,20~30分钟起效,持续48小时。用药次数视情况而定,每日总量不超过8KU。DIC患者出血时,禁用立止血。

(3) 肾上腺糖皮质激素和免疫抑制剂,通过抑制血小板抗体生成及巨噬细胞对血小板的破坏作用,提升血小板数量达到促进止血作用。

3. 凝血障碍所致的出血常用药物

(1) 维生素K:可作为羧化酶的辅酶参与肝脏内凝血因子Ⅱ、Ⅶ、Ⅸ、Ⅹ的合成。若维生素K缺乏或环氧化物还原反应受阻,凝血因子Ⅱ、Ⅶ、Ⅸ、Ⅹ将停留于无活性状态,PT延长,引起出血。临床上用于维生素K缺乏引起的出血,如梗阻性黄疸、胆瘘、慢性腹泻等所致出血,香豆素类、水杨酸钠等所致的低凝血酶原血症;新生儿出血以及长期应用广谱抗生素所致的体内维生素K缺乏。在治疗低凝血酶原血症时,每次用10~20mg维生素$K_1$稀释后静脉缓慢滴注。在预防新生儿出血时,可于分娩前12~24小时给母亲肌注或缓慢静脉注射2~5mg。也可在新生儿出生后肌内或皮下注射0.5~1mg,8小时后可重复。维生素$K_1$迅速静注可产生潮红、呼吸困难、胸痛、虚脱等症状;给药速度不应超过0.5mg/min。维生素$K_4$口服4mg/次,3次/d。

(2) 1-去氨基-8-D-精氨酸加压素(DDAVP,商品名弥凝):DDAVP能促进内皮细胞释放vWF,可提高血浆因子Ⅷ水平。常规剂量为0.3μg/kg,加入50ml生理盐水中在30分钟内缓慢静脉注射,8~12小时后可重复给药一次。弥凝对1型vWD有良好的治疗效果,对2A与2N型可使血浆因子Ⅷ水平暂时增高,对2M型反应不佳。但2B型vWD患者应用弥凝有导致血小板减少的可能,应视为禁忌。3型vWD患者因体内无vWF生成,故应用弥凝无效。

(六)纤溶亢进所致的出血

主要有氨甲苯酸(止血芳酸)、氨甲环酸(止血环酸)、6-氨基己酸等。该类药物主要是通过抑制纤溶酶原转变成纤溶酶,并保护纤维蛋白不被纤溶酶降解而发挥止血作用。临床上主要将该类药物用于治疗妇产科出血、肝硬化引起的消化道大出血、外科手术引起的出血或术后渗血、原发性纤溶亢进症出血、晚期DIC。但该类药物对严重大出血,如癌症引发的出血则无效,且不适用于非纤维蛋白溶解引起的出血性疾病,如遗传性凝血因子异常引起的血友病等。6-氨基己酸在人体内排泄较快,止血效果弱,作用持续的时间短且毒性反应较多,现已很少使用。

(七)基因治疗

基因治疗是指将人的正常基因或有治疗作用的基因通过一定方式导入人体靶细胞以纠正基因缺陷或发挥治疗作用。在动物实验中,小鼠与犬的血友病甲与血友病乙的基因治疗已获得成功。我国曾在临床上开展了血友病乙的基因治疗,患者因子Ⅸ水平有一定的提高,出血倾向减轻。美国FDA也批准了血友病乙基因治疗的临床试验。目前,基因治疗领域存在的主要问题是有效性和安全性,近期还无法广泛开展。

(李登举)

# 二、过敏性紫癜

过敏性紫癜(allergic purpura)是一种毛细血管变态反应性出血性疾病。主要由于机体对某种致敏原发生变态反应而引起的小血管炎伴毛细血管壁的自身免疫性损伤所致的通透性和脆性增高。临床表现除皮肤紫癜外,常有皮疹、血管神经性水肿、关节炎、腹痛及肾炎等改变。

【病因、发病机制】

(一) 病因

常见的有细菌感染(最多见的是β溶血性链球菌所致的急性扁桃体炎和上呼吸道感染)、病毒感染(风疹、水痘、流行性腮腺炎、麻疹等)、寄生虫(蛔虫感染最多见)、食物(主要是动物异体蛋白)、药物(水杨酸盐、磺胺类、抗生素等)、吸入花粉等。

(二) 发病机制

1. 致敏原与体内蛋白结合成抗原,刺激机体浆细胞产生特异性抗体(IgE),并吸附于血管周围、消化道、呼吸道黏膜中的肥大细胞;当上述抗原再次进入机体时,即与肥大细胞上的IgE结合产生免疫反应,释放某些炎性介质,引起小动脉及毛细血管炎性反应。

2. 致敏原进入机体,刺激浆细胞产生IgG(也可是IgM、IgA),后者与相应抗原形成抗原-抗体复合物,沉积于血管壁或肾小球基底膜上激活补体,后者对中性粒细胞有趋化作用,导致中性粒细胞游走及某些介质释放引起血管炎性反应及组织损伤。

【诊断要点】

(一) 临床表现

1. 有过敏体质或有较肯定的过敏原发现。

2. 在紫癜发生前1~3周有低热、上呼吸道感染及全身不适等症状。

3. 典型的皮肤改变及相应皮损:紫癜呈对称分布,分批出现,以四肢及臀部最多见,紫癜呈紫红色,大小不一,常融合成片,可高出皮肤,严重的可成为出血性疱疹、溃疡、坏死等病变。

4. 临床分型

(1) 紫癜型(或称皮肤型):仅有典型的皮肤改变。

(2) 腹型:约65%病例有发作性腹痛,尤以儿童多见,剧烈时可伴恶心、呕吐、腹泻、甚至呕血、血便等;常无腹肌紧张。

(3) 关节型:单个或多个关节肿痛,多见于膝、踝关节。

(4) 肾型:多见于青少年患者,可有蛋白尿、血尿、管型尿,通常数周内恢复,少数可发展为慢性肾炎的表现。

(5) 混合型:以上四型中有两项以上合并存在时,称为混合型。

(二) 实验室检查

本病缺乏特异性的实验室检查。

1. 血小板计数、血小板功能正常,部分患者毛细血管脆性试验阳性。

2. 肾受累者尿蛋白阳性,尿沉渣有红细胞及管型,严重时肾功能受损。

3. 组织学检查:受累部位皮肤或组织可见较均匀一致的过敏性血管炎。真皮层的小血管周围中性粒细胞聚集,血管壁可有灶性纤维样坏死,上皮细胞增生和红细胞渗出血管外。免疫荧光检查显示血管炎病灶有 IgA 和 C3 在真皮层血管壁沉着。

4. 骨髓细胞学检查:基本正常,部分患者可能会出现嗜酸粒细胞增多。

5. 凝血方面检查:一般均在正常范围。

(三) 除外其他疾病引起的血管炎

**【鉴别诊断】**

不典型病例,尤其在紫癜出现之前即有腹痛、关节痛、血便、尿改变者应与下列疾病鉴别。

1. 单纯皮肤型:必须与原发性免疫性血小板减少症(有血小板减少及骨髓巨核细胞成熟障碍)、感染性紫癜(有严重感染性疾病症状、体征及实验检查依据)及药物性紫癜(有服药史)相鉴别。

2. 关节型:需与风湿免疫性疾病(无典型皮肤紫癜,有风湿病的实验室改变)相鉴别。

3. 腹型:需与急性阑尾炎、坏死性小肠炎、肠套叠等相鉴别。

4. 肾型:需与急性肾小球性肾炎及肾病综合征、狼疮性肾病相鉴别(主要依据病史、典型皮疹的出现、全面体检及实验室特征)。

【治疗】

(一) 去除病因

避免接触或服用可疑致敏的物品、药物及食物。在春秋好发季节应注意预防病毒及细菌感染。

(二) 一般治疗

1. 卧床休息。

2. 抗组织胺药物:异丙嗪、氯苯那敏等。

3. 止血药:可应用酚磺乙胺(止血敏)1~2g 静脉注射。维生素 C(宜大剂量静脉滴注)、芦丁也有降低毛细血管通透性的作用,亦可用钙剂辅助治疗。

(三) 肾上腺糖皮质激素

有抗过敏和改善血管通透性的作用,对缓解关节疼痛、腹痛,减轻胃肠道出血、皮肤紫癜和血管神经性水肿疗效显著,但对皮疹和肾脏损害无效。通常用泼尼松 30~40mg/d,口服。重症者可用氢化可的松 100~200mg/d 或甲泼尼龙静脉滴注,以减轻血管炎及组织水肿,改善症状。疗程视病情而定,大剂量静脉用药者,症状控制后应尽早减量,改口服泼尼松,小剂量维持治疗一般 1~3 个月。

(四) 免疫抑制剂

用于肾型或激素治疗效果不佳或症状较重迁延者。硫唑嘌呤 2~3mg/(kg·d)或环磷酰胺 2~3mg/(kg·d),一般 2~3 个月,必要时可延长至 4~6 个月。

(五) 抗凝治疗

急进性肾炎、肾病综合征少数急进肾损害者可联合用肝素或低分子肝素,使 APTT 维持在正常值的 1.5~2 倍,此后改为华法林,使 INR 值维持为 1.5~2.5。

(六) 对症治疗

腹痛较重者可用解痉剂(阿托品或山莨菪碱口服或肌肉注射),水肿、尿少用利尿剂,呕吐严重者用止吐剂,消化道出血用抑制胃酸分泌的药物。

【预后】

本病预后良好，病程一般2周左右，偶有反复发作，累及肾脏者可迁延不愈而致尿毒症。

【随访】

病情反复发作，用激素治疗者应定期复诊，以调节激素用量，观察激素的疗效及不良反应。定期观察尿改变，疑有肾受累者应做相应检查及处理。

（李登举）

## 三、遗传性出血性毛细血管扩张症

遗传性出血性毛细血管扩张症（hereditary hemorrhagic telangiectasis）是遗传性血管壁结构异常所致的出血性疾病，其主要特征为小动脉、小静脉和毛细管壁变薄，周围缺乏结缔组织支持，以致局部血管扩张、迂曲及脆性改变而易发生出血。国外报道发病率为(1～2)/10万人口。

【病因、发病机制】

本病为常染色体显性遗传性疾病，男女均可患病，隔代遗传少见，女性出血征象稍轻。其基本病变是毛细血管、小动脉、小静脉管壁缺乏弹性纤维及平滑肌，血管壁异常薄，常仅由一层内皮细胞组成，对交感神经和血管活性物质的刺激缺乏正常的舒缩反应，在血流冲击下，血管发生结节状或瘤样扩张。病变可发生在全身任何部位，以皮肤、黏膜和内脏最多见。

【诊断要点】

（一）临床表现

1. 出血：同一部位反复出血或轻微外伤后出血不止，常见于脸、唇、舌、鼻黏膜、胃肠道出血等其他尚可有月经过多、咯血、血尿、眼底出血、颅内出血等。常有阳性家族史。

2. 毛细血管扩张：病灶部位皮肤或黏膜可找到鲜红或紫

红色小血管扩张，直径一般为 1～3mm，呈针尖状、斑点状、蜘蛛状或血管瘤状，指压可退色，用玻片轻压可见扩张的小动脉搏动。

3. 反复出血可致贫血，失血过多可有失血性休克。

（二）并发症

1. 肺含铁血黄素沉着。

2. 脑脓肿和脑栓塞。

（三）实验室检查

1. 一般检查：血小板计数、血块收缩及凝血检查一般正常，可呈小细胞低色素性贫血，毛细血管脆性试验可呈阳性、少数可有血小板黏附及对 ADP 诱导的聚集功能不良或凝血因子缺陷。

2. 毛细血管或裂隙镜检：可见表皮或黏膜下有扭曲、扩张的小血管团，病灶部位毛细血管襻可有不同程度扩张，针刺扩张的小血管不收缩、易出血。

3. 内镜检查：由于消化道病变患者，可见病变部位黏膜毛细血管呈瘤样扩张。

（四）鉴别诊断

1. 蜘蛛痣：见于肝病及妊娠期妇女，用指尖或火柴头压迫蜘蛛痣的中心，辐射状的小血管网即退色，很少出血。

2. 红痣：仅见于皮肤，较多见于年长者，高出皮肤、鲜红色，边缘清楚，指压不褪色。

3. 小静脉扩张：多呈条状分布，常见于面部及大腿。

4. 其他：消化道病变出血者应注意与溃疡病、食管静脉曲张、消化道恶性肿瘤等加以鉴别，可通过病史、内镜观察黏膜毛细血管有无典型扩张等协助鉴别。

【治疗】

本病系遗传性终身性疾病，以对症治疗为主。

1. 局部压迫止血：鼻出血、皮肤、黏膜出血可直接压迫止血。鼻出血也可用纱条蘸血管收缩剂（麻黄碱、肾上腺素、垂体后叶素等）堵塞或用吸收性明胶海绵止血，也可以烧灼术、电凝术止血。

2. 止血药物:一般止血药物疗效不佳。对大出血患者首选垂体后叶素10U加入5%的葡萄糖溶液500ml缓慢静脉滴注,尤其是患者。大出血基本控制后可用肾上腺色腙(安络血)、立止血、维生素K、PAMBA等止血。雌激素(炔雌醇0.25~1mg/d口服)可减轻鼻出血,女性患者尤其是月经过多者可用炔诺酮,月经周期第5天开始,25mg/d,分次口服,连服21天,止血效果较好。

3. 不易控制的胃肠道反复出血可考虑外科手术或激光切除局部病灶,但可复发。

4. 慢性失血而贫血者需补充铁剂,失血过多者需输血。

【预后】

本病系终身性疾病,出血量及每次出血持续时间依病变部位、范围、严重程度及能否及时有效止血而定,皮肤表面、范围小、易压迫止血者预后良好,若鼻消化道等出血量大,又难以止血者可致失血性休克,预后严重。

(李登举)

## 四、单纯性紫癜

单纯性紫癜(simple purpur)是很常见的、不明原因的皮下瘀斑。以双下肢、臀部为多见,病程较长、反复发作、自行消退,以女性为多见。

【病因、发病机制】

病因不明,其发病可能与下列因素有关。

1. 可能是一种毛细血管壁异常引起的出血性疾病。

2. 多见于青年女性与儿童,且易发作于月经期,推测是否与雌激素增多,毛细血管通透性增加有关。

3. 血小板功能异常可能是其病因之一。

4. 约1/3患者有抗血小板抗体阳性,可能与自身免疫有关。

【诊断要点】

1. 临床表现:反复发作的皮下瘀斑,常见于下肢、臀部,易发作于月经期,不予治疗瘀斑可以自行消退,一般无其他出血倾向,健康状况良好,多无家族史。但有一组患者出血表现也类似单纯性紫癜,也多发于女性,有家族史,常染色体显性遗传,称为“遗传性家族性单纯性紫癜”。

2. 实验室检查:止血功能的过筛试验均正常,束臂试验阳性或阴性(部分可能有血小板对 ADP、肾上腺素诱导的聚集试验异常)和(或)对玻珠柱黏附率降低。少数可出现抗血小板抗体阳性。

3. 能排除其他原因引起的紫癜。

【鉴别诊断】

1. 阿司匹林样缺陷:皮肤瘀斑分布不均,黏膜出血明显,外伤手术出血较重需予以鉴别。本病系常染色体显性遗传病,血小板释放功能障碍,患者对阿司匹林特别敏感,血小板计数及血小板对 ADP 等诱聚剂的聚集反应正常,但 $PF_3$ 有效性异常。

2. 轻型血管性血友病及过敏性紫癜(详见本章十及二)。

【治疗及预后】

一般无须特殊治疗紫癜可自行消退,常反复发作,但不影响健康。也可用维生素 C、路丁、卡巴克络等改善血管壁通透性。

(李登举)

## 五、原发性免疫性血小板减少症

原发性免疫性血小板减少症(immune thrombocytopenia, ITP)曾被称为原发性血小板减少性紫癜(idiopathic thrombocytopenic purpura, ITP),2007 年 10 月 ITP 国际工作组(International Working Group, IWG)在意大利 Vincenza 召开会议,就 ITP 的命名和诊断标准达成共识,建议以“免疫性(immune)”代替原有命名中的“特发性(idiopathic)”以强调发病由免疫介导。另外,由于相当一部分患者无或仅有轻度出血,建议弃去原命名中的“紫癜(purpura)”,新的诊断名称为免疫性血小板减少(immune thrombocytopenia,ITP),仍缩写为ITP,将ITP分为病因不明的原发性ITP和病因明确的继发性ITP。继发性ITP诊断时需要在括号内写明基础疾病,如继发性ITP(SLE相关)或继发性ITP(某一药物诱导)。对于继发性ITP(幽门螺杆菌感染相关),需要在抗幽门螺杆菌治疗后血小板完全恢复时方可诊断。肝素诱导的血小板减少(heparin induced thrombocytopenia)仍然沿用原来的缩写"HIT"。如果仅有抗核抗体和(或)抗磷脂抗体阳性,缺乏明确的系统性红斑狼疮或抗磷脂综合征临床表现,则仍诊断为原发性ITP。2011年中华医学会血液学分会止血与血栓学组不再沿用原发性免疫性血小板减少症命名,改为原发性免疫性血小板减少症。原发性ITP是临床上最常见的一种血小板减少性疾病。其定义为:外周血小板计数$<100\times10^9$/L,且不伴有白细胞减少或贫血。实验室检查还可发现血小板生存时间缩短、骨髓巨核细胞发育、成熟障碍及自身抗体出现。临床上可分为两型,急性型多见于儿童,慢性型好发于49岁以下的女性。但最新的流行病学调查发现,ITP在60岁以上的老年人中也是一种常见病,且发生率无性别差异。

【病因、发病机制】

加速的血小板破坏和血小板生成减少是ITP的发生机制。ITP的发生与血小板特异性自身抗体有关,绝大多数自身抗体的免疫球蛋白为IgG型,与血小板抗体结合的靶抗原主要是血小板GPⅡb/Ⅲa,此外还可以和GPⅠb/Ⅸ、GPⅠa/Ⅱa结合等。相关抗体与特异性靶抗原结合使血小板潴留,脾脏加速破坏。血小板相关抗体也能与巨核细胞结合,导致巨核细胞破坏,血小板成熟障碍。脾是血小板破坏最主要的场所,自身抗体包被的血小板被脾脏清除降解的同时,破碎血小板释放出来的抗原肽被提呈到巨噬或者是树突状细胞,进一步导致特定T细胞的募集和活化,进而与B细胞相互作用产生新的抗血小板抗体。这种"抗原决定簇播散"现象可能是绝大多数慢性ITP患者存在多种自身抗体的主要原因。脾切除后骨髓成为破坏血小板的主要场所。

【诊断要点】

（一）急性型

1. 临床表现

(1) 多见于3～9岁儿童，成人较少见。

(2) 发病前1～3周可有上呼吸道感染，特别是病毒感染史。

(3) 起病急骤，部分患者可有畏寒、寒战、发热。

(4) 出血明显，皮肤黏膜多发性瘀斑及瘀点，可有血肿形成，口腔黏膜可出现单个或多个血疱，往往同时伴鼻、胃肠道和(或)泌尿生殖系出血，颅内出血是致死的主要原因。广泛、大量的出血可有不同程度的贫血，血压下降甚至休克。

2. 实验室检查

(1) 血小板计数明显减少，通常$<20\times10^9$/L。

(2) 血小板寿命明显缩短，1～6小时。

(3) 血小板形态可有改变，如体积变大、颗粒减少、染色过深、形态特殊。

(4) BT延长、血块收缩不良。

(5) 血小板功能可能轻度异常。

(6) 骨髓增生明显活跃，多数病例巨核细胞增多，小巨核细胞多见，幼稚型巨核细胞明显增多，产生血小板的巨核细胞明显减少或缺乏。

（二）慢性型

1. 临床表现

(1) 绝大多数发生于成人，多见于生育年龄妇女。起病缓慢或隐袭，病程迁延。

(2) 出血的主要表现为皮肤、黏膜出血，皮肤可有紫癜、瘀斑，黏膜出血以鼻出血、牙龈出血、月经过多较常见，很少出现血肿及血疱，但当外周血小板计数$<20\times10^9$时可有严重出血。

(3) 脾不大，但反复发作者可轻度肿大。

2. 实验室检查

(1) 多次化验血小板计数减少，多为$(30\sim80)\times10^9$/L。

(2) 巨核细胞大多增加，颗粒型增多，有血小板形成的巨核细胞明显减少。

(3) 出血过多者可有轻度或中度贫血。

(4) 血小板表面相关IgG增多(也有IgG与IgA或IgM同时存在者)。

(5) 血小板相关C3(PAC3)增多。

(6) 血小板寿命缩短,为1~3天。

(三) 诊断标准

1. ITP诊断是临床排除性诊断,其诊断要点如下:

(1) 至少2次检查血小板计数减少,血细胞形态无异常。

(2) 脾脏一般不增大。

(3) 骨髓检查:巨核细胞数增多或正常、有成熟障碍。

(4) 须排除其他继发性血小板减少症,如自身免疫性疾病、甲状腺疾病、药物诱导的血小板减少、同种免疫性血小板减少、淋巴系统增殖性疾病、再生障碍性贫血(AA)和骨髓增生异常综合征(MDS)、恶性血液病、慢性肝病、脾功能亢进、血小板消耗性减少、妊娠血小板减少、感染等;排除假性血小板减少以及先天性血小板减少等。

(5) 诊断ITP的特殊实验室检查

A. 血小板抗体的检测:MAIPA法检测抗原特异性自身抗体的特异性高,可以鉴别免疫性与非免疫性血小板减少,有助于ITP的诊断。主要应用于下述情况:骨髓衰竭合并免疫性血小板减少;一线及二线治疗无效的ITP患者;药物性血小板减少;复杂的疾病(罕见),如单克隆球蛋白血症和获得性自身抗体介导的血小板无力症。但该实验不能鉴别疾病的发生是原发还是继发。

B. 血小板生成素(TPO)水平检测:TPO不作为ITP的常规检测,可以鉴别血小板生成减少(TPO水平升高)和血小板破坏增加(TPO正常),从而有助于鉴别ITP与不典型AA或低增生性MDS。

2. 按疾病发生的时间及其治疗情况分期

(1) 新诊断的ITP:指确诊后3个月以内的ITP患者。

(2) 持续性ITP:指确诊后3~12个月血小板持续减少的

ITP 患者。包括没有自发缓解的患者或停止治疗后不能维持完全缓解的患者。

(3) 慢性 ITP:指血小板减少持续超过 12 个月的 ITP 患者。

(4) 重症 ITP:指 PLT<$10\times10^9$/L,且就诊时存在需要治疗的出血症状或常规治疗中发生新的出血症状,且需要采用其他升高血小板药物治疗或增加现有治疗的药物剂量。

(5) 难治性 ITP:指满足以下 3 个条件的患者:①脾切除后无效或者复发;②仍需要治疗以降低出血的危险;③除外其他原因引起的血小板减少症,确诊为 ITP。

(四) 鉴别诊断

1. 急性型应与以下疾病鉴别

(1) 急性白血病:骨髓象以原始、早幼(幼)细胞增生为主,故骨髓细胞学检查可以鉴别。

(2) 血栓性血小板减少性紫癜:其病理特征为毛细血管、小动脉内血栓形成,除血小板减少外尚伴微血管性溶血及神经系统症状。

(3) 溶血-尿毒症综合征:多见于婴幼儿,除血小板减少外尚有溶血性贫血、肾脏病变的临床、实验室及病理改变。

2. 慢性型应注意排除以下疾病

(1) 药物所致的血小板减少:有使用影响血小板药物的历史。

(2) 再生障碍性贫血:本病血象呈现"三系减少"、骨髓增生低下、巨核细胞缺乏或减少。

(3) 脾亢:有肝病史、脾大、血象呈现为"三系减少",骨髓增生明显活跃。

(4) 其他:尚需注意与系统性红斑狼疮、Evan 综合征等加以鉴别。

【治疗】

1. 治疗原则:参照由中华医学会血液学分会止血与血栓学组 2009 年 ITP 诊断治疗专家共识。

(1) 成年人 ITP 患者 PLT≥$30\times10^9$/L,无出血表现,且不

从事增加患者出血危险的工作或活动，发生出血的危险性比较小的患者，可予观察和随访。

（2）下述的危险因素增加出血风险：①随着患者年龄增加和患病时间延长，出血风险加大；②血小板功能缺陷；③凝血因子缺陷；④未被控制的高血压；⑤外科手术或外伤；⑥感染；⑦必须服用阿司匹林、非甾体类抗炎药、华法林等抗凝药物。

（3）若患者有出血症状，无论此时血小板减少程度如何，都应该积极治疗。在下列临床过程中，血小板计数的参考值分别为：口腔科检查：$\geq 20\times10^9/L$；拔牙或补牙：$\geq 30\times10^9/L$；小手术：$\geq 50\times10^9/L$；大手术：$\geq 80\times10^9/L$。自然分娩：$\geq 50\times10^9/L$；剖宫产：$\geq 80\times10^9/L$。

2. 紧急治疗：重症 ITP 患者（$PLT<10\times10^9/L$），伴胃肠道、泌尿生殖系统、中枢神经系统或其他部位的活动性出血或需要急诊手术时，应迅速提高患者 PLT（$>50\times10^9/L$）。对于病情十分危急，需立即提升血小板计数的患者应输注同型血小板制剂。并静脉输注免疫球蛋白 1.0g/kg×（2～3）d 和（或）甲泼尼龙（1.0g/d×3 d）。其他治疗措施包括停用抑制血小板功能的药物、控制高血压、局部加压止血、服避孕药控制月经过多，以及应用纤溶抑制剂（如氨甲环酸、氨基己酸）等。如上述治疗仍不能控制，可以考虑使用重组人活化因子Ⅶ（rhFⅦa）。

3. 新诊断 ITP 的一线治疗

（1）肾上腺糖皮质激素：泼尼松剂量从 1.0mg/（kg·d）开始，分次或顿服，病情严重的患者用等效剂量的地塞米松、甲泼尼龙等非胃肠道给药方式，待病情好转时改为口服。稳定后剂量逐渐减少到 5～10mg/d 维持 3～6 个月。泼尼松治疗 4 周后仍无反应，说明泼尼松治疗无效，应迅速减量至停用。

除泼尼松外，也可使用口服大剂量地塞米松（HD-DXM）。剂量 40mg/d×4d，建议口服用药，无效患者可在半个月后重复 1 次。应用时，注意监测血压、血糖的变化，预防感染，保护胃黏膜。长期应用泼尼松及其他免疫抑制剂治疗效果欠佳的患者可改用 HD-DXM 治疗，但可能引起感染等严重并发症，应慎用。

在糖皮质激素治疗时要充分考虑到药物长期应用可能出

现的不良反应。如长期应用糖皮质激素治疗部分患者可出现骨质疏松、股骨头坏死,应及时进行检查并给予二膦酸盐作预防治疗。长期应用激素还可出现高血压、糖尿病、急性胃黏膜病变等不良反应,也应及时检查处理。另外 HBV DNA 复制水平较高的患者应慎用糖皮质激素,其治疗参照“中国慢性乙型肝炎防治指南”。

(2) IVIg 治疗:主要用于:①ITP 的紧急治疗;②不能耐受糖皮质激素或拟行脾切除术的术前准备;③合并妊娠或分娩前;④部分慢作用药物(如达那唑或硫唑嘌呤)发挥疗效之前。常用剂量 0.4 g/(kg · d)×5d;或 1.0g/(kg · d)×1d,严重者连用 2 天。IVIg 慎用于 IgA 缺乏患者、糖尿病患者和肾功能不全患者。

4. 成年人 ITP 患者的二线治疗

(1) 脾切除:在脾切除前,必须对 ITP 的诊断作出重新评价。脾切除的指征:正规糖皮质激素治疗 4 ~ 6 周无效;泼尼松治疗有效,但维持剂量>30 mg/d;有使用糖皮质激素的禁忌证(年龄<16 岁;妊娠早期和晚期;因其他疾病不能手术)。对于切脾治疗无效或最初有效随后复发的患者应进一步检查是否存在副脾。

(2) 药物治疗

A. 硫唑嘌呤:常用剂量为 100 ~ 150mg/d,分 2 ~ 3 次口服,根据患者白细胞计数调整剂量。不良反应为骨髓抑制、肝肾损害。

B. 环孢素:常用剂量为 5mg/(kg · d),分 2 次口服,根据血药浓度调整剂量。不良反应包括肝肾损害、齿龈增生、毛发增多、高血压、癫痫等,用药期间应监测肝、肾功能。

C. 达那唑:常用剂量为 400 ~ 600mg/d,分 2 ~ 3 次口服,该药起效慢,需持续使用 3 ~ 6 个月。与肾上腺糖皮质激素联合,可减少肾上腺糖皮质激素用量。达那唑的不良反应主要为肝功能损害、月经减少,偶有毛发增多,停药后可恢复,对月经过多者尤为适用。

D. 利妥昔单抗:剂量为 375mg/$m^2$,静脉滴注,每周 1 次,共4次。一般在首次注射4～8周内起效。小剂量用法：利妥昔单抗100mg静脉滴注，每周1次，共4次。

E. 重组血小板生成素：国内应用重组TPO治疗难治性ITP患者，剂量为1μg/(kg·d)×14d，不良反应轻微，患者可耐受，PLT达$100\times10^9$/L停药。

F. TPO受体激动剂：血小板生成素拟肽romiplostim（Nplate，AMG531，罗米司汀）：首次应用从1μg/kg，每周1次，皮下注射开始，若PLT<$50\times10^9$/L则每周增加1μg/kg，最大剂量10μg/kg。若持续2周PLT>$200\times10^9$/L，开始每周减1μg/kg。若最大剂量应用4周，血小板计数未见上升，视为无效。eltrombopag片剂（Promacta，艾曲波帕）：从25～30mg/d开始，口服剂量根据血小板计数调整，维持PLT≥$50\times10^9$/L，最大口服剂量不超过75mg/d。用药过程中需要监护肝功能。

G. 长春碱类：长春新碱（VCR）应用剂量为每次1.4mg/$m^2$（最大剂量为2mg），每周1次，静脉缓慢滴注，共3～6次。或长春地辛（VDS）4mg/次，每周1次，缓慢静滴，共3～6次。不良反应主要有周围神经炎、脱发、便秘和白细胞减少等。

5. 一、二线治疗失败ITP患者的治疗：糖皮质激素、IVIg和脾切除等一、二线治疗无效（包括不适合或不接受脾切除的患者），仍需治疗以维持安全的血小板水平的患者，其治疗宜个体化。可以选择环磷酰胺、联合化疗、霉酚酸酯及干细胞移植等治疗，另外也可选择中药临床试验。

6. 疗效判断

完全反应（CR）：治疗后PLT≥$100\times10^9$/L且没有出血。

有效（R）：治疗后PLT≥$30\times10^9$/L并且至少比基础血小板计数增加两倍，且没有出血。

无效（NR）：治疗后PLT<$30\times10^9$/L或者血小板计数增加不到基础值的两倍或者有出血。

定义CR或R时，应至少检测2次，其间至少间隔7日。

**【预后】**

急性型：病程一般2～6周，长的可达半年，约80%可自行缓解，痊愈后很少复发，病程超过半年以上仍不能恢复者，应考虑为慢性型。

慢性型:常反复发作,自行缓解少见。

(李登举)

## 六、同种免疫性血小板减少性紫癜

同种免疫性血小板减少性紫癜(allo-immune thrombocytopenic purpura)又称新生儿同种免疫性血小板减少性紫癜,其病因可能是母体对胎儿的血小板抗原发生致敏作用,产生抗体,抗体通过胎盘进入胎儿体内,引起新生儿血小板减少、出血。

**【发病机制】**

主要是由于血小板特异性抗原不合所致,但有1/4病例母血中无血小板特异性抗原抗体,而含抗HLA抗体,由于血小板带有HLA-A、B、C抗原,故也可能涉及同种免疫性血小板减少性紫癜的发生。目前发现与本病有关的血小板特异性抗原有$PL^{AI}$(阳性22%~72%)、$BaK^{a}$、Pen、$Zw^{b}$。可能是胎儿血小板很容易进入母体血循环,以上抗原在第一次妊娠时刺激母体形成IgG抗体导致婴儿患病者,第二胎患病率明显增高。

**【诊断要点】**

(一)临床表现

1. 新生儿出生后数小时出现急性血小板减少和出血症状,如全身散在瘀斑,偶有消化道及泌尿道出血,这是由于胎儿的单核-巨噬细胞系统特别是脾功能,在出生后数小时后才能发挥阻留和破坏血小板的作用,5%~25%并发颅内出血。

2. 第1周常有黄疸,由出血部位血红蛋白重吸收而未及时代谢所致。

(二)实验室检查

1. 血小板计数减少,有出血者往往$<10\times10^9/L$。

2. 骨髓巨核细胞正常,偶有缺乏者。

3. 同种抗血小板抗体的检测和鉴别:血小板生存时间

(PLS)缩短、同种血小板抗体检测阳性,此外尚应测定血小板表面和血清中的血小板相关抗体。

（三）鉴别诊断

本病应注意与母亲患有原发性免疫性血小板减少症引起的新生儿血小板减少性紫癜相鉴别,后者是因母亲的 IgG 型抗血小板抗体,通过胎盘传递给胎儿引起血小板减少。依据其母亲的病史及实验室检查不难鉴别。

**【治疗及预后】**

1. 症状不严重者一般无须治疗,若有轻度出血症状可用糖皮质激素。

2. 严重出血者可输母亲($PL^{AI}$ 阴性)的洗涤血小板、也可用糖皮质激素、换血疗法及静脉输注免疫球蛋白。

本病一般呈良性过程,患儿往往是一过性血小板减少,持续约 2 周,少数 2 ~ 3 天后可改善,很少超过 3 周以上。10% ~ 20% 并发颅内出血。

(李登举)

## 七、血栓性血小板减少性紫癜

血栓性血小板减少性紫癜(thrombotic thrombocytopenia purpura, TTP)是一种不常见的以出血、微血管性溶血性贫血、神经精神症状、发热和肾损害为临床特征的血栓性微血管病,见于成年人。

**【病因、发病病制】**

病因未明,部分病例可能与感染、妊娠、肿瘤、药物等因素有关,以上因素可能导致血管内皮细胞受损及免疫性血管病变。其发病机制可能为:①血管内皮受损导致血小板激活、纤溶活性降低,纤维蛋白在局部沉积;②血管内皮损伤促使 vWF 大分子多聚体(ULvWF)释放,TTP 患者血浆中裂解 ULvWF 的去 vWF 蛋白酶缺陷,使 ULvWF 增多,导致血小板聚集;③新近有人认为患者血浆中有一种促血小板聚集的因子,该因子可被正常血浆所抑制。以上因素均有助于血小板聚集、微血栓形成。病变主要累及末梢动脉、毛细血管，导致微血管栓塞，引起相关器官和组织的功能损害。

【诊断要点】

（一）临床表现

1. 出血：全身广泛紫癜、鼻出血、胃肠道出血。

2. 神经精神症状：常为一过性、反复性、多样性及多变性表现，如意识模糊、抽搐、瘫痪、失语等，CT/MRI 检查多无特殊发现。

3. 微血管性溶血性贫血：可有黄疸、深色尿。

4. 肾损害：腰背痛，尿改变。

5. 发热：常为低、中度发热。

（二）实验室检查

1. 血小板计数明显减少（$<50\times10^9/L$），中度或重度贫血。周围血涂片见大量破碎红细胞及畸形红细胞，如盔形、三角形、半月形红细胞，并见有核红细胞、网织红细胞增高。可见巨大血小板，血小板寿命可缩短至 4 小时。

2. 骨髓红系增生，巨核细胞数目增加，可伴成熟障碍。

3. 常有蛋白尿、血尿，并可见白细胞及管型。

4. 血尿素及肌酐升高，血胆红素升高以间接胆红素升高为主。

5. PT、APTT 及纤维蛋白原多正常；合并肾衰时可出现 Fbg 降低，血及尿 FDP 增高。

6. 直接抗人球蛋白实验（Coombs）阴性。

7. ADAMTS13 评估：多数获得性 TTP 患者急性发作期 ADAMTS13 活性下降，并可检测到抗 ADAMTS13 自身抗体。约 28% 患者 ADAMTS13 活性正常。

8. 组织病理学检查：皮肤、牙龈瘀点区及骨髓活检毛细血管、小动脉中有“透明样”血小板血栓阻塞，内皮下层有“透明样”物质沉积、血管内皮细胞增生，阳性率约为 50%。尸体解剖病理学检查阳性率仅约为 44%，故阴性不能排除本病。

**【鉴别诊断】**

1. 弥散性血管内凝血：结合病史、典型的凝血象改变可以鉴别（见本章十四）。

2. 溶血-尿毒症综合征（HUS）：多见于婴幼儿，除溶血、血小板减少等改变外，以明显肾脏病变的临床、实验室及病理改变为特征，肺炎链球菌相关的 HUS Coombs 实验为阳性。

3. 其他：尚应注意与原发性免疫性血小板减少症及 Evan 综合征相鉴别。可依据病史，是否有微血栓栓塞的临床表现及实验室改变加以鉴别。

**【治疗】**

1. 血浆置换：机制：①清除了血浆中的致病物质，如超大分子 vWF 多聚体、抗 ADAMTS13 抗体及抑制物等，从而间接提升 PLT 数量。②补充血浆中缺乏的物质：如小分子量 vWF、vWFcp、$PGI_2$ 等。③血浆置换可以为患者提供更多的新鲜冰冻血浆；这是其优于单纯血浆输注的主要原因。用法：每次 65 ~ 140ml/kg（1.5 倍正常血浆量），连续 3 次冲击置换，此后继续每日 1 倍正常血浆量置换直到病情稳定，7 ~ 9 个置换日。同时输新鲜冰冻血浆，第 1 ~ 2 天 20ml/kg，第 3 ~ 4 天 15ml/kg，第 5 ~ 6 天 10ml/kg，第 7 ~ 8 天 5ml/kg 后停止。对于重症 TTP，即血细胞比容<0.20，血小板<$10\times10^9$/L，LDH >600U /L，血肌酐（Scr）>442μmol/L，或合并 CNS 症状，血浆置换为首选治疗且是唯一有效的治疗方法。

2. 新鲜冰冻血浆输注：用于血浆置换时或无条件进行血浆置换者，可输注新鲜冰冻血浆（FFP）或冷沉淀的上清液，后者无 vWF，疗效更好。

3. 肾上腺糖皮质激素：可抑制抗 ADAMTS13 抗体的生成。应用时机：①PE 的辅助治疗或用于 PE 反应不佳或停用 PE 时恶化的患者；②高滴度 ADAMTS13 抑制物的患者；③PE 治疗渐减或中止时；④虽经数天 PE 治疗血小板数不增加或减少重现，或有更为严重的神经异常的患者。用法：甲泼尼龙 500 mg/d，共 3 天，逐渐减量。

4. 利妥昔单抗：是一种靶向 CD20 阳性 B 细胞的嵌合性单抗，可清除产生 ADAMTS13 抑制性抗体的 B 细胞克隆，用药后外周血 B 细胞数明显减少持续 6 个月,9～12 个月恢复。一般患者对利妥昔单抗都能耐受,但有时可引起血液和肺毒性,因此,为防止利妥昔单抗由血浆置换清除,血浆置换应在使用利妥昔至少 24 h 后进行。国外已有应用利妥昔单抗治疗难治性或复发性 TTP 有成功的报道。其通常用量为 375mg/m$^2$,静脉滴注,1 次/周× 4 次。

**【预后】**

本病病程短、预后差,如未得到积极治疗,大多在 3 个月内死亡,死亡率达 80%～90% 。经血浆置换及糖皮质激素等治疗预后有所改观,80% 以上可以存活,但部分患者 10 年内仍有可能复发。

## 八、血小板无力症

血小板无力症(thrombasthenia)亦称 Glanzmann 病,是由先天性血小板膜糖蛋白(GP)Ⅱb 或Ⅲa 基因缺陷,使血小板对多种诱聚剂无聚集或反应减低所致的出血性疾病。

**【病因、发病机制】**

1. 本病呈常染色体隐性遗传。男女都可患病,双亲均可遗传。

2. GPⅡb/Ⅲa 复合物减少、缺乏或结构异常。当血小板活化后 GPⅡb/Ⅲa 能结合纤维蛋白原、纤维连接蛋白(fibronectin)、vWF 和层黏连蛋白(laminin)等黏附分子,介导血小板聚集反应,故本病患者有血小板聚集功能障碍;血小板 α 颗粒的纤维蛋白原也是通过有受体活性的 GPⅡb/Ⅲa 获得,所以患者同时有血小板内纤维蛋白原减少或缺乏,导致血块收缩不良;GPⅡb/Ⅲa 是血小板表面主要 Ca$^{2+}$的结合点,GPⅡb/Ⅲa 缺陷使血小板表面 Ca$^{2+}$结合减少,影响 GPⅡb/Ⅲa 与黏蛋白的结合也可导致血小板功能缺陷。

3. GPⅡb 或 GPⅢa 基因位于 17 号染色体(17q21—q23)上,其基因缺失、插入、突变均可导致本病。

【诊断要点】

(一) 临床表现

1. 纯合子及双重杂合子患者,出生后即有出血表现,儿童期最严重,可随年龄增长减轻。主要为皮肤瘀斑、黏膜出血、鼻出血、外伤后不易止血;女性患者常有月经过多,子宫出血、产程中或产后出血等,关节出血及颅内出血少见,杂合子型可无出血。

2. 常有家庭史。

(二) 实验室检查

1. 出血时间明显延长。

2. 大多数患者血块收缩不良,甚至24小时仍不退缩。

3. 血小板计数及形态正常,但涂片上血小板散在、不聚集成堆。

4. 血小板对玻珠柱的黏附率明显下降。

5. 血小板对ADP、胶原、肾上腺素、凝血酶均无聚集或聚集反应减低,对瑞斯托霉素及vWF聚集反应正常。

6. 血小板伸展不良。

7. 血小板膜GPⅡb/Ⅲa减少、缺乏或结构异常。

8. 血小板纤维蛋白原含量降低。

9. 凝血象正常,部分病例凝血酶原消耗不良。

(三) 诊断标准(第五届中华血液学会全国血栓与止血学术会议制定)

1. 临床表现

(1) 常染色体隐性遗传。

(2) 自幼有出血症状,表现为中度或重度皮肤、黏膜出血、女性可有月经过多、外伤后出血不止。

2. 实验室检查

(1) 血小板计数正常,涂片上血小板散在、不聚集成堆。

(2) 出血时间延长。

(3) 血块收缩不良或正常。

(4) 血小板聚集试验:ADP、肾上腺素、胶原、凝血酶、花生四烯酸诱导均不引起聚集或对后三种诱导剂的聚集反应显著减低；瑞斯托霉素引起的聚集正常或减低。

(5) 血小板膜糖蛋白Ⅱb/Ⅲa（GPⅡb/Ⅲa）减少或有质的异常。

【治疗】

1. 局部出血可压迫止血。

2. 输注血小板悬液，对出血严重者是控制出血的主要措施。

3. 慢性长期出血者应补充铁剂及叶酸。

【预后】

本病预后较好，多数病例随年龄增长病情可逐渐减轻，严禁近亲婚配可防止本病的发生。

（李登举）

# 九、血 友 病

血友病（hemophilia）是最常见的一组遗传性凝血因子缺乏症，可分为血友病甲（凝血因子Ⅷ缺乏）、血友病乙（又称 Christmas 病，因子Ⅸ缺乏）及因子Ⅺ缺乏症。国外报道发病率为 $(15\sim20)/10^5$，我国发病率为 $2.73/10^5$。其中血友病甲最常见，约占先天性出血性疾病的 85%，其次是血友病乙，因子Ⅺ缺乏症最少见。

【遗传方式】

血友病 A、B 均属 X 染色体伴性隐性遗传，男性患病，女性遗传。约 1/3 无家族史。因子Ⅺ缺乏症为常染色体不完全隐性遗传，男女均可患病，也均可遗传，女性多见于男性。

【诊断要点】

（一）临床表现

1. 以软组织、肌肉、负重关节出血为特征，反复关节出血可引起关节变形、功能丧失。

2. 往往自幼有出血倾向，可表现为轻微外伤或手术后严重出血，拔牙或小手术出血不止。

3. 出血症状出现越早病情越重，轻型者可在青少年甚至成年才被诊断。

4. 出血严重程度与凝血因子缺乏的程度相关。

（二）实验室检查

1. APTT 延长，重型者凝血时间(CT)也延长。

2. PT 正常。

3. 凝血酶原消耗(PCT)不良。

4. 凝血活酶生成不良，行纠正试验可鉴别三种血友病。

凝血活酶生成不良只能被正常吸附血浆纠正者为血友病甲；只能被正常血清纠正者为血友病乙；能被正常吸附血浆纠正、又能被正常血清纠正者为因子Ⅺ缺乏症。

5. 凝血因子活动度测定：直接测定凝血因子Ⅷ、因子Ⅸ及因子Ⅺ的活性，是血友病确诊和分型的主要依据。

(1) 血友病 A：FⅧ：C 减少或极少，vWF：Ag 正常，Ⅷ：C/vWF：Ag 明显下降。

(2) 血友病 B：因子Ⅸ：C 减少或缺乏。

(3) 因子Ⅺ缺乏症：因子Ⅺ：C 和(或)Ⅺ：Ag 明显减少。纯合子<20%；杂合子为 20%~60%。

(4) 血友病 A 严重程度分型(表 1-11-1)。

**表 1-11-1　血友病 A 分型**

| 分型 | FⅧ：C(%) | 临床出血特点 |
| --- | --- | --- |
| 重型 | <1 | 严重自发性出血，可见于关节、肌肉、深部组织出血，关节畸形等 |
| 中型 | 2~5 | 可有关节、肌肉、深部组织出血，关节畸形，但较轻 |
| 轻型 | 6~25 | 关节、肌肉出血很少，无关节畸形 |
| 亚临床型 | 26~45 | 仅在严重创伤或手术后出血 |

（三）鉴别诊断

1. 血管性血友病：由 vWF 基因缺陷所致，依据出血时间延长、阿司匹林耐量试验阳性、血小板对瑞斯托霉素聚集功能减弱或不聚集及血浆 FⅧ:C 和 vWF 测定可以鉴别。

2. 循环中有抗凝物质：其中以 FⅧ抑制物最常见，后者 APTT 延长，不能为小量正常血浆所纠正，若以患者血浆按不同比例加入正常血浆温育，混合血浆的 FⅧ:C 水平随温育时间呈进行性下降，表示患者血浆中有 FⅧ抑制物存在。

**【携带者及产前诊断】**

1. FⅧ:C 及 vWF:Ag 测定：正常人Ⅷ:C/vWF:Ag 的比率为 1∶1，多数血友病 A 传递者比率低于正常。

2. 因子Ⅸ抗原测定：可提高血友病乙携带者的诊断率。

3. 基因诊断方法：DNA 基因重组技术检测及限制性内切酶片段长度多态性（RFLP）分析技术已应用于携带者及产前诊断。

**【治疗】**

1. 补充凝血因子，使其浓度达止血水平：输含所需凝血因子的制剂，如凝血因子Ⅷ浓缩剂、凝血酶原复合物（含因子Ⅱ、Ⅶ、Ⅸ、Ⅹ）制剂、冷沉淀物等。1ml 正常人新鲜冰冻血浆（FFP）所含凝血凝血因子Ⅷ:C 或因子Ⅸ浓度相当于 1U，每千克体重输入 1U，血浆因子浓度可提高 2%。新鲜血浆，其来源容易、无需特殊加工处理，但对凝血因子需要量较大的患者不易奏效。

止血所需达到的凝血因子浓度：

| | |
|---|---|
| 轻度关节出血、血肿 | 20%～25% |
| 重度出血 | 25%～35% |
| 威胁生命的出血、大手术 | 50% 以上 |

计算出应补充的单位数，凝血因子Ⅷ血浆半衰期为 8～12 小时，因子Ⅸ血浆半衰期为 18～30 小时，所以血友病甲需每 12 小时补充 1 次，血友病乙可 24 小时补充 1 次。因子Ⅺ半衰期 40～60 小时，补充 1 次可维持 1～2 天。

首次补充凝血因子剂量一般可采用以下公式：

$$输入 FⅧ:C(或Ⅸ)剂量(U)=体重(kg)\times 需提高的因子活性(\%)\div 2$$

2. DDAVP(1-去氨基-8-D 精氨酸加压素):有动员体内贮存 FⅧ:C 释放的作用,能暂时提高血浆Ⅷ:C 水平,可用于轻型血友病,0.3μg/kg 加入生理盐水 50ml 缓慢静脉注射 15 ~ 30 分钟,下次使用在 24h 后较好,也可用高浓度 1μg/kg 作滴鼻用。

3. 抗纤溶剂:用于口腔伤口及拔牙出血。常用氨基已酸 0.1g/kg,口服,每日 3 ~ 4 次,或 4 ~ 6g 溶于 5% 葡萄糖液或生理盐水内静脉滴注。也可用氨甲苯酸(PAMBA)每次 100 ~ 200mg 加入葡萄糖液内静脉注射或滴注。

对泌尿道出血患者不宜使用抗纤溶剂,以避免血块形成引起梗阻。

4. 肾上腺糖皮质激素:用于中、大关节血肿,喉部出血,血尿及长期使用 FⅧ制剂而产生抗体者,以降低血管脆性和通透性,减轻关节出血所致的炎症反应,加速血肿吸收。常用泼尼松 40 ~ 60mg/d,连用 3 ~ 7 天,以后逐渐减量,一般不超过 2 周。

5. 局部止血:深部血肿及关节出血应卧床休息,局部用冰袋或绷带压迫、固定,出血停止、局部血肿消失方可适当活动。反复关节出血者应注意置肢体于功能位置。

6. 基因治疗:尚处于研究阶段。该研究将为血友病的治愈带来希望。

**【预防】**　血友病患者是终身患病,故应向患者、家属、学校及工作单位介绍出血防治常识,避免从事易引起损伤的工作,对其家系的女性成员应行携带者检查,携带者在妊娠早期应行产前诊断,以利优生优育。

(李登举)

## 十、血管性血友病

血管性血友病(von Willebrand disease, vWD)是由于 von

Willebrand因子(vWF)基因缺陷而致的出血性疾病。其特点为出血时间延长、血小板黏附功能降低、对瑞斯托霉素聚集功能减弱或不聚集,血浆vWF含量减少或缺如或分子结构异常。

本病是较常见的遗传性出血性疾病,通常为常染色体显性遗传,男女均可患病,双亲都可遗传。

发病率报道不一,一般为(3～7)/10万人口,仅次于血友病甲。

**【病因、发病机制】**

vWF是血管内皮细胞及巨核细胞合成的一种糖蛋白,存在于血浆、基底膜、内皮细胞及血小板颗粒中。其生理功能有以下几点。

(1) vWF在初期止血中能够作为黏附蛋白促进血小板的黏附聚集。

(2) vWF能够与FⅧ结合,增加FⅧ:C的稳定性,使其免受各种蛋白酶的降解而失活。

vWF基因位于12号染色体短臂末端,当其缺陷时血小板黏附、聚集功能降低,FⅧ:C的稳定性降低,活性丢失,而导致止血功能障碍。

**【临床分型】**

根据遗传方式、临床表现及实验室检查,vWD大体上分为3型。Ⅰ型最常见,占vWD的70%～80%,为常染色体显性遗传。Ⅱ型除少数外,通常亦为常染色体显性遗传。Ⅲ型为重型,较少见,为常染色体隐性遗传。

**【诊断要点】**

(一) 临床表现

1. 以皮肤黏膜出血为特征,可有鼻出血、牙龈出血、皮肤瘀斑、月经过多,严重者可有胃肠道出血、血尿、外科手术后出血不止及产后大出血。自发性关节及肌肉出血少见,仅见于少数vWF及FⅧ:C明显降低者。

2. 出血常发生于婴幼儿时期。

3. 出血程度Ⅰ型较轻,Ⅲ型(重型)及ⅡN型可有自发性关节及肌肉出血。出血常随年龄增长而减轻。

4. 常有家族史。

（二）实验室检查

1. 出血时间延长。

2. 阿司匹林耐量试验阳性(服阿司匹林0.6g后2小时、4小时出血时间较服药前延长2分钟以上)。

3. 血小板计数正常。

4. 血小板玻珠柱黏附率降低。

5. 血小板对瑞斯托霉素聚集反应(RIPA)降低或缺乏,但ⅡB型常增强,对其他诱聚剂反应正常。

6. vWF:Ag、FⅧ:C减低或正常,vWF:Ag可能有质的异常,部分患者APTT可能延长。

7. 实验室分型检查:依据RIAP、vWF交叉免疫电泳和血浆及血小板中vWF:Ag多聚体分析进行分型

（三）诊断要点

1. 有或无家族史,有家族史者符合常染色体显性,少数为隐性遗传规律。

2. 临床以皮肤黏膜出血为主,少数可有关节腔或肌肉出血或其他部位出血。

3. 实验室检查

(1) 血小板计数和形态正常。

(2) 出血时间延长、阿司匹林耐量试验阳性。

(3) 血小板黏附功能降低或正常。

(4) 常有FⅧ:C减少(10%~40%),活化的部分凝血活酶时间(APTT)延长。

(5) vWF:Ag浓度降低或正常(若量正常应进一步检查是否为质的异常)。

(6) 瑞斯托霉素诱导的血小板聚集反应(RIPA)不良或缺如。

(7) 必须排除血小板功能缺陷性疾病。

4. vWD的分型

(1) 1型:vWF数量减少,vWF多聚物正常,FⅧ减低,该型对DDAVP治疗反应良好。

(2) 2 型：又分为 2A、2B、2N 和 2M 四型，此型 vWF 正常或减低。

1) 2A 型：缺乏 vWF 的中、高分子多聚物，RIPA 减低。vWF 的初期止血功能减低。

2) 2B 型：缺乏高分子多聚物，这是由于此类患者分泌的 vWF 分子与血小板 GPIb 的亲和力显著增高，自发地与血小板结合消耗了高分子多聚物，实验室检查可发现 RIPA 反应增强。

3) 2N 型：vWF 高分子多聚物正常，FⅧ缺乏、活性降低，vWF 与 FⅧ的结合反应降低。RIPA 诱发的血小板聚集活性正常。

4) 2M 型：高分子多聚物结构基本正常，但由于 vWF 质的异常而与血小板 GPIb 的亲和力降低，RIPA 诱发的血小板聚集活性减低，患者初期止血功能障碍。

(3) 3 型：vWF 完全缺乏。无 RIPA 反应。患者内皮细胞不能合成 vWF，故 DDAVP 治疗无效。这类患者输注冷沉淀或 vWF 浓缩物以后可产生抗 vWF 的同种抗体。

(四) 鉴别诊断

本病应注意与血小板功能障碍性疾病及血友病相鉴别。

1. 血友病：血友病甲、乙均为 X 染色体伴性隐性遗传性疾病，为 FⅧ：C、因子Ⅸ缺乏所致，以深部肌肉、组织、关节出血为常见，出血时间正常，血小板玻珠柱黏附率及对各种诱聚剂反应正常。

2. 血小板功能障碍性疾病：可依据血小板形态，血浆 vWF：Ag 及 vWFRco 等检测加以鉴别。vWD 经输新鲜血浆及冷沉淀物可使出血好转，而血小板功能障碍性疾病则疗效不明显。

3. 获得性血管性血友病（acquired von Willebrand disease，Av WD）：是一种较罕见的出血性疾病，临床表现类似于遗传性血管性血友病（CvWD），但它常在中老年发病，而既往无出血性疾病及家族史。其常见伴发疾病依次为：B 淋巴细胞增殖性疾病（包括 MGUS、MM、CLL、巨球蛋白血症和淋巴瘤等）、骨髓增殖性疾病（包括真性红细胞增多症、原发性血小板增多症等）

的血管疾病和胃肠道先天性血管畸形、免疫系统性疾病(包括混合结缔组织病等)、某些药物及病毒感染。除伴发疾病表现外,大多数患者表现为自发性皮肤黏膜出血。

【治疗】

1. 一般措施:轻者可无须特殊治疗,禁用阿司匹林、双嘧达莫、消炎痛(吲哚美辛)、低分子右旋糖酐、前列腺素 $E_1$ 等影响血小板的药物,尽量避免手术。

2. 输新鲜血浆、新鲜冰冻血浆、冷沉淀物及 FⅧ浓缩剂冷沉淀物:主要含Ⅷ:C/vWF、纤维蛋白原,有 vWF 含量较高、缩短出血时间、提高Ⅷ:C 的优点。FⅧ:C 浓缩剂,含有大分子 vWF 多聚体。

制剂及用法:重型出血可选用冷沉淀物 10U/(kg·d)或 FⅧ:C 15~20U/(kg·d),静脉滴入,需大手术的重型患者Ⅷ:C 量可增至 20~40U/(kg·d),3~8 天后减半。

3. DDAVP(1-去氨基-8-D 精氨酸加压素):用于轻、中度患者,剂量为 0.4μg/kg,溶于 30~50ml 生理盐水,30 分钟以上慢速静脉滴注,vWF 增高可维持 4~8h,需反复使用,可每 8~12 小时给药 1 次。鼻腔滴入剂量为每次 0.25ml(1300ng/ml),2 次/日。用药时间过长可产生耐药性,其不良反应为暂时性面潮红及水潴留。

(李登举)

## 十一、维生素 K 缺乏症

维生素 K 缺乏症(vitamin K deficiency)是较常见的获得性凝血因子缺乏性疾病。维生素 K 在凝血过程中起重要作用,是依赖维生素 K 的凝血因子(凝血酶原、因子Ⅶ、因子Ⅸ、因子Ⅹ)及其调节蛋白(蛋白 C、蛋白 S)在肝内合成过程中,其氨基末端谷氨酸残基羧基化,形成 γ-羧基谷氨酸过程所需的辅酶。当维生素 K 缺乏时,肝内合成的依赖维生素 K 蛋白成为脱羧基化的、缺乏凝血活性的异常蛋白,导致凝血障碍。

【病因、发病机制】

人体维生素K主要来源于食物,小部分是由肠道内细菌群合成。肠道摄入的维生素K在回肠借助胆盐及胰液吸收。吸收后的维生素K在肝细胞微粒体环氧化酶作用下,转化为环氧化叶绿醌,又在微粒体还原酶作用下还原为维生素K,此氧化还原过程有助于微粒体内羧基化酶将依赖维生素K因子前体中的谷氨酸转化为γ-羧基谷氨酸,促使依赖维生素K因子生成。维生素K缺乏见于以下情况。

1. 吸收不良

(1) 胆盐缺乏:如胆道阻塞(胆管结石、胆道肿瘤、炎症等所致)、胆道手术后引流、胆道瘘管等。

(2) 肠道吸收不良:如肠瘘、广泛小肠切除、胰腺疾病胰液分泌不足等。

2. 合成障碍:重症肝病可致多种凝血因子合成障碍,其中依赖维生素K因子合成障碍出现最早的是FⅦ。

3. 口服与维生素K相拮抗的抗凝剂(如香豆素类):阻碍依赖维生素K蛋白的氨基末端谷氨酸残基羧基化。

4. 新生儿出血症:新生儿体内缺乏维生素K贮藏,肠道缺乏正常菌群,肝合成依赖维生素K因子功能尚不完善,出生前由母体提供的少量维生素K逐渐消耗,至出生后48~72小时达最低值,故易引起出血。

【诊断要点】

1. 有引起维生素K缺乏的原因或病因。

2. 临床表现为出血,由依赖维生素K因子减少所致,其特点为皮肤黏膜出血,如皮肤瘀点、瘀斑、牙龈及鼻出血、血尿、月经过多、黑粪及外伤和手术伤口渗血等。

3. 实验室检查

(1) 凝血酶原时间(PT)延长。

(2) 激活的部分凝血活酶时间(APTT)延长。

(3) 凝血酶时间(TT)正常。

(4) 鉴别试验:用凝血酶原时间纠正试验可鉴别凝血酶原、因子Ⅶ(及因子Ⅹ)、因子Ⅸ缺乏。蝰蛇毒时间可进一步鉴别因子Ⅶ、Ⅹ缺乏。

(5) 因子Ⅹ、Ⅸ、Ⅶ及凝血酶原活性、抗原降低。

(6) 维生素K治疗有效。

【治疗】

1. 除去病因,治疗原发病。

2. 补充维生素K:口服维生素$K_4$ 2～4mg/次,3次/日,成人可静脉给予$K_1$ 10～20mg 。对出血倾向严重急需纠正者,缓慢静脉滴注维生素$K_1$ 20～30mg,以后酌情给予维持治疗。

3. 补充凝血因子:严重出血或需外科手术者除补充维生素K外,尚可用冷沉淀物、凝血酶原复合物浓缩制剂,也可用新鲜冰冻血浆。

(李登举)

# 十二、严重肝病引起的凝血异常

绝大多数凝血因子、凝血因子调节蛋白和纤溶系统成分均在肝实质细胞合成,肝脏巨噬细胞系统则具有清除循环中被激活的凝血因子和纤溶酶激活物的作用,因此,肝脏兼顾了调节凝血与纤溶两大系统的功能。肝实质受损将会累及止凝血系统,且止凝血障碍程度与脏脏损害的轻重密切相关。

【发病机制】

(一) 凝血因子合成减少和异常

1. 对凝血酶敏感的凝血因子合成减少:严重肝病时包括因子Ⅴ(FⅤ)、因子ⅩⅢ(FⅩⅢ)和纤维蛋白原(fibrinogen,Fg)等对凝血酶敏感的凝血因子合成减少。活化的FⅤ(FⅤa)是FⅩa的辅因子,参与凝血酶原酶复合物(FⅩa、FⅤa、$Ca^{2+}$、PF3)的形成。FⅤ合成减少或活性减低可影响到凝血酶原(FⅡ)的激活。Fg是凝血酶主要作用底物,轻度或中度肝损伤一般不伴有Fg减少。重症肝炎或失代偿性肝硬化时,由于合成减少或纤溶亢进,血浆Fg浓度降低,从而影响到致血液凝固关键成分纤维蛋白的生成。肝病伴应激状态如感染、创伤、手术时Fg浓度常增高。肝病时还可出现异常纤维蛋白原血症，Fg 分子结构中β链与γ链上的涎酸含量增多，致使纤维蛋白单体聚合发生缺陷。其实验室改变为凝血酶及爬虫酶时间延长而不能用低 Fg 血症或 FDP 增加解释。FⅩⅢ合成减少可使可溶性纤维蛋白单体复合物交联障碍，从而影响到不溶性的纤维蛋白生成障碍。FⅧ也是对凝血酶敏感的凝血因子之一，正常人血浆中的 FⅧ是一种分子量高达 100 万～200 万的糖蛋白，含低分子量及高分子量 2 种成分。低分子量具有凝血活性（FⅧ:C），而高分子量成分含有 FⅧ的相关抗原（FⅧR:Ag）及 vW 因子（FⅧR:vWF）。FⅧ:C 由肝脾或单核细胞所合成，FⅧR:Ag 及 FⅧR:vWF 由内皮细胞、巨核细胞及血小板合成，在急性肝炎和暴发性肝衰竭时 FⅧ:C 和 vWF 水平是增高的，可能是其作为对急性炎症的一种反应致使储存池加速释放的一种结果。

2. 依赖维生素 K 凝血因子合成减少：凝血系统 FⅡ、FⅦ、FⅤ、FⅩ和抗凝系统蛋白 C（protein C，PC）、蛋白 S（protein S，PS）以及蛋白 Z（protein Z，PZ）均属于依赖维生素 K 凝血因子，这些因子前体在羧化酶的作用下氨基末端的谷氨酸残基被转变为γ-羧基谷氨酸残基，这是 $Ca^{2+}$ 潜在的结合位点。在此过程中脂溶性的维生素 K 作为羧化酶的辅因子参与其中。肝病时，由于维生素 K 摄取、吸收、利用和代谢发生障碍，导致肝脏合成的这些因子前体γ羧基化障碍，无法通过 $Ca^{2+}$ 与磷脂膜表面结合形成具有活性的复合物。肝坏死时可能过早释放未经羧基化的凝血酶原前体或因羧基化酶缺乏而致合成减少。这时虽无维生素 K 缺乏也出现 FⅡ、FⅦ、FⅤ、FⅩ的活性降低，依赖维生素 K 凝血因子合成减少很大程度上反映了肝脏合成能力的下降。半衰期仅 6h 的 FⅦ常先于 FⅩ和 FⅡ出现减少，因此治疗上也强调首先提高 FⅦ水平。

3. 接触因子合成减少：接触因子启动内源性凝血系统，包括因子 FⅫ、FⅪ、高分子量激肽原和前激肽释放酶。肝病时上述因子的减少反映了肝脏合成蛋白质的功能障碍。肝硬化患者出现一过性内毒素血症时，前激肽释放酶进一步下降，推测可能伴有轻度消耗性凝血变化，但接触因子减少并不会导致出血倾向。

（二）血液凝固蛋白合成减少

1. 抗凝物质的合成减少:人体最重要的抗凝物质抗凝血酶(antitrombin,AT)、PC、PS 和 PZ 均在肝脏合成。AT 是在肝细胞和内皮细胞合成的一个含有 432 个氨基酸的糖蛋白,血浆 AT 正常浓度大约是 0.12 mg/ml（相当于 2.3μM),血浆半衰期是 3 天。AT 属于丝氨酸蛋白酶抑制剂,主要灭活内源性凝血系统已经被激活的凝血因子,如 FⅩa、FⅨa、FⅪa、FⅫa,特别是凝血酶。此外,FⅦa、纤维蛋白溶酶(plasmin)及激肽释放酶(kallikrein)也是其作用底物。凝血因子只有在活化并暴露出活化位点后才可以和 AT 结合形成复合物,并被 AT 快速裂解而失活。尽管凝血酶可终止此反应,但此效应常在至少 3 天之后发生。中性粒细胞弹性蛋白酶(neutrophil elastase)及嗜热菌蛋白酶(thermolysin )则可以快速的灭活 AT,从而终止 AT 对凝血酶的灭活作用。当 AT 与肝素结合后,其功能可以得到明显增强。肝病时常因肝脏细胞和内皮细胞受损致 AT 合成量减少,然而由于凝血酶原水平也成比例的下降以及其他抗凝物质在慢性肝病时的升高,如 $\alpha_2$-巨球蛋白,因此极少出现血栓并发症。肝素主要在血管内皮肥大细胞中产生,分布在肝、肺、脾和血管壁等处,是天然抗凝物质,能被肝脏的肝素酶灭活,肝功能减退时可出现肝素血症。PC、PS、PZ 在肝脏合成时需要依赖维生素 K,肝细胞受损和维生素 K 缺乏使得 PC、PS、PZ。分子结构中缺乏γ-羧基谷氨酸。PC 不易被活化转变为活化的蛋白 C(activated protein C,APC),进而使得 APC 灭活 FⅤa、FⅧa 和纤溶酶原活化剂抑制物(plasminogen activator inhibitor-1,PAI-1)的功能降低。作为 APC 的辅因子的 PS、PZ 的合成障碍也可以影响到 APC 功能的发挥。肝硬化、慢性活动性肝炎时 PC、PS 和 PZ 含量降低,虽可减少到正常的 15% 以下,但并不增加血栓倾向。

2. 纤溶物质合成减少:$\alpha_2$-抗纤溶酶($\alpha_2$-Antiplasmin,$\alpha_2$-AP)是由肝脏合成分泌的含有 452 个氨基酸的单链糖蛋白,分子质量为 70 000kD。$\alpha_2$-AP 属于丝氨酸酶抑制物家族成员之一,在人血浆中 $\alpha_2$-AP 是主要的纤溶酶抑制物,在纤溶调节中起关键作用,肝病时血浆浓度降低,与凝血酶原、AT 降低相一致。纤溶酶原也在肝脏合成。肝脏损伤时合成减少,是纤溶酶原浓度降低的原因之一。

（三）凝血因子消耗过多和纤维蛋白溶解亢进

1. 原发性纤维蛋白溶解症(primary fibrinolysis syndrome):是指由于某些原因,纤溶酶原被激活为纤溶酶,或纤溶酶抑制物减少,引起高纤溶酶血症,继后降解纤维蛋白原,水解其他血浆凝血因子,造成以低 Fg 血症为主的低凝状态。临床表现为多部位的严重出血。肝功能不良伴原发性纤溶亢进的发生率达 31%,且与肝脏病变严重程度相关,肝病病人因清除障碍而伴有 tPA 水平的增加,纤维蛋白溶酶原(plasminogen)、$\alpha_2$-抗纤溶酶($\alpha_2$-antiplasmin)、纤溶酶原激活物抑制因子 1(plasminogen activator inhibitor-1,PAI-1)、富含组氨酸的糖蛋白(histidine-rich glycoprotein,HRG),FⅫ和凝血酶活化的纤溶抑制物(thrombin-activable fibrinolysis inhibitor,TAFI)血浆水平的下降促进了纤溶系统活性的增强。但急性肝衰竭患者急性时相期反应蛋白 PAI-1 水平则明显增高,从而使机体处于低纤溶状态(hypofibrinolysis)。在胆汁淤积性肝脏疾病,增高的 PAI-1 的浓度平衡了 tPA 活性的增加,血液凝血功能正常或呈现高凝状态,此类病人肝移植后少见纤溶亢进,因而很少用到抗纤溶治疗。

2. 继发性纤维蛋白溶解亢进:大约 30% 肝硬化患者体内存在加速的血管内凝血和纤维蛋白溶解(accelerated intravascular coagulation and fibrinolysis,AICF)并存现象,并且与肝脏疾病的严重程度相关。AICF 现象可能是由于促纤溶和抗纤溶过程之间失平衡所致,感染等因素常可促发 AICF。

（四）血小板数量及功能障碍

1. 血小板数量异常:大约 1/3 的慢性肝病患者可以出现血小板减少,$(70\sim90)\times10^9/L$,与脾功能亢进和血小板生成素(TPO)合成受损有关。少数肝炎患者并发再生障碍性贫血(肝炎后再障),急性病毒感染、酗酒和叶酸缺乏都可以引起骨髓抑制,这些原因均可引起血小板减少。在 HBV 和 HCV 相关的肝硬化、原发性胆汁性肝硬化(primary biliary cirrhosis)和原发性硬化性胆管炎(primary sclerosing cholangitis)患者中,B细胞针对血小板膜抗原糖蛋白Ⅱb/Ⅲa(GPⅡb/Ⅲa)所产生的抗体的增加可能介导了免疫性血小板破坏。

2. 血小板功能异常:血小板对ADP、花生四烯酸(arachidonic acid)胶原和凝血酶的刺激低于正常水平。

**【诊断要点】**

(一) 临床表现

1. 肝病史及其症状、体征。

2. 出血:鼻出血、牙龈出血、皮肤紫癜、月经量过多等。也有因食管静脉曲张而致呕血、黑粪者。出血往往发生在轻微外伤后,自发出血少见。

(二) 实验室检查

1. 凝血酶原时间(prothrombin time,PT):指在抗凝血浆中加入$Ca^{2+}$和组织凝血活酶,使血浆凝固所需时间,为检测外源性凝血途径各凝血因子的筛选试验。较正常对照延长3秒为异常,提示FⅡ、FⅦ、FⅤ、FⅩ和(或)Fg的减少;如连续补充维生素K(10mg/d)2天后,PT仍延长提示肝脏合成蛋白质功能减退。恢复正常见于胆汁淤积性黄疸或长期应用广谱抗生素所致的维生素K吸收不良。按照Clichy评分标准,伴有意识障碍或昏迷的急性肝衰竭患者如果年龄<30岁且FV<20%,或者年龄>30岁且FV<30%时需进行肝移植手术。

2. 凝血酶时间(thrombin time,TT):TT延长提示抗凝物质如肝素类物质和FDP的增加,和(或)Fg减少以及异常Fg血症。TT的延长如能被甲苯胺蓝所纠正,提示肝素血症。如FDP和Fg测定在正常范围且TT延长不能被甲苯胺蓝所纠正,提示异常Fg血症。

3. 活化部分凝血活酶时间(activated partial thromboplastin time,APTT):一般的肝病APTT常在正常范围,严重肝病或并发DIC时延长。

4. 纤溶系统的检测:常用检测指标包括纤维蛋白肽A、F1+2、纤维蛋白单体、D-dimer、纤溶酶-抗纤溶酶复合物

(PAP)、纤维蛋白(原)降解产物(FDP)、PAI-1抗原和活性、$\alpha_2$-抗纤溶酶等。纤溶亢进可预测胃肠道出血的风险。

5. 血小板减少、肝功能异常。

【治疗】

(一) 肝病出血的预防

1. 积极治疗肝病。

2. 尽可能避免应用抗血小板聚集药物,如非甾体类消炎药。

3. 在禁食或胆汁淤积性黄疸患者、长期大量广谱抗生素患者应常规补充维生素$K_1$。肝病患者在进行各种创伤性检查时,应做好术前出凝血功能的检查。

4. 肝硬化患者的消化道出血常与胃黏膜糜烂和食管静脉曲张有关,置入胃管时应注意。

(二) 肝病出血的替代治疗

肝病患者静脉曲张伴有活动性出血、外科手术或在进行各种创伤性检查前应纠正凝血异常。

1. 新鲜冰冻血浆(fresh frozen plasma, FFP):含有各种凝血因子,能够有效的纠正PT的异常。输注适应证:① 活动性出血伴有INR≥2或PT延长超过正常对照1倍者;② 手术或有出血危险的创伤性操作前;③ 并发严重感染者;④ 大量血液输注时,每输2U红细胞,适量补充的FFP,每补充1ml/kg体重的FFP,可将凝血因子活性提高1%~2%。

2. 冷沉淀物(Cryoprecipitate):是通过加工FFP获得的容量为30~50ml/U的含冷球蛋白组分的一种成分,每袋由200ml FFP加工而成;主要含FⅧ和Fg,其中FⅧ 80~100U、Fg 150~250mg、vWF 20%~30%、FⅫ 20%~30%、纤维结合蛋白500mg。由于具备容量小的优势,所以比较适合用于肝硬化和急性肝衰竭患者。但要注意冷沉淀并非含有全部凝血因子。

3. 血小板制剂:每袋中血小板含量≥ $2.5\times10^{11}$。美国FDA标准≥$3.0\times10^{11}$。预计输注后血小板计数升高最大值(MPI)=[输入血小板总数($10^{11}$)/总血容量(kg×7%)]×F×100。F代表输注的血小板部分潴留在脾脏后实际进入循环血液中的矫正系数，正常人为0.62；脾切除术后为0.91；脾大为0.23。

4. 1-去氨基-8-D精氨酸加压素（1-deamino-8-D-arginine vasopressin, DDAVP）：肝衰竭患者若给予0.3μg/kg可以改善出血时间和增强一期止血。

5. 重组的活化FⅦ（rFⅦa）：可与组织因子结合形成复合物激活FⅨ和FⅩ，进而触发凝血酶原向凝血酶的转化，这使得在不依赖于组织因子情况下，凝血酶原转化成大量凝血酶。因此，凝血因子Ⅶa的药效学作用导致局部凝血因子Ⅹa、凝血酶和纤维蛋白生成增多。单剂量给药可以纠正肝硬化患者延长的PT。rFⅦa还可以轻度减少静脉曲张出血，但效果比较短暂，安全性也正在评估中。

（李登举）

## 十三、病理性抗凝物质所致出血

获得性循环抗凝物质大多是与免疫有关的物质，具有抗体的特性，多属IgG。在血液中能直接作用于某一凝血因子或多种凝血因子，抑制其活性及不同阶段的凝血反应。其中以获得性FⅧ抑制物较多见。

**【病因、发病机制】**

（一）获得性凝血因子抑制物

1. FⅧ抑制物

（1）血友病甲抑制物：血友病甲患者接受含有FⅧ的血制品替代治疗后产生的特异性抑制或灭活FⅧ促凝活性的抗体，发生率为20%～30%，95%的抑制物发生在中、重型。抑制物产生的时间为暴露于抗原后50天（中位数16天），多发生于儿童（10岁以前）、有阳性家族史、免疫应答强者。近年发现，基因突变可能与抑制物产生有关。抗体产生机制尚未完全清楚，与治疗的强度、制剂有关。

（2）自发性获得性FⅧ抑制物：非血友病甲患者产生的FⅧ抑制物是一种自身抗体（或称获得性血友病），由于体内多种抗体与 FⅧ有交叉反应而产生。此类抗体发生率为 1/100 万,男女患病率均等,可自行消失,多在 60 岁以后发病,50% 伴有自身免疫或与免疫有关的疾病,如 SLE、类风湿关节炎、恶性肿瘤、溃疡性结肠炎、支气管哮喘、青霉素变态反应等病程中及经化疗、放疗导致免疫异常者。某些妊娠期妇女或产后数日至数年(常于产后 2 ~4 个月)出现 FⅧ抑制物。某些健康老年人也可自发地产生 FⅧ抑制物。

2. 因子Ⅸ抑制物:因子Ⅸ抑制物为多克隆免疫球蛋白,主要含 $IgG_4$,血友病 B 患者伴因子Ⅸ抑制物者占 2.4% ~2.8% 。其发生可能与输注血浆或因子Ⅸ浓缩制剂及因子Ⅸ基因缺失有关。此抑制物偶见于产后及 SLE 和其他自身免疫性疾病患者,罕见于正常人。

3. 其他:因子Ⅺ、Ⅴ、ⅩⅢ等均可出现相应的抑制物。

(二) 获得性其他抗凝物质

1. 狼疮性抗凝物质(lupus anticogulant,LA):是对多种凝血因子活性及凝血不同阶段反应具有干扰作用的一种抗磷脂抗体,能阻碍凝血因子与磷脂表面的结合,主要抑制依赖磷脂的凝血因子活性,5% ~10% 的 SLE 患者血浆中可出现狼疮样抗凝物,此外,也可见于其他免疫性疾病、细菌及病毒感染和使用某些药物,如普鲁卡因胺、氯丙嗪、奎尼丁、异烟肼等。临床可表现为出血、血栓形成、复发性自发性流产。

2. 肝素样抗凝物质:见于肝素用量过大及重症肝病、过敏性休克、恶性肿瘤、急性白血病、DIC、SLE、过敏性紫癜、流行性出血热等。该抗凝物质主要通过抑制因子Ⅴ、Ⅷ、Ⅹ而对整个凝血途径产生不同程度的影响。

## 【诊断要点】

(一) 临床表现

1. 有导致产生获得性循环抗凝物质的病因或原发病。

2. 有原发病的临床表现。

3. 出血特点类似于抗凝物相应的凝血因子缺乏症,如血友病抑制物表现为软组织血肿、关节出血、轻微外伤后出血不止。狼疮性抗凝物质除原发病的临床表现外,常有皮肤黏膜、伤口出血及血尿,并可表现为血栓形成或习惯性流产。肝素样抗凝物质除原发病的临床表现外,常表现为皮肤黏膜出血、月经过多、血尿、黑粪、注射部位及手术伤口出血。

4. 出血时替代治疗效果不佳。

（二）实验室检查

1. FⅧ(Ⅸ)抑制物

(1) APTT 延长、不易为正常血浆纠正。

(2) 有 FⅧ(或Ⅸ)抑制物者,血浆 FⅧ(或Ⅸ)凝血活性降低。

(3) 患者血浆与正常血浆等量混合,混合血浆的 FⅧ(或Ⅸ)水平随温育时间延长进行性下降,1 小时和 2 小时后与正常血浆加缓冲液对照管相差>10 秒,表示有抑制物存在。

2. 狼疮性抗凝物质:APTT 延长,患者血浆加正常血浆不能纠正,患者血浆加外源性磷脂可以纠正。

3. 肝素样抗凝物质:TT 明显延长,能为甲苯胺蓝所纠正,不能为正常血浆纠正。

【治疗】

治疗应考虑到抗体的滴度、患者的免疫反应类型、出血程度及 FⅧ浓度,对获得性 FⅧ抑制物治疗要注重原发病的治疗。

（一）伴有抑制物的血友病甲

迅速止血和去除抗体是关键。

1. 降低抑制物血浆水平

(1) 血浆置换:适用于抑制物滴度高者,可使抑制物暂时性降低,随后补充相应的凝血因子。

(2) 体外吸附:将蛋白 A 层析柱选择性吸附 IgG(除 IgG3)所有亚型的 Fc 碎片,抗体可由数千巴氏单位降至数十巴士单位,但不适合急性出血。

(3) 糖皮质激素及免疫抑制剂:对伴有抑制物的 HA 效果差。可用泼尼松 1～1.5mg/(kg·d),口服。环磷酰胺 100～150mg/d,分次口服,或硫唑嘌呤 100～150mg/d,分次口服,也可与泼尼松合用。

(4) 静脉输注免疫球蛋白:0.4g/(kg·d)共 5 天。需要与其他药物联合应用，不宜作为首选。

(5) 免疫耐受：其机制为通过反复暴露于抗原使患者产生免疫耐受，抑制抗 FⅧ抗体的产生。方案为每日给予超大剂量的 FⅧ(200U/kg)建立免疫耐受，但也有学者采用小剂量(25～50U/kg)隔日给药的方案，也成功获得了免疫耐受。其机制可能是诱导机体产生独特性抗体(中和抑制物的抗体)的产生，并发现治疗有效的患者体内产生了抗体。

2. 止血：对获得性凝血 FⅧ、Ⅸ等抑制物可采用替代疗法输注相应的凝血因子，如 FⅧ、Ⅸ浓缩剂、凝血酶原复合物。

(二) 肝素样抗凝物质

常以 50～100mg 鱼精蛋白加入 10% 葡萄糖注射液 20～40ml，缓慢静脉滴注，也可输注血浆及血浆置换。

(三) 狼疮性抗凝物质

目前尚无标准治疗方法，可试用糖皮质激素及阿司匹林、华法林或肝素等抗血小板、抗凝剂。

(李登举)

# 十四、弥散性血管内凝血

弥散性血管内凝血(disseminated intravascular coagulation，DIC)是在某些严重疾病基础上，由致病因素激活凝血系统，导致全身微血栓形成，凝血因子及血小板被大量消耗，继之纤维蛋白溶解亢进，引起全身出血的综合征。临床表现为出血、栓塞、微循环障碍及微血管病性溶血。

**【病因、发病机制】**

引起 DIC 的病因甚多，最常见的是感染，约占总发病数的 1/3，其中以 $G^-$ 细菌感染性败血症占首位，其次是恶性肿瘤。此外病理产科、手术创伤、体外循环等也是 DIC 的常见病因。各种病因产生 DIC 的机制不完全相同，主要有：

(一) 感染

1. 感染致血管内皮损伤，大量组织因子释放进入血液。炎性介质可介导组织因子表达。

2. 革兰阴性内毒素诱导血管内皮细胞表达组织因子。

（二）恶性肿瘤

晚期恶性肿瘤细胞分泌大量黏蛋白、前凝血物质、蛋白分解酶及组织因子。急性早幼粒细胞白血病时，大量白细胞溶酶体颗粒释放促凝物质。

（三）病理产科

羊水栓塞、死胎滞留、胎盘早期剥离等大量组织因子入血循环。

（四）其他

大面积创伤、体外循环、免疫性疾病（如 SLE）、酸中毒、休克、缺氧等均可致血管内皮损伤、组织因子释放。此外，溶血性疾病、溶血反应亦可使促凝物质释放。

可见，DIC 发病机制主要是各种病因或致病因素使血管内皮损伤、血小板激活促进凝血反应；组织因子表达及释放，外源凝血途径激活；因子Ⅻ激活启动内源性途径；纤溶酶激活。导致凝血酶生成、纤维蛋白沉积，形成广泛的微血栓，继而出现消耗性低凝状态并继发纤溶亢进。

**【诊断要点】**

（一）DIC 的临床表现

1. 出血：是 DIC 最常见的症状之一，发生率为 84%～95%。轻者可仅有少数皮肤出血点，重症者可见广泛的皮肤、黏膜瘀斑或血肿，典型的为皮肤大片瘀斑，内脏出血（如血尿、呕血、便血、咯血、关节腔出血、颅内出血），创伤部位渗血不止。

2. 休克或微循环衰竭：一过性或持续性血压下降，早期即可出现肾、脑、肺等重要脏器功能不全的改变，可表现为肢端发冷、青紫、少尿呼吸困难及意识改变等。

3. 微血管栓塞：DIC 的基本病理特征为微循环血管内有广泛纤维蛋白和（或）血小板血栓形成。各组织器官均可受累，常见部位有皮肤、肾、肺、胃肠道、脑等

4. 微血管病性溶血：进行性贫血且与出血不成比例，偶见

皮肤巩膜黄染。

5. 原发病症状：在老年病人常特别突出甚至掩盖 DIC 的临床表现。

（二）实验室检查

DIC 实验室检查结果存在时相变化，应动态观察，高凝血状态在急性型持续时间短暂，故 DIC 诊断的实验室检查主要着重于消耗性凝血障碍及继发性纤溶。

1. 血小板及凝血因子检测

(1) 血小板减少：动态观察可见血小板在短期内明显下降。

(2) 血浆凝血酶原时间(PT)延长，阳性率 85% 以上，早期可缩短。

(3) 活化的部分凝血活酶时间(APTT)延长，阳性率为 65%~85%

(4) 纤维蛋白原含量逐渐减少(常<1.5g/L)，阳性率约为 70%，早期可增高。

(5) FⅧ、Ⅴ、Ⅶ活性降低。必要时还可测定因子Ⅹ、Ⅻ、蛋白 C、蛋白 S。

2. 凝血酶生成过多的检测

(1) 可溶性纤维蛋白单体复合物(SFMC)增高。

(2) 鱼精蛋白副凝(3P)试验阳性，阳性率为 35%~75%。

(3) 乙醇胶试验阳性，阳性率为 50%。

3. 纤维蛋白溶解的检测

(1) 优球蛋白溶解时间(ELT)缩短，阳性率为 28%~38%。

(2) 纤溶酶原含量降低，阳性率为 50%~70%。

(3) 纤维蛋白(原)降解产物(FDP)在血浆中含量增高，尿中排出量明显增多，阳性率为 75%~95%。

(4) D-二聚体含量增高(正常<200ng/ml)，阳性率为 90%~98%。

4. 其他

(1) 红细胞形态：DIC 后期外周血红细胞可呈盔形、多角形、三角形等，超过 2% 有诊断价值。

(2) 抗凝血酶(AT)活性降低(正常>85%),阳性率约为80%。

(3) 血浆血小板激活的分子标志物β-TG、PF4升高,血浆GMP-140分子数增多。

(4) 凝血激活的标志物测定

1) 凝血酶原片段1+2($F_{1+2}$)升高。

2) 血浆纤维蛋白肽A升高(正常2μg/ml),阳性率为85%~95%。

(三) 诊断标准(1999年全国第六届血栓与止血会议标准)

1. 存在易引起DIC的基础疾病。

2. 有下列2项以上临床表现

(1) 严重或多发性出血倾向。

(2) 不易用原发病解释的微循环衰竭或休克。

(3) 广泛性皮肤、黏膜栓塞,灶性缺血性坏死、脱落及溃疡形成或不明原因的肺、肾、脑等脏器功能衰竭。

(4) 抗凝治疗有效。

3. 实验室指标:同时有下列3项以上异常

(1) 血小板计数<$100\times10^9$/L或呈进行性下降(肝病、白血病者血小板数<$50\times10^9$/L)。

(2) 血浆纤维蛋白原含量<1.5g/L或呈进行性下降或>4g/L(白血病及恶性肿瘤<1.8g/L,肝病<1.0g/L)。

(3) 3P试验阳性或血浆FDP>20mg/L(肝病>60mg/L),或D-dimer升高(阳性)。

(4) PT延长3秒以上,或呈动态变化;或APTT缩短或延长10秒以上或缩短5秒以上。

(5) 血浆纤溶酶原抗原<200ml/L。

(6) AT-Ⅲ活性<60%或蛋白C(PC)活性降低(不适用于肝病)。

(7) 血浆FⅧ:C活性<50%(肝病必备)。

(8) 血浆内皮素-1(ET-1)水平>8pg/ml或凝血酶调节蛋白(Tn)较正常增高2倍以上。

疑难病例应有下列2项以上异常:①血浆凝血酶碎片

($F_{1+2}$)、凝血酶抗凝血酶Ⅲ复合物(TAT)或纤维蛋白肽 A(fibronopetide A,FPA)水平增高。② 血浆 SFMC 水平增高。③血浆纤溶酶-纤溶酶抑制复合物(PIC)水平增高。④ 血浆组织因子(TF)水平增高或组织因子途径抑制物(TFPI)水平下降。

(四) 鉴别诊断

1. 严重肝病引起的凝血异常:有肝病的病史、症状、体征及突出的肝功能损害及罕见 FⅧ:C 降低等特征(详见本章之十二)。

2. 血栓性血小板减少性紫癜(TTP):起病及发展迅速需与急性 DIC 鉴别,TTP 临床以全身广泛出血、溶血性贫血、神经精神症状、发热、肾损害为特征。实验室有血小板明显减少、微血管性溶血性贫血、大量畸形或破碎红细胞。微血管内血小板聚集,典型病例可见小血管内广泛玻璃样血栓形成。

3. 原发性纤溶症:极罕见,本症系某些原因使血液中纤溶酶原激活物增多或纤溶酶抑制物减少,使血中纤溶酶增多,纤维蛋白原大量降解所致的高纤溶酶、低纤维蛋白原血症,临床表现为广泛、严重出血。但本症微循环衰竭及栓塞少见,血小板不减少,其活化及代谢产物不增加,除纤维蛋白原极低外,其他凝血因子减少不明显,其活化的分子标志物如 TAT、$F_{1+2}$ 及 AT-Ⅲ一般正常,3P 试验阴性、D-二聚体不增高,红细胞形态正常、涂片无破碎红细胞。

【治疗】

1. 治疗原发病。

2. 消除诱因(防止休克、纠正酸中毒、改善缺氧、保护及恢复单核巨噬细胞系统功能)。

3. 抗凝治疗

(1) 肝素(heparin)或低分子肝素(LMW-H)

适应证:仍是目前 DIC 抗凝治疗的最重要药物。下列情况可考虑及早应用肝素治疗:①血型不合的输血;②急性白血病或其他肿瘤;③暴发性紫癜;④中暑;⑤存在高凝状态之基础疾病,如肾病、肺心病及糖尿病等;⑥亚急性或慢性 DIC;⑦急性 DIC 早期高凝期等。

禁忌证:①有手术或损伤创面未经良好止血者;②近期有大咯血之结核病或有大量出血之活动性溃疡者;③蛇毒所致之DIC;④晚期患者有多种凝血因子缺乏及明显纤溶亢进等。

存在争议的情况:感染性 DIC 和重症肝病 DIC。

常规肝素剂量:急性 DIC,15 000 ~ 45 000U/d,一般用15 000U/d,每6小时用量不超过7500U;根据病情可连用3 ~ 5天。近年来多主张每6小时1次,皮下注射。以使 APTT 延长1.5 ~2倍为宜。

肝素过量,应停用,如出血加重,可用鱼精蛋白静脉滴注中和肝素,一般按1:1用药,用肝素30分钟后,按0.5:1mg 肝素,每次不超过50mg,短时间内最好不超过100mg;注射应缓慢;对于过敏者慎用。

低分子肝素:75 ~ 150AXaU/(kg·d),每12小时或24小时1次,皮下注射。具体应视出血和血栓的情况而定。

(2)抗血小板药物:①阿司匹林:100mg,1次/d。②双嘧达莫:每日总量可达400mg,分4次口服,如与阿司匹林合用,每日剂量为100 ~ 200mg。一般认为小剂量口服无治疗作用。③噻氯匹定(ticlopidine):作用缓慢,口服3 ~5天后才发挥作用。常用剂量250 ~500mg/d。不宜于阿司匹林、非甾体抗炎药、口服抗凝剂合用。④硫酸氢氯吡格雷片(波立维):75mg/d。

(3)其他抗凝药物:①复方丹参注射液:可单独或与肝素联合应用,用法:复方丹参注射液20 ~40ml 加入250ml 葡萄糖液静脉滴注,每日2次,可连用3 ~5天。②低分子右旋糖酐:可抑制血小板和红细胞,降低血液黏滞度,并对凝血因子Ⅱ有抑制作用,可起到防止血栓形成和改善微循环的作用。用法:500 ~1000ml/d,连用3 ~5天,但老年人及心功能不好者应慎用。少数患者用药后可出现变态反应。③AT:主要用于 AT 水平低下者,可增强肝素的抗凝效果,减少肝素出血的不良反应。1500 ~3000U/次,静脉滴注,每日2次,可连用5 ~7天。④水蛭素在最初的15 ~20s 内予以0.4mg/kg,继之予以0.1mg/(kg·h)持续静脉滴注,可用4 ~9天。

(4)抗纤溶治疗:应用于 DIC 晚期,如不能确定血管内凝血过程是否已中止，可同时并用小剂量肝素。①氨基己酸（aminocaproic acid）：首剂4～6g，溶于100ml生理盐水或葡萄糖液中15～30分内滴完，维持量1g/h，24小时不超过16～20g。②氨甲苯酸（aminomethvlbenzoic acid）：又称氨甲苯酸、PAMBA，阻抑纤溶酶原对纤维蛋白的降解作用。每次100～200mg，加5%葡萄糖或生理盐水静脉滴注，每日最大剂量600～800mg。③氨甲环酸（tranexamic acid）：又称氨甲环酸，静脉注射或滴注。每次250～500mg，每日1～2次，每日总量1～2g。④抑肽酶（aprotinin）首剂5万U，维持剂量1万U/h，持续静脉滴注，每日总量10～20万U。

（5）血小板及凝血因子的补充：适用于有明显血小板减少或凝血因子减少时，或已进行病因及抗凝治疗而DIC未得到良好控制时。老年人出血症状相对较轻，多无需补充疗法。但如出血严重或以继发纤溶为主时，可考虑成分输血或输凝血因子。

（6）其他治疗：积极抗感染、抗休克、纠正酸中毒及电介质紊乱，加强局部止血等。在以下情况可考虑应用糖皮质激素：①基础疾病需要应用糖皮质激素者；②基础疾病为感染中毒性休克且已予以有效抗感染治疗者；③肾上腺皮质功能不全。

**【预后】**

取决于原发疾病的严重程度、DIC失代偿情况、机体重要器官功能障碍程度以及病因和诱因去除程度。

（李登举）

## 十五、血栓性疾病

血栓性疾病（thrombotic diseases）是指循环血液中有血栓形成及血栓从局部脱落随血流至前方血管内，堵塞或部分阻塞血管腔，导致血栓栓塞的一类疾病，其发病率居各种疾病之首。

【病因、发病机制】

病因复杂，多为复合因素所致，其中与血管壁受损、血小板、血流状态、凝血因子的变化关系更大。

（一）血管壁受损

1. 血管内皮细胞合成和释放前列环素（$PGI_2$）及一氧化氮（NO）减少，有利于血小板在局部黏附和聚集。血管内皮及内皮下的黏附分子为血小板在局部黏附提供了物质基础。

2. 血管受损组织因子（TF）进入血液，血管内皮细胞在内毒素及炎性介质介导下诱生性表达 TF。

3. 血管内皮细胞失去对纤溶的调节作用，纤溶活性降低。

（二）血液改变

1. 血小板的改变：在破损血管表面血小板黏附、聚集、释放活性物质。高胆固醇血症可使血小板加速膜磷脂释放花生四烯酸，致 $TXA_2$ 形成增多，促使血小板进一步聚集及血管收缩。血小板数目过高，如原发性血小板增多症，可并发血栓形成。

2. 凝血因子改变：高凝状态是血栓形成的主要病理基础和潜在的危险因素。

（1）血管损伤血小板及凝血因子被激活。

（2）组织损伤、内毒素血症等使组织因子释放入血循环。

（3）凝血因子结构异常，如异常纤维蛋白原血症，因子Ⅴ、Ⅷ结构异常抵抗活化蛋白 C 的灭活。

（4）促凝物质进入血循环，如肿瘤促凝物质 A，急性早幼粒细胞白血病细胞质中的颗粒促凝物等均可导致高凝状态。

（三）血流状态改变

1. 血流速度改变或涡流形成。

2. 血黏度增加使血流缓慢。

最终导致血液成分在局部淤滞，形成血栓。

【诊断要点】

（一）临床表现

1. 静脉血栓形成：以下肢深静脉血栓形成较常见。表现为患肢肿胀、疼痛、皮肤颜色改变。栓子脱落可引起肺栓塞而出现相应症状和体征。

2. 动脉血栓形成：心绞痛、偏瘫、意识障碍、肢端疼痛、肢体缺血性坏死，如有肠系膜栓塞可致腹泻、腹胀，甚至急腹症的表现。

3. 微循环血栓形成：出血、栓塞、微血管病性溶血及微循环障碍等临床症状及体征。

（二）高凝状态的检测

1. 血小板计数：血小板黏附、聚集、释放功能（血浆 β-TG、PF4、GMP-140、血浆 $TXB_2$）检测。

2. 凝血因子活性增高：可测定 FⅧ：C、FⅦ：C 及纤维蛋白原等凝血因子及凝血酶原时间（PT）、激活的部分凝血活酶时间（APTT）。

3. 抗凝物质检测：可测定 AT 活性，蛋白 C 及活化的蛋白 C，抗磷脂抗体，血浆总高半胱氨酸浓度等。

4. 纤溶活性降低：测定 FDP、D-二聚体、组织型纤溶酶原激活物（t-PA）及其抑制物（PAI）等。

5. 血流状态改变：全血及血浆黏度增高，血细胞比容增加、变形性下降、聚集性增加等。

（三）血栓的检查

1. 多普勒超声检查：简便、有效，但不能发现小血栓，且在动脉壁钙质沉着或有手术瘢痕时，声波传导会受影响。

2. 血管造影术：了解血栓的部位、大小、形状，是诊断血栓栓塞较准确可靠的依据。一般先采用非创伤性检查，有阳性结果或阴性而高度怀疑血栓栓塞时再作血管造影。

3. $^{125}$碘-纤维蛋白原试验：对近期发生的血栓准确性、灵敏性较高。

4. 电阻抗体积描记法：多用于检查下肢静脉血栓形成，但不能区别是血栓还是非血栓形成的阻塞。

5. 磁共振和 CT：适用于脑血管血栓形成的诊断。

【治疗】

主要包括抗凝、抗血小板聚集及溶栓疗法。

（一）肝素（heparin）和低分子量肝素（LMWH）

1. 肝素的分类：药用肝素是由猪肠黏膜或牛肺组织纯化制得的一种多功能酸性黏多糖，口服无效，仅供静脉滴注或皮下注射用。应用于临床的肝素共分三类：①普通肝素（unfractionated heparin，UFH）：相对分子质量较大，平均为12 000；②低分子量肝素（low-molecular-weight heparins，LMWH）：将普通肝素解聚制得，相对分子质量通常在3000～8000之间；③肝素戊糖（heparin pentasaccharide，HPS）：是一种新的选择性Ⅹa因子抑制剂，临床使用方便每天固定剂量皮下注射1次，无需根据体重计算用量。但相对于普通肝素而言，价格较高，临床使用受限。

2. 普通肝素：普通肝素的抗凝机制主要为以下三方面：①普通肝素作为抗凝血酶（AT）的辅因子，能与抗凝血酶结合并使其构形改变、抗凝活性随之增强，继而发挥阻断FⅫa、FⅪa、FⅩa、FⅡa活性的作用，其中对FⅩa和FⅡa的阻断作用最强。②普通肝素能促进血管内皮释放纤溶酶原活化物，增强纤溶活性，从而提高血管内皮抗血栓形成的能力。③普通肝素通过与血小板结合既抑制血小板表面凝血酶的形成又抑制血小板聚集与释放。普通肝素主要用于近期发生的血栓性疾病的治疗。临床上普通肝素用量应视具体病情调整，大剂量（30 000U/d）适用于急性肺梗死；中剂量（20 000U/d）适用于DIC和血栓栓塞性疾病；小剂量（5000～10 000/d）多用于心绞痛、高脂血症、高凝状态及预防给药。普通肝素半衰期30～60分钟，故需连续静脉滴注或每8～12小时皮下注射。使用普通肝素宜先给负荷量，应用过程中需依据APTT调整普通肝素用量，以使APTT延长1.5～2.0倍为宜；还应监测血小板计数，如果血小板计数$<50\times10^9/L$应停用肝素；普通肝素总疗程不宜超过10d。目前，临床多提倡小剂量应用普通肝素，其依据是：①普通肝素对抗凝血酶仅起催化作用，本身不被消耗；②1pg普通肝素可抑制32U的FⅩa；1U的FⅩa可使50U凝血酶原（FⅡ）活化，1U的凝血酶（FⅡa）可使1mg的纤维蛋白原转化为纤维蛋白。因此，通过作用于凝血的初始阶段，小剂量的普通肝素就可以达到预防血栓形成

的目的。此外，普通肝素不能通过胎盘，在孕期仍可用其防治血栓形成，但在分娩前 24 小时应停用。

普通肝素的主要不良反应是出血，多由过量所致。轻度出血通常在减少或停止用药即能恢复；严重出血应立即注射硫酸鱼精蛋白中和，所需剂量同末次肝素用量。普通肝素的另一严重不良反应是肝素诱导的血小板减少症（heparin-induced thrombocytopenia，HIT）。HIT 发生率为 0.5%～5%，临床上 HIT 可分为两型，最常见的为Ⅰ型，主要发生在初次使用普通肝素治疗后的 1～3 天内。通常认为是由大剂量肝素引起血小板和纤维蛋白原结合而导致的一种轻微的血小板减少症，属于非免疫系统介导反应，表现为血小板计数一过性减少，随着继续应用肝素治疗，血小板计数将会逐渐上升，预后多良好。Ⅱ型 HIT 亦称肝素诱导的血小板减少性血栓形成（heparin-induced thrombocytopenia thrombosis syndrome，HITT）或白色血栓综合征（white clot syndrome），属于自体免疫反应，表现为明显的血小板减少（$<100\times10^9/L$），其持续时间较长，可引起四肢血管闭塞或危及生命的动、静脉血栓栓塞。目前 HIT 多指免疫介导的血小板减少，即Ⅱ型 HIT（HITT）。肝素治疗至少 5 天后出现血小板减少症并伴有血小板减少的急性血栓形成而又排除了其他导致血小板减少的情况，就应高度疑诊为Ⅱ型 HIT。由于 HIT 患者预后常不理想，全身血栓形成风险达到 25%～50%，其中 5% 可致死，因此立即停用肝素类药物是必需的。即使对于高度怀疑 HIT 的患者，也应该立即停用所有肝素类药物。但是值得注意的是，停用肝素后，患者又可能因原发病所致的高凝状态产生血栓，因此需要选用适当的非肝素类抗凝药物进行抗凝治疗。目前的治疗强调通过直接抑制凝血酶或通过抑制Ⅹa 因子（如重组的水蛭素和阿加曲班），从而减少凝血酶的形成。华法林对急性 HIT 无效并易诱发微血管血栓形成，导致华法林诱导的坏死综合征发生，因此应慎用华法林。在有其他非肝素抗凝剂治疗 HIT 的情况下，LMWH 被认为是治疗 HIT 的禁忌证。对于高度怀疑 HIT 的患者，无论是否并发血栓形成，都不主张使用 LMWH。出血在 HIT 并不常见，输注血小板可以增加血栓

形成的风险。对于高度怀疑HIT和确诊HIT患者,如果没有活动性出血,不用输注血小板预防出血。而诊断未明确的可疑HIT患者,有高出血危险性或有活动性出血时,允许输注血小板制剂,特别是肝素已经停用数小时后。

3. 低分子肝素(LMWH):与普通肝素相比,LMWH具有以下作用特点:①皮下注射生物利用度高(>80%),而普通肝素仅为20%~30%。②皮下注射半衰期长,每天只给药1次。③LMWH虽然也具有抗凝血酶介导的作用,但LMWH对FⅩa的抑制作用比对Ⅱa大(4∶1);其抗栓作用大于抗凝作用。临床上可采用抗FⅩa活性作为检测指标,而不用APTT。④LMWH还具有非抗凝血酶介导的作用,如LMWH刺激内皮细胞释放出组织因子途径抑制物(TFPI),对组织因子活化启动的凝血过程起着负反馈调节作用;还能促进内皮释放纤溶酶而增强纤溶活性。

不同平均相对分子质量的LMWH抗Ⅱa∶抗Ⅹa比值不同,应用剂量也各不相同,应注意。常用剂量为75~150AXaIU/(kg·d),治疗时每12小时1次,预防时24小时1次,皮下注射。具体应视出血和血栓的情况而定。

(二)口服抗凝剂

口服抗凝剂分为香豆素衍生物(如华法林)和茚二酮类抗凝剂,临床上最常用的是华法林(warfarin)。华法林通过阻碍维生素K和维生素K环氧化酶的循环转换,抑制依赖维生素K的凝血因子合成,从而起到抗凝作用。华法林起效较慢,临床上主要用于肝素后的维持抗凝治疗和需要较长时间的抗凝或预防性用药时,常需与普通肝素或LMWH重叠使用4~5天后才可单独使用作为维持用药,疗程视病情而定可长达数月或更久。华法林一般不需要给负荷量,常用量为5mg/d,以PT或国际标准化比值(international normolized ratio,INR)作为检测指标,待INR或PT达到要求可酌情调整剂量。最佳治疗剂量应使PT延1.5~2.0倍或INR在2.0~2.5之间为宜。香豆素类抗凝药的主要不良反应是出血,轻则停药,让其自行恢复;重则应注入维生素$K_1$,必要时输注新鲜冰冻血浆。华法林的一个严重不良反应是可诱发皮肤坏死,但较罕见。华法林可以导致胎儿神经发育畸形和出血,一般情况下,华法林禁用于妊娠妇女。如确实需要,对此类患者是否应用华法林应根据病情需要和患者的实际情况,慎重权衡利弊。一般早孕 6 周以内使用华法林对胎儿影响比较小,6 ~ 12 周禁忌应用华法林,如必须抗凝,应改为肝素或者低分子肝素,12 周后可以使用华法林。

（三）抗凝血酶制剂

1. 抗凝血酶(AT):主要用于抗凝血酶水平低下者,当普通肝素疗效差时,应检测抗凝血酶活性,因为当凝血酶活性<50%时,肝素失去抗凝效果,<70% 时,肝素作用明显减弱。通过补充抗凝血酶可增强肝素的抗凝效果,减少肝素出血的不良反应。

2. 重组水蛭素(r-hirudin):是特异性凝血酶拮抗剂,其优点包括抗凝作用缓和、无抗原性、对抗凝血酶无依赖性,不引起血小板减少。用法:在最初的 15 ~ 20 秒内予以 0. 4mg/kg,继之予以 0. 1mg/(kg · h)持续静脉滴注,可连用 2 ~ 10 天或更长。首次最大用量为 44mg,每小时最大用量为 16. 5mg。

3. 比伐卢定(bivalirudin):是 FDA 于 2000 年批准上市的一种抗凝新药,其抗凝成分是水蛭素类似物。无论凝血酶处于血循环中还是与血栓结合,比伐卢定均可与其催化位点和阴离子结合位点(又称底物识别位点)发生特异性结合,从而直接抑制凝血酶的活性。由于凝血酶可水解比伐卢定多肽顺序中 Arg3 和 Pro4 之间的肽键,使其失活,所以它对凝血酶的抑制作用是可逆而短暂的。

4. 阿加曲班(argatroban):是一种合成的单价小分子直接凝血酶抑制剂,可选择性地与凝血酶的催化位点进行可逆性地结合,从而发挥竞争性的抑制作用。阿加曲班与肝素和其他直接凝血酶抑制剂不同,可抑制血凝块中的凝血酶。在游离和血凝块中凝血酶存在的情况下,阿加曲班同样也可有效地抑制血小板聚集和 $TXA_2$ 的释放,而水蛭素和肝素抑制血小板聚集的效果则较差。阿加曲班还可通过抑制凝血酶催化或介导的反应并且激活蛋白 C 发挥抗凝的药理学作用。阿加曲班经肝脏代谢,体内半衰期为 40 ~ 50 分钟,在肾功能受损患者,并不需要调整阿加曲班的剂量,也不用根据年龄和性别来调整剂量。

（四）抗血小板药物

可以从多个步骤干扰血小板的激活，在治疗和预防动脉栓塞方面的作用已很明确。按照作用机制可分为以下几类：①抑制血小板花生四烯酸代谢的药物，如阿司匹林（aspirin）；②抑制血小板膜受体的药物，如噻氯匹定（ticlopidine）、GPⅡb-Ⅲa受体拮抗剂；③增加血小板核苷代谢的药物，如双嘧达莫（dipyridamole）；④其他种类抗血小板药物，如西洛他唑（cilostazol）。

1. 阿司匹林（aspirin）：阿司匹林抗血小板作用主要是通过使血小板环氧化酶1（COX1）乙酰化，使其失去将花生四烯酸转变为前列腺素内过氧化物的能力，从而阻断了前列环素（$PGI_2$）与血栓烷 $A_2$（$TXA_2$）的合成。由于血小板是无核细胞，无重新合成COX1的能力，一旦COX1活性被抑制，其作用可持续至血小板的整个寿命周期。国际上主张应用小剂量阿司匹林抗血小板聚集、防治心脑血管病。较大剂量的阿司匹林虽然能抑制血小板的 $TXA_2$ 生成而降低血小板聚集，但同时也使血浆中 $PGI_2$ 浓度下降。采用小剂量阿司匹林（75mg/d）就能充分抑制 $TXA_2$ 的生成，而对 $PGI_2$ 几乎无影响。美国心脏病学会2006年6月更新的《心血管疾病二级预防指南》中，推荐阿司匹林剂量为75～162 mg/d作为二级预防维持剂量。对于急性期和极高危患者，如不稳定心绞痛、急性心肌梗死、冠脉支架、脑梗死急性期等，阿司匹林剂量需加大至150～300 mg/d。我国相关《专家共识》中作为心血管疾病二级预防维持剂量推荐为75～100 mg/d。

2. 噻氯匹定（ticlopidine）和氯吡格雷（clopidogrel）：噻氯匹定（又称抵克力得）和氯吡格雷（商品名波利维）均是通过抑制腺苷二磷酸（ADP）受体发挥抗血小板作用的药物。通过选择性地抑制ADP与其血小板膜受体的结合，使与之耦联的糖蛋白Ⅱb/Ⅲa（GPⅡb-Ⅲa）受体的纤维蛋白原结合位点不能暴露，使纤维蛋白原无法与GPⅡb-Ⅲa受体结合，从而不可逆地抑制血小板聚集。噻氯匹定口服1～2天显效，4～6天达高峰，但中国人群则需6～10天，餐后服用可使药物的生物利用度提高。动物模型中，氯吡格雷抑制ADP诱导的血小板聚集活性是噻氯匹定作用的40～100倍，但在人血小板聚集试验中仅为6

倍。氯吡格雷活化较噻氯匹定迅速，且生物利用度不受食物影响。口服2小时即显效，4～7天达高峰。抑制血小板聚集作用在3～7天达稳态。阿司匹林不改变氯吡格雷对由ADP诱导的血小板聚集的抑制作用，但氯吡格雷增强了阿司匹林对胶原诱导血小板聚集的作用效果。联合使用阿司匹林和氯比格雷已成为预防支架内再狭窄和血栓性并发症的最常用方法之一，但应警惕联用也会使出血不良反应的发生率增高。噻氯匹定常用剂量250～500mg/d，餐后服用。氯吡格雷的初始剂量为300mg/d，后为75mg/d维持，与或不与食物同服，对于老年患者不需调整剂量。

3. 双嘧达莫（dipyridamole）：双嘧达莫通过抑制血小板内磷酸二酯酶的活性和抑制腺苷酸摄取，进而激活血小板腺苷酸环化酶使cAMP浓度增高，而cAMP又可抑制和阻止血小板内$TXA_2$的生成。此外它还可增强内源性$PGI_2$的活性，亦可诱发血管内膜释放$PGI_2$以减少血小板聚集。口服后吸收迅速，血浆半衰期为2～3小时，每次50～100mg，4次/日，如与ASA合用，剂量可减至100～200mg/d。低血压时慎用，休克时禁用；治疗缺血性心脏病，可能发生"冠状动脉窃血"的不良反应，心肌梗死患者禁用。

4. GPⅡb-Ⅲa受体拮抗剂：血小板活化可诱发GPⅡb-Ⅲa受体改变构形，导致受体与纤维蛋白原的亲和力明显增加。与GPⅡb-Ⅲa受体结合的纤维蛋白原可使血小板发生交联，引起血小板凝集。GPⅡb-Ⅲa受体通过阻断血小板聚集的最终通路——纤维蛋白原与GPⅡb/Ⅲa受体的结合，阻止血栓形成。在活化血小板中，GPⅡb-Ⅲa还可作为vWF因子、纤维结合蛋白、体外连接蛋白和血小板反应素（thrombospondin）等可溶性黏附蛋白的受体，而这些黏附蛋白都具有Arg-Gly-Asp（RGD）三肽，是血小板膜GPⅡb/Ⅲa受体特异性的识别、结合位点。目前临床应用的合成的GPⅡb-Ⅲa受体拮抗剂都是基于这一序列设计的，按制剂性质分为3类：①抗血小板GPⅡb-Ⅲa单克隆抗体制取的拮抗剂，如阿昔单抗（abciximab）；②合成肽，如埃替非巴肽（eptifibatide）；③非肽类，如替罗非班（tirofiban）和拉米非班(Lamifiban)。以上拮抗剂抑制血小板聚集作用明显,对防止血栓形成、溶栓治疗、预防血管内再闭塞有明显治疗作用。

阿昔单抗(abciximab,reoPro)是第一个临床应用的 GPⅡb-Ⅲa 受体拮抗剂,是由鼠 F(ab)易变区和人免疫球蛋白恒定区组成的嵌合体 F(ab)片断,降低了此抗体的抗原性,与 GPⅡb-Ⅲa 受体亲和力强,可呈量效依赖地封闭,生物半衰期较长,而在血液中的停留时间很短,缺点是其选择性不强。埃替非巴肽、替罗非班和拉米非班等肽类和非肽类制剂不同于抗体,其特异性强,生物半衰期短,容易控制滴定速度,价格相对便宜。

5. 西洛他唑(cilostazol,商品名培达):西洛他唑可抑制磷酸二酯酶,使血小板内 cAMP 浓度上升,从而抑制各种诱导剂引起的血小板聚集。临床上主要用于治疗慢性动脉闭塞性溃疡、疼痛及冷感等局部性疾病。口服后 3～4 小时后血药浓度达峰值,血浆蛋白结合率为 95%。用法:100mg/次,2 次/日。

(五) 溶栓治疗

溶栓治疗是通过溶栓药物,将纤溶酶原激活为纤溶酶,纤溶酶裂解纤维蛋白,溶解已形成的血栓,从而达到治疗血栓栓塞性疾病的一种方法。目前临床上常用的溶栓药物都属于纤溶酶原活化剂,分为纤维蛋白特异性和非特异性两大类:①纤维蛋白非特异性溶栓剂主要有尿激酶(urokinase,UK)和链激酶(streptokinase,SK)。②纤维蛋白特异性溶栓剂主要有重组人组织型纤溶酶原激活剂(recombinant tissue type-plasminogen activator,rt-PA)、单链尿激酶纤溶酶原激活剂(scu-PA)、reteplase(r-PA)、lanetoplase(n-PA)、tnk-组织型纤溶酶原激活剂(tnk-tpa)、葡激酶(staphylokinase,sak)等;新出现的其他来源的纤维蛋白特异性溶栓剂有吸血蝙蝠(desmodus rotundus)唾液纤溶酶原激活剂、纳豆激酶(Nattokinase)、蛇毒来源的纤溶酶 TSV-P、东菱克栓酶即巴曲酶(tobishi batroxobin)和虻虫溶纤活性蛋白(tabanus amaenus fibfinolyric protein,TAFP)。

尿激酶和链激酶系最早发现并使用的第一代溶栓剂,其主要不良反应为出血,其次是变态反应,重者可导致患者死亡。

rt-PA、scu-PA 作为第二代溶栓剂，效果明显优于第一代，但还是不够理想。它的主要缺点是半衰期短(3～5 分钟)，需短时间内大量给药，引起颅内出血的危险性大，价格也比较昂贵。第三代溶栓剂主要是针对第一代和第二代溶栓剂使用过程中出现的问题进行有针对性的改进。通过对某些特定氨基酸残基的改变和某些特定结构域的删除，以期延长在血液中的半衰期，提高对纤维蛋白的选择性和对纤溶酶原激活剂的抗性。第三代溶栓剂主要包括突变体、嵌合体、导向性溶栓剂以及其他来源的新型溶栓剂，如 r-PA、n-PA、tnk-tPA 等。

溶栓治疗的绝对禁忌证：①出血性脑卒中或随时可能发生的不明原因的脑卒中；②最近 6 个月发生过缺血性脑卒中；③中枢神经系统损伤或肿瘤；④近期有较大创伤或手术史或 3 周内有头颅损伤；⑤1 个月内有消化道出血史；⑥已知有凝血障碍性疾病；⑦主动脉夹层。相对禁忌证：①最近 6 个月内有一过性脑缺血发作；②正接受口服抗凝药治疗；③妊娠或产后 1 周；④不可压迫部位的穿刺；⑤创伤性复苏；⑥难治性高血压；⑦晚期肝脏疾病；⑧感染性心内膜炎。

溶栓药物应视病情酌情选用，具体用法也因栓塞部位和程度不同而存在差异。例如，中华医学会呼吸病学分会推荐的我国肺栓塞溶栓方案为：①尿激酶：12 小时溶栓方案：400U/kg，10 分钟内静脉滴注，随后以 2200U/(kg · h)，持续静脉滴注 12 小时；2 小时溶栓方案：20 000U/kg 持续静脉滴注 2 小时。②链激酶：负荷量 25 000U/kg，30 分钟内静脉注射，随后以 100 000U/kg 持续静脉滴注 24 小时。链激酶具有抗原性，故用药前需肌内注射苯海拉明或地塞米松，以防止变态反应。③ rt-PA 溶栓方案：50～100mg 持续静脉滴注 2 小时。

由于出血是溶栓治疗最主要和最常见的并发症，因此应常规进行出血的实验室检测，常用指标有：纤维蛋白原、凝血酶时间和纤维蛋白(原)降解产物(FDP)等。在溶栓的同时及溶栓后要视具体情况给予抗凝和抗血小板聚集治疗。

(李登举)

# 第十二章　输血反应

## 一、溶血反应

（一）原因

红细胞膜破坏，致使血红蛋白从红细胞流出的反应。最常见的是由于ABO或Rh血型不配合引起。常见原因是配血或输血错误。血管内溶血的重要病理后果为DIC和血流动力学一系列变化，导致组织（特别是肾脏）的缺血坏死。

（二）临床表现

输入异型血后患者即感头痛、心前区压迫感、全身不适、烦躁不安、焦虑、胸痛或腰背痛、寒战、发热、呼吸急促、心动过速、恶心、呕吐、脉搏细速，甚至休克；尿色如浓茶色样或酱油色样，若未能及时有效地纠正休克，则出现少尿、无尿等急性肾功能衰竭症状和DIC表现。麻醉中患者最早征象是不明原因的血压下降、手术野渗血和血红蛋白尿。

（三）抢救措施

1. 立即停止错误血型血的输注，保留余血；核对患者及供血者各种记录。将输血前、后血标本重做ABO和Rh血型鉴定，重作交叉配血试验，包括生理盐水、胶体介质、酶介质和抗人球蛋白试验。

2. 血浆游离血红蛋白测定。

3. 24小时尿量监测，观察反应后第1次尿标本颜色，检查尿常规和尿隐血试验，观察血红蛋白尿情况。

4. 可用温热水袋敷双侧肾区，防止肾血管痉挛，保护肾脏。

5. 抗休克治疗：适当补液，静脉输入AB型血浆或输注低分子右旋糖酐，增加血容量。应用适量多巴胺升高血压及扩张肾血管,维持肾循环。

6. 静脉滴注氢化可的松或地塞米松。

7. 防治急性肾衰竭:出现少尿时,在纠正血容量后应用20%甘露醇溶液(100ml 5分钟内静脉注射)、呋塞米(速尿,40~80mg,静脉注射),促进利尿,必要时每4小时重复1次,直到血红蛋白尿基本消失为止;静脉滴注5%碳酸氢钠250ml以碱化尿液,促进血红蛋白结晶溶解,防止肾小管阻塞。

8. 明确弥散性血管内凝血时,应用适量肝素治疗。若有消耗性凝血障碍,应输注AB型新鲜冰冻血浆或冷沉淀制剂。

9. 维持水电解质与酸碱平衡。

10. 输入的异型血量过大或症状严重时可考虑血浆置换治疗。

## 二、变 态 反 应

(一) 原因

受血者为过敏性体质。受血者有IgA缺陷,多次输血后产生抗IgA抗体及血浆蛋白的抗体。输入血中含有致敏物质。患者多次输血,体内产生过敏性抗体,当再次输血时,抗原和抗体相互作用。

(二) 临床表现

轻者皮肤瘙痒、荨麻疹、发热、关节痛,重者血管神经性水肿、喉头水肿、哮喘、大小便失禁,甚至过敏性休克。

(三) 处理

1. 轻度变态反应,减慢输血速度,按医嘱给予抗过敏药物;重度变态反应,应立即停止输血。

2. 抗组胺药:苯海拉明20mg肌内注射,或盐酸异丙嗪25mg肌肉注射。

3. 肾上腺糖皮质激素:甲泼尼龙、地塞米松或氢化可的松。

4. 重度反应者,肾上腺素0.5~1mg皮下注射。

5. 对呼吸困难者予氧气吸入;对严重喉头水肿者行气管切开;循环衰竭者立即进行抗休克治疗。

6. 具有抗IgA分子抗体的患者,只能输注IgA阴性的血或反复洗涤过的洗涤红细胞。

7. 做好预防，勿选用有过敏史的献血员；献血员在献血前4小时不宜食高蛋白质和高脂肪食物；输血前对曾有过敏史和需多次输血的患者给予抗过敏药物。

## 三、发热反应

（一）原因

致热源（蛋白质、细菌产物、保养液等），或与体内产生抗白细胞、血小板或血浆抗原的免疫反应有关。违反无菌技术操作原则，造成输血过程污染。

（二）临床表现

输血后立即或数小时内发生畏寒、寒战、发热，少数血压下降、可伴有皮肤潮红、头痛、恶心、呕吐、胸背痛，持续2～6小时后开始退热。

（三）处理

1. 停止输血，密切观察。保留余血，以备查明原因之用。即时送血培养+药敏试验。

2. 口服阿司匹林或抗组胺药物，某些病例可加用肾上腺糖皮质激素。

3. 高热者行物理降温或使用非甾体抗炎药，寒战者予保暖等。

4. 做好预防。反复发生发热性输血反应者，选用洗涤红细胞输注，输血前半小时可给盐酸异丙嗪25mg，肌内注射。输血开始时先减慢输血速度。严格管理血液保养液和输血用具，严格执行无菌技术操作，防止污染。

## 四、细菌污染

（一）原因

采血或输血时无菌技术不严，操作不规范；献血员有化脓性病灶；血液在室温中放置时间太长或输血时间太长等。输血袋、保存液、采血器具被污染，采血室空气污染，贮存中污染或在室温放置过久。

（二）临床表现

轻者仅有发冷、发热，与发热反应不易区别；重者表现为烦躁不安、剧烈寒战、高热、呼吸困难、发绀、腹痛等，甚至可发生中毒性休克、急性肾功能衰竭、肺水肿，出、凝血功能障碍等导致患者短期内死亡。

（三）处理

1. 立即停止输血，对血袋内剩余血液作直接涂片检查和取患者血及供者血袋内剩血进行细菌培养，包括厌氧菌培养，必要时可反复培养。残留的供者血低速离心后，取血浆涂片作革兰染色寻找细菌。

2. 立即应用足量抗生素治疗。早期可使用广谱抗生素，如亚胺培南（imipenem，泰能）、头孢他啶（fortum，复达欣）等或联合应用几种抗生素，对肾脏有毒性药物要慎用；待血培养结果出来后，再选用对该细菌敏感的抗生素。

3. 针对感染性休克治疗。

4. 防止肾衰竭及 DIC 的发生。

5. 预防上应严格执行各项采血、储血、输血的规章制度，输血前，认真检查供者血袋，凡血袋内血浆混浊、有絮状物或血浆呈粉红色或黄褐色及血浆发现较多气泡者均应认为有细菌污染而不能使用，应送细菌学检查，然后重新申请交叉配血。

## 五、大量输血后的并发症

24h 内输注红细胞≥18U（成年人）或输注红细胞悬液大于0.3U/kg，称大量输血。常见并发症：

1. 循环负荷过重：老年人，心、肺、肾功能不全者易发生左心功能衰竭和肺水肿，突然发生呼吸困难、发绀、咳粉红色泡沫样痰，应立即停止输血，按急性肺水肿和充血性心力衰竭处理。

2. 病理性出血倾向：输入大量库存血，发生稀释性血小板减少、稀释性凝血病(各种凝血因子含量降低),纤维蛋白溶解系统可能被激活。补充适量浓缩血小板悬液或新鲜冰冻血浆或冷沉淀制剂。

3. 枸橼酸中毒:大量输血同时输进大量枸橼酸,导致钙离子明显减低,心肌受抑制和心电图改变。每输 600 ~ 800ml 血给予 10% 葡萄糖酸钙溶液 10ml 可预防枸橼酸中毒反应。

4. 低体温:最易被忽视,可引起凝血功能障碍。可行血液加温,受血者注意保暖预防。

5. 其他代谢改变:酸碱平衡失调,血钾改变,高血氨等,要及时予以纠正。

6. 血型交配困难:主要由血液成分发生改变所致。

## 六、输血传播的疾病

病毒性肝炎(乙、丙、丁型肝炎病毒)、人类免疫缺陷病毒(HIV)、巨细胞病毒、梅毒、疟疾、弓形体病、布鲁杆菌病、EB 病毒、黑热病、回归热、人类 T 细胞白血病病毒(HTLV)均可通过输血传播,其中尤其严重的是病毒性肝炎和人类免疫缺陷病毒。通过严格挑选供血者及体检预防其传播。

## 七、无效输注

反复异体输血,可使受血者产生同种血细胞,如血小板、白细胞等抗体,继之发生无效输注。应严格掌握输血适应证,减少不必要的输血以预防其发生。需要长期间歇输血者,应输入辐照过或经白细胞滤过后的成分血。

## 八、其他

空气栓塞、微血管栓塞、输血相关性移植物抗宿主病等亦要注意防治,对免疫功能低下的患者最好输注辐照过的血制品。

(肖 毅 刘文励)

# 第十三章 常见综合征

## 一、POEMS综合征

POEMS症候群，即多发性神经病变（polyneuropathy）、器官肿大（organomegaly）、内分泌病（endocrinopathy）、M蛋白（M-protein）及皮肤改变（skin changes），取英文首写字母。这是多发性神经病变的一种特殊类型，也称为“伴发于异常蛋白血症的神经病变”。最初称为Crow-Fukase综合征，也有称之为PEP（pigmentation，edema，plasma cell dyscrasia）和Nakanishi综合征。

**【病因】**

POEMS综合征发病的基础是浆细胞病变，可伴发于多发性骨髓瘤、孤立性浆细胞瘤、巨球蛋白血症及良性丙种球蛋白病等。大多数多发性骨髓瘤有溶骨性或弥漫性疏松性骨骼病变，而临床上表现明显的多发性神经病变者少见，仅占患者的5%。有骨质硬化特征的骨髓瘤，尽管只占所有骨髓瘤的3%，几乎有半数的病例伴有多发性神经病变。此外，与长期接触三氯乙烯等毒物有关，发病机制尚不清楚。神经病变认为是血清M蛋白结合到周围神经髓磷脂上，特别是结合到髓磷脂相关的糖蛋白上。M蛋白很可能沉积在髓鞘分离的部位，致继发性脱髓鞘，表现感觉运动性神经病变，还与浆细胞异常增生分泌IL-6、TNF等生物活性因子损伤内皮细胞及相应器官有关。

**【诊断要点】**

（一）临床表现

1. 皮肤增厚、粗糙、色素加深、多毛、杵状指。
2. 器官肿大，常见肝脾及淋巴结肿大。
3. 内分泌病变，乳房女性化，阳痿、闭经。

4. 全身性水肿，下肢水肿、腹腔积液、胸腔积液、心腔积液。

5. 眼底视神经乳突水肿。感觉运动性多发性神经病变，早期足趾或整个足底麻木、针刺、烧灼感，或束带样感觉不良，对称性或某一侧症状较另侧出现早或重。病变呈亚急性或慢性进展，双足所有感觉可丧失，跟腱反射也消失，足趾背屈无力。随后膝反射消失，足下垂明显，手指尖部也出现感觉障碍。自发性疼痛的程度不同，感觉减退区或痛觉过敏。上述体征常被漏检。

6. 其他表现有发热、多汗等。

（二）实验室检查

1. 血清免疫固定电泳检测单克隆免疫球蛋白（M 蛋白）、λ 和 k 轻链。

2. 尿常规可发现蛋白尿，尿本-周蛋白（Bence Jones protein）检测可阳性，尿免疫固定电泳发现 λ 或 k 轻链。

3. $^{99m}$Tc-MDP 进行 γ 骨显像，有无骨骼病变。

4. 骨骼 X 线检查有无骨质疏松、溶骨性损害，或骨质硬化。

5. 骨髓象和骨髓活检有无浆细胞异常增生。

6. 血清 β 微球蛋白及血清乳酸脱氢酶活力高于正常。

7. 血钙、磷测定。

8. 肾功能检查：血清尿素氮和肌酐测定。

9. 血沉增快。

10. 脑脊液蛋白增高。

11. 甲状腺功能 $T_3$、$T_4$、TSH 检测。

12. 血糖可增高。

13. 睾酮水平降低。

**【诊断标准】**

M 蛋白（或有浆细胞瘤）、周围神经病变 2 项主要标准及至少 1 项次要标准（骨硬化、castleman 病、视盘水肿、器官肿大、内分泌病、皮肤改变）。

**【鉴别诊断】**

本病需与下列疾病鉴别：

1. 反应性浆细胞增多症，可由慢性炎症、系统性红斑狼疮、肝硬化等引起。

2. 免疫球蛋白增高症，见于慢性肝炎、结缔组织病、淋巴结病等。

3. 本病的骨病变需与骨转移癌、老年性骨质疏松、肾小管酸中毒及甲状旁腺功能亢进相鉴别。

4. 多发性神经病变需与其他伴发于全身性疾病的多发性神经病相区别。

5. 蛋白尿、水肿、肾功能损害者注意除外原发性肾脏疾病。

6. 内分泌病变，应与糖尿病、甲状腺功能减退症、性腺疾病鉴别。

**【治疗】**

无明显病因者可试用 MP 方案。伴发于多发性骨髓瘤者，应采取联合化疗方案行诱导缓解化疗，根据病情选用 MP、VAD 或 $M_2$ 方案。万珂也可考虑。

（刘文励　郑　邈）

## 二、Sézary 综合征

Sézary（西萨瑞）综合征是皮肤 T 细胞淋巴瘤主要类型之一，是 T 淋巴细胞恶性增生性疾病。Sézary 和 Bouvrain 1938 年描述本综合征的，特征为皮肤瘙痒，全身剥脱性红皮病、循环血中见异常的高度盘卷的淋巴样细胞（Sézary 细胞）。

**【病因】**

病因仍不清楚，与接触有毒的理化环境、感染、遗传因素有关，与人类 T 细胞白血病病毒-1（HTLV-Ⅰ）和 HTLV-Ⅴ 病毒感染有关。

**【诊断要点】**

（一）临床表现

男性较女性常见，诊断时平均年龄 55 岁。开始皮肤损害的临床和组织学表现是非特异的，呈多形性浸润，与某些良性疾病相似。特征性表现是嗜表皮的、单个或成簇的盘卷的皮肤T细胞淋巴瘤的炎性外渗。表皮成簇的这些细胞称作Pautrier脓肿(微小脓肿),或表现为角化不全和棘皮症,有的有局限性结节。

多数患者病程分为:①红斑期或湿疹样期;②浸润斑块期;③肿瘤期。其变化常经历数年。红斑期是非特异的、局限性或分布广泛的红斑或干湿疹为其特征,可伴随瘙痒。斑块期可感触到瘙痒的硬化性损害。肿瘤期特征为大的皮损,最常见于面部和身体皱折部位,无瘙痒,溃疡常见。

Sézary综合征可表现广泛性红皮,可先于红斑期,或伴发于斑块期、肿瘤期。或呈片状剥脱性红皮病,特征为剧烈的鳞片状剥落;或呈"胭脂色"、"红人"症状,片状剥落不显著。

淋巴结肿大和脱发是常见表现。

各内脏浸润累及的相应症状。

(二)实验室检查

1. 受累皮损活检:早期见淋巴细胞、中性粒细胞、嗜酸粒细胞、浆细胞、组织细胞浸润,非典型的盘卷的淋巴细胞呈囊状分布。晚期典型的Sézary细胞浸润至真皮。淋巴细胞大小不等,细胞核呈多形性改变,扭曲、畸形或分叶状,核凹陷很深,呈二叶或多叶,或呈棒球状、手套状或折叠呈花瓣状,故也称花细胞。

2. 肿大淋巴结活检:淋巴结的正常结构部分或完全丧失,完全被皮肤T细胞淋巴瘤细胞浸润。

3. 腹部CT:扫描或淋巴管造影检查发现腹腔淋巴结肿大。

4. 免疫表型检查:为成熟T淋巴细胞免疫学标志,多数病例CD3、CD5、CD4、CD7抗原阳性。Sézary细胞的T细胞活性标记(包括Ia抗原、CD25)一般阴性。

5. 组化染色:Sézary细胞酸性磷酸酶、α-萘酚醋酸盐酯酶、β葡萄糖醛酸酶染色阳性,而过氧化物酶、碱性磷酸酶、酯酶染色一般呈阴性。

6. T细胞受体β基因重排,Sézary细胞阳性。

7. 骨髓活检:浸润不常见。

8. 酶标免疫分析法或间接免疫荧光试验，血清抗 HTLV-1 抗体阳性、HTLV-1-DNA 阳性对本病诊断有重要意义。

【鉴别诊断】

1. 成年人 T 淋巴细胞白血病/淋巴瘤：具地区流行性，主要见于日本及加勒比海地区，抗 HTLV-1 抗体阳性。

2. Pagetoid 网状细胞增生症：是一罕见皮肤病，表现单个或局限性皮肤斑块，活检显示突出的非典型单个核细胞浸润，伴表皮增生。

【治疗原则】

1. 局部氮芥类药物治疗：适用于早期患者，或其他期辅助治疗，氮芥 10mg 稀释到 60ml 水或 60g 水可溶性乳剂，每天搽于皮损处，若有效，1 年后改隔天搽用，3 年后皮损消失时停用。

2. 照射化学治疗：主要作用于表皮和乳头真皮细胞。紫外线 A 照射前 2h，口服补骨脂素 Psoralen，0. 6mg/kg，每周 3 次，2 ~ 4 周或更长时间。

3. 放射治疗：电光治疗，4Gy/周，8 ~ 9 周，总剂量 36Gy。

4. 化学治疗：单独选用：氮芥（nitrogen mustard）、环磷酰胺、甲氨蝶呤（methotrexate）、博莱霉素（bleomycin）、阿霉素等治疗效果差，仍用联合化疗方案，同淋巴瘤方案。

（刘文励　郑　邈）

## 三、Budd-Chiari 综合征

Budd-Chiari 综合征是由肝静脉或下腔静脉闭塞引起的肝循环障碍、门静脉系统压力升高引起的一组综合征。许多血液病可并发该综合征，特别是造血干细胞移植，应给予警惕和预防。

【病因】

Budd-Chiari 综合征肝静脉阻塞的原因有多种，如肝静脉血栓形成（真性红细胞增多症、其他骨髓增生性疾病和阵发性睡眠性血红蛋白尿或其他高凝状态）、肿瘤（如肝细胞癌、肾癌）

侵入下腔静脉、特发性下腔静脉蹼膜状阻塞、放射致肝静脉干纤维性闭塞等。

【诊断要点】

肝脏显著充血性肿大,边缘钝,有压痛。自觉肝区痛或上腹痛,伴黄疸和肝功能损害。严重、难治的腹腔积液,脾脏充血性肿大,腹壁静脉曲张。

上述临床表现而无心力衰竭的症状和体征,彩色多普勒超声检查、肝静脉血管造影,肝活检显示小叶中心带充血与肝窦扩张,可确立本症候群诊断。

【治疗】

1. 原发病的治疗,特别应防治高凝状态,去除诱发因素。

2. 外科手术治疗,部分病例可考虑手术摘除静脉血栓。特发性下腔静脉蹼膜状阻塞者可考虑介入性治疗。

【预后】

依原发病而定,除蹼膜状阻塞预后可能稍好外,一般预后不良,肿瘤性疾病预后不良,其他患者严重腹腔积液、静脉曲张破裂出血合并感染,预后差。

(刘文励　郑　邈)

## 四、骨髓坏死综合征

骨髓坏死综合征(myelonic necrosis syndrome)与许多疾病引起骨髓微循环障碍、缺氧有关,促使骨髓坏死的发生和发展。常发生于感染、血液黏滞度增加、DIC、白血病、肿瘤及化疗、放疗。

【诊断要点】

(一) 临床表现

骨痛为本症突出的症状,常伴不同程度的发热。可有轻度肝脾大,尚有乏力、体重减轻、盗汗、紫癜。

(二) 实验室检查

1. 血象:贫血,白细胞计数和血小板计数可减少。血片见幼红-幼粒细胞、异形红细胞。

2. 骨髓穿刺:可出现“干抽”,骨髓液外观呈深棕色或暗灰色,为果酱样,有恶臭味。Wright 染色片下见有核细胞皱缩,细胞轮廓不清,细胞结构无法辨认。

【治疗】

主要针对原发病治疗,加强支持疗法。本征预后不良。

(刘文励 郑 邈)

## 五、噬血细胞综合征

噬血细胞综合征(hemophagocytic syndrome,HPS)即噬血细胞性淋巴组织细胞增生症,临床特征为高热、肝脾大、全血细胞减少和凝血障碍,组织学特征为组织细胞/巨噬细胞的过度增生与活化。

HPS 分为 2 种临床表现相同、彼此难以区分的类型:原发性噬血细胞性淋巴组织细胞增生症和继发性噬血细胞性淋巴组织细胞增生症。

【病因】

原发性 HPS 又称为家族性噬血细胞性淋巴组织细胞增生症(FHL),其病因尚不清楚,可能是一种常染色体隐性遗传病,相关基因定位在 9 号或 10 号染色体,其中位于 10q21 的穿孔素基因突变较多。

继发性 HPS 多是某种原因启动了免疫系统的活化机制引起的一种反应性疾病。常分为感染相关性 HPS(由病毒、细菌、寄生虫、真菌、立克次体等引起)和非感染相关性 HPS(恶性肿瘤如淋巴瘤、某些自身免疫性疾病、药物如苯妥英钠等所致)。

【病理】

HPS 的组织病理学特征是多系统的良性组织细胞增生浸润伴明显的噬血细胞性细胞增多,常见于骨髓、淋巴结、肝、脾、肺以及中枢神经系统。活检可见组织细胞明显增生,增生的组织细胞分化成熟，核质比例低，核仁不明显，胞质丰富，常见2～5μm的空泡，胞质内可见吞噬的单个或多个血细胞。

**【诊断要点】**

1. 临床表现

（1）HPS的临床表现：发热（100%）、肝脾大（35%）、淋巴结肿大（70%）、皮疹（20%）及神经系统改变。

（2）少见的症状有寒战、出汗、全身不适、嗜睡、厌食、胃肠道及呼吸系统症状等。

（3）成人及小儿HPS的临床表现存在差异。如病毒相关性HPS小儿患者肝脾大较成年人常见，且有更为显著的淋巴结病变。小儿也有很高皮疹的发生率。神经系统的改变几乎仅见于儿童，其症状有谵妄、颅内压增高及脑膜刺激征。

（4）HPS主要死亡原因为出血、感染、多脏器功能衰竭和DIC。

2. 实验室检查

（1）几乎所有HPS患者均有贫血、白细胞减少和（或）血小板减少，血细胞减少程度与原发基础疾病有关。

（2）骨髓、肝、脾、淋巴结活检有特异性，可见良性组织细胞增多，胞内有吞噬的血细胞，多为红细胞，红系多增生减低，粒系增生明显活跃，有时伴成熟障碍，巨核细胞系多无明显异常。

（3）肝功能损害包括转氨酶、乳酸脱氢酶及胆红素的升高，通常伴有人血白蛋白下降。

（4）HPS可伴有凝血异常，血清铁蛋白的升高，高三酰甘油血症，低纤维蛋白原血症等。

**【诊断标准与鉴别诊断】**

HPS的诊断标准为：①发热≥7天，体温≥38.5℃；②脾大（肋下≥3cm）；③全血细胞减少（非骨髓增生减低引起的外周血2系或3系细胞减少），血红蛋白降低（<90g/L），血小板<$100\times10^9$/L，中性粒细胞绝对值<$1.0\times10^9$/L；④血清铁蛋白升高（≥500μg/L）；⑤高三酰甘油血症和（或）低纤维蛋白原血症（禁食后三酰甘油≥2.0mmol/L或大于同年龄正常值的3个标准差，纤维蛋白原<1.5g/L或<3个标准差）；⑥血浆可溶性CD25（IL-2受体升

高)≥2400U/ml;⑦NK 细胞活性下降或缺如;⑧组织病理学证据:骨髓、脾或淋巴结、脑脊液发现噬血细胞现象,未见恶性肿瘤细胞。

【治疗与预后】

HPS 的病死率很高,仅有 10% 或更少的患者存活期>1 年。HPS 尚缺乏特效治疗。主要针对原发病治疗。可试用糖皮质激素、血浆置换或脾切除等方法,或联合应用 VP-16、糖皮质激素、颅内注射甲氨蝶呤及颅内照射。有条件可行异基因骨髓移植。

继发性 HPS 最重要的是应仔细寻找病因,针对病因进行相应治疗,如选用相应抗生素药物治疗。特别注意 NK/T 细胞淋巴瘤/白血病伴发的 HPS。

其他治疗有:①糖皮质激素疗法或大剂量甲泼尼龙冲击治疗。②静脉滴注大剂量免疫球蛋白。③环孢素或抗胸腺细胞球蛋白。④化疗:包括 CHOP、CHOPE 方案或缓慢静脉滴注长春新碱,或应用 VP-16 治疗,有加用培门冬酰胺酶联合化疗者。⑤异基因骨髓移植或外周血干细胞移植治疗:适于耐化疗的 EBV 引起的病例。

(郑 邈 刘文励)

## 六、戴-布综合征

戴-布(Diamond-Blackfan)综合征为先天性纯红细胞再生障碍性贫血,又名原发性红细胞发育不全综合征。目前认为可能是一种自身免疫性疾病。

【诊断要点】

详见第一篇第二章“纯红细胞再生障碍性贫血”。

【治疗】

肾上腺糖皮质激素、免疫抑制疗法与再生障碍性贫血相同,详见第一篇第二章。

(刘文励 郑 邈)

## 七、范可尼综合征

范可尼(Fanconi)综合征又名Fanconi贫血、先天性再生障碍性贫血、先天性全血细胞减少综合征、体质性再生障碍性贫血等。主要表现多系统的先天畸形、全血细胞减少、骨髓再生障碍。

**【病因】**

先天性缺陷,常染色体隐性遗传,与染色体畸变、体液抑制因子等有关,而造成多能干细胞功能缺陷。

**【诊断要点】**

(一)临床表现

1. 多为男性儿童,成年人少见。多发性先天性畸形:①皮肤色素沉着,或片状棕色斑;②骨骼畸形,如拇指畸形或缺如,尺骨和足趾畸形等;③睾丸发育不全;④肾脏畸形、体格矮小、小头畸形、智力低下;⑤先天性心脏病。

2. 1~20岁出现贫血,无肝脾和淋巴结肿大。可有出血倾向和感染。

(二)实验室检查

1. 贫血:先有一系或两系减少,最后呈全血细胞减少。网织红细胞计数显著减低。

2. 骨髓象:早期红系增生和巨幼变,随病情进展骨髓呈再生不良。

3. 骨髓造血祖细胞培养:CFU-E和CFU-C数量均减少。

4. 细胞遗传学检查:染色体断裂、缺失等异常,淋巴细胞培养加DNA交联剂后出现大量染色体断裂。

5. 胎儿血红蛋白(HbF):增高,红细胞抗原持续存在。

**【治疗】**

无特殊有效的疗法。可试用骨髓移植治疗。

(刘文励　郑　邈)

## 八、Pelger 综合征

Pelger 综合征即异常白细胞综合征，又名 Pelger 白细胞异常、Pelger-Huet 白细胞异常、Pelger-Huet 综合征。

【病因】

未明。分为遗传性与获得性两类。遗传性白细胞异常，Pelger 异常绝大多数为杂合子型。获得性（或假性）Pelger 异常，可继发于某些疾病，如结核病、肠伤寒、甲亢、类白血病反应等；理化因素的影响；过敏因素；感染因素。目前认为是在多种因素共同作用下发病。MDS 外周血中性粒细胞颗粒减少或缺如，胞质嗜碱，核分叶少，可出现假性 Pelger-Huet 样核异常，应予鉴别。

【诊断要点】

1. 本病无特殊症状，有原发病的症状体征。

2. 实验室检查：白细胞计数正常，中性粒细胞核明显左移，核分叶减少，核染色质较粗糙而凝聚。完全不分叶者称为分叶停滞，如异常的杆状核呈花生形、哑铃形、电话筒形；异常的细胞核可呈圆形或有凹陷，或不规则，核偏心，核质比例较小，染色质粗糙而凝聚。Perger 细胞停止在 2 叶状态者称分叶减退，异常的 2 叶核具较圆而对称的核叶，中间以细条相连似夹鼻眼镜样。胞质成熟正常，可见中毒颗粒。上述异常现象亦可见于嗜酸、单核、淋巴等细胞，巨核细胞亦可分叶过少及粗糙之改变。

异常细胞的碱性磷酸酶活力减低。

【治疗】

本病无特殊治疗，主要针对原发病治疗。

（刘文励　郑　邈）

## 九、Jordan 异常

Jordan 异常（Jordan's anomaly）即先天性家族性白细胞空泡

形成，其特点为中性粒细胞（单核细胞、淋巴细胞等也可）胞质中持续存在着空泡，经苏丹Ⅲ染色证明空泡是脂肪微滴。

【病因】

不明。有明显的家族倾向，属常染色体显性遗传。

【诊断要点】

1. 临床上无化脓性炎症，白细胞计数正常，90%的中性粒细胞中出现多个空泡，胞质中无中毒性颗粒。单核细胞、淋巴细胞等也可见到空泡。

2. 骨髓象：从早幼粒细胞开始即见有空泡，细胞越成熟越容易见到空泡。

3. 中性粒细胞碱性磷酸酶活性正常，C-反应性蛋白水平不升高，血沉正常，免疫球蛋白电泳正常。中性粒细胞吞噬功能测定吞噬率下降。

【治疗】

无特殊治疗。

（刘文励　郑　邈）

## 十、周期性中性粒细胞减少综合征

周期性中性粒细胞减少综合征（cyclic neutropenia syndrome）又名间歇性粒细胞减少症。

【病因】

不明。可能是常染色体隐性遗传。目前认为是周期性造血干细胞内在缺陷或增生调节障碍引起周期性骨髓衰竭。大约21天为1个周期，其缺陷发生在多能干细胞阶段。

【诊断要点】

1. 临床表现

（1）发病年龄：多见于儿童，亦可发生于任何年龄。

（2）发病周期：每隔2～5周（平均3周）发作1次，每次持续3～10天。

（3）反复发热，无力、口腔溃疡、咽炎和疖肿。伴有脾大、淋巴结肿大、关节痛及腹痛，间歇期可无症状。

2. 实验室检查：白细胞减少，重症者可达 $0.2\times10^9$/L，可同时伴血小板和网织红细胞周期性减少。

【鉴别诊断】

应与药物性粒细胞缺乏症、各型免疫性粒细胞减少症、Felty 综合征、懒惰白细胞综合征、慢性特发性粒细胞减少症、原发性脾性粒细胞减少症、Chediak-Higashi 综合征等相鉴别。

【治疗】

无特殊疗法。除积极控制感染外，可用肾上腺糖皮质激素、丙酸睾酮治疗，可能有效。骨髓移植亦可有效。脾切除可减轻症状。

可试用粒-单系集落刺激因子（GM-CSF）或粒细胞集落刺激因子（G-CSF）。

（刘文励　郑　邈）

## 十一、Sweet 综合征

急性发热性中性粒细胞增多性皮病（acute febrile neutrophilic dermatosis），由 Sweet 1964 年首先报道，又名中性粒细胞性红斑。

【病因】

不明。常认为是感染引起的变态反应。

【病理】

表皮无明显变化，早期棘层肥厚与轻度角化过度，真皮水肿，真皮中、上部血管周围局灶性细胞浸润，浸润成分早期主要为中性白细胞与核尘；晚期为组织细胞及单核细胞。未发现血管壁有纤维蛋白样变性或组织坏死等。

【诊断要点】

1. 多见于中年后女性，常有流感样上呼吸道感染、扁桃体炎、支气管炎等前驱症状。

2. 特征性皮疹：皮疹好发于面、颈部及四肢，呈非对称性双侧分布。初为渗出性红斑，后形成扁平隆起，表面常有粗大的颗粒状丘疹，渐演变成水疱或脓疱，皮损部疼痛、触痛，治疗后留有暗褐色的色素沉着。

3. 伴随症状：多伴有弛张热，可并发关节炎、口腔炎、虹膜睫状体炎、血栓性静脉炎和外阴溃疡。

4. 实验室检查：血沉增快，白细胞计数轻度升高[$(10 \sim 20) \times 10^9/L$]，中性粒细胞比例增加，抗O抗体、抗核抗体、类风湿因子、免疫球蛋白多属正常，少数结核菌素皮内试验强阳性，血清球蛋白增高（尤以α、γ球蛋白），皮损处及血细胞培养皆为阴性。

**【鉴别诊断】**

须与多形性红斑、持久性红斑、蕈样肉芽肿、Sézary综合征、红斑狼疮等病相鉴别。

**【治疗】**

1. 肾上腺糖皮质激素：地塞米松5～10mg/d，静脉注射，或泼尼松口服，每日1mg/kg。

2. 中药可用清热凉血，解毒利湿方剂，有利于加快皮疹消退。

（刘文励　郑　邈）

# 十二、Kimura病

Kimura病即嗜酸粒细胞增生性淋巴肉芽肿，又名嗜酸粒细胞增多的血管淋巴样增生（angiolymphoid hyperplasia with eosinophilia，AHE）。以青年男性多见。

**【病因】**

尚不明，可能与寄生虫、变态反应、内分泌功能障碍、白色念珠菌感染有关。

**【病理】**

特点是淋巴组织增生，并有大量嗜酸粒细胞浸润，同时有单核细胞浸润。肿大的淋巴结以及骨髓、受累皮肤及皮下组织有同样细胞浸润。

【诊断要点】

1. 临床表现：发病缓慢，肿物常累及腮腺、上臂下部及股上部，亦有累及颊部和眼睑的。肿物无疼痛和触痛。局部或其他部位浅表淋巴结肿大。皮肤色素沉着，可见萎缩的瘢痕、丘疹状角化增生或伴瘙痒。

2. 实验室检查

(1) 血象白细胞计数轻度至中度升高，嗜酸粒细胞持续增多。

(2) 血清 IgE 抗体增高。

(3) 病理组织学检查证据。

【治疗】

放射疗法为主要治疗。肿大淋巴结、肿物和皮损区照射，中等剂量。

(刘文励　郑　邈)

# 十三、海蓝组织细胞综合征

海蓝组织细胞综合征(sea blue histiocyte syndrome)又名海蓝组织细胞增生症(sea blue histiocyte，SBH)。海蓝细胞也称含脂质细胞，一般认为是由吞噬型组织细胞所形成，分化良好。

【病因】

系常染色体隐性遗传。原发性者可能是体内糖苷鞘磷脂酶缺陷，组织细胞中脂质大量堆积。继发性多无酶的减少，系骨髓细胞代谢增加，脂质降解产物被组织细胞吞噬超过了酶的代谢能力，导致细胞内脂质堆积。

【诊断要点】

1. 临床表现：继发性者具有原发疾病的症状和体征。可出现贫血、紫癜、神经系统症状(如皮肤感觉迟钝、偏瘫)，多有肝脾大。

2. 实验室检查

(1) 骨髓象：可见含有大量海蓝色颗粒(脂性蜡质样色素)的组织细胞。组织化学检查呈 PAS 阳性反应，苏丹黑染色阳性。

(2) 肝脾内、肺内亦可发现海蓝组织细胞。

(3) 血清胆固醇、胆固醇酯、磷脂正常或降低。

【治疗】

1. 无特殊疗法,原发性者可行脾切除术。

2. 对症治疗。

(刘文励 郑 邈)

## 十四、普-文综合征

普-文综合征(Plummer-Vinson 综合征)又名缺铁性吞咽困难综合征(sideropenic anemia dysphagy syndrome)。铁缺乏可使含铁酶缺乏,致食管黏膜组织代谢障碍,上皮过度角化出现吞咽困难,口角炎、舌炎。

【诊断要点】

1. 缺铁性贫血的症状和体征,实验室检查依据。

2. 消化道上端黏膜的萎缩:①舌面光滑、干燥发红、烧灼痛;②口腔其他黏膜呈暗红不洁状;③口角炎;④牙齿有早期脱落倾向;⑤咽部异物感,吞咽困难。

3. 内镜和 X 线钡剂造影发现食管上端、咽下移行部的蹼状物。

【治疗】

1. 按缺铁性贫血进行治疗,口服有困难者,可注射右旋糖酐铁或蔗糖铁。

2. 补充多种维生素。

(刘文励 郑 邈)

## 十五、朗汉斯细胞组织细胞增生症

朗汉斯细胞组织细胞增生症(Langerhans cell histiocytosis, LCH)以前曾命名为组织细胞增生症 X(histiocytosis X),根据临床症状既往将本症分为骨嗜酸性肉芽肿(EGB)、韩雪柯综合征(HSC)和勒雪综合征(LS)三种类型。EGB 在成年人发病多侵犯长骨,而在儿童则多见于颅骨、脊柱、肋骨和骨盆骨,病灶可为单一性或多发性;HSC 多见于幼儿和学龄前儿童,以溶骨性改变、突眼和尿崩症为常见症状,一般无生命危险,但多呈慢性或病灶进展;LS 多发生在婴幼儿时期,病情重,以内脏和皮肤、肺和骨髓等多脏器浸润为主,病情进展,病死率较高。

【病因及发病机制】

病因尚不明确,近年来多认为本症是一种免疫性疾病,是由于 LC 异常增生的结果。LC 是单核-巨噬细胞系统中的表皮树突状细胞,它具有 T 细胞抗原提呈和诱发延迟性超敏反应的作用,可分泌具有生物活性的细胞因子,促使破骨细胞功能亢进而发生溶骨现象,造成典型的骨损害症状。

【病理】

病灶以 Langerhans 细胞(LC)异常增生为特点。此外,尚有嗜酸性细胞、巨噬细胞和淋巴细胞等不同程度的增生。全身各器官皆可受累,但以肺、肝、脾、淋巴结、骨髓、皮肤、胸腺、小肠、垂体、脑膜等富有组织细胞的器官最易受累。病变早期呈增生性肉芽肿样病变,可见胞质呈均匀粉色,核弯曲如咖啡豆样、核仁明显的 LC,直径约 13μm。电镜下胞质内可见如网球拍状或棒状的 Birbeck 颗粒。组织化学染色 S-100 蛋白呈阳性,并与花生凝集素和 OKT6(CD1a)单克隆抗体发生反应。慢性病变可见大量的充脂性组织细胞和嗜酸性细胞,或以嗜酸性细胞为主,形成肉芽肿。

【诊断要点】

(1)临床表现

LCH 可见于任何年龄,多数发生在 1~15 岁。男多于女,为(1.5~2):1。临床症状由受累器官多少和部位的不同差异很大。

骨骼是最常见的侵犯部位,以扁平骨受累较多见,主要为颅骨破坏,其他如颌骨、乳突、长骨近端、肋骨和脊椎等。可为单一或多发性骨损害,颅骨病变开始为头皮表面隆起,硬且有轻度压痛，当病变蚀穿颅骨外板后、肿物变软，触之有波动感，多可触到颅骨边缘。眶骨破坏多为单侧，可致眼球突出或眼睑下垂。下颌骨破坏导致齿槽肿胀、牙齿脱落。脊柱受损可导致压缩性骨折。

皮疹常为就诊的首发症状，约50%的患者于起病早期出现。主要分布于躯干、头皮和耳后，也可见于会阴部。起病时为淡红色斑丘疹、直径2～3mm，继而呈出血性，或湿疹样、皮脂溢出样等；以后皮疹表面结痂、脱屑，触摸时有刺样感觉，脱痂后留有色素脱失的白斑或色素沉着。各期皮疹可同时存在，常成批出现。

外耳道组织细胞皮肤浸润可致外耳道溢脓。

脏器浸润（肺、肝、脾等）合并有功能衰竭的约占20%。可出现淋巴结肿大、肝脾大、肝功能异常和黄疸。肺部浸润多见于婴儿，伴咳嗽或呼吸困难。肠黏膜受侵常出现腹泻和吸收障碍。

脑下垂体受侵犯占15%左右，可出现尿崩，生长障碍，但不一定有蝶鞍破坏。中枢神经系统的浸润虽较少见，可见脑积水、颅神经麻痹、僵直、痉挛、智力障碍等。椎弓破坏者常伴有肢体麻木、疼痛、无力、瘫痪，甚至大小便失禁。

（二）临床分级

Lavin 和 Osband 分级法概括了影响预后的三大因素，即发病年龄、受累器官数目和有无功能损害。用记分法分为四级（表1-13-1）。

**表1-13-1　LCH的临床分级**

| 项目 | | 评分 |
|---|---|---|
| 发病年龄 | >2岁 | 0 |
| | <2岁 | 1 |
| 受累器官数 | <4 | 0 |
| | ≥4 | 1 |
| 器官功能异常 | 无 | 0 |

续表

| 项目 | | 评分 |
|---|---|---|
| | 有 | 1 |
| 分级 | Ⅰ | 0 |
| | Ⅱ | 1 |
| | Ⅲ | 2 |
| | Ⅳ | 3 |

功能损害的评定：肝功能有以下一项损害者，如①血浆总蛋白<55g/L；②白蛋白<25g/L；③总胆红素>25.7μmol/L；④有腹水或水肿。呼吸功能损害，在无感染的情况下，出现下列一项或多项症状，如呼吸急促、困难、发绀、胸腔积液、气胸等。造血功能损害，出现下列一项以上现象，如 Hb<100g/L（除外缺铁性贫血），白细胞$<4\times10^9/L$或中性粒细胞$<1.5\times10^9/L$，血小板$<100\times10^9/L$。

（三）实验室检查

1. X 线检查：须常规行胸部摄片。约半数患者虽无呼吸道症状和肺部体征，但肺部 X 线片已显示异常。典型的 X 线改变是弥散的网状或网点状阴影，有的肺野透明度减低，呈毛玻璃状，或在网点状基础上有局限或弥散的颗粒状影，需与粟粒结核鉴别。在颗粒影之间常可见小的气囊肿。

X 线骨骼摄片：长骨和扁骨都可发生破坏，病变特点为溶骨性骨质破坏，扁平骨的病灶由虫蚀样至巨大缺损，形状多不规则，边缘可成锯齿状。脊椎多为椎体破坏，受压变窄可呈扁平椎，但一般椎间隙不狭窄。长骨病变多位于骨干，为囊状缺损，单发或互相融合成分房状，内无死骨形成，也少硬化现象，病变处骨皮质变薄。

2. 血象变化：见于多脏器浸润和骨髓受累者。多呈正细胞正色素性贫血，网织红细胞正常或轻度升高。血小板正常或减低。白细胞数不定，但可有单核细胞增高。脾脏明显增大者多有全血细胞减少。骨髓检查多无特殊改变或有组织细胞增多，可见 LC 细胞。重症患者血沉增快。

3. 肝脏浸润：严重者可有转氨酶升高、低蛋白和高胆红素血症。

4. 合并尿崩症的患者尿比重低并有血清电解质不正常。

5. 病理学检查：是诊断本症的重要依据，可作皮疹、淋巴结、齿龈、肿物的活组织检查或病灶局部穿刺物或刮出物的病理检查。皮疹压片法检查操作简便，阳性率较高。有条件时应作电镜检查，可找到 LC，病理切片做 S-100 染色和 CD1a 检测。

【诊断】

1. 初步诊断：依据光学显微镜的病理检查。

2. 明确诊断：光学显微镜所见加下述 4 项指标 4 的 2 项或 2 项以上指标：①ATP 酶阳性。②S-100 蛋白阳性。③α-D-甘露糖酶阳性。④病变细胞与花生凝集素特殊结合。

3. 最终诊断：光镜所见加电镜下发现病变细胞内有 Birbeck 颗粒和（或）CD1a（OKT6）单抗染色阳性。

【治疗】

治疗原则是分级施治，注意控制和预防感染并应长期随访。

1. 单纯的骨嗜酸性肉芽肿，仅有单一局灶病变者，一般采用外科刮除术。

2. 若眼眶、下颌骨、乳突以及易发生压缩骨折的脊柱受累，则应考虑采用放疗。放疗剂量不应超过 10Gy，以 5.5～6Gy 为常用剂量。

3. 化疗：常用化疗药物为长春碱（vinblastin）5～6.5mg/($m^2$·周)，静脉注射；长春新碱（vincristine）1.5mg/($m^2$·周)，静脉注射；泼尼松 40mg/($m^2$·d)；甲氨蝶呤（MTX）30mg/$m^2$，每周 1～2 次；6-巯基嘌呤（6-MP）2.5mg/(kg·d)；环磷酰胺 2.5～5mg/(kg·d)等。目前一般常采用 VP 联合化疗，慎用强化疗。肾上腺糖皮质激素如泼尼松对发热、皮疹和贫血的疗效较好。对于Ⅰ或Ⅱ级患者应用 VP 4～8 周后再继续用 VP、6-MP 和 MTX 交替使用，疗程不少于 12 个月。近年主张用足叶乙苷（VP16）150mg/$m^2$ 静脉滴注，或 300mg/$m^2$ 口服，连用 3

天,每 3 ~ 4 周 1 个周期,共 6 个月。其毒副作用较小,疗效也较好。

4. 免疫治疗:对于病情严重的Ⅲ ~ Ⅳ级病人,除应用化疗外,应加用胸腺素 1 ~ 2mg/次肌肉注射,隔日一次。对于有严重肺脏浸润、气胸和皮下气肿者可取得较好的效果。

5. α-干扰素(α-interferon)和环孢素(cyclosporin A):有调节免疫功能的作用。

治疗中应注意控制和预防继发感染,对长期应用联合化疗者,应给予复方新诺明以预防卡氏肺囊虫感染。

对合并呼吸衰竭、气胸、贫血和肝功能损害者应进行对症治疗。对继发尿崩症的应给予垂体后叶激素——加压素;继发侏儒的患儿可试用生长激素。

(郑　邈　刘文励)

# 十六、蜡泪样骨病

蜡泪样骨病(melorhostosis Leri)是一种罕见的骨病,又可称为肢骨纹状增生症、流液状骨质增生症、单肢型流液状骨质增生症、单肢性硬化性骨炎、线形骨硬化症等。

**【病因】**

蜡泪样骨病由 Leri(1928 年)首次报道,是一种骨骼发育障碍性疾病,有家族倾向性。病因不明。病理检查可见骨外膜及骨内膜性骨质增生。光镜下可见造骨细胞活动增加、破骨细胞活动减少,哈氏管扭曲变形,骨板层排列密集紊乱,部分骨小梁和骨髓腔被纤维组织所替代。

**【诊断要点】**

(一) 临床表现

青壮年发病多见,以 30 岁左右最常见。男性多于女性。常侵犯一侧肢体,双侧者少见。临床上该病可累及任何骨骼,但以四肢长骨尤其下肢长骨多见。

除四肢长骨外,有时在扁骨亦有增生,如颅骨、下颌骨、肩胛骨、骨盆、髌骨及骶髂关节均可发生。扁骨的病变常与长骨病变同时存在,极少单独发生。

该病发展缓慢,以患肢疼痛为最早表现,几乎所有患者均为钝痛,呈间歇性,劳累后疼痛加重,休息症状可减轻或消失。累及关节时影响关节的活动度。触诊病骨表面凹凸不平,坚硬。

(二)实验室检查

典型X线片表现为单侧肢体骨骨质增生,其自上而下附着于一骨或多骨表面,形似蜡烛流注的烛泪而得名。

【治疗】

1. 对症治疗为主:保守治疗在急性疼痛期可用物理疗法及对症处理减轻痛苦。

2. 手术治疗:主要用于畸形矫正,对患肢畸形严重者可行截骨矫形。对关节活动障碍者,可切除关节内骨赘或软组织中硬化的骨质肿块以缓解疼痛、改进关节功能,但不能使病变进程静止。

(郑　邈　刘文励)

# 十七、骨纤维异常增殖症

骨纤维异常增殖症(fibrous dysplasia of bone)是一种病因不明的正常骨髓和骨组织被异常增生的纤维组织所取代的骨纤维组织疾病。尽管本病不是一种真正的肿瘤,但也具有骨新生物的某些特征。临床上多于儿童时期发病,进展缓慢、病程较长,于青春期或成年才发现,且成年后有自愈或静止倾向。

【病因病理】

本病至今原因不明。多数学者认为可能与胚胎原始间充质发育异常有关。组织学检查可见病灶主要由成熟程度不同的纤维组织和新生的骨组织所组成。

病变组织大体呈灰白色或苍黄色,比正常骨组织稍软,巨大骨损害多从骨髓向外侵蚀扩展。管状骨和扁平骨的骨皮质仅留一层薄壳,除去外壳包膜,镜下见骨小梁的大小、形状分布不一,无规律地包埋于质地疏松或致密的富含细胞和血管的结缔组织中。骨小梁变异较大,多呈球形,骨细胞腔隙宽阔。骨小梁由粗纤维原骨构成,排列稀疏,形成骨网。

【诊断要点】

(一)临床表现

主要表现为骨膨胀变形、骨增粗增厚、骨小梁逐渐断裂变得稀疏,骨质丢失,骨质坚度减弱,常因负重,产生弯曲畸形,合并病理性骨折。

一般早期无痛感,中晚期可产生轻度疼痛,以疲劳感、酸、胀痛为主。最常见的症状为局部畸形或伴有疼痛。

根据受累骨的多少和有无骨骼系统以外的症状,临床上分为三型:①病变仅侵犯一骨者为单骨型;②病变侵及多骨者为多骨型;③多骨伴随内分泌紊乱型。最常见除了骨骼病变外,还有皮肤棕色色素沉着、第二性征早熟和骨骼发育成熟加速。本病好发于长管状骨、股骨、肋骨、脊椎。多侵及胫骨,胫骨增粗,常向前外呈弓状畸形。

(二)实验室检查

1. 影像学表现:X 线表现为病灶部位呈溶骨性破坏,内呈磨砂玻璃状和不规则骨纹理。骨质膨胀扩张,骨皮质变薄。病灶的密度取决于病理成分,病灶如主要为纤维组织,常表现为囊状透光区;如主要为沙砾样钙化新生骨,常呈磨砂玻璃状;如新生骨钙化较多时则表现为一片明显的增白区。每一病灶,可以上述表现按不同比例组合出现。

位于长、短管状骨和肋骨的病灶多发生于骨干或骨骺端,病骨膨胀而变粗大,常呈单房透明或磨砂玻璃状,范围较大,其中可有致密骨嵴沿骨长轴方向走行向内凸出,使病灶呈不完全的分房状如“丝瓜瓤”。有时在病灶内可见或大或小的片状钙化影。位于颅底骨和面骨的病灶以硬化型多见,表现为骨密度均匀增高,骨质增厚,与正常骨分界可清楚或不清楚。发生在颌骨者多为局限性异常增殖症。X 线显示明显的骨质稀疏,呈现清楚轮廓,有时呈现数个卵圆形或圆形囊腔。放射学显示偏心性皮质内骨溶解,伴有皮质膨胀。活检证实在病损中央有带状结构板疏松纤维组织，在周围有活跃的骨母细胞为边缘的骨小梁带。

2. 血钙、血磷和血碱性磷酸酶测定：一般在正常值范围内。注意与甲旁亢鉴别。

**【治疗】**

若能早期诊断，病损面积小而治疗难度减小。刮除病灶植骨只适用于病灶较局限，骨质破坏少的病损；病变较大者，可用骨骼代用品充填，如新型骨水泥。

（郑　邈　刘文励）

## 十八、21-三体综合征

21-三体综合征（又称先天愚型或 Down 综合征，即唐氏综合征）属常染色体畸变，是小儿染色体病中最常见的一种，活婴中的发生率为 1/（600 ~ 800），母亲年龄愈大，本病的发病率愈高。

**【临床表现】**

1. 特殊“痴呆面容”：患儿眼距宽、鼻梁低平、眼裂小、眼外侧上斜、有内眦赘皮，外耳小，硬腭窄小，舌常伸出口外，流涎多。

2. 智力低下：患者智商通常在 25 ~ 50 之间，常有语言发育障碍，抽象思维能力差。

3. 先天多发畸形：枕部扁平，蹼颈。可有小头、唇裂、裂腭。四肢软而无力，通贯手，小指第二节缺如或短，且内弯。约 30% 患者伴有先天性心脏病，部分患者有各种各样的消化道畸形，如十二指肠狭窄、巨结肠等。

4. 其他表现：因免疫功能低下，易患各种感染，白血病的发生率也增高 10 ~ 30 倍。常因合并急性感染性疾病导致幼年死亡。

**【细胞遗传学】**

对怀疑 21-三体综合征的对象，应进行外周血淋巴细胞培养，显带染色体核型分析确诊。患儿染色体核型常有以下几种：

1. 标准型:患儿体细胞染色体为47条,有一条额外的21号染色体,核型为47,XX(或XY),+21,此型占全部病例的95%。其发生机制系由于亲代(多数为母方)的生殖细胞染色体在减数分裂时不分离所致。双亲外周血淋巴细胞核型都正常。

2. 易位型:占2.5%~5%。包括D/G或G/G易位,以14/21易位为常见。这一类型部分患儿父母的染色体检查结果正常,但有部分患儿是由双亲之一(外表正常的平衡易位携带者)遗传而来。

3. 嵌合型:占2%~4%。患儿体内有2种以上细胞株(以两种为多见),一株正常,另一株为21-三体细胞,本型是因受精卵在早期分裂过程中染色体不分离所引起,临床表现随正常细胞所占百分比而定。

【治疗】

1. 预防患儿出生:对可能分娩21-三体综合征的高危孕妇,通过采集绒毛或羊水,应用细胞遗传学方法,进行细胞培养,染色体显带核型分析确定诊断。通过产前诊断,可预防患儿出生。

2. 药物治疗:目前尚无特殊、确切的药物治疗方法。可选用某些促进脑细胞代谢和营养的药物。

3. 护理和训练:经细心照料和适当训练可能使患儿得到进步和提高。

4. 对症治疗:患儿由于存在先天异常,同时容易继发和并发各种感染或疾病,应根据情况进行适当治疗。

(郑　邈　刘文励)

# 第二篇

## 血液系统疾病诊断技术

## 第十四章　血液系统疾病诊断技术

### 一、骨髓穿刺术

【适应证】

1. 造血系统疾病的诊断、鉴别诊断及治疗效果的观察，如各型白血病、多发性骨髓瘤、骨髓增生异常综合征（MDS）、骨髓增殖性疾病（MPD）、免疫性血小板减少症（ITP）、溶血性贫血、再生障碍性贫血、巨幼细胞性贫血等。

2. 各种恶性肿瘤的骨髓转移、淋巴瘤的骨髓浸润等。

3. 某些类脂质沉积病，如戈谢（Gaucher）病、尼曼-匹克（Niemann-Pick）病、海蓝组织细胞增生症等，骨髓涂片可见到巨噬细胞中蓄积的类脂质形成的特殊形态的戈谢细胞或尼曼-匹克细胞等，对诊断具有重要意义。

4. 某些感染性疾病，如疟疾和黑热病原虫的检测；采集骨髓液作细菌培养可提高伤寒、副伤寒等细菌的检出率。

5. 骨髓造血干细胞采集。

6. 不明原因的贫血、发热，肝、脾、淋巴结肿大和骨痛等患者，为明确诊断或排除某些疾病时常需要进行骨髓细胞学检查。

【方法】

1. 选择穿刺部位和体位，确定进针深度和方向。

(1) 髂前上棘穿刺:仰卧位,取髂前上棘后 1~2cm 处为穿刺点,进针深度 1~2cm,进针方向与骨面垂直。

(2) 髂后上棘穿刺:俯卧或侧卧位,取髂后上棘下 1cm 处(位于骶椎两侧,臀部上方突出部位)为穿刺点,进针深度约 1cm,进针方向与骨面垂直。

(3) 腰椎棘突穿刺:侧卧或坐位,取第 3~4 腰椎棘突为穿刺点,进针深度约 1cm,从棘突侧面与正中线成 45°角进针。

(4) 胸骨穿刺:仰卧位,取胸骨体与胸骨柄相接处为穿刺点,进针深度为 0.8~1cm。进针方向与骨面成 45°角。

2. 用碘酒及乙醇先后消毒局部皮肤,戴无菌手套,铺消毒孔巾;2% 利多卡因 1~2ml 逐层麻醉皮肤、皮下组织、骨膜,其中骨膜的充分麻醉最为重要。

3. 左手拇指和食指固定穿刺部位皮肤,右手握骨髓穿刺针,依据穿刺部位、皮肤及皮下组织厚度决定穿刺方向和进针深度,左右旋转进针,当阻力感消失、穿刺针固定时,提示已进入骨髓腔。

4. 抽吸骨髓液:穿刺成功后取出针芯,接 20ml 干燥注射器,迅速抽吸骨髓液约 0.2ml(注射器针栓部分见到骨髓液即可),滴于干燥载玻片上,供涂片用。如需作骨髓液细菌培养,需再抽取约 5ml 骨髓液送培养。插回针芯后,拔出穿刺针,外敷纱布加压固定。

5. 涂片:将骨髓液置于玻片上倾斜,用推片沾取骨髓小粒部分于另一张玻片上涂片。推片与载玻片约成 30°角,迅速均匀地将骨髓液推开,待骨髓片风干后送检;一般推 5 张片以上,分别供细胞形态学检查、细胞化学染色、细胞免疫表型检测等。

**【注意事项】**

1. 术前需详细询问病史,有出血倾向者或出凝血时间明显异常者,不宜做此穿刺术。为明确诊断必须穿刺时,操作应特别注意,拔出穿刺针后压迫至少 5~10min。血友病患者及敌鼠钠盐中毒者禁忌骨髓穿刺;局部皮肤有弥散性化脓性病变或局部骨髓炎也是骨髓穿刺的禁忌证;晚期妊娠的孕妇作骨髓穿刺术时应慎重。

2. 严格遵守无菌操作技术,穿刺用具及注射器应经高压灭菌处理,且应清洁干燥、连接紧密,便于抽吸。

3. 穿刺针不可在骨膜上滑动或在骨质中摆动，更不可用力过猛，以免损伤邻近组织和折断针头。

4. 为避免骨髓液稀释，骨髓穿刺和骨髓活检应避免选择同一穿刺点，且抽吸骨髓液量要少（约0.2ml）。

5. 穿刺后抽不出骨髓液多系穿刺方向不正确，或针尖被骨或骨膜的碎片堵塞所致；可采用重新插入针芯稍加旋转，再进针或退针少许，或退出并改变穿刺针方向等方法重新抽吸。如仍未成功，常需更换部位行多部位穿刺。疑为多发性骨髓瘤且常用部位穿刺结果阴性时，可选择“骨痛点”穿刺。

## 二、骨髓活检术

**【适应证】**

1. 骨髓穿刺结果可疑，需进一步确诊者。

2. 骨髓穿刺多次失败，如骨髓纤维化，骨髓转移癌，多发性骨髓瘤，多毛细胞白血病，某些急、慢性白血病等。

3. 再生障碍性贫血、MDS、低增生性白血病、各种恶性肿瘤的骨髓转移以及淋巴瘤的骨髓浸润等的诊断和鉴别诊断，或需要免疫组织化学染色时（表2-14-1）。

**表2-14-1　骨髓活检术与骨髓穿刺术的区别**

| | 骨髓穿刺术 | 骨髓活检术 |
|---|---|---|
| 取材方式 | 用骨髓穿刺针抽骨髓液后涂片瑞-姬染色后备检 | 用骨髓活检针取得1条骨髓组织，固定包埋切片后行姬姆萨等染色后备检 |
| 优点 | 1. 操作较简便<br>2. 涂片中细胞分布均匀，胞体舒展，染色良好，较易分辨各系原、幼细胞及其微细结构<br>3. 易于识别巨型变，巨幼样变和小巨核细胞<br>4. 细胞化学染色效果好，结果可量化 | 1. 保持造血组织的天然结构，便于判断红髓和脂肪组织的比例<br>2. 较全面了解骨髓增生程度，有核细胞密度及其布局<br>3. 可避免血窦血的稀释<br>4. 对骨髓纤维化、毛细胞白血病有确诊作用，能提示骨髓增生异常综合征向急性粒细胞白血病的转化，对“干抽”有鉴别作用 |

续表

| | 骨髓穿刺术 | 骨髓活检术 |
|---|---|---|
| 缺点 | 1. 造血组织的天然结构已遭破坏,无法判断红髓、黄髓比例<br>2. 若抽吸过猛,导致血窦血的稀释<br>3. 若遇“干抽”不能分析 | 1. 有核细胞群集,不易区分原、幼细胞的类型<br>2. 难以观察细胞内的微细结构<br>3. 细胞化学染色结果难以量化 |

【方法】

1. 部位常选择髂前或髂后上棘。

2. 局部常规用碘酒、乙醇消毒后铺巾,2% 利多卡因局麻。

3. 左手拇指和食指紧压固定穿刺部位皮肤,右手持针,旋转进针,至骨质一定深度并固定后,拔出针芯,接上接柱,再插入针芯后沿顺时针方向进针约 1cm,随后转动针管 360°,仍按顺时针方向退出穿刺针。

4. 取下接柱,用针芯将针管内的组织退出,置入 95% 乙醇或 4% 甲醛中固定当日送检。

5. 穿刺部位消毒后用纱布压迫止血。

【注意事项】

1. 局部皮肤要固定紧,尽量避免皮肤和穿刺针一起转动。

2. 穿刺深度应掌握好,太浅取材量少,太深有穿透骨内板的危险。

3. 不宜用骨髓活检针抽吸骨髓液行细胞学检查。

4. 活检标本有 2 种包埋方法,各有优缺点(表 2-14-2)。

**表 2-14-2　骨髓活检塑料包埋与石蜡包埋的区别**

| | 塑料包埋 | 石蜡包埋 |
|---|---|---|
| 优点 | 1. 制作方法简单易操作,无苯类物质环境污染<br>2. 制作过程中无加温,细胞收缩小,利于保存细胞结构,易于识别粒、红、巨核等各系细胞,有利于白血病、淋巴瘤的形态学分型 | 1. 可以行免疫组化、原位杂交等回顾性研究,可做快速石蜡切片<br>2. 标本量大时可用自动脱水机、自动包埋机等节省人力 |

续表

|  | 塑料包埋 | 石蜡包埋 |
|---|---|---|
| 缺点 | 1. 不能常规做免疫组化、PCR及原位杂交等回顾性研究，只能做组织形态学回顾性研究<br>2. 制作过程中的脱水、浸透、包埋不能自动化 | 1. 制作过程中加温、浸蜡、二甲苯透明等造成严重环境污染<br>2. 细胞收缩严重，结构不清晰，不易辨别各系各阶段细胞形态 |

【骨髓活检术与骨髓穿刺术的区别】

见表2-14-1。

【骨髓活检塑料包埋与石蜡包埋的区别】

见表2-14-2。

【初诊白血病患者骨髓标本抽取常规方法】

1. 准备工作：骨髓穿刺包1个，骨髓活检针1把，5ml无菌干燥注射器1个(局部麻醉用)，20ml或50ml无菌干燥注射器2个(其中一个抽吸骨髓行细胞学检查，另外1支提前用肝素润管抽吸大量骨髓液用)，肝素1支，利多卡因1支，甲醛固定液1ml(用1.5ml EP管装)，1640培养基(行染色体检查用)数毫升，EDTA抗凝管数支。

2. 首先进行骨髓活检。

3. 骨髓活检完成后，以同一针眼进针后旁开一点行骨髓穿刺细胞学检查。具体步骤如下：

(1) 将骨髓穿刺针缓缓刺入骨质，拔出针芯，接上干燥的30ml或50ml干燥无菌注射器，用适当力量抽吸0.1～0.2ml骨髓液，滴于载玻片上，急速作涂片数张备做形态学及细胞化学染色检查。

(2) 并尽快用该注射器抽取2～5ml骨髓液(勿加肝素)加入EDTA抗凝管内(主要是针对初诊白血病考虑到以后有可能做定量的患者及需要做定量的复诊白血病患者)。

(3) 另外取已经肝素化50ml注射器(在行骨髓穿刺前准备好)迅速抽取骨髓液10～15ml，其中2～3ml骨髓注入1640

培养瓶中行染色体检查，其他骨髓液分别打入不同肝素化管内行流式细胞仪、融合基因及基因突变等检查及留取标本用。

4. 注意事项

(1) 1640 培养瓶及 EDTA 抗凝管提前消毒，注入骨髓时尽量不要打开管盖，以免污染，注入后颠倒混匀充分抗凝。

(2) 留取分选的标本试管填杂项单，写明患者姓名、年龄、住院号、床号、拟诊，并标明“留标本，送血液实验室”。临床检查项目有各自的送检单。操作完毕后请尽快让支助送检。

(3) 若患者出现干抽，可考虑胸骨穿刺(有风险，另外抽取骨髓液量也有限)或留取外周血代替(适合外周血中有幼稚细胞患者)。

## 三、骨髓显像

【原理】

放射性胶体颗粒进入血液后经肝、脾和骨髓的单核巨噬细胞吞噬而成像；在正常和大多数病理情况下，单核巨噬细胞与红系造血细胞分布基本一致，因此通过观察单核巨噬细胞的分布可间接了解红骨髓的分布情况；常用的放射性胶体颗粒有$^{99m}$Tc 或$^{113m}$In。

【适应证】

1. 了解恶性血液病患者红骨髓分布情况，评价放疗、化疗前骨髓造血功能。

2. 再生障碍性贫血、慢性溶血性疾病、真性红细胞增多症、髓外造血性疾病等的鉴别诊断。

3. 骨髓炎、骨髓梗死、骨髓无菌性坏死等的鉴别诊断。

4. 探查骨髓内局灶性疾病或转移性肿瘤。

5. 骨髓穿刺或活检前穿刺部位的选择，主要用于多次骨髓穿刺和活检失败的患者。

【方法】

给患者静脉注射$^{99m}$Tc 胶体$^{8\sim12m}$Ci 或$^{113m}$In 胶体$^{2\sim4m}$Ci 后，立即做肝、脾显像，30 分钟后进行全身骨髓显像。

【结果分析】

1. 正常骨髓显像:放射性胶体被肝、脾大量摄取。正常人肱骨与股骨远端、胸椎及上腰椎应不显像,而骨盆、锁骨、肩胛骨、下腰椎及股骨的近端1/4均清晰显像,颅骨及胸骨亦可显像。

2. 异常骨髓显像:主要有三种形式:①放射性高度浓集,如红细胞增多症或增生性贫血。②放射性浓集减少,如再生障碍性贫血、骨髓纤维化或骨髓硬化。③局部放射性缺损,如多发性骨髓瘤或恶性肿瘤骨髓转移。

## 四、血　清　铁

【原理】

血清铁以$Fe^{3+}$形式与转铁蛋白(transferrin)结合存在,通过降低介质的pH值并在介质中加入还原剂(如羟胺盐酸盐),将$Fe^{3+}$还原为$Fe^{2+}$,转铁蛋白与$Fe^{2+}$亲和力低,从而使$Fe^{2+}$解离并与显色剂反应形成粉红色络合物,其色泽深度与铁离子浓度成正比,经与铁标准液比色,求得其含量,即为血清铁。

【正常参考值】

亚铁嗪显色法:男性:11~30 μmol/L;女性:9~27 μmol/L。

【临床意义】

1. 降低见于:①各种原因引起的缺铁性贫血(如生长发育期的儿童和青少年,生育期、妊娠期以及哺乳期妇女,月经过多,消化性溃疡,恶性肿瘤等);②慢性感染或炎症;③真性红细胞增多症。

2. 升高见于:①铁利用障碍:铁粒幼细胞性贫血、再生障碍性贫血、铅中毒、维生素$B_6$缺乏等;②释放增多:溶血性贫血、急性肝炎、慢性活动性肝炎;③铁蛋白吸收增加:白血病、含铁血红素沉着症、反复输血;④摄入过多:铁剂治疗过量。

【注意事项】

所用试剂或器皿必须严格防止铁质污染;所用水必须是去离子水;标本应避免溶血;且宜定时采血。

## 五、血清总铁结合力(TIBC)

【原理】

正常情况下,血清铁仅能与1/3的转铁蛋白结合,凡能与100ml血清中全部转铁蛋白结合的最大铁量(饱和铁)称为血清总铁结合力(total iron binding capacity,TIBC)。未与铁结合的转铁蛋白称为未饱和铁结合力(UIBC)。将血清中加入已知过量的铁标准液,使之与血清中未结合的转铁蛋白全部结合。应用轻质碳酸镁粉吸附除去过剩的铁,再按上法测定血清铁含量,即为血清总铁结合力。

【正常参考值】

男性:40~70 μmol/L;女性:54~77 μmol/L。

【临床意义】

总铁结合力常与血清铁一起判断疾病的病因,如血清铁降低而总铁结合力升高提示铁缺乏;血清铁降低伴总铁结合力正常或降低见于慢性感染、肾病综合征、肝脏疾病或肝硬化;血清铁升高而总铁结合力降低见于血红蛋白合成障碍性疾病。

【注意事项】

见血清铁检测。

## 六、血清铁蛋白

【原理】

血清铁蛋白(serum ferritin,SF)是去铁蛋白(apoferritin)和$Fe^{3+}$形成的复合物。血清中铁蛋白与加入的$^{125}I$标记铁蛋白同抗铁蛋白血清竞争性结合。应用双抗体分离结合部分,并测定沉淀中的放射性,由对照标准铁蛋白曲线查得血清铁蛋白含量。

【正常参考值】

男性:15~200μg/L;女性:12~150μg/L。

【临床意义】

血清铁蛋白基本上可反映体内贮存铁的水平。

1. 血清铁蛋白降低见于各种原因所致的铁缺乏。

2. 血清铁蛋白增高常见于:①急性感染;②恶性肿瘤和肝脏疾病;③铁负荷过多,如原发性血色素病、含铁血黄素沉着症及反复输血。

## 七、血清转铁蛋白受体测定

【原理】

酶联免疫双抗体夹心法:包被血清转铁蛋白受体(serum transferrin receptor,s-TfR)特异性多克隆抗体,与血清中转铁蛋白受体进行反应,形成抗原抗体复合物,再加入酶标记的对铁蛋白受体具有特异性的多克隆抗体,使之与抗原抗体复合物进行特异性结合,洗去未与酶标记的多克隆抗体结合部分,加入底物和显色剂,其颜色的深浅与转铁蛋白的量成正比。

【正常参考值】

其正常参考值受所用试剂影响,故应依据试剂盒说明书上的参考值进行判断。

【临床意义】

1. 升高:常见于缺铁性贫血和溶血性贫血。TfR-F 指数即 sTfR/LogSF 在 ID 时≥1.8,在 IDE 时≥2.2。

2. 降低:见于再障、慢性病贫血、肾功能衰竭等。

3. 用于临床观察骨髓增生状况和治疗反应,例如,化疗后骨髓受抑制和恢复情况的判断、骨髓移植后的骨髓重建情况的判断、应用红细胞生成素治疗各类贫血过程中的疗效观察和剂量调整等。

## 八、血液流变学检查

【原理】

目前观察血液流变学的指标一般包括如下项目:全血比黏

度、全血还原黏度、血细胞比容、血沉方程 $K$ 值、红细胞聚集指数、红细胞变形指数、红细胞刚性指数、血浆黏度等。以上指标可应用锥板黏度计测定,该测试系统由一个平板和圆锥组成,血液充满在二者的间隙之中,圆锥旋转时,由于血液的黏稠性,与圆锥相连的弹簧将产生复原扭矩,黏度的大小与复原扭矩呈正相关。

**【正常参考值】**

正常人血液黏度值有一定波动范围,其正常参考值是根据地区、人群、性别、年龄等因素确定的统计学量值。参考值与监测仪器类型、检测方法、检测条件等有关。

**【临床意义】**

1. 全血黏度增高常见于:冠心病、高血压病、肺源性心脏病、糖尿病、脑血栓形成、脑栓塞、恶性肿瘤、遗传性球形细胞增多症、镰状细胞贫血、继发性或真性红细胞增多症、血小板增多症等。

2. 血浆黏度增高见于:①原发性或继发性高球蛋白血症如多发性骨髓瘤、巨球蛋白血症、系统性红斑狼疮(SLE)和类风湿关节炎等;②血浆纤维蛋白原增高;③血浆胆固醇增高。

3. 全血黏度降低:见于严重的贫血、大量失血。

**【注意事项】**

1. 采血以清晨空腹为佳,血标本不能反倒混匀,以免溶血,抽血后立即送检。

2. 采血部位以前肘静脉为宜,不宜用力抽,以免剪切损伤红细胞。

3. 抗凝剂以干燥的肝素为宜,也可用乙二胺四乙酸(EDTA)代替,浓度分别为10U/ml和3.4mmol/ml。

## 九、红细胞体积分布宽度

**【原理】**

红细胞体积分布宽度(red blood volume distribution width, RDW)是反映红细胞体积异质性的参数。血细胞分析仪测量

RDW 原理是当红细胞通过仪器小孔时,因细胞体积大小不同,得到一个相应大小的脉冲信号,经计算机统计处理后获得 RDW。多数仪器以所测红细胞体积大小变异系数(RDW-CV)来表示。

【正常参考值】

RDW-CV 11.5%~14.5%。

【临床意义】

1. 用于缺铁性贫血(IDA)的诊断和疗效观察:IDA 时 RDW 增大,并早于平均红细胞容积(MCV)的变化。给 IDA 患者补充铁剂治疗有效时,RDW 将先增大,以后逐渐恢复至正常。这是由于补铁后新生体积较大的网织红细胞与新生正常体积的红细胞释放入血,与原有小红细胞并存,故 RDW 先增大,随着正常红细胞增多,RDW 将逐渐恢复正常。

2. 用于小细胞低色素性贫血的鉴别诊断:IDA 时 RDW 增大,常>15%,而轻型海洋性贫血时 RDW 正常。因此将 RDW 和 MCV 结合用于贫血的分类将更为完善。

## 十、红细胞渗透脆性试验

【原理】

将红细胞悬浮于不同浓度的低渗氯化钠溶液中,观察红细胞抵抗因水分透过细胞膜而致细胞肿胀、破裂的抵抗能力,这种抵抗能力的大小称红细胞渗透脆性,结果分别用开始溶血时氯化钠溶液的浓度(最小抵抗力)和完全溶血时氯化钠溶液的浓度(最大抵抗力)表示。

【正常参考值】

开始溶血 0.42%~0.46% 氯化钠溶液;

完全溶血 0.28%~0.34% 氯化钠溶液。

【临床意义】

1. 脆性增加:即开始溶血>0.50% NaCl 溶液,完全溶血>0.38% NaCl 溶液。见于遗传性球形细胞增多症、遗传性椭圆形细胞增多症和自身免疫性溶血性贫血(AIHA)。

2. 脆性减低见于:①低色素性贫血如海洋性贫血、缺铁性贫血;②某些肝病及阻塞性黄疸;③脾脏切除后。

## 十一、酸溶血试验(Ham 试验)

【原理】

正常人红细胞在弱酸性(pH 6.6~6.8)条件下,经37℃孵育1小时后不会发生溶血现象。而阵发性睡眠性血红蛋白尿(PNH)患者因其部分红细胞对补体敏感,患者红细胞放入酸化后血清中易发生溶血。

【临床意义】

阳性见于PNH患者,也可见于遗传性幼红细胞性贫血Ⅱ型(HEMPASⅡ)。某些AIHA严重发作时,亦可呈阳性。

【注意事项】

1. 该试验特异性强,敏感性稍差,其敏感性取决于对补体敏感的细胞数,如刚发生大量溶血或者多次输血后,由于补体敏感的异常红细胞减少,可能出现假阴性结果。对有些病例延长孵育时间可提高敏感性。

2. 血清应该新鲜,否则因补体含量不足可能出现阴性结果。

3. 现强调在规范操作下,本试验有2次以上阳性,并伴有典型的血红蛋白尿,能除外其他溶血性贫血时即可诊断PNH。

## 十二、蛇毒因子溶血试验

【原理】

眼镜蛇毒中含有C3b溶血因子,它与备解素系统中的B因子结合,进而活化补体系统,使对补体敏感的红细胞溶解。

【临床意义】

正常人溶血度<5%。溶血度>5%,见于PNH。

【注意事项】

1. 本试验特异性强,敏感性稍高于Ham试验,也可出现假阴性结果。

2. 蛇毒因子溶液应在4℃下保存。测试所用AB型血清溶液应当天使用。

3. 诊断PNH时,强调与Ham试验及临床症状相结合。

## 十三、蔗糖水溶血试验

【原理】

与酸溶血试验相似。在少量血清存在时,蔗糖发酵,改变了溶液中氢离子强度,补体与红细胞的结合加强,使对补体敏感的红细胞更易于发生溶血。

【临床意义】

阳性见于PNH,也见于AIAH、遗传性球形细胞增多症以及部分再生障碍性贫血。

【注意事项】

1. 本试验敏感性高于Ham试验,但其特异性差。可作PNH的筛选试验。

2. 抗凝剂需用枸橼酸盐。肝素或EDTA抗凝剂可抑制PNH患者红细胞的补体溶血作用,出现假阴性结果。

3. 大量输血后、溶血严重发作时及骨髓造血低下者均可因补体敏感、红细胞少而出现假阴性结果。

## 十四、热溶血试验

【原理】

与酸溶血试验相似。

【临床意义】

阳性见于PNH患者。部分溶血性贫血患者也可呈阳性结果。

【注意事项】

本试验敏感性高于Ham试验,但其特异性低。可作为PNH患者的筛选试验。

## 十五、自体溶血试验

【原理】

正常人红细胞在37℃温育48小时后，随着葡萄糖的消耗会发生轻微溶血。在某些红细胞膜和酶缺陷时溶血程度加重，加入葡萄糖或ATP后此种溶血现象又可获得不同程度的纠正，据此有助于溶血类型的鉴别。

【临床意义】

1. 遗传性球形细胞增多症的红细胞经孵育后溶血明显加重，但因其红细胞并无酶的缺陷，故加入葡萄糖或ATP后，均可明显纠正。

2. 葡萄糖6-磷酸脱氢酶缺乏时自体溶血轻度增强，加入葡萄糖或ATP可部分纠正。

3. 丙酮酸激酶缺乏时自体溶血明显增强，加入葡萄糖不能纠正，但加入ATP可明显纠正。

【注意事项】

由于细菌可分解葡萄糖，故操作及试管均应严格无菌。

## 十六、尿含铁血黄素试验（Rous试验）

【原理】

慢性血管内溶血时，肾小管上皮细胞可将游离血红蛋白分解，产生含铁血黄素。在酸化的亚铁氰化钾溶液中，含铁血黄素中的铁离子可转化成蓝色的亚铁氰化铁，即普鲁士蓝反应阳性。

【临床意义】

阳性见于慢性血管内溶血，可作为阵发性睡眠性血红蛋白尿症的常规检测项目。

【注意事项】

1. 收集尿液的容器应避免铁离子污染，应反复用蒸馏水清洗,不用锈蚀的铁盖。

2. 留用早晨中段尿离心检测,必要时反复多次。

3. 本试验阴性不能完全除外慢性血管内溶血。

## 十七、抗人球蛋白试验（Coombs 试验）

【原理】

正常红细胞与抗人球蛋白抗体不起反应;在某些病理情况下,红细胞借助于表面抗原与机体产生的抗自身红细胞不完全抗体相结合,成为致敏红细胞。在致敏红细胞悬液中加入抗人球蛋白抗体,可发生特异性凝集反应,即 Coombs 直接试验阳性。主要检测被检者红细胞上是否有不完全抗体。间接试验则先将正常人 O 型红细胞和患者血清一起温育致敏,再加入抗人球蛋白抗体,如出现凝集反应称为 Coombs 间接试验阳性。表明患者血清中有不完全抗体。

【临床意义】

1. 正常人 Coombs 直接和间接试验均呈阴性。

2. 直接试验阳性见于温抗体型 AIHA、新生儿同种免疫溶血病。

3. SLE、类风湿关节炎、淋巴瘤及某些感染或药物诱发的免疫性溶血性贫血也可呈阳性反应。

4. 间接 Coombs 试验主要用于检测 Rh 或 ABO 型新生儿同种免疫溶血病母体血清中不完全抗体的检测。

【注意事项】

1. 本试验假阴性率高。因此,标本应新鲜,最好在治疗开始前检查。

2. 检查器具应清洗干净,同时设立阳性和阴性对照。

3. 冷抗体型 AIHA 应在 4℃条件下进行试验。

4. 抗人球蛋白血清宜选择单种特异类(抗 IgG1、抗 IgG3、抗 IgA、C3d、C3c)等,便于将温抗体型 AIHA 分型。

## 十八、高铁血红蛋白还原试验

【原理】

亚硝酸盐作用于红细胞可使血红蛋白变成高铁血红蛋白（MHb，褐色），葡萄糖6-磷酸脱氢酶（G6PD）在催化葡萄糖代谢的同时可生成还原型辅酶Ⅱ（NADPH），NADPH可借助于亚甲蓝的递氢作用将MHb还原为红色的亚铁血红蛋白。G6PD缺乏的红细胞由于NADPH生成减少或缺乏，MHb不能被还原或还原速度显著减慢，仍保持MHb的褐色。此颜色的变化可应用比色计测量，所得结果用来反映红细胞G6PD活性。

【临床意义】

1. MHb还原率>75%：G6PD活性正常。
2. MHb还原率为31%～74%：G6PD杂合子患者。
3. MHb还原率<30%：G6PD纯合子患者（G6PD严重缺乏）。

【注意事项】

本法简便，适用于筛选试验或群体普查。缺点是有假阳性。

## 十九、葡萄糖-6-磷酸脱氢酶（G6PD）荧光斑点试验

【原理】

葡萄糖-6-磷酸脱氢酶（G6PD）在催化葡萄糖代谢的同时可将$NADP^+$还原成NADPH，NADPH在紫外线照射下会发出荧光。G6PD缺乏的红细胞由于NADPH生成减少或缺乏，紫外线照射下荧光很弱或无荧光。荧光强度可间接反映G6PD活性。

【临床意义】

正常人0分钟斑点无荧光，5分钟和10分钟斑点出现荧光，10分钟斑点荧光最强。G6PD缺乏患者0分钟、5分钟和10分钟斑点均无荧光或10分钟斑点荧光微弱。杂合子或某些G6PD

变异体者则可能有轻到中度荧光。

【注意事项】

本法简便,采血少,特异性高。但每次需设阳性和阴性对照。

## 二十、红细胞葡萄糖-6-磷酸脱氢酶（G6PD）活性测定

【原理】

葡萄糖-6-磷酸脱氢酶（G6PD）在催化葡萄糖代谢的同时可将红细胞内 $NADP^+$ 还原成 NADPH,通过测定 $NADP^+$ 还原成 NADPH 的速率可计算出 G6PD 活性。

【正常参考值】

Zinkham 法的红细胞 G6PD 活性正常值:（12.1±2.09）U/g Hb(37℃）。

【临床意义】

红细胞 G6PD 活性降低见于 G6PD 缺乏患者。

【注意事项】

在溶血高峰期及恢复期,G6PD 活性可以正常或接近正常。因此,如 G6PD 正常仍高度怀疑溶血系 G6PD 缺乏所致,可采用以下方法来确定有无 G6PD 缺乏:①全血离心取底层红细胞检测 G6PD 活性;②低渗处理红细胞后测 G6PD 活性;③急性溶血后 2～3 天复查 G6PD 活性。如 G6PD 活性明显减低也可诊断为 G6PD 缺乏。

## 二十一、丙酮酸激酶活性测定

【原理】

在二磷酸腺苷（ADP）存在的条件下,丙酮酸激酶（PK）催化磷酸烯醇式丙酮酸变为丙酮酸,再通过乳酸脱氢酶的作用转变为乳酸,与此同时伴有 NADH 转变为 NAD;若荧光标记于 NADH,在此反应中有荧光的 NADH 将变为无荧光的 NAD。NADPH 在 340nm 波长处有吸收峰,故可借助于此吸光度的改

变来推算丙酮酸激酶活性。

【正常参考值】

正常 PK 活性荧光在 20 分钟内消失。酶活性为(15.1±4.99)U/g Hb(37℃)。

【临床意义】

红细胞丙酮酸激酶缺乏症为常染色体隐性遗传,纯合子患者荧光在 60 分钟内不消失,酶活性为正常 PK 活性的 25% 以下;杂合子患者荧光在 20～60 分钟内消失,酶活性为正常 PK 活性的 25%～50%。

【注意事项】

因白细胞含有相当高的 PK 活性,故必须尽可能从红细胞悬液中去除。

## 二十二、变性珠蛋白小体生成试验

【原理】

变性珠蛋白小体(Heinz 小体)为不稳定血红蛋白(Hb)、HbH 等异常 Hb 发生沉淀而生成并附着于红细胞膜上而成。乙酰苯肼与血液混合后于 37℃孵育一定时间,可促进 Heinz 小体的形成。

【正常参考值】

计数 500～1000 个红细胞,计算含 5 个以上 Heinz 小体的红细胞百分率。正常<30%,若>40% 为阳性。

【临床意义】

阳性常见于不稳定 Hb 病、HbH 病、G6PD 缺乏症、硝基苯及苯胺中毒等。

## 二十三、异丙醇试验

【原理】

异丙醇是非极性溶液,可使 Hb 分子内部的氢键减弱,稳定性下降。将正常 Hb 于 37℃条件下加进 17% 异丙醇溶液中，40 分钟后才开始发生沉淀，40 分钟内不会出现混浊。如果加入的是不稳定 Hb，5 分钟时便出现混浊，20 分钟后会形成毛绒状沉淀。

【临床意义】

阳性提示存在不稳定 Hb 或 HbH。此外，HbF 以及高铁血红蛋白也可有混浊发生。

【注意事项】

血红蛋白溶液需新鲜配制，浓度应控制在 10%。异丙醇溶液浓度及温度要严格控制，pH 不得低于 7.2。

## 二十四、血红蛋白电泳

【原理】

根据不同的血红蛋白带有不同的电荷，具有不同等电点的特性，在一定条件(缓冲液的 pH、电泳的电压和时间)下进行电泳。可分离出各种不同的血红蛋白区带，同时对各区带进行电泳扫描，可进行各种蛋白的定量分析。

【结果判断】

正常人在近阳极侧可见一条浓厚的 HbA 区带，HbF 紧邻其后，因含量少且与 HbA 等电点较为接近而不易分开。随后约 6mm 处可见一条浅淡狭窄的 HbA2 区带。再往后可见一条或二条类似的浅淡区带，为非 Hb 区带。除此之外，若有其他新的区带出现，则可能为异常血红蛋白区带，如 HbH、HbE、HbS、HbD、HbC、Hb Barts 等(图 2-14-1)。

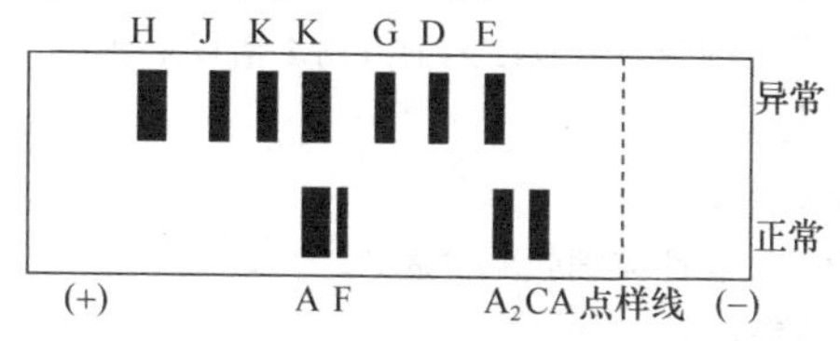


图 2-14-1 血红蛋白电泳图谱

正常血红蛋白电泳区带：HbA > 95%、HbF < 2%、$HbA_2$ 为 1.0% ~ 3.1%。

【临床意义】

1. HbA2 增高：是诊断β海洋性贫血的重要依据。HbA2 增高还见于巨幼细胞性贫血、HbS 病、β链异常的不稳定血红蛋白等。减少见于缺铁性贫血。

2. HbF 增高：见于纯合子β珠蛋白生成障碍性贫血和正常新生儿。

3. HbH 增高：见于α珠蛋白肽链合成不足的 HbH 病。

4. 通过与正常人血红蛋白电泳图谱进行比较，可发现异常血红蛋白区带，如 HbH、HbE、HbS、HbD、HbC、Hb Barts 等。

## 二十五、肾上腺素试验

【原理】

正常人粒细胞由骨髓释放入外周血后，约半数随血液循环，即循环粒细胞池，其余则附着于小静脉和毛细血管管壁上，即边缘粒细胞池，二者维持动态平衡。肾上腺素可促使边缘池粒细胞进入循环池，如注射后外周血粒细胞明显增加，提示粒细胞分布异常，为假性粒细胞减少症的鉴别试验。

【方法】

皮下注射肾上腺素（1 ∶ 1000）0.1ml，注射前及注射后 20 分钟各测白细胞计数 1 次。

【结果判断】

注射后白细胞总数较注射前升高 1 倍以上或上升值 > $1.5\times10^9/L$ 为阳性。

【临床意义】

阳性见于假性粒细胞减少症。

【注意事项】

高血压、冠心病或心动过速者禁做。

## 二十六、束臂试验

**【原理】**

通过手臂局部加压，使静脉回流受阻，给毛细血管以负荷，检查一定范围内新出现的出血点数目来估计毛细血管壁的完整性和脆性（与毛细血管壁的结构和功能、血小板的数量和质量及 vWF 等因素有关）。

**【方法】**

1. 先在前臂屈侧面肘弯下 6cm 处，画一直径 5cm 的圆圈，仔细观察圆圈内有无出血点，有则用墨水笔标出或计数出血点的数目。

2. 将血压计袖带束于该侧上臂，先测血压，然后将血压维持在收缩压和舒张压之间，持续 8 分钟，放松袖带。

3. 待皮肤颜色恢复正常（约需 2 分钟）后，再次计数圆圈内出血点的数目（原有出血点不应计算在内）。

**【结果判断】**

直径 5cm 圆圈内新出血点数目超过 5 个（男性），或 10 个（女性和儿童）为阳性。

**【临床意义】**

束臂试验阳性见于：①遗传性毛细血管扩张症、过敏性紫癜、单纯性紫癜、维生素 C 或 P 缺乏症；②感染或中毒因素对毛细血管壁的损伤，如尿毒症、亚急性细菌性心内膜炎等；③血管性血友病；④各种原因引起的血小板减少或功能异常，如 ITP、再生障碍性贫血、血小板无力症等。

## 二十七、出血时间（BT）

**【原理】**

用出血时间测定器（弹簧刀片长 1mm，深 1mm）在前臂皮肤上造成一个标准伤口，记录出血自然停止所需时间，称出血时间（bleeding time，BT）。

【正常参考值】

正常人出血时间为1~3分钟。

【临床意义】

1. 延长：见于①血小板明显减少，如原发性或继发性血小板减少性紫癜；②血小板功能异常，如血小板无力症、巨大血小板综合征等；③血管壁异常，如遗传性出血性毛细血管扩张症；④血浆中某些凝血因子严重缺乏，如血管性血友病、弥散性血管内凝血(disseminated inravascular coagulation，DIC)；⑤药物干扰，如服用阿司匹林、双嘧达莫等。

2. 缩短：主要见于高凝状态和各种血栓性疾病，如急性心肌梗死、脑梗死、尿毒症、糖尿病周围血管病变及妊娠高血压综合征等。

【注意事项】

1. 出血时间超过10分钟者，应停止测验，并记录>10分钟。

2. 试验前1周不能服用抗血小板药物，如阿司匹林等。

3. 穿刺部位应避开血管、瘢痕、水肿、溃疡等。

# 二十八、血块收缩试验

【原理】

血液凝固后，血小板释出血栓收缩蛋白，使纤维蛋白网收缩，网间隙中的血清被析出，血块体积缩小。测定血清析出的体积或血浆凝块的重量，可以反映血小板的血块收缩能力。血块收缩率(%)=［血清(ml)×(100%－Hct%)］×100%。

【正常参考值】

血块收缩率(%)：48%~64%。

【临床意义】

1. 血块收缩不良：见于血小板数量减少或功能异常(如血小板减少性紫癜、血小板增多症、血小板无力症)、Ⅷ因子缺乏、凝血酶原或纤维蛋白原显著降低等。

2. 血块收缩过度：见于先天性凝血因子ⅩⅢ缺乏症。

【注意事项】

要求试管清洁,温度恒定于37℃。

## 二十九、血小板黏附试验

【原理】

血小板具有黏附于血管内皮或其他异物表面的能力,定量的抗凝血与一定表面积的异物充分接触一定时间后,即有一定数目的血小板黏附于异物表面上,测定接触前后血小板计数之差,即为黏附于异物表面的血小板数。该数值与接触前血小板数的比值即为血小板的黏附率。

【方法】

枸橼酸钠抗凝血1.5ml,采用玻球旋转法测定。

【正常参考值】

男性:34.9% ±5.95% ;女性:39.4% ±5.19% 。

【临床意义】

1. 黏附性增高:见于高凝状态和血栓性疾病,如心肌梗死、静脉血栓形成、糖尿病、缺血性脑血管病、动脉硬化、高血压和高脂血症。

2. 黏附性减低:见于血管性血友病、血小板无力症、尿毒症、肝硬化、低纤维蛋白血症、服用抗血小板药物等。

【注意事项】

1. 取血必须顺利,血液中不应混有气泡和产生凝块。

2. 异物面积和接触时间与血小板黏附性成正比。

## 三十、血小板聚集试验

【原理】

血小板彼此黏附的现象称为血小板聚集。在特定的连续搅拌条件下,于富含血小板血浆中加入诱聚剂时,血小板之间相互黏附、聚集,悬液的浊度随之发生相应改变,经比浊法可测算出血小板聚集的程度，以最大聚集率（MAR）表示。

【方法】

枸橼酸钠抗凝血 4.5ml，采用血小板聚集仪测定。

【正常参考值】

1. 诱聚剂为 ADP（0.5 μmol/L）时，MAR 为（37.4±14.3）%；

ADP（1.0 μmol/L）时，MAR 为（62.8±16.1）%。

2. 诱聚剂为肾上腺素（0.4 μmol/L）时，MAR（67.8±17.8）%。

3. 诱聚剂为胶原（$2\times10^{-4}$ g/L）时，MAR（71.7±16.3）%。

4. 诱聚剂为瑞斯托霉素（1.5g/L）时，MAR（87.5±11.4）%。

【临床意义】

1. 血小板聚集性降低：见于血小板无力症、巨球蛋白血症、MDS、肝硬化、尿毒症等。某些药物如阿司匹林、双嘧达莫、保泰松也可引起血小板聚集性降低。

2. 血小板聚集性增高：见于高凝状态和血栓性疾病，如急性心肌梗死、脑血管病变、静脉血栓形成、糖尿病、缺血性脑血管病、动脉硬化、高血压和高脂血症、人工瓣膜、口服避孕药、吸烟、高脂肪饮食等。

【注意事项】

1. 避免反复穿刺而将组织液抽进注射器内，或将气泡混入。

2. 实验应在采血后 3 小时内完成，标本应放在 20～24℃室温下为宜，切勿放入冰箱内。

3. 标本应密闭保存，且不能用 EDTA 作为抗凝剂。

## 三十一、β-血小板球蛋白和血小板第 4 因子测定

【原理】

β-血小板球蛋白（β-thromboglobulin，β-TG）和血小板第 4 因子（platelet factor 4，PF4）是血小板α颗粒中的特异蛋白质。当血小板激活时常有大量β-TG 和 PF4 释放入血浆。测定血浆β-

TG 和 PF4 含量可间接反映血小板的释放功能及活性状态。

【正常参考值】

ELISA 法:β-TG(16.4±9.8)μg/L;PF4(3.2±2.3)μg/L。

【临床意义】

1. 增高:见于高凝状态和各种血栓性疾病,如急性心肌梗死、脑梗死、静脉血栓形成、糖尿病血管病变、妊娠高血压综合征、尿毒症、肾病综合征、DIC 等。

2. 降低:见于血小板α颗粒缺乏症。

## 三十二、血小板相关抗体(IgG、IgA、IgM)测定

【原理】

采用酶联免疫吸附竞争法原理测定血小板相关抗体(platelet associated immunoglobulin,PAIg)含量。包被人 Ig 和 PAIg 与酶标抗体 Ig 竞争性结合,后者与底物作用呈现显色反应,在酶标仪波长为 492nm 处测得的吸光度(*A* 值)与 PAIg 含量呈负相关。

【正常参考值】

PAIgG 0~108ng/$10^7$ 血小板。

PAIgA 0~22ng/$10^7$ 血小板。

PAIgM 0~40ng/$10^7$ 血小板。

【临床意义】

PAIg 增高见于 ITP,是 ITP 诊断、疗效及预后的重要指标,但缺乏特异性。SLE、Evan 综合征、慢性活动性肝炎、慢性淋巴细胞性白血病、恶性淋巴瘤、多发性骨髓瘤等 PAIg 含量都有不同程度的增高。

## 三十三、凝血时间(CT)

【原理】

离体静脉血与玻璃试管壁接触,激活内源性凝血系统可致

血液凝固。记录从静脉血与玻璃试管内表面接触到血液凝固所需时间,即全血凝固时间,简称凝血时间(clotting time,CT)。

【正常参考值】

普通试管法:6～12min。目前凝血时间基本被活化部分凝血活酶时间(APTT)所替代。

【临床意义】

1. 缩短:见于高凝状态、血栓性疾病。

2. 延长:见于:①因子Ⅷ、Ⅸ、Ⅺ明显减少(活性<20%),如血友病甲、血友病乙和第Ⅺ因子缺乏症;②严重的凝血酶原、因子Ⅴ、纤维蛋白原缺乏症;③严重肝病、阻塞性黄疸、新生儿出血、纤维蛋白溶解亢进;④应用抗凝药物或血循环中抗凝物质增加。

【注意事项】

1. 静脉抽血应一针见血,尽量减少组织液混入,以免影响结果。

2. 倾斜试管时,倾斜度要小,动作要轻。

3. 水浴温度(37℃)要恒定,用具要清洁。

## 三十四、血浆复钙时间

【原理】

在应用 $Ca^{2+}$ 结合剂去除血浆中 $Ca^{2+}$ 后,再往血浆中加入适量的 $Ca^{2+}$,血浆凝血过程得以重新启动并加速进行直至凝固,从加入 $Ca^{2+}$ 到血浆凝固的时间即为血浆复钙时间(recalcification time,RT)。

【方法】

取 0.13mol/L 枸橼酸钠或草酸钠抗凝(血液与试剂之比为 9∶1)血浆 0.1ml,加入 0.025mol/L 氯化钙溶液 0.1ml,立即开动秒表,记录血浆中出现弥漫性的白色颗粒所需时间即为血浆复钙时间。重复测定 2～3 次,取平均值。

【正常参考值】

1.5～3min。

【临床意义】

血浆复钙时间临床意义与凝血时间相同，但较凝血时间敏感度高。

【注意事项】

1. 抗凝剂不能选用EDTA；氯化钙溶液应新鲜配制。

2. 如标本轻度凝血，血浆复钙时间缩短。

## 三十五、血浆凝血酶原时间(PT)

【原理】

血浆凝血酶原时间(prothrombin time,PT)是指在抗凝血浆中加入$Ca^{2+}$和组织凝血活酶，使血浆凝固所需时间。

【方法】

1. 静脉抽血1.8ml加入含有0.13mol/L枸橼酸钠溶液0.2ml的塑料试管中，3000r/min离心10分钟，分离乏血小板血浆(poor platelet plasma,PPP)。

2. 取小试管1支，加入血浆及组织因子试剂各0.1ml，温育30秒，然后加入0.025mol/L氯化钙溶液0.1ml，启动秒表，记录血浆凝固所需时间。重复二次取平均值。

【正常参考值】

11～13秒，较正常对照延长或缩短3秒以上有临床意义。

【临床意义】

1. 延长：见于：①先天性因子Ⅱ、Ⅴ、Ⅶ、Ⅹ缺乏和纤维蛋白原缺乏症；②DIC低凝期、继发性或原发性纤维蛋白溶解亢进、肝胆疾病、新生儿出血性疾病、肠道菌群紊乱、维生素K缺乏症、服用抗凝药物、血循环中有抗凝物质存在。

2. 缩短：见于因子Ⅴ增多症、口服避孕药、高凝状态(如DIC早期)和血栓性疾病等。

由于PT参考值范围受到所用凝血活酶试剂的种类和质量等多种因素影响，为了使PT报告标准化，WTO规定PT的测定必须用国际标准化比值(international normalized ratio,INR)作为报告形式。

$INR = PTR^{ISI}$。

其中 PTR(PT ratio,PT 比值)= 被检血浆 PT(s)/正常参照血浆 PT(s);ISI 是指国际敏感度指数(international sensitivity index),表示标准品组织凝血活酶与每批组织凝血活酶 PT 校正曲线斜率。

国内目前 PT 结果报告有三种方式:实际的 PT、PTR、INR。其中 INR 主要被用于临床口服抗凝药治疗的监测,一般认为 INR 值为 2 ~4 时,为抗凝治疗的合适范围。

**【注意事项】**

1. 在血细胞比容低于 20% 或大于 50% 时,应调整抗凝剂与血液的比例。

2. 组织凝血活酶制剂必须标明 ISI。

## 三十六、活化部分凝血活酶时间(APTT)

**【原理】**

在 37℃条件下,用白陶土(激活剂)激活被检血浆中的凝血因子(Ⅺ和Ⅻ),用脑磷脂(部分凝血活酶)代替血小板第 3 因子,在 $Ca^{2+}$参与下观察乏血小板血浆(PPP)凝固所需时间,即为活化部分凝血活酶时间(activated partial thromboplastin time,APTT)。

**【方法】**

1. 静脉抽血 1.8ml 加入含有 0.13mol/L 枸橼酸钠溶液 0.2ml 的塑料试管中,3000r/min 离心 10 分钟,分离。

2. 取 0.1ml PPP,加入 0.1ml 部分凝血活酶悬液,摇匀后置 37℃水浴 3 分钟。

3. 加入 0.025mol/L 氯化钙溶液 0.1ml,置 37℃水浴中不断摇动,同时开动秒表,30 秒时取出观察,待出现纤维蛋白丝时,记录时间。按此法操作 2 次,取平均值。

**【正常参考值】**

35 ~45 秒,较正常对照延长或缩短 10 秒以上有意义。

【临床意义】

1. 延长：见于因子Ⅷ、Ⅸ、Ⅺ和Ⅻ缺乏症、严重的获得性凝血因子Ⅴ和Ⅹ、凝血酶原和纤维蛋白原缺乏、循环中抗凝物质增加。在 DIC 中晚期，APTT 常明显延长，敏感性为 91%。在 DIC 肝素抗凝治疗中，APTT 是检测肝素用量的最常用且简便的指标之一。

2. 缩短：见于 DIC 高凝状态、血栓性疾病和原发性或继发性血小板增多症。

3. 肝素治疗监测：由于 APTT 对血浆肝素的浓度较敏感，故目前 APTT 被广泛应用于肝素治疗的监测指标。在肝素治疗期间，一般将 APTT 维持在正常对照的 1.5～3.0 倍为宜。

【注意事项】

1. 标本应及时送检(2 小时内)，孵育时间不少于 3 分钟。

2. 分离血浆时尽可能除去血小板。

3. 若正常对照延长，提示部分凝血活酶试剂质量欠佳。

4. 选择激活能力强的白陶土。

## 三十七、凝血酶时间(TT)

【原理】

将标准化的凝血酶溶液加入受检血浆中，测定受检血浆凝固所需时间即为凝血酶时间(thrombin time，TT)。

【正常参考值】

10～14 秒；若与对照相差 3 秒以上为异常。

【临床意义】

1. TT 延长：见于原发性或继发性纤维蛋白溶解亢进、先天性低(无)纤维蛋白原血症、肝素或肝素样抗凝物质增多。

2. TT 缩短：见于某些异常蛋白血症或巨球蛋白血症。但较多的是技术原因，如标本在 4℃ 环境中放置过久，组织液混入血浆等。

【注意事项】

1. 血浆在室温下放置时间不得超过3小时。

2. 不宜用EDTA和肝素作为标本抗凝剂。

3. 凝血酶时间的终点是以出现浑浊的初期凝固为准。

## 三十八、凝血因子Ⅷ、Ⅸ、Ⅺ和Ⅻ活性测定

【原理】

将已知凝血因子Ⅷ(FⅧ)活性的标准血浆倍比稀释,然后与缺乏FⅧ活性的基质血浆混合,测定APTT,根据APTT和标准血浆倍比稀释后FⅧ活性作出标准曲线;然后再将受检者血浆与乏FⅧ活性的基质血浆混合,测定APTT,根据APTT,从标准曲线上即可查出受检者血浆中FⅧ活性,FⅨ、Ⅺ、Ⅻ活性检测方法也如此。

【正常参考值】

FⅧ:C　103.0%±25.7%。

FⅨ:C　98.1%±30.4%。

FⅪ:C　100.0%±18.4%。

FⅫ:C　92.4%±20.7%。

【临床意义】

1. 活性增高:见于高凝状态和血栓性疾病,如静脉血栓形成、肺栓塞、肾病综合征、恶性肿瘤、妊娠高血压综合征等。

2. 活性减低:①FⅧ:C减低见于血友病甲、血管性血友病(尤其是Ⅰ型和Ⅲ型)、DIC以及血中存在FⅧ抗体时;②FⅨ:C减低见于血友病乙、肝脏疾病、DIC、维生素K缺乏症、口服抗凝药;③FⅪ:C减低见于遗传性FⅪ缺乏症、肝脏疾病、DIC;④FⅫ:C减低见于先天性FⅫ缺乏症、肝脏疾病、DIC。

【注意事项】

1. 标本采样后应立即分离,2小时内测定。

2. 基质血浆所缺乏的因子水平应<1%,而其他因子必须正常。

# 三十九、凝血因子Ⅱ、Ⅴ、Ⅶ和Ⅹ活性测定

【原理】

将已知FⅦ活性的标准血浆倍比稀释，然后与缺乏FⅦ活性的基质血浆混合，测定PT，根据PT和标准血浆倍比稀释后FⅦ活性作出标准曲线；然后再将受检者血浆与乏Ⅶ活性的基质血浆混合，测定PT，根据PT，从标准曲线上即可查出受检者血浆中FⅦ活性，FⅡ、Ⅴ和Ⅹ活性检测方法也如此。

【正常参考值】

FⅡ:C　97.7%±16.7%。

FⅤ:C　102.4%±30.9%。

FⅦ:C　113.1%±33.0%。

FⅩ:C　104.9%±18.5%。

【临床意义】

1. 活性增高：见于高凝状态和血栓性疾病，如静脉血栓形成、肺栓塞、肾病综合征、恶性肿瘤、妊娠高血压综合征等。

2. 活性降低：见于维生素K缺乏症、肝脏疾病、DIC和口服抗凝剂、遗传性FⅡ、Ⅴ、Ⅶ和Ⅹ缺乏等。

# 四十、凝血因子Ⅷ相关抗原（Ⅷ:RAg）测定

【原理】

应用火箭免疫电泳法。在恒定的抗体浓度下，抗原抗体反应峰高度与抗原浓度成正比。

【正常参考值】

Ⅷ:RAg　106.51%±32.46%。

【临床意义】

1. 减低：见于血管性血友病患者及其携带者。

2. 增高：见于高凝状态和血栓性疾病，如静脉血栓形成、肺

栓塞、肾病综合征、恶性肿瘤、妊娠高血压综合征等。

## 四十一、血浆纤维蛋白原(Fg)测定

【原理】

在离体血浆中加入凝血酶,凝血酶可使血浆中的纤维蛋白原(fibrinogen,Fg)转变为纤维蛋白(fibrin),从而使血浆凝固,凝固所需时间(凝血酶时间)与血浆中纤维蛋白原含量呈负相关。以已知纤维蛋白原含量的国际标准品为参比血浆,测出相应凝固时间,制作标准曲线,然后再检测标本血浆的凝血酶时间(TT),从标准曲线上可查到标本血浆中纤维蛋白原的含量。

【方法】

国际推荐常规实验室使用的方法为 Clouse 法。

【正常参考值】

2 ~4g/L。

【临床意义】

1. 减少:见于 DIC 消耗性低凝期、严重肝病和先天性纤维蛋白原缺乏症。

2. 增高:见于恶性肿瘤、糖尿病、妊娠晚期、动脉粥样硬化等。人体在各种生理或病理应激状态下,纤维蛋白原含量也会增加,如各种急性感染性疾病。

【注意事项】

要求缓冲液 pH 准确,温度控制在 54 ~58℃范围内。

## 四十二、血浆蛋白 C 和蛋白 S 测定

【原理】

Laurell 免疫火箭电泳法原理:在含有抗人蛋白 C(protein C,PC)或蛋白 S(protein S,PS)的琼脂板中,加入一定量的受检血浆(抗原)。在电场作用下,受检血浆由负极向正极泳动,在一定时间血浆所含蛋白抗原与抗体形成火箭样沉淀峰,峰的高度与抗原浓度成正比。根据受检者测得的峰高可从标准曲线

上查到 PC 抗原(PC:Ag)或 PS 抗原(PS:Ag)相当于正常人的百分含量。血浆中的总 PS(TPS)包括两部分游离的 PS(FPS)、与补体 C4 结合的 PS,在受检血清中加入一定量的聚乙二醇可使结合的 PS 沉淀下来,上清部分再进行电泳即可得到 FPS。

【正常参考值】

PC:Ag　(102.5±20.1)%。

TPS:Ag　(97.56±9.76)%。

FPS:Ag　(100.9±29.1)%。

【临床意义】

1. 减少:见于先天性 PC 或 PS 缺乏,以及获得性 PC 或 PS 缺乏(如 DIC、肝功能障碍、服用双香豆素类抗凝药物等)。

2. 增加:主要见于冠心病、糖尿病及肾病综合征等。

## 四十三、血浆抗凝血酶(AT)测定

【原理】

发色底物法原理:在待测血浆中加入过量的凝血酶(thrombin),凝血酶与抗凝血酶(antithrombin,AT)形成 1∶1 复合物,剩余的凝血酶作用于显色肽 S-2228,使其裂解出显色基团对硝基苯胺,显色程度与剩余凝血酶的量成正相关,与 AT 活性呈负相关。

免疫火箭电泳法原理:在含 AT 抗体的琼脂板上加入受检血浆,在电场作用下出现抗原抗体反应所形成的特异性火箭样免疫沉淀峰,峰高度值与标本中 AT 抗原含量成正比。

【正常参考值】

AT 活性(发色底物法)　108.5%±5.3%。

AT 抗原含量(免疫火箭电泳法)　(0.29±0.06)g/L。

【临床意义】

1. 减低:见于肝脏疾病、血栓性疾病、遗传性 AT 缺乏症,肾病综合征、DIC 等。其中,80%~90%的 DIC 患者血浆 AT 活性是减低的,活性<60%被作为 DIC 的诊断标准之一。检测 AT 抗原含量和活性可用于 DIC 疗效的观察、肝素用量的调整及疗效的评估。

2. 增高:见于先天性或后天性凝血因子缺乏,如血友病、急性肝炎、肾移植后和口服抗凝药等。

【注意事项】

1. 发色底物法测定时,受检血液不宜用肝素抗凝。

2. 标本不能反复冻融。

## 四十四、抗心磷脂抗体 IgG、IgA、IgM 测定

【原理】

心磷脂是构成细胞膜的重要成分之一,抗心磷脂抗体(anticardiolipin antibody,ACA)是以心磷脂为靶抗原的一种自身抗体,能干扰磷脂依赖的凝血过程,抑制内皮细胞释放前列腺素等。应用抗心磷脂抗体与固相化的心磷脂结合,然后加入标记的抗人免疫球蛋白,可间接测定血清中抗心磷脂抗体的含量。

【正常参考值】

酶联免疫吸附法:ACAIg G　1.02 ±0.40。
ACAIg A　1.02 ±0.54。
ACAIg M　1.02 ±0.22。

【临床意义】

ACA 增高见于 SLE、类风湿关节炎、干燥综合征、原发性抗磷脂综合征、ITP、某些恶性肿瘤、某些感染性疾病(艾滋病、麻风、疟疾等)、脑血栓形成、心肌梗死等。

风湿性疾病以及血小板减少患者 ACA 以 IgG 型为主;肿瘤和感染性疾病患者 ACA 以 IgM 型为主。

## 四十五、狼疮抗凝物质测定

【原理】

蛇毒可激活血浆中 FX,活化的 FX 与 FV 和磷脂结合进而促使凝血酶原转变为凝血酶,促使血浆凝固。如果在被检血

浆中加入蝰蛇毒后,血浆凝固时间延长,且不能被正常血浆纠正,表明被检血浆中存在狼疮抗凝物质(Lupo 试验Ⅱ);如果在被检血浆中加入过量磷脂(中和可能存在的狼疮抗凝物)后,凝血时间正常甚至缩短,则可进一步证实血浆中存在狼疮抗凝物质(Lucor 试验)。

【正常参考值】

Lupo 试验Ⅱ　31～44 秒。

Lucor 试验　30～38 秒。

Lupo 试验Ⅱ/Lucor 试验　1.0～1.2。

【临床意义】

Lupo 试验Ⅱ和 Lucor 试验均比正常延长 20%,提示有狼疮抗凝物质存在,见于 SLE、自发性流产、某些血栓性疾病。

若 Lupo 试验Ⅱ/Lucor 比值>2.1,表示有大量狼疮抗凝物质存在;比值为 1.5～2.0,表示有中等量狼疮抗凝物质存在;比值为 1.3～1.4,表示有少量狼疮抗凝物质存在;比值<1.2,如不能被正常血浆纠正,提示有狼疮抗凝物质存在。如能被正常血浆纠正,见于 FⅡ、Ⅴ、Ⅹ缺乏或应用抗凝药物。

【注意事项】

1. 标本用枸橼酸钠抗凝,所得血浆血小板数应小于 $2.0\times10^9$/L(以 3500r/min 离心 15 分即可)。

2. 试验应在 4 小时内完成。

3. 血细胞比容<20% 或>60%,均可影响结果。

## 四十六、组织因子途径抑制物(TFPI)活性测定

【原理】

组织因子途径抑制物(tissue factor pathway inhibitor,TFPI)能通过与已活化 FⅩ或 FⅦ-组织因子(TF)形成复合物,使已活化 FⅩ和 FⅦ灭活。将被检血浆中加入一定量的 TF 与 TFPI 作用,剩余的 TF 通过激活凝血途径使基质血浆凝固,凝固时间和 TFPI 活性呈反比(凝固法)。

【正常参考值】

血浆 TFPI 活性 99% ±5%。

【临床意义】

1. 升高:见于感染性或肿瘤性疾病。

2. 降低:见于 DIC 患者。

【注意事项】

1. 要保证处理时的温度、离心速度和时间的准确。

2. TFPI 在 DIC 和血栓性疾病的诊断价值尚待更多的临床研究资料的积累以证实之。

## 四十七、血浆鱼精蛋白副凝试验（3P 试验）

【原理】

凝血酶能将纤维蛋白原分解成纤维蛋白单体,纤溶酶能将纤维蛋白单体降解为纤维蛋白降解产物(fibrin degradation product,FDP);纤维蛋白单体可与 FDP 结合,形成可溶性的纤维蛋白单体复合物。适量的硫酸鱼精蛋白能使该复合物中的纤维蛋白单体游离,游离的纤维蛋白单体又能自行聚合成肉眼可见的絮状、纤维状或胶冻状物。这种不依赖凝血酶的凝固现象称为血浆鱼精蛋白副凝试验(plasma protamine paracoagulation test,3P 试验)。反映 FDP 尤其是碎片 X 的存在。

【正常参考值】

正常人 3P 试验:阴性。

【临床意义】

1. 3P 试验阳性:见于急性 DIC 早、中期,外科大手术后、严重感染、人工流产、分娩、恶性肿瘤、肝脏疾病等。

2. 3P 试验阴性:见于正常人、原发性纤维蛋白溶解亢进、DIC 晚期。

【注意事项】

1. 本试验所用标本只能用枸橼酸钠抗凝,且量要足够。

2. 抽血应顺利,避免导管内抽血,应尽快送检,否则易致假阳性。

3. 水浴温度太低或纤维蛋白原含量太少时可呈假阴性。

4. 手术、创伤时,血液中凝血酶及纤溶酶水平成应激性增加,导致 FDP 升高,可造成 3P 试验假阳性。DIC 患者血中肝素样物质明显增加时,能干扰鱼精蛋白的作用,则可导致 3P 试验出现假阴性结果。

## 四十八、纤维蛋白(原)降解产物(FDP)测定

**【原理】**

将抗 FDP 单克隆抗体包被于乳胶颗粒上,加入受检血清(浆)或尿液标本中,如果标本中存在 FDP 或 D 二聚体(D-dimer),则可使乳胶颗粒发生凝集反应。

**【正常参考值】**

血清 FDP 含量　<10mg/L。

血浆 FDP 含量　<5mg/L。

尿液 FDP 含量　<2mg/L。

**【临床意义】**

FDP 含量增高是体内纤溶亢进的标志,见于原发性纤维蛋白溶解亢进、DIC、静脉血栓形成、肺栓塞、肾病综合征、恶性肿瘤、急性早幼粒细胞白血病、溶栓治疗等。但 FDP 增高不能鉴别原发性纤溶和继发性纤溶。

## 四十九、D-二聚体(D-dimer)测定

**【原理】**

将抗 D-dimer 单克隆抗体包被于乳胶颗粒上,加入受检血浆标本中,如果标本中存在 D-dimer,则可使乳胶颗粒发生凝集反应。

**【正常参考值】**

血浆 D-dimer 含量　<0.5mg/L。

【临床意义】

血浆中 D-dimer 升高对深静脉血栓形成和 DIC 具有较高诊断价值，在其他血栓性疾病也可检测到 D-dimer，由于 D-dimer 是交联纤维蛋白的降解产物，其升高表示有继发性纤溶，原发性纤溶血浆 D-dimer 含量正常。

## 五十、血浆纤溶酶原测定

【原理】

纤溶酶原（plasminogen）活性测定原理（发色底物法）：过量激活剂加入到稀释的血浆中，激活纤溶酶原，形成纤溶酶，后者可使发色底物显色肽 S-2251 裂解，释放出显色底物对硝基苯胺，显色深浅与纤溶酶活性成正比。

纤溶酶原含量测定原理（免疫浊度法）：纤溶酶原与其相应特异性抗体产生免疫复合物的浊度高低与血清中纤溶酶原含量成正比。

【正常参考值】

纤溶酶原活性（发色底物法）　2.0 ~ 7.6U/ml。

纤溶酶原含量（免疫浊度法）　230 ~ 342mg/L。

【临床意义】

1. 纤溶酶原活性降低：见于高凝状态或血栓性疾病。

2. 纤溶酶原活性增高：提示原发性或继发性纤溶亢进，是 DIC 确诊试验之一。

## 五十一、组织型纤溶酶原激活物（t-PA）测定

【原理】

在组织型纤溶酶原激活物（tissue-type plasminogen activator，t-PA）作用下，纤溶酶原转变为纤溶酶，纤溶酶可使发色底物显色肽 S-2251 裂解，释放出显色基团对硝基苯胺，显色程度与 t-PA 活性成正相关。采用酶联免疫吸附双抗体夹心法原

理可定量测定血浆 t-PA 的含量。

【正常参考值】

t-PA 活性(发色底物法)　300 ~ 600U/L。

t-PA 抗原量(酶联免疫吸附双抗体夹心法)　1.0 ~ 12.0μg/L。

【临床意义】

t-PA 抗原量增高主要见于 DIC、心肌梗死、深静脉血栓形成及妊娠。

## 五十二、凝血酶原片段1+2($F_{1+2}$)测定

【原理】

酶联免疫吸附试验(ELISA 法)原理:用抗人 $F_{1+2}$ 抗体包被酶标板,然后加入待测血浆样品,血浆如存在 $F_{1+2}$,则可与抗人 $F_{1+2}$ 抗体形成抗原抗体复合物,此复合物可与加入的酶标抗凝血酶原单抗再结合,根据酶使底物液(OPD 液)显色的程度来判断标本中 $F_{1+2}$ 含量。

【正常参考值】

(0.67±0.19)nmol/L。

【临床意义】

$F_{1+2}$ 是凝血途径中活化的 FX裂解凝血酶原释放的一个片断,是凝血酶原被活化的一个早期标志物。在 DIC 早期可明显增高,敏感性为98%,特异性86%。高凝状态患者 $F_{1+2}$ 升高也较早,是 DIC 前期(pre-DIC)有价值的诊断指标之一。

## 五十三、本-周蛋白测定

【原理】

本-周蛋白(Bence-Jones protein)又称凝溶蛋白,是一种免疫球蛋白的轻链或其聚合体。此种蛋白在一定的 pH 条件下加热至 40 ~ 60℃时有沉淀发生,温度升高至 100℃,沉淀消失,再冷却时又可重新出现沉淀。

【正常参考值】

热沉淀法:阴性。

【临床意义】

阳性见于多发性骨髓瘤、巨球蛋白血症、肾淀粉样变性、慢性肾盂肾炎及恶性淋巴瘤等。

【注意事项】

1. 尿液应新鲜,否则会因尿内蛋白分解而干扰试验结果。
2. 如果尿液混浊,应离心取上清做试验。

# 五十四、血液细胞化学染色

## 过氧化物酶(POX)染色法

【原理】

粒细胞及一部分单核细胞胞质内的颗粒含有过氧化物酶(peroxidase,POX),该酶可分解过氧化氢,使联苯胺氧化为联苯胺蓝,再与硝普钠结合成蓝色或蓝棕色颗粒,定位于细胞质内。

【结果】

阳性程度表示方法:(±)颗粒细小,分布稀疏;(+)颗粒较粗,常见于局部分布;(++)颗粒粗大,分布较密集;(+++)颗粒粗大呈团块状;(++++)阳性颗粒布满整个细胞,有时胞核也被覆盖。

粒细胞系统:细胞分化程度越高,阳性程度越高。Ⅰ型原始粒细胞一般呈阴性反应,Ⅱ型原始粒细胞部分呈阳性反应,衰老的粒细胞阳性反应程度减弱,嗜酸粒细胞呈强阳性反应,嗜碱粒细胞则呈阴性反应。

单核细胞系统:呈阳性或弱阳性反应。

淋巴细胞系统:任何阶段均呈阴性反应。

其他:红系、巨核系、浆细胞系及血小板均呈阴性反应。

【临床意义】

1. 阳性反应:见于急性非淋巴细胞白血病(ANLL)M1 型、M2 型、M3 型;M4 型和 M5 型呈阳性或弱阳性反应,但细胞内阳性颗粒较细小、量少、色淡、分布弥散，无堆积成块状现象；慢性粒细胞白血病（CML）呈阳性或强阳性反应，急变时阳性反应程度减弱；再生障碍性贫血呈阳性或强阳性反应。

2. 阴性反应：见于急性淋巴细胞性白血病（ALL）、遗传性过氧化物酶缺乏症。

## 非特异性酯酶（NSE）染色

【原理】

血细胞中的非特异性酯酶（non-specific esterase，NSE）可将基质中的α-醋酸萘酚酯酶水解产生萘酚，萘酚与重氮染料耦联生成不溶性的有色沉淀。

【结果】

阳性反应为胞质中出现棕黑色颗粒，尤以近核处最强。

非特异性酯酶是单核细胞的标记酶，故单核细胞为强阳性，幼单核细胞呈弱阳性，原单核细胞多为阴性；巨核细胞和血小板反应较强；浆细胞和组织细胞为阳性；以上这些细胞内非特异性酯酶活性可被氟化钠（终浓度为0.15%）抑制。

原始粒细胞一般为阴性，早幼粒细胞以下各阶段粒细胞可为阴性或弱阳性。

淋巴细胞常为局灶阳性。

幼红细胞可呈弱阳性反应。

【临床意义】

本染色法主要用于急性白血病各亚型的鉴别：ANLL-M1和M2型时呈阴性或弱阳性反应，氟化钠抑制不敏感；ANLL-M3型呈强阳性，且不被氟化钠抑制；ANLL-M4型呈阳性反应，ANLL-M5型呈强阳性反应，能被氟化钠抑制；ANLL-M6型呈阳性反应；ALL一般呈阴性反应，偶见局灶性颗粒且不被氟化钠抑制；浆细胞性白血病呈阴性反应。

## 糖原PAS染色

【原理】

高碘酸能将血细胞内的糖原氧化生成醛基，醛基进而与

Schiff 液反应,使无色品红变成紫红色化合物定位于含糖类的细胞质内,此即糖原高碘酸希夫反应(periodic acid-Schiff reaction, PAS 反应)。

【结果】

正常原粒细胞多为阴性,少数为阳性。自早幼粒细胞以下各阶段粒细胞阳性程度随细胞成熟度增加而逐渐增强,成熟中性粒细胞最强。

原始淋巴细胞糖原含量较成熟淋巴细胞低,成熟淋巴细胞多为阴性,少数为(+)的阳性反应。

单核细胞呈阴性或染色颗粒细小的阳性反应。

巨核细胞及血小板呈阳性反应,但系其他多糖类物质所致。

正常各阶段红细胞呈阴性反应,病理状态的红细胞呈阳性反应。

【临床意义】

1. 鉴别急淋或急非淋:急淋多为颗粒粗大或块状的染色阳性反应;而急粒为阴性,急单为颗粒细小的阳性反应。

2. 诊断红血病或红白血病:红血病或红白血病时,幼红细胞呈阳性反应。

3. IDA、珠蛋白生成障碍性贫血以及 MDS 时,幼红细胞及成熟红细胞也可阳性;溶血性贫血为弱阳性反应;而巨幼细胞贫血和再生障碍性贫血时,幼红细胞多为阴性反应。

4. Gaucher 细胞和 Niemann-Pick 细胞的鉴别:前者呈强阳性,后者为阴性或弱阳性。

5. 其他:淋巴瘤、慢性淋巴细胞性白血病(CLL)以及骨髓转移的腺癌细胞也呈阳性反应。

## 中性粒细胞碱性磷酸酶(NAP)染色

【原理】

在碱性的环境(pH 9.4 ~9.8)中,中性粒细胞碱性磷酸酶(neutrophil alkaline phosphatase, NAP)可与 $Mg^{2+}$ 作用将基质液中的β-甘油磷酸钠水解,释放出的磷酸根再与氯化钙、硝酸钴、硫化铵发生一系列化学反应,最后形成棕黑色的硫化钴沉淀,定位于成熟中性粒细胞胞质中。

【结果】

阳性反应表现为胞质中出现棕黑色颗粒，主要见于成熟中性粒细胞，一些组织细胞和吞噬细胞也可呈阳性反应，其他细胞均为阴性。计算100个成熟中性粒细胞的阳性率，并按其反应程度换算出积分。

【正常参考值】

正常成人成熟中性粒细胞阳性率一般在40%以下（5%～44%），积分在80分以下（8～68分）。

【临床意义】

1. 鉴别CML与类白血病反应：前者NAP活性明显降低，积分值常为0；后者NAP活性显著增强，积分值常>200。

2. 鉴别不同类型的白血病：急性粒细胞白血病NAP活性明显减低；急性淋巴细胞白血病活性增强；急性单核细胞白血病正常或减低。

3. 鉴别MDS与再生障碍性贫血：前者NAP活性减低，后者增高。

4. 鉴别PNH与再生障碍性贫血：前者NAP活性减低，后者增高。

5. 鉴别病毒感染性疾病与细菌感染性疾病：前者NAP活性减低，后者增高。

## 骨髓铁染色

【原理】

正常骨髓中有一定量的铁细胞外铁和细胞内铁，细胞外铁以含铁血黄素形式存在于骨髓小粒的巨噬细胞的胞质中；细胞内铁是指存在于中、晚幼红细胞以及成熟红细胞胞质中的铁，包括铁粒幼红细胞、环形铁粒幼红细胞及铁粒红细胞。这些铁粒在酸性溶液中与亚铁氰化钾发生反应，生成普鲁士蓝色的亚铁氰化铁，定位于含铁的部位。

【正常参考值】

1. 细胞外铁　（+）～（++）。

2. 铁粒幼红细胞　19%～44%。

【临床意义】

1. 缺铁性贫血时，细胞外铁消失，铁粒幼红细胞减少，常<10%。非缺铁性贫血时，细胞外铁增加，常为++～+++，铁粒幼红细胞增加，可达50%～90%。

2. 铁粒幼细胞性贫血时，细胞外铁和铁粒幼红细胞（幼红细胞胞质内出现蓝色颗粒）增加，并可见到环形铁粒幼红细胞（幼红细胞胞质内蓝色颗粒在6颗以上，围绕核周1/2）。

## 五十五、白血病免疫表型测定

【原理】

利用一系列单克隆抗体检测白血病细胞表面的免疫学标记，从而确定病变细胞的免疫学类型。

【方法】

可应用免疫荧光、免疫酶标和流式细胞仪检测。

【临床意义】

1. 用于白血病免疫分型诊断和鉴别诊断：急性髓系白血病（AML）细胞表面主要表达髓系分化抗原，CD13、CD15、CD33、CD34、CD41、CD61 和 CD117 阳性是判定髓系细胞的指标（表 2-14-3）。ALL 细胞表面检测到的免疫学标记又可分为 T 细胞系和 B 细胞系两大类，但二者之间存在交叉。一般而言，CD1a、CD2、CD3、CD4 和 CD8 为 T 细胞特异性标记（表 2-14-4）。B 细胞特异性标记主要包括 CD9、CD10、CD19、CD24 等（表 2-14-3、表 2-14-4）。

2. 指导白血病治疗：治疗前和治疗过程中检测白血病细胞免疫表型，对应用抗 CD 分子单克隆抗体（如抗 CD20 单抗、抗 CD33 单抗、抗 CD52 单抗等）靶向治疗白血病治疗有重要指导意义。

3. 监测白血病微小残留病（minimal residual leukemia，MRD）。

表 2-14-3 急性髓系白血病 FAB 分类及常见免疫表型

| FAB 分类 | 常见的免疫表型 | 特征/变异 | 可能相关的遗传学改变 |
|---|---|---|---|
| M0 | HLA-DR(+),CD13(+),CD33(+),CD34(+),$CD7^{-/+}$,$TdT^{-/+}$,$CMPO^{+}$ | 原始细胞>90% | 复杂变异,特别在 5 或 7 号染色体上 |
| | | 表达淋系抗原 | t(9;22)可能 |
| M1 | 同 M0,除了 $CD15^{-/+}$ | 原始细胞>90% | 没有一致的变异 |
| M2 | HLA-DR(+),CD13(+),CD33(+),CD15(str),CD34 表达较 M1 弱,$MPO^{+}$ | 原始细胞<90% | |
| | | 白血病细胞表达 CD19,CD56 | t(8;21)可能 |
| M3 | HLA-DR(-),$CD34^{-/+}$,CD13(+),CD33(+),CD117(+),CD2 偶尔阳性 | SSC 较大(M3v 除外) | 如果 t(15;17)阴性,存在 RAR 分子重排,考虑变异体 t(11;17) |
| M4/M5 | HLA-DR(+),CD15(+),$CD14^{-/+}$,$CD34^{-/+}$,CD33(+),CD13(+),CD4 弱阳性 | CD2+,考虑 $M4E_0$ | 35% 的 Inv(16)存在 11q23 重排,大多数 M4E0 存在 t(16;16) |
| M6 | HLA-DR(+),CD13(+),CD33(+),CD34(+),CD45 弱阳性 | 表达 GlyA 等成熟标记合并骨髓发育异常病史 | 无相关遗传学改变 -7 或 del(7q)和(或)-5 或 del(5q) |
| M7 | $HLA-DR^{-/+}$,$CD33^{-/+}$,CD34(+),CD41(+),CD61(+) | 注意原始细胞血小板黏附 | 在 21 三体综合征的儿童中常出现的 FAB 分类 |

表 2-14-4 急性 T 淋巴细胞白血病分期及免疫表型

| 类型 | 常见表型 | 特征/变异 | 遗传学改变及预后 |
|---|---|---|---|
| Pro-T or Pre-T | TdT(+),CD7(+),CD3(+),CD2(-) | 丢失 T 系抗原 | 15% ~25% 存在 t(1;14),预后差 |
| Early-T | TdT(+),CD7(+),cCD3(+),CD2(+),CD5(+) | CD45RA+CD45RO- | CD2 表达者预后好 |
| Cortical-T | $TdT^{-/+}$,CD7(+),cCD3(+),CD2(+),CD5(+),CD4 和 CD8(+),CD1a(+) | Common T-ALL CD45RA-CD45RO+ | 预后好 |
| Late-T | CD7(+),CD2(+),CD5(+),CD4 或 CD8(+),mCD3(+),CD1a(-),TdT(-) | | |

表 2-14-5 急性 B 淋巴细胞白血病分期及免疫表型

| 类型 | 常见表型 | 特征/变异 | 可能相关的遗传学改变 |
|---|---|---|---|
| Pro-B | HLA-DR(+),CD19(+),CD34(+),TdT(+),CD10(-) | 合并有髓系抗原表达 | t(4;11),t(11;19),t(12;21),20% ~25% 超二倍体,t(9;22)可能 |
| | | 婴儿伴有 CD10(-),CD15(+),CD69(+) | 11q23 重排 |
| Common-B | HLA-DR(+),CD19(+),CD34(+),TdT(+),CD10(+),cIgM(-) | 大于 60% 的儿童急淋为此类型 | 儿童预后好于成人 t(9;22) |
| Pre-B | HLA-DR(+),CD19(+),$CD20^{+/-}$,CD10(+),$CD34^{-/+}$,$TdT^{+/-}$,cIgM(+) | CD19, CD10, CD9, CD20(+/-),CD34(-) | t(1;19),t(9;22) |
| Mature B or Burkitt-like | HLA-DR(+),CD19(+),CD20(+),CD22(+),$CD10^{+/-}$,CD34(-),TdT(-),SIg(+) | 强克隆性 SIg(多为 IgM) | t(8;14),t(2;8),t(8;22) |

**表 2-14-6　常见成熟 B 细胞肿瘤免疫表型及特征**

| 类型 | 免疫表型 | 特征/变异 | 可能相关的遗传学改变 |
| --- | --- | --- | --- |
| B-CLL/BLL(慢性淋巴细胞白血病/小淋巴细胞淋巴瘤) | 典型表型:CD20dim,CD5(+),CD23(+),FMC7(-),CD22(-),CD10(-),CD11c$^{+/-}$,CD25$^{+/-}$,克隆性 sIgM 和 sIgD 弱 | CD20dim,Bcl-2 过表达高表达 slg,CD20,FMC7 | 单独出现 13q$^{-}$是预后良好的标志;17q$^{-}$是最差的预后因素;具有 11q$^{-}$也预后不良 |
| B-PLL(B 细胞幼淋巴细胞白血病) | CD20(+),CD22(+),CD23(-),CD10(-),FMC7$^{+/-}$,CD5$^{+/-}$,克隆性 sIg | 没有特异的免疫表型,CD20 强,可与 CLL 及 MCL 重叠 | 细胞增殖活性低,很难获得分裂期细胞 |
| MCL(套细胞淋巴瘤) | CD20(+),CD5(+),CD22(+),CD43(+),FMC7$^{+/-}$,CD23(-),CD10(-),克隆性中等强 sIgM 和 sIgD | Cyclin D1(bcl-1)过表达 | t(11;14) |
| FL(滤泡淋巴瘤) | CD20(+),CD22(+),CD23$^{+/-}$,CD5(-),CD10(+),CD11c(-),CD43(-),很强克隆性 sIgM 和 sIgD | CD10(-)<20%,Bcl-2 过表达克隆演变 | t(14;18) |
| HCL(毛细胞白血病) | CD20(str),CD22(str),CDllc(str),CD25(+),CD103(+),CD123(+),CD5(-),CD23(-),CD10(-),中等强度克隆性 sIg | slgD 常见,非常强的 CD22、CD11c | |
| Burkitt 淋巴瘤 | 通常 Bcl-2(-),CD10(str),CD43(+),Ki-67(+),sIgM(+),CD19(+),CD20(+),CD22(+),CD79a(+) | Ki-67(+)近 100% | t(8;14),t(2;8)或 t(8;22) |

4. 判断白血病预后：如髓系分化抗原 CD33、CDw65 和 CD15 低表达的 AML 一般提示预后差、生存期短。粒单系分化抗原 CD11b 和 CD14 高表达也提示预后差。$CD19^+$ $CD34^+$ $CD56^+$ AML-$M_2$ 型常伴有 t(8;21)(q22;q22)，其预后一般较好。

# 五十六、染色体显带分析

【原理】

常用的染色体技术有四种：G 带、R 带、C 带、Q 带。其中 G 带和 R 带技术在国内应用较广泛。将标本应用胰酶消化后，再用 Giemsa 染色，所显示的带型称为 G 带，该方法称之为 GTG 显带法。

如先将染色体制片经 80～90℃高温处理后再用 Giemsa 染色，所显示的带型称为 R 带，由于其明暗条纹与 G 带相反，称为 reverse Giemsa 法，R 带显带法可使染色体末端着色特别深，对测定染色体长度、末端区域结构改变以及研究染色体缺失或重排非常有利，主要用于骨髓标本，与 G 带配合对遗传性疾病诊断价值更大。

C 带显带法是一种显示异染色质选择性着色的显带法，染色剂也是 Giemsa，该方法能清楚地识别 Y 染色体，故在供受者性别不同的造血干细胞移植过程中，可以作为移植物是否存活的依据。

Q 带显带法是应用荧光染料氮芥喹吖(quinacrine)对染色体标本进行染色显带，故需用荧光显微镜进行观察。由于荧光褪色较快，故标本不易保存。

【结果分析】

包括核型的书写、记录染色体数目的变异、分析染色体结构的畸变(如断裂、缺失、易位、倒位、等臂染色及环状染色体等)，报告结果描述内容包括：染色体总数、性染色体组成和异常染色体的描述，如 46，XY，t(13;14)(p11，q11)，见表 2-14-7。

【临床意义】

1. 用于白血病的诊断及预后判断(表 2-14-7)

(1) AML 的染色体异常：数目异常以+8，+21，-7，-5，-Y

最多见;-7,-5 并伴有 $5q^-$ 和 $7q^-$,多见于老年患者,提示预后严重。结构异常常见的有以下几种且与白血病 FAB 分型及预后有一定关系。预后相对较好的如:①t(8;21)(q22,q22),常见于 ANLL-M2,偶见于 M4;②t(15;17)(q22,q21),仅见于 M3;③del(16)(q22)和 inv(16)(p13,q22),多见于 M4Eo 型白血病。预后相对较差的如:①$5q^-$ 和 $7q^-$,多见于 M6 型;②t/del(11)(q23),多发生于 M5a。

(2) ALL 的染色体异常:数目异常以+21,+6,+8,+10,+14,-6,-8,-9 常见;结构异常预后相对较好的如 del(6q),主要见于儿童。预后相对较差的如 t(9;22)(q34,q11)、t(4;11)(q21,q23)、t(8;14)(q24,q32)和 t(21;9)(q23,q11)。其中 t(8;14)(q24,q32)主要见于 Burkitt 淋巴瘤。

(3) CML 的染色体异常:90% 以上 CML 患者出现 Ph 染色体,核型为 t(9;22)(q34,q11);CML 急变过程中可出现双 Ph 染色体或新的染色体异常,例如,8 号染色体三体性(+8)、12 号短臂扩增(12p+)或 17 号染色体长臂等臂(i17q)等,这常提示预后不良。

(4) MDS 的染色体异常:类似于 ANLL,常见类型有 $5q^-$ 或 -5,$7q^-$ 或-7,+8,-Y 等。但甚少见 t(8;21),t(15;17),t(9;22)。MDS 患者出现新的染色体异常时,常提示预后很差。

2. 用于遗传性疾病的诊断。

3. 用于异性别之间造血干细胞移植成功与否的判断。

## 五十七、荧光原位杂交(FISH)技术

**【原理】**

荧光原位杂交(fluorescence in situ hybridization,FISH)技术原理:应用已知碱基顺序并带有标志物(多采用生物素或地高辛)的核酸探针与组织或细胞中待测的核酸按碱基配对原则进行特异性结合,形成杂交体,然后再应用与标志物具有高亲和力的相应抗体作为检测配体与标志物特异性结合,在配体上分别连接不同的荧光物质,借助于荧光显微镜可以观察到原位杂

交信号。

【临床意义】

FISH 技术可用于:①检测染色体的数目和结构异常,识别标记染色体的来源和性质;有助于染色体综合征中小染色体不平衡片段及染色体重排的识别。②检测基因缺失或基因扩增。③检测间期细胞包括非分裂细胞和终末细胞的核型状况。④协助判断恶性血液病治疗效果;监测白血病微小残留病(MRD);识别异基因造血干细胞移植后成活造血干细胞细胞来源;识别恶性肿瘤细胞来源细胞系列。

## 五十八、聚合酶链反应(PCR)技术

【原理】

聚合酶链反应(polymerase chain reaction,PCR)技术用于扩增两段已知序列的 DNA 片段。在一定条件下,以一定量含有目的基因的 DNA 或 RNA 为模板,选择 2 条与模板 DNA 互补的寡核苷酸作为引物,借助于 TaqDNA 聚合酶的催化作用,通过加热变性、退火,DNA 合成、延伸完成一个循环,如此多次,目的基因得以扩充。如模板为 RNA,则称之为反转录 PCR(RT-PCR)技术。

【临床意义】

PCR 技术在血液病中主要用于以下几方面:①原癌基因和癌基因突变检测;②白血病基因重排、易位检测,如 t(15;17)、t(8;21)、t(9;22)等(表 2-14-7);③白血病耐药基因检测;④海洋性贫血和血友病的基因诊断;⑤造血干细胞移植的 HLA 配型。

【注意事项】

1. 所有实验试剂、器具均应高压灭菌。
2. 规范操作,避免任何外源性 DNA 污染。
3. 注意有假阳性和假阴性结果存在的可能。

(李春蕊　周剑峰)

表 2-14-7 常见的融合基因

| 染色体异常 | 涉及的基因 | 融合基因 | 常见的白血病类型 |
| --- | --- | --- | --- |
| t(X;11)(q13,q23) | MLL(11q23) | MLLex6/AFX | T |
| | AFX(Xq13) | MLLex7/AFX | T |
| | | MLLex8/AFX | ALL |
| | | MLLex9/AFX | T |
| TAL1D | SIL(1p34) | SIL/TAL1 | T-ALL |
| | TAL1(1p34) | | |
| t(1;11)(q21,q23) | MLL(11q23) | MLLex6/AF1q | AMMOL |
| | AF1q(1q21) | MLLex7/AF1q | T |
| | | MLLex8/AF1q | T |
| | | MLLex9/AF1q | T |
| t(1;11)(p32,q23) | MLL(11q23) | MLLex6/AF-qp | ALL |
| | AF1p(1p32) | MLLex7/AF-1p | T |
| | | MLLex8/AF-1p | T |
| | | MLLex9/AF-1p | T |
| t(1;19)(q23,p13) | E2A(19p13) | E2A/PBX1(1) | ALL |
| | PBX1(1q23) | E2A/PBX1(1a) | ALL |

续表

| 染色体异常 | 涉及的基因 | 融合基因 | 常见的白血病类型 |
|---|---|---|---|
| t(2;5)(p23,q35) | NPM(5q35) | NPM/ALK | ALCL,T-/B-细胞淋巴瘤 |
| | ALK(2p23) | | |
| t(3;5)(q25.1,q34) | NPM(5q35) | NPM/MLF1 | MDS,AML |
| | MLF1(3q25.1) | | |
| t(3;21)(q26,q22) | AML1(21q22) | AML1ex5/MDS1/(EVI1) | CML-BC,AML,MDS |
| | MDS1(3q26) | | |
| | (EVI1)(3q26) | AML1ex6/MDS1/(EVI1) | CML-BC,AML,MDS |
| t(4;11)(q21,q23) | MLL(11q23) | MLLex6/AF4(a:1414) | ALL |
| | AF4(4q21) | MLLex7/AF4(a:1414) | ALL |
| | | MLLex8/AF4(a:1414) | ALL |
| | | MLLex8/AF4(a:1414) | T |
| | | MLLex6/AF4(b:1459) | ALL |
| | | MLLex7/AF4(b:1459) | ALL |
| | | MLLex8/AF4(b:1459) | ALL |
| | | MLLex9/AF4(b:1459) | T |
| | | MLLex6/AF4(c:1546) | T |

续表

| 染色体异常 | 涉及的基因 | 融合基因 | 常见的白血病类型 |
| --- | --- | --- | --- |
| | | MLLex7/AF4(c:1546) | ALL |
| | | MLLex8/AF4(c:1546) | ALL |
| | | MLLex9/AF4(c:1546) | T |
| t(5;12)(q33,p13) | TEL(12p13) | TEL/PDGFR | CMML,MDS |
| | PDGFR(5q33) | | |
| t(5;17)(q35,q22) | NPM(5q35) | NPM(S)/RAR | APL |
| | RAR(17q21) | NPM(L)/RAR | APL |
| t(6;9)(p23,q34) | DEK(6p23) | DEK/CAN | AML |
| | CAN(9q34) | | |
| t(6;11)(q27,q23) | MLL(11q23) | MLLex6/AF6 | AML,ALL |
| | AF6(6q27) | MLLex7/AF6 | AML |
| | | MLLex8/AF6 | T |
| | | MLLex9/AF6 | T |
| t(7;10)(q35,q24) | Activation of | HOX11 | T-ALL |
| t(8;21)(q22,q22) | AML1(21q22) | AMLex5/ETO | AML |
| | ETO(8q22) | | |

续表

| 染色体异常 | 涉及的基因 | 融合基因 | 常见的白血病类型 |
| --- | --- | --- | --- |
| ? t(9;9) | SET(9q34) | SET/CAN | AUL |
| | CAN(9q34) | | |
| t(9;11)(p22,q23) | MLL(11q23) | MLLex6/AF9(A) | AML |
| | AF9(9p22) | MLLex7/AF9(A) | AML |
| | | MLLex8/AF9(A) | AML |
| | | MLLex9/AF9(A) | T |
| | | MLLex6/AF9(B) | AML |
| | | MLLex7/AF9(B) | T |
| | | MLLex8/AF9(B) | T |
| | | MLLex9/AF9(B) | T |
| t(9;12)(q34,p13) | TEL(12p13) | TEL/ABL | ALL |
| | ABL(9q34) | | |
| t(9;22)(q34,q11) | BCR(22q11) | BCR/ABL e1a2 | ALL |
| | ABL(9q34) | BCR/ABL b2a2 | CML |
| | | BCR/ABL b3a2 | CML |
| t(10;11)(p12,q23) | MLL(11q23) | MLLex5/AF10(A;2222) | AML |

续表

| 染色体异常 | 涉及的基因 | 融合基因 | 常见的白血病类型 |
| --- | --- | --- | --- |
| | AF10(10p12) | MLLex6/AF10(B:979) | AML |
| | | MLLex7/AF10(B:979) | AML |
| | | MLLex8/AF10(B:979) | T |
| | | MLLex9/AF10(B:979) | T |
| | | MLLex6/AF10(C:2110) | AML |
| | | MLLex7/AF10(C:2110) | T |
| | | MLLex8/AF10(C:2110) | T |
| | | MLLex6/AF10(D:883) | AML |
| | | MLLex7/AF10(D:883) | AML |
| | | MLLex8/AF10(D:883) | T |
| | | MLLex9/AF10(D:883) | T |
| | | MLLex6/AF10(E:589) | AML |
| | | MLLex7/AF10(E:589) | T |
| | | MLLex8/AF10(E:589) | T |
| | | MLLex9/AF10(E:589) | T |
| | | MLLex5/AF10(F:1931) | AML |

续表

| 染色体异常 | 涉及的基因 | 融合基因 | 常见的白血病类型 |
|---|---|---|---|
| t(10;14)(q24,q11) | HOX11(10q24) | | AML,ALL,CML |
| dupMLL(11q23) | MLL(11q23) | MLLex5/MLLex2 | ALL |
| | MLL(11q23) | MLLex6/MLLex2 | AML,ALL |
| | | MLLex7/MLLex2 | AML |
| | | MLLex8/MLLex2 | AML |
| | | MLLex9/MLLex2 | AML |
| t(11;17)(q23,q21) | PLZF(11q23) | PLZF/RAR(A:1365) | APL |
| | RARA(17q21) | PLZF/RAR(B:1452) | APL |
| t(11;17)(q23,q21) | MLL(11q23) | MLLex5/AF17 | AML |
| | AF17(17q21) | | |
| t(11;19)(q23,p13.1) | MLL(11q23) | MLLex6/ELL | T |
| | ELL(19p13.1) | MLLex7/ELL | AML |
| | | MLLex8/ELL | T |
| | | MLLex9/ELL | T |
| | | MLLex6/ELL-ins120 | T |
| | | MLLex7/ELL-ins120 | AML |

续表

| 染色体异常 | 涉及的基因 | 融合基因 | 常见的白血病类型 |
|---|---|---|---|
| | | MLLex8/ELL-ins120 | AML |
| | | MLLex9/ELL-ins120 | T |
| t(11;19)(q23,p13.3) | MLL(11q23) | MLLex6/ENL(A:177) | ALL |
| | ENL(19p13.3) | MLLex7/ENL(A:177) | ALL |
| | | MLLex8/ENL(A:177) | ALL |
| | | MLLex9/ENL(A:177) | T |
| t(12;21)(p13,q22) | TEL(12p13) | TEL/AML1 | ALL |
| | AML1(21q22) | TEL/AML1 | ALL |
| t(15;17)(q21,q22) | PML(15q21) | PMLex3/RARα ex2 | APL |
| | RAR(17q21) | S-form(=BCR3) | |
| | | PMLex3/RARα ex2 | APL |
| | | S-form splice variant | |
| | | PMLex6/RARα ex2 | APL |
| | | L-form(=BCR1) | |
| | | PMLa ex3 Δex5□+□6/ | APL |
| | | RARα ex2 | |
| | | L-form splice variant | |
| | | PML ex6-(+/-)ins- | APL |

续表

| 染色体异常 | 涉及的基因 | 融合基因 | 常见的白血病类型 |
| --- | --- | --- | --- |
| | | RAR ex2 | |
| | | V-form( =BCR2) | |
| inv(16)(p13,q22) | CBF(16q22) | CBF/MYH11(A) | AML |
| | MYH11(16p13) | CBF/MYH11(B) | AML |
| | | CBF/MYH11(C) | AML |
| | | CBF/MYH11(D) | AML |
| | | CBF/MYH11(E) | AML |
| | | CBF/MYH11(F) | AML |
| | | CBF/MYH11(G) | AML |
| | | CBF/MYH11(H) | AML |
| t(16;21)(p11,q22) | TLS(16p11) | TLS/ERG(a) | AML |
| | ERG(21q22) | TLS/ERG(b) | AML |
| | | TLS/ERG(c) | AML,ALL |
| | | TLS/ERG(d) | ALL |
| | | TLS/ERG(e) | ALL |
| t(17;19)(q22,p13) | E2A(19p13) | E2Aex13/HLFex4(Ⅰ) | ALL |
| | HLF(17q22) | E2Aex13insHLFex4(Ⅰ) | ALL |
| | | E2Aex12/HLFex4(Ⅱ) | ALL |

# 第三篇

# 血液系统疾病治疗技术

## 第十五章　血液系统疾病治疗技术

### 一、成分输血

成分输血即根据病情的实际需要,有选择性地输注红细胞、血小板、粒细胞或血浆及血浆衍生物。其中,最基本的是红细胞输血。国际上根据红细胞输血比率($\frac{\text{红细胞制剂单位数}}{\text{全血制剂+红细胞制剂单位数}}\times 100\%$)来衡量一个国家(医院、血站)输血水平的高低。目前,国际上输成分血的比例已经达到90%以上,输全血不到10%,发达国家输成分血的比例已经超过95%。

成分输血是本着患者缺什么血液成分补充什么成分的原则,让患者避免无用的负担(量的过剩及同种免疫反应),使输血更安全,充分节约血源。

**【常用血液成分制品及临床应用】**

(一)浓缩红细胞

1. 制备:将所采全血离心,吸出上层血浆,保留少量血浆(90ml红细胞留下40ml血浆-枸橼酸混合液),使血细胞比容约为70%,即为浓缩红细胞,其中混有白细胞及血小板。可立即输注,也可加入蔗糖保存液在4℃中保存25日。

2. 浓缩红细胞的优点:浓缩红细胞与全血的成分比较(表

3-15-1)。浓缩红细胞有以下优点。

(1) 虽然红细胞量和血红蛋白量相同,但输血量仅约半量,从而可减轻受者循环系统的负荷。

(2) 由于除去了大部分血浆,因而该制剂中的钠、钾、氨等电解质减少,分别对心、肾、肝病患者有益。钾减少对尿毒症患者和需要交换输血的新生儿有益;钠减少对已有钠潴留的患者特别有益。

**表 3-15-1 全血和浓缩红细胞成分比较**

| 内容 | 全血* | 浓缩红细胞 |
|---|---|---|
| 全量(ml) | 230 | 130 |
| 红细胞(ml) | 90 | 90 |
| 血红蛋白量(g) | 28 | 28 |
| 血浆量(ml) | 110 | 30 |
| 抗凝剂 ACD 量(ml) | 30 | 10 |
| 血细胞比容(%) | 39 | 69 |
| 血浆总蛋白(g) | 8.2 | 2.3 |
| $K^+$(mmol) | 0.4 | 0.1 |
| $Na^+$(mmol) | 16.5 | 4.5 |
| $NH_3$(mmol) | 3.2 | 0.9 |
| 血浆中的抗原抗体 | 多 | 少 |
| 白细胞 | 多 | 少 |
| 血小板 | 多 | 少 |
| 凝血因子 | 多 | 少 |

*从全血比重为 1.055 献血者采集的鲜血。

(3) 由于 ACD 溶液减少,从而减少了枸橼酸盐中毒及酸中毒的危险性;对新生儿、严重肝病者可减少低血钙的危险。

(4) 血浆中含的各种蛋白质抗原及抗体少,可减少受者同种免疫反应。

3. 适应证

(1) 本制品主要用于不需要补充血容量的各种贫血,提供红细胞以恢复和维持携氧能力,特别适用于不能耐受血容量迅速改变的心力衰竭者,老人、年幼、虚弱者,酸中毒或高钾血症,肾病及尿毒症,肝病贫血等。

(2) 当失血等于循环血容量的20%~40%时,在补充电解质或胶体溶液的同时,应输注浓缩红细胞,使血细胞比容维持在35%。

(3) 手术前及手术中需要输血的患者,多数应该输注浓缩红细胞和晶体液(但当患者同时要求扩张有效血容量和增加携氧能力时,则输注全血)。

(二) 洗涤红细胞

1. 制备:全血经离心后在无菌条件下首先分出血浆并去除白细胞,向红细胞内加入无菌生理盐水混匀,再离心去除残余的白细胞,如此反复洗涤3次最终去除98%以上的血浆和90%以上的白细胞、血小板,同时也去除了保存过程中产生的钾、氨、乳酸等代谢产物,保留了70%以上红细胞,最后加入生理盐水悬浮即可,须在24小时内输用。

2. 洗涤红细胞的优点:本制品优点是除去了绝大部分血浆、白细胞、血小板、微聚物及HbsAg,可防止由白细胞及抗体等引起的免疫反应,减少肝炎传播的机会。

3. 适应证:主要适用于自身免疫性溶血贫血,阵发性睡眠性血红蛋白尿,再生障碍性贫血,妊娠妇女的贫血,肾病与尿毒症,器官移植后,血液透析术,新生儿溶血病换血,多次输血而产生白细胞抗体,反复输血屡有发热反应、血浆超敏的患者。

(三) 少白细胞的红细胞

1. 制备:白细胞过滤器过滤。

2. 适应证:少白细胞的红细胞主要用于:①由于反复输血已产生白细胞或血小板抗体引起非溶血性发热反应的患者;②准备行器官移植的患者;③需要反复输血的患者,如再生障碍性贫血、白血病、重型地中海贫血等患者,可从第一次输血起就选用本制品。剂量及用法与浓缩红细胞制剂相同。

3. 注意事项:本制品应尽快输注。只能在4℃条件下保存24小时;如输本制品仍有发热反应,可改用洗涤红细胞。

4. 可减少病毒性疾病的传播,如HIV、巨细胞病毒感染。

(四) 辐照红细胞

对于有免疫缺陷或有免疫抑制患者输血,无论输用上述任何一种红细胞均需用25～30Gyγ射线照射以杀灭有免疫活性的淋巴细胞，从而防止输血相关性移植物抗宿主病（transfusion associated graft-versus host disease，TA-GVHD）的发生。

（五）浓缩血小板制剂

1. 制备及输注：挑选5天内未服用阿司匹林的供血者，用ACD或柠檬酸-磷酸-葡萄糖（CPD）抗凝，采集后4小时或6小时内，于20～24℃低速度离心沉淀红细胞（如1220×g 5分钟），吸出血浆即为富血小板血浆，再将其高速离心（4650×g 6分钟），吸出上层血浆，留下下层15ml（从200ml全血中分离），即为浓缩血小板。宜保存在（22±2）℃，不断轻轻摇动使均匀悬浮（剧烈振荡可引起血小板不可逆的聚集）。pH应为7.4（<20℃生存性受损伤，当pH降至6.0丧失生存性）。其ABO血型应与受血者相合。在采集24小时内用带有标准滤网的输血器输注。每450ml全血制得血小板数约$3\times10^{10}$，若使用数份，应在即将输注之前混合，以免血小板凝集。

目前，利用血细胞分离机，以单采血小板方法从单一献血员可采集大量浓缩血小板[$(2.5\sim4)\times10^{11}$]。若盛袋为能透进氧的优质合成袋，加上适宜抗凝保养液可在5天内输用，注意细菌污染。

2. 适应证：由于输注血小板可产生抗体，另外，受者如有发热、脾大、感染等原因，则输注血小板效果很差，因此必须慎重选择适应证，若没有上述原因，每输注$1\times10^{11}$个血小板可使受者血小板计数上升$10\times10^{9}$/L。

（1）血小板输注：主要适用于血小板数量显著减少或功能低下时危及生命的严重出血，如再生障碍性贫血以及白血病和恶性肿瘤化疗时血小板减少引起的严重出血；心脏手术体外循环时有出血倾向且有血小板数减少和皮肤出血时间延长者；大量输注保存血所致的稀释性血小板减少症；血小板功能障碍所致的出血等。

（2）造血干细胞移植：预处理及移植后骨髓功能低下期，血小板缺乏或严重低下时（<$20\times10^{9}$/L）。这种浓缩血小板制剂输注前须经1.5Gy $^{60}$Co γ射线照射，使引起GVHD的淋巴

细胞失活。

(3) 至于免疫性血小板减少性紫癜(ITP),输入的血小板会迅速破坏,因而价值不大,仅用于有严重出血(如颅内出血)需要抢救生命时。

(4) 对弥散性血管内凝血,因血液中血小板不断被消耗,必要时可在并用肝素基础上补充血小板。

(5) 预防性血小板输注可使受者淋巴细胞毒性抗体的产生加速,有些人在以后发生出血时,输入的血小板无效,变成难治性。有建议选用血小板计数$\leqslant 5\times10^9/L$(无论有无明显的出血)作为预防性输注血小板的适应证,而不增加严重出血,也降低了同种免疫作用的发生率。如果应用影响血小板功能的药物后有全身严重感染、止血异常,则血小板计数$<20\times10^9/L$可给予预防性输注。准备外科手术或创伤性操作;眼或脑及某些泌尿外科手术血小板计数需要$\geqslant 100\times10^9/L$。

(6) 对已发生同种免疫作用者,除非有HLA配合的血小板,一般不予输注。

(7) 肝素引起的血小板计数减少,血栓性血小板减少性紫癜(TTP),溶血-尿毒症综合征禁忌输注血小板制剂。

3. 血小板输注无效的原因

(1) 血小板质量不合格;

(2) 非免疫因素:受者有脾大、感染、发热、DIC等;

(3) 免疫因素:HLA的同种免疫作用;

(4) 血小板表面的特异性抗原可产生特异性抗体;ABO血型不相合输注。

（六）粒细胞制剂

1. 制备:在有条件的地方利用连续或间断流动血细胞分离机单采粒细胞。若预先给供血者服用泼尼松或地塞米松使其外周血中粒细胞升高,并以羟乙基淀粉作细胞沉淀剂,可获得$(2\sim3)\times10^{10}$粒细胞。手工操作是将新鲜血离心移出血浆,然后吸出红细胞层表面的淡黄层(白膜收集法),利用分离血小板、白细胞保存液抗凝采血,可加速红细胞下沉,200ml血液可分离$1.3\times10^9$白细胞。

2. 适应证：只有严重中性粒细胞减少（绝对值$<0.5\times10^9$/L），伴随细菌或真菌感染，且对最适宜的抗生素治疗无效者采用粒细胞输注，并至少连续输数天，才可能有效。主要对象是放疗或化疗后引起白细胞减少的白血病或肿瘤患者，或其他原因（如放射线、药物）引起骨髓抑制时，治疗效果取决于骨髓功能的恢复情况。

预防性粒细胞输注仍是有争论的问题，如果预防性输注的粒细胞取自无关的组织相容性抗原（HLA）不配合的献血者，易发生同种免疫作用。输白细胞可能降低合并严重感染的危险，但引起副作用的弊病可能更大，故除非在严密观察下，不宜采取这种预防措施。

新生儿败血病，特别是早产儿，由于粒细胞的趋化性、杀伤力均较弱，故易发生感染，而严重感染又导致粒细胞的减少，这种病例给予粒细胞输注，可明显降低其死亡率。

粒细胞输注应坚持 ABO 和 Rh 血型相合，对已同种免疫的病人，应选择 HLA 相合的提供者。

3. 疗程与疗效的评价：如果期望输注粒细胞有效，则每次至少输入 $1\times10^{10}$ 粒细胞，并应当在采集后尽快输注，连续输注 4 日。局部感染或新生儿败血症输注 $1\times10^9$ 白细胞也有效。

因为粒细胞在输入后很快离开血循环而在体内重新分布，且常移至炎症部位，若仅以输注后外周血粒细胞计数升高判断疗效是不可靠的，必须根据发热消退、血培养转阴、临床改善或感染局限化来判断疗效。

4. 并发症

（1）可能因粒细胞抗体而致寒战、发热，严重的可有血压下降。

（2）激肽-激肽原系统释放的激肽或补体系统分裂产物致胸背痛或有极度忧虑等症状。

（3）粒细胞输注可产生严重的肺反应，特别是患者已存在肺部感染时。这可能是由于血清学凝集作用，或内毒素相互作用，使输入的粒细胞在肺内被扣押，并发生去粒作用及补体激活，患者可表现咳嗽、气短、呼吸增快、发绀，甚至严重呼吸窘迫。

(4) 严重免疫抑制患者(继发于原来疾病或治疗)容易发生移植物抗宿主病(GVHD)。

(5) 输注后感染肝炎、巨细胞病毒和弓形体病。

为减少并发症,输注速度不宜过快,输注前用糖皮质激素和抗组胺药,在接受骨髓移植患者、严重免疫抑制患者和新生儿输注前应该用15Gy照射浓缩粒细胞。

(七) 血浆制剂

目前,在输血先进的国家,对全血浆的使用概念发生了根本变化,血浆不是主要作为抗休克的血容量扩张剂使用,而主要作为分离血浆蛋白制品的原料。临床使用的是新鲜液体血浆或新鲜冰冻血浆(fresh frozen plesma,FFP),储存液体血浆和冻干血浆已淘汰。

1. 制备:新鲜液体血浆可按照双程单采血浆操作规程采集(非自动化单采血浆法),也可通过血细胞分离机采集(自动化单采血浆法),这样同一献血者一次可采集300～500ml血浆。该制剂需ABO配合,于24小时内输注。

FFP是新鲜液体血浆分离后立即贮存在-18℃或以下(最好-30℃)冻结保存的血浆,有效期1年。使用前置30～37℃水浴中缓慢摇动,以加快解冻过程,防止纤维蛋白析出,融化后的血浆应立即经输血滤网输注。

基于病毒灭活技术的病毒灭活血浆制剂更为安全,但价格偏高。

2. 适应证:由于新鲜液体血浆或FFP保持正常含量的凝血因子,故适用于大出血造成多种凝血因子减少时;出血性疾病,尤其是尚未判明缺乏何种凝血因子,或缺乏其他更好的血液制品时;抗凝药物过量时,如华法林等;肝脏疾病合并出血者以及DIC。此外,某些疾病(如血栓性血小板减少性紫癜)血浆交换治疗时用作血浆替代液。对于大面积烧伤,输用含有免疫球蛋白和凝血因子以及补体的新鲜血浆比输用白蛋白、右旋糖酐等胶体溶液更有利。

3. 并发症

(1) 液体负荷过重:1U FFP钠含量达170～190mmol/L。

(2) 变应性和过敏性样反应:是由肥大细胞和嗜碱细胞释放的作用于血管的介质所引起,主要物质是组胺和血管舒缓素-激肽系统产生。临床表现严重面部充血、低血压、发热、血管性水肿和支气管痉挛,反复输注血浆和血浆制品增加反应发生率。此外,IgA 完全缺乏的患者,经多次输血浆或全血及妊娠之后,20%~60% 的人可产生抗-IgA,若再次接受含 IgA 血制品,可引起严重的变态反应,表现皮肤潮红、寒战、发热、肌痛、呼吸困难、循环衰竭,预先给糖皮质激素和抗组胺药物可减少血浆变态反应。

(3) 传播肝炎疾病的危险,输病毒灭活血浆可预防。

(肖 毅 刘文励)

## 二、静脉免疫球蛋白的临床应用

目前用于静脉注射的免疫球蛋白(intravenous immunoglobulins,IVIG)多是从人类血浆 cohn 组分Ⅱ提取的,用低温乙醇蛋白分离法分段沉淀提取免疫球蛋白组分,经超滤或冷冻干燥脱醇、浓缩和灭活病毒处理等工序制得,至少含 90% 完整 IgG,无 Ig 碎片,IgG 各亚类比例正常,静脉注射 15 分钟达最高血浓度,半衰期 23~26 日。

**【适应证及剂量】**

1. 原发性低免疫球蛋白或无免疫球蛋白血症者以及继发于全身单核-巨噬细胞系统疾病的免疫球蛋白缺乏者,例如,约 40% 慢性淋巴细胞白血病患者有免疫球蛋白缺乏,易反复感染,或发生溶血性贫血和血小板减少,是 IVIG 适宜指征。

每月最低有效剂量为 150~200mg/kg,使血清 IgG 水平不低于 5g/L。

2. 儿童 AIDS:IVIG 可减少 HIV 感染的儿童和成人的反复呼吸道感染,减少先天性 AIDS 患者的细菌感染,推荐剂量为 0.4g/kg,每 28 日 1 次。

3. 骨髓移植:骨髓移植患者给予 IVIG 明显地减少急性移

植物抗宿主病(GVHD)、间质性肺炎、细菌性感染的发生率,降低CMV感染引起死亡的危险性。推荐剂量0.2～0.5g/kg,1～2周1次,共5次。

4. 免疫性血小板减少症(ITP):多数患者注射IVIG后血小板数明显增高,3～10日达高峰。对急性和慢性ITP以及妊娠合并ITP均有疗效,其中小儿慢性ITP效果最好,有些可长期缓解。此外,对继发性免疫性血小板减少,例如,同种抗血小板抗体所致血小板减少也有疗效。作用机制可能是:①单核-巨噬细胞系统FC受体被阻断;②抑制免疫抗体或血小板相关抗体(PAIgG)的产生;③提高抑制性T细胞的功能而调节免疫反应。

剂量:推荐每天0.4g/kg,连续5天,每4周再以单剂量作巩固治疗。

5. 输血后紫癜:该病血浆交换或交换输全血是一有效治疗方法。大剂量IVIG(0.4g/kg)也是有效的。

6. 其他血液病:如免疫性白细胞减少症、自身免疫性溶血性贫血、抗体介导的纯红细胞再生障碍性贫血、获得性因子Ⅷ抑制物给予IVIG有一定疗效。剂量每天0.2～0.3g/kg,连续3天。

7. 对严重细菌感染经适当抗生素治疗无效的患者,加用IVIG有可能控制感染及退热。剂量成人每天12～18g,也可每日6g,连续3～4天。

8. 皮肤黏膜淋巴结综合征,又名川崎病(Kawasaki综合征),起病1周内,每天0.4g/kg,连续5天,可明显减低冠状动脉瘤的发生率。可能机制是:①抑制致热因子;②封闭血管内皮。

9. 重症肌无力、格林-巴利综合征、难治性幼年癫痫,过敏性支气管哮喘等应用IVIG可取得一定的疗效。

【用法】

用生理盐水或5%葡萄糖注射液稀释,浓度可为3%～6%,也有已稀释好了的产品,静脉滴注,每分钟以15～20滴为宜。

【不良反应】

一般无明显不良反应。有时可有头痛、恶心、呕吐、出汗及肌肉痉挛等,偶有寒战、发热,多与输注速度过快有关,可用抗组胺药物预防。

(肖　毅　刘文励)

# 三、血浆置换术

治疗性血浆去除(plasmapheresis)或血浆交换(plasma exchange,PE)疗法(下称换浆)已成为某些疾病的一种主要治疗手段,利用血细胞分离机,也可用手工方法换浆取得较好疗效者。

【换浆的基本原理】

换浆即从患者静脉抽取血液,经离心分离出血浆与血细胞,弃去血浆,而将血细胞(红细胞、白细胞、血小板)及适当的替代液(胶体和晶体液)输回患者体内。

其目的是去除血循环中致病的抗原、抗体、免疫复合物或其他有害因子,以达到缓解症状或控制致病过程。此外,换浆对恢复单核-巨噬细胞系统的功能可能起有益的作用。

在多数情况下,换浆是一个使患者度过生命危险期的暂时治疗措施,不是一种治本的方法。因此,同时应重视针对病因的治疗措施,如多发性骨髓瘤并发急性肾衰竭或高黏滞血症时,换浆的同时应给予化学治疗。

在自身免疫性疾病,自身抗体被置换移除后,抗体将继续产生,甚至显著超过交换前的水平("反跳"现象)。因此,常常在换浆治疗时或紧接换浆之后给予适当的免疫抑制剂,如糖皮质激素和(或)环磷酰胺,以避免疾病复发或恶化。

【换浆的最佳方案】

每次应换出多少血浆,间隔多长时间交换一次,共换多少次,均应根据患者情况决定。对严重疾病的急性期,如急进性肾小球肾炎、重症肌无力危象,一般采用强化方案,即每次置换血浆2~4L,每日或隔日1次,效果较好。而对于慢性疾病的维持治疗,每次换浆1~1.5L也有较好疗效。理论上,交换1倍容量的血浆,可清除约63.2%的异常血浆成分,交换2倍血浆容量,可清除约86.5%的异常血浆成分。因此,交换1倍血浆容量,清除率最高,而并发症可能较少。我国人1倍血浆容量约为2L。计算交换的血浆量方法是:①称量患者的体重,我国人一般按每千克体重含全血65~70ml,估计患者全身血容量;②测量患者血细胞比容,计算全身血浆量。例如,体重50kg患者,血细胞比容为0.40,全身血容量则为3500ml,血浆量为2100ml,交换2100ml血浆即为1倍容积。

【换浆所用的替代液】

换浆时补充液体,最重要的是恢复血容量和维持胶体渗透压的平衡,以避免低血压、肺水肿等心血管反应,其次才是考虑蛋白质、凝血因子和免疫球蛋白的补充。

适合于作补充的液体包括白蛋白、新鲜冰冻血浆(FFP)和等渗盐水。FFP不但能恢复血容量和渗透压,还可补充凝血因子等成分,但是输用大量FFP,可致枸橼酸反应、输血后肝炎及巨细胞病毒感染,而最危险的是致命的过敏性样反应。

替代液常联合应用,其比例由患者的全身情况、疾病性质、血液黏度及分离的次数和间隔时间以及所需费用而定。一般地,为保持血浆胶体渗透压稳定,每次换浆时补充的胶体不应少于40%。对每次换浆1~2L且换浆次数不多者,多数只需补充适量的白蛋白和晶体液即可,如果是频繁大量换浆,或患者已有凝血因子缺乏,若有低免疫球蛋白血症时,应补充一定量的FFP,补充纤维蛋白原制剂使血浆纤维蛋白原含量>1.5g/L。对高黏滞血症者,或有高凝倾向的患者,可适当用低分子右旋糖酐替代,而不用FFP。对SLE或肾病综合征患者,则应增加白蛋白的补充。

【换浆的适应证】

1. 换浆首先用于治疗恶性单克隆免疫球蛋白疾病,并且具有确切和显著的效果。巨球蛋白血症、多发性骨髓瘤、冷球蛋白血症等常并发危及生命的高黏滞血症,全血黏度急剧升高,这时应立即进行血浆交换。

此外,单克隆免疫球蛋白干扰止血机制引起的出血及多发性骨髓瘤并发的肾衰竭，也适于换浆。

2. 由于免疫性疾病的发病与某些抗体免疫复合物有关，在传统治疗方法［糖皮质激素和（或）细胞毒药物］无效时，可结合血浆交换疗法治疗。血浆交换疗法能去除各种自身抗体和免疫复合物。尤其是患病早期，患者体内存在大量抗体，但尚未引起组织、器官损伤时，应尽早进行血浆交换，以减少组织、器官的损伤，改善症状。对那些用激素和免疫抑制剂效果不好且危及生命的重症患者，血浆交换与免疫抑制剂（如环磷酰胺）合用，可控制病情发展，改善症状。

(1) 特殊抗体所致的疾病（表 3-15-2）。

**表 3-15-2 血浆交换的适应证**

| 疾病 | 与发病机制有关的血浆成分 |
|---|---|
| 1. 疗效较好 | |
| 高黏滞综合征 | |
| 巨球蛋白血症 | 单克隆免疫球蛋白 IgM |
| 多发性骨髓瘤 | IgG、IgA 或 IgD |
| 冷球蛋白血症 | 冷球蛋白 |
| 重症肌无力（肌无力危象） | 抗乙酰胆碱受体的抗体 |
| 急进性肾炎（Ⅰ、Ⅱ型） | 循环免疫复合物（CIC） |
| 肺出血-肾炎综合征（Goodpasture 综合征） | 抗肾小球基底膜抗体 |
| 血栓性血小板减少性紫癜（TTP） | CIC？或血浆缺陷 |
| 输血后紫癜 | HPA-1a 或其他血小板抗原 |
| 甲状腺毒症或甲状腺素过量 | 甲状腺结合球蛋白 |
| 某些药物中毒（蛋白结合性毒素） | 药物 |
| 家族性高胆固醇血症 | 低密度脂蛋白及胆固醇 |
| 吉兰-巴雷综合征 | 自身抗髓鞘质抗体？CIC？ |
| 抗因子Ⅷ综合征 | 抗因子Ⅷ抗体 |

续表

| 疾病 | 与发病机制有关的血浆成分 |
| --- | --- |
| 2. 常规治疗无效时,换浆可能有一定疗效者 | |
| 纯红再生障碍性贫血 | IgG? 抗红细胞生成素抗体? |
| 难治性进展性系统性红斑狼疮 | CIC |
| 同种肾移植排斥反应 | 自身抗体 CIC? |
| 3. 尚需进一步证实其疗效的疾病 | |
| 类风湿关节炎 | CIC? |
| 免疫性血小板减少症(ITP) | 自身血小板抗体或 CIC |
| 新生儿 Rh 溶血病 | 抗 Rh(D)抗体 |
| 自身免疫性溶血性贫血 | 抗红细胞的自身抗体 |
| 抗胰岛素的糖尿病 | 抗胰岛素受体的自身抗体 |

1）肺出血-肾炎综合征(Goodpasture 综合征):换浆对维持肾功能和预防威胁生命的肺出血是有益的。

2）重症肌无力:换浆适用于经激素和抗胆碱酯酶药,以及胸腺切除治疗无效的严重全身型者,或肌无力危象者,或因并发消化性溃疡、糖尿病、感染等而不能使用大剂量糖皮质激素者。

3）抗因子Ⅷ综合征:某些血友病者经大量因子Ⅷ治疗后,血浆中产生高浓度抗因子Ⅷ抗体,若合并严重出血,输注大量因子Ⅷ浓缩物也无效,这时,大量换浆可能起到止血作用。

4）某些温抗体型自身免疫性溶血性贫血,特别是溶血危象而对大剂量糖皮质激素无效者,血浆交换结合红细胞交换有可能挽救患者生命。

(2）同种抗体所致疾病:有输血后紫癜、新生儿 Rh 溶血病、ABO 血型不配合的骨髓移植术前受者的准备。

(3）免疫复合物疾病

1）急性肾炎,Ⅰ型和Ⅱ型疗效较好,对Ⅲ型疗效尚需验证。

2）系统性红斑狼疮，出现威胁生命的紧急情况，或受损器官功能恶化时，如肾功能急性恶化、脑狼疮、急性暴发性狼疮肺炎等，换浆可能对再次控制疾病活动有价值，但对有心脏传导障碍或继发严重感染者慎用。

（4）免疫机制未完全清楚的疾病：换浆对血栓性血小板减少性紫癜、吉兰-巴雷综合征疗效较好。类风湿关节炎时换浆疗效可疑，现已有试用血浆交换同时清除淋巴细胞而取得疗效的报道，在该病合并有威胁生命的血管炎或高黏滞血症时，适于换浆。

**【换浆的并发症】**

换浆并发症的发生率约为 2.6%，有些与血容量改变有关，有些与血浆正常成分的改变有关，有些则与替代液的性质有关。

1. 心血管反应：抽吸速度过快或体外循环血量过大可发生低血压、晕厥或休克；相反，回输速度过快，补充液体过多，尤其是含钠的胶体液过多，可致急性肺水肿和左心衰竭，因此换浆中必须随时注意液体平衡（现有部分血细胞分离机可有自动平衡液体出入的自动化程序）。

2. 血浆变态反应：通常出现在 FFP 输注过程中，原因之一是释放的组胺和血管活性物质所致，另一可能原因是某些人体产生抗-IgA。主要表现为寒战、皮疹、发热和低血压，喉头水肿与心肺功能衰竭少见。在血浆置换之前，应用抗过敏药物如皮质类固醇、异丙嗪、肾上腺素等，可降低严重程度和发生率。在膜式血浆分离中，也有对膜分离器消毒剂过敏的报道。对输血或血浆已有变态反应者应尽量避免再次输用。

3. 枸橼酸钠反应：由于含抗凝剂的血液成分回输过快，或应用大量血浆作替代液，致使血浆游离钙降低，而表现口周麻木、畏寒、颤抖、心动过速、手足抽搐、甚至胃肠痉挛致呕吐等，可用葡萄糖酸钙预防和治疗。另一类不良反应发生在肾功能不全的患者，枸橼酸代谢物碳酸氢盐不能从肾脏排出，引起代谢性碱中毒。

4. 出凝血异常：换浆常见凝血象改变，换浆后 24h 内常有纤维蛋白原、抗凝血酶含量及血小板计数减少，但是临床上异常出血少见,发生率为2.2%。值得注意的是高凝状态以及血栓形成的危险,必要时加用适当肝素治疗。置换1倍容积血浆量后,凝血时间延长30%,而活化的部分凝血活酶时间延长1倍,这些改变通常在置换后4小时恢复正常。但是短期内多次置换,往往加重凝血机制的减退,因此对于有高危出血倾向的患者(如肺出血、即刻肾穿刺后),补充一定量的FFP是必需的,使纤维蛋白原>1.4g/L。

5. 感染:用新鲜液体血浆或冰冻血浆作替代液,有传播病毒性肝炎的危险,注射乙肝病毒疫苗可能对于预防乙型肝炎病毒感染有益。此外,许多经历血浆交换的患者,由于某些自身免疫性疾病本身或应用免疫抑制剂而免疫功能低下,加之频繁大量换血浆,降低了免疫球蛋白水平及调理素活性,增加了对感染的易感性。换浆中如何防治感染,以及如何适当应用激素和细胞毒药物是关系到疗效的关键问题之一。换浆前尽可能治疗感染病灶,如龋齿、肺部感染等,换浆后注意患者的清洁护理、保暖、病房空气消毒,注射适量静脉免疫球蛋白等有助于感染的防治,提高换浆的疗效。

6. 低钾血症:白蛋白溶液中不含钾离子,对有低钾的患者更应引起注意,每1个血浆量置换后血钾浓度大约可降低25%,低钾血症偶尔会并发心律失常,因此每升白蛋白溶液中加入4mmol钾有助于减少此类并发症。

7. 药物同时被清除:常规血液透析技术对蛋白质结合率高的药物影响甚少。但血浆置换理论上能够降低血药浓度,如环磷酰胺、泼尼松、地高辛及万古霉素等,所以对使用这些药物的患者,需监测血药浓度,并做相应的剂量调整。

(肖　毅　刘文励)

## 四、治疗性血细胞去除术

治疗性血液成分去除(therapeutic apheresis)是指应用血细胞分离技术,清除异常血细胞或血浆成分,这过程一般不改变基础疾病性质，对原发病仍必须给予更特效的治疗。当期望获得快速的疗效，常规治疗无效或有禁忌证或作为一种辅助治疗以促进康复时，可考虑治疗性血细胞去除术。

【白细胞去除术】

白细胞去除（leukapheresis）适应证有：高白细胞的急性粒细胞白血病（AML）和急性淋巴细胞白血病；慢性粒细胞白血病（CML）（白细胞计数>$75\times10^9$/L）。高白细胞白血病早期死亡率极高，严重潜在危险有肺微循环栓塞致急性呼吸窘迫综合征、脑血管浸润致颅内出血、高尿酸肾病等。白细胞淤滞时，患者还会面临肿瘤溶解综合征的危险，同时化疗药物还会加重这些并发症。而治疗性白细胞单采术可作为药物疗法的补充，也可用来降低肿瘤细胞负荷。除了抑制肿瘤溶解综合征和白细胞淤滞，还可以增强肿瘤细胞对化疗药物的敏感性。因为随着白细胞单采术的进行，肿瘤细胞数量减少会刺激处于静止期的肿瘤细胞分裂，从而能提高化疗药物的疗效。白细胞去除之后，输注红细胞不会引起血黏度升高，电解质异常较之少见。慢粒患者脾脏可以缩小，减轻脾区疼痛。但不能延长生存期、推迟疾病进展。

单次治疗性白细胞去除之后，白细胞计数可减少 20% ~ 36%，若想替代化学治疗，每周需要去除 2 ~ 3 次。因此主张与化疗配合使用。

白细胞去除术也用于治疗慢性淋巴细胞白血病和多毛细胞白血病，多次去除之后，白细胞计数减少，肿大的肝、脾缩小，贫血改善，血小板计数升高。

白细胞去除也成功地治疗 Sézary 综合征红皮病期，白细胞计数明显减少，皮肤损害缓解。

此外，用白细胞分离的方法可收集外周血干细胞用于造血干细胞移植；收集淋巴细胞、树突状细胞用于细胞免疫治疗。

【血小板去除术】

血小板去除（plateletpheresis）可暂时治疗严重血小板增多症，可明显缓解脑和心肌缺血、胃肠道出血、肺栓塞等症状。但几天之后血小板计数可以恢复到治疗前水平，因此，原发性血小板增多症应联合使用化学治疗。

【红细胞去除术】

红细胞去除(erythrocytapheresis)适应证有真性红细胞增多症及铁负荷过量。有3种情形可将红细胞去除术作为标准疗法的选择之一:①患者需要迅速降低体内血红蛋白水平,而放血疗法达不到相应的治疗目的时;②患者不仅有红细胞增多症,同时还伴随有血小板增多症时;③某些患者需要定期放血以保持血细胞比容为正常水平,红细胞去除术可以延长这类患者的治疗间歇期。镰状细胞病(Hbs)去除患者的红细胞,输注正常人红细胞,可以终止镰变周期,改善血管淤滞和缺氧,特别是妊娠期、大手术前准备,采用红细胞交换较好。这也适合于PNH患者手术前准备。

(肖 毅 刘文励)

## 五、治疗性脾切除在血液病中的应用

脾脏为单核-巨噬细胞系统的重要器官,具有吞噬和清除微生物作用,产生抗体和某些细胞因子,参与体液和细胞免疫等生理功能,而脾切除是血液病的一种治疗方法,其手术适应证尚未明确地确定,应对手术的风险性和可能性有充分估价。

【适应证】

1. 诊断性脾切除:过去把剖腹探查脾切除作为常规诊断、治疗霍奇金病和非霍奇金淋巴瘤方法,由于先进检测手段和CT、磁共振成像等技术的应用,现在对于非霍奇金淋巴瘤,临床上仅有脾大供组织学诊断时,才行诊断性脾切除。

2. 治疗性脾切除的适应证:见表3-15-3及各有关章节。

表 3-15-3 脾切除在血液病中可能的适应证

| 症状 | 疾病 |
| --- | --- |
| 血小板减少症 | 免疫性血小板减少症(慢性,内科治疗无效),其他一些自身免疫性血小板减少症 |
| 贫血 | 遗传性红细胞膜缺陷(球形细胞增多症、椭圆形细胞增多症) |
| | 血红蛋白病(海洋性贫血、镰状细胞性贫血) |
| | 酶缺乏症(丙酮酸激酶缺乏、葡萄糖-6-磷酸脱氢酶缺乏) |
| | 自身免疫性溶血性贫血(冷或温抗体型) |
| 白细胞减少症 | 自身免疫性白细胞减少症 |
| 全血细胞减少 | 特发性脾功能亢进(血细胞严重减少) |
| 严重的脾大 | 脾梗死、脾周围炎,对周围器官造成压迫症状(如慢粒、骨髓纤维化、戈谢病、尼曼-皮克病等) |
| 自发性脾破裂 | |
| 对化疗耐药 | 脾脏弥漫性肿瘤浸润伴慢性淋巴细胞白血病、多毛细胞性白血病、原发性脾淋巴瘤 |
| 脾脓肿 | 化疗后伴急性髓性白血病、各种淋巴瘤 |

【术前准备】

1. 所有患者在脾切除前 2~4 周常规注射抗肺炎双球菌的免疫疫苗,以避免术后肺炎双球菌感染。在小孩和青少年中这种感染往往呈暴发性过程,也见于成人。尽管采取了免疫预防注射,而脾切除后数年,有 1% 的患者会因为肺炎双球菌菌血症而致死。是否必须给予其他一些病原菌疫苗注射(如流感嗜血杆菌或脑膜炎双球菌等),目前还不确定。

2. 围术期间对于免疫缺乏患者,48~72 小时内给予预防性抗生素,如广谱的头孢菌素。

3. 术前如有脾亢存在,术前或术中阻断脾动脉后血小板会迅速上升。因此,术前血小板数超过 $50\times10^9/L$ 时没必要输注浓缩血小板制剂。对 ITP 患者术前 3 天起,静脉应用肾上腺糖皮质激素,对已用这类激素者要加大剂量,术后逐渐停用。或者用大剂量静脉免疫球蛋白(0.4g/kg),术前短期内对提高血小板数有一定的作用。

4. 严重贫血需要术前输血。

【禁忌证】

血小板增高的真性红细胞增多症及原发性血小板增多症。

原发性骨髓纤维化合并 DIC 或血小板增多症。

【术后并发症】

1. 感染:常见于严重者,易发生暴发性感染,可定期口服复方磺胺制剂预防。对4岁以下儿童不主张脾切除。

2. 出血。

3. 血栓形成和栓塞:骨髓增殖性疾病脾切除后血小板增多,若$>800\times10^9/L$可行血小板去除术,或口服羟基脲,抗血小板聚集药物(如双嘧达莫)。某些病例应用干扰素治疗有效。

4. 副脾和脾脏组织自体植入:手术中应详加检查。

5. 脾热:脾切除术后患者常有持续2~3周的发热,一般时间上很少超过1个月,体温不超过39℃。脾热持续的时间、程度与手术创伤成正比。脾热为自限性发热,如能排除其他感染性并发症及膈下感染则仅需包括中医中药等的对症治疗。

6. 胰腺炎:与术中游离脾床时损伤胰腺有关。如术后血清淀粉酶升高超过3天并伴有症状者,则可确定诊断。使用生长抑素治疗,疗效较好。

7. 脾切除后胃瘘:较少见但后果严重。一般发生于脾切除贲门周围血管离断术后,少数亦可为单纯脾切除所致。胃内容物漏出如局限可引起局部继发感染,引起发热、左上腹钝痛等,如扩散至腹腔可引起全腹感染、急腹症等。

8. 其他并发症:如肝性脑病、高尿酸血症等。

(肖 毅 刘文励)

## 六、光量子照射血疗法

光量子照射血疗法(ultraviolet blood irradiation therapy, UVB)是将患者的静脉血经体外抗凝,紫外线照射并同时充分充氧后回输给患者的治疗方法。UVB的作用原理目前尚未完全阐明,可能为血液中的血浆蛋白、酶类和其他生物大分子经紫外线照射后产生能量跃迁,容易诱发体内一系列生化反应,产生生物效应等,表现为灭菌消炎、提高血氧饱和度、增加组织供氧、改善微循环、调整凝血和止血机制、提高机体免疫功能等多方面功效。

**【适应证】**

UVB在临床应用较广泛,主要适应证有:

(1) 感染性疾病的辅助治疗:如败血症、感染性心内膜炎等。

(2) 组织缺血缺氧性疾病:如呼吸衰竭、一氧化碳中毒等。

(3) 心脑血管疾病:如冠心病、脑血栓形成、脑梗死等。

(4) 减少输血反应的发生。

**【禁忌证】**

(1) 紫外线过敏。

(2) 血卟啉病。

(3) 着色性干皮病。

**【术前准备】**

(1) 光量子血液治疗仪的检查及消毒:包括石英罐进血用乳胶管、玻璃接头、针头及充氧胶管,湿化瓶的彻底消毒,并认真检查有无破损。

(2) 周围环境清洁消毒。

(3) 了解患者的一般情况。

**【操作要点】**

(1) 采血部位:按正常采血规程在患者肘静脉穿刺采血,采血袋中加入血液保存液。

(2) 采血量:一次采血量3ml/kg或成人为150~200ml,儿童为150ml左右,婴幼儿10～20ml较安全。

(3) 紫外线照射及充氧:采取自体血经光量子血液治疗仪的紫外线照射,紫外线波长120～400mm,每次照射10个生物剂量(相距50cm时照射10分钟),同时充氧,氧流量5L/min,8～10分钟。

(4) 回输:采血后用生理盐水保持静脉输液管道通畅,将紫外线照射充氧的自体血转入输血袋中回输给患者本人。

**【并发症及处理】**

(1) 血液污染:要求严格无菌操作。

(2) 枸橼酸反应:由于枸橼酸过量出现低钙血症,表现为不自主的肌震颤、手足抽搐、血压下降、严重者心律失常等。可应用10%葡萄糖酸钙溶液10ml静脉注射防治。

(3) 心血管并发症:有心血管疾病者,采血及回输均应控制速度。

**【注意事项】**

(1) 回输时避免空气、氧气等进入静脉血管引起空气栓塞。

(2) 病情危重、休克、采血困难及贫血患者,不宜采自体血液,可用同型供者血液代替。

(张东华)

## 七、脐带血输注

脐血作为丰富的血源,早在20世纪初就已提出,国外20世纪30年代已开始应用于临床,我国20世纪50年代也陆续开展了脐血输注,由于脐血有形成分(红细胞、白细胞、血小板)较高,变态反应少,含有丰富的免疫球蛋白,最初对脐血的应用仅停留在补充血容量,纠正贫血等简单的治疗上,自1988年首例脐血移植成功以来,对脐血的研究更加深入,脐血不仅含有丰富的造血干细胞,而且某些细胞因子如红细胞生成素(erythropoietin,EPO)、粒细胞集落刺激因子(granulocyte colony-stimulating factor, GCSF)等含量较成人血高数倍，更适合于血液病的应用。

【适应证】

脐血输注的适应证与一般输血基本相同，特别适合下列情况：

(1) 再生障碍性贫血：纠正贫血，刺激骨髓造血功能。

(2) 用于白血病或肿瘤化疗或放疗后骨髓抑制者。

(3) 肾源性贫血：脐血中 EPO 含量较高，可用于肾源性贫血，但肾功能不全时要控制血容量。

(4) 促进止血；新鲜脐血中血小板含量高，凝血活性强。

(5) 输成人血过敏者。

【禁忌证】

(1) 心肾功能不全或肺水肿患者。

(2) DIC 高凝期。

(3) 其他：如红细胞增多症、高黏滞综合征等。

【术前准备】

准备齐全采集脐血的器材。

【操作要点】

1. 供者的选择：选择新生儿与其母均健康的脐血。

2. 采血时间：新生儿娩出后立即开始采血，采血完毕时间不超过分娩后 5 分钟。

3. 采血方法：在距新生儿肚脐 5 ~ 7cm 处用 2 把血管钳夹住脐带，再在两钳间将脐带切断。待新生儿断脐后采集。抗凝剂有肝素，ACD(枸橼酸，枸橼酸盐和葡萄糖)和 CPD(citrate/phosphate/dextrose/adenine，枸橼酸盐，磷酸盐葡萄糖和腺苷)。其中，CPD A 为等渗，中性 pH，而且不受所采集脐血体积的影响，现多被采用。采集用带 16 号针头内有 CPD A 约 23ml 的采血袋，适合采集 170ml 以内的脐血。采集前用 2% 碘酊和 75% 乙醇溶液依次消毒脐带欲穿刺处，通过脐静脉穿刺收集脐血。一般每个胎盘可采集 42 ~ 240ml。

4. 血样检测：取 1 份脐血样做细菌、真菌培养及致热原检查。目前还应检查肝炎病毒、CMV、EBV 及 HIV。

5. 血型鉴别:及交叉配型试验以 ABO 鉴定为常规,必要时可作 Rh 血型检查,脐血的血型抗原虽然较弱,但抗原抗体的特异性反应是明显的,其方法与成年人血的相同,如抗原性较弱,应选用高效价标准血清(抗 A、抗 B 效价>1 : 128),有疑问时应重复鉴定。

6. 输注方法:同输注成年人血。

**【并发症及处理】**

同输注成年人血。

**【注意事项】**

1. 要求:①产妇无肝炎病史,分娩时无发热或贫血。②妊娠足月。③新生儿无黄疸、水肿、窒息。④羊水内无胎粪。⑤胎盘剥离距离分娩时间<12 小时。

2. 脐血输注前一定要与患者血进行交叉配型试验。

## 八、胎肝细胞输注

在人类胚胎发育过程中,肝脏是主要的造血器官,含有丰富的造血干细胞,以 4 ~ 5 个月的胎肝最多,主要为红系造血祖细胞(colony forming unit-erythroid 和 burst forming unit-erythroid,CFU-E 和 BFU-E),也有粒系祖细胞和巨核细胞,以及 1% ~ 2% 的 T 淋巴细胞,其功能还未成熟。所以胎肝细胞输注的主要作用是提供造血干细胞,促进造血,特别是红细胞系造血,如应用于再生障碍性贫血等;此外,还可提供造血生长因子刺激骨髓造血功能。

**【适应证】**

(1) 再生障碍性贫血。

(2) 白血病或肿瘤放疗后骨髓抑制的患者。

(3) 重症 β 海洋性贫血。

**【术前准备】**

准备齐全制备胎肝细胞悬液的器材。

**【操作要点】**

1. 供者选择 4 ~ 5 个月胎龄的健康孕妇。

2. 引产：一般常用水囊引产。

3. 胎肝细胞悬液的制备 12 小时内，在严格的无菌条件下，先从胎儿腹腔取出肝脏，放入平皿内，去除结缔组织及肝包膜，用生理盐水冲洗 3 次，去除红细胞，然后将肝脏剪碎成小块，加入少量生理盐水，用玻璃研磨器轻轻研磨成匀浆（有条件者可用 220 目网筛或细胞悬液制备器），去除白色结缔组织，最后用 4 号针头的注射器吸出肝组织匀浆，注入 500ml 无菌输血袋，加生理盐水 250ml 配成胎肝细胞悬液，整个过程均应在无菌室的超净工作台内严格无菌操作。

4. 输注方法：与输血一样，输注前静脉给地塞米松 5mg，输注时给予庆大霉素 8 万 U 或青霉素（640 ~ 800）万 U 预防感染。

【并发症及处理】

过敏、发热等同一般血液制品的处理。

【注意事项】

(1) 细胞计数：通常一个 22 ~ 24 周龄的胎肝可收集的有核细胞数为 $(5 \sim 8.2) \times 10^9$ 个。

(2) 台盼蓝染色计数：活细胞数>70%。

(3) 要求 1 小时内输注。

(4) 胎儿与受者血型可不必相符，因为胎儿造血组织的抗原性弱。

（张东华）

## 九、造血干细胞移植

造血干细胞移植（hemotapoietic stem cell transplantation，HSCT）是指将同种异体或自体的造血干细胞植入到受者体内，使其造血功能及免疫功能重建，达到治疗某些恶性或非恶性疾病的目的。HSCT 是一项涉及诸多学科如移植免疫学、血液学和放射医学等的系统工程技术。根据造血干细胞来源不同，HSCT 分为骨髓移植、外周血干细胞移植和脐血移植等;根据供者来源不同,分为自体和同种异体(包括同基因和异基因的)HSCT两类,异基因造血干细胞移植又分为亲缘与非亲缘HSCT。近年来还发展了非清髓异基因HSCT和单倍体HSCT。

## 异基因骨髓移植(allogeneic bone marrow transplantation, allo-BMT)

【适应证】

(一)恶性疾病

1. 急性白血病:是一组异质性疾病,由于疾病在不同类型、不同亚型及不同阶段进行allo-BMT,其疗效差异很大,因此,把握移植适应证和时机非常重要。

(1)急性髓细胞性白血病(acute myeloid leukemia, AML)患者allo-BMT适应证。

A. 对低危组CR1患者不必急于allo-BMT,因为化疗能使其60%以上的患者无病生存。只有在该组患者诱导化疗未缓解或复发时,考虑异基因BMT。

B. 对PCR阴性的急性早幼粒细胞白血病(APL)患者,不推荐进行allo-BMT治疗,因为APL单用化疗即可达到很好的疗效。如果APL患者未达到分子学缓解或复发,则可考虑自体或异基因BMT。

C. 对于大多数中危患者,HLA全相合的亲缘异基因BMT是最佳的选择。如果无HLA相合的供者,可选择自体HSCT,但非血缘关系配型相合供体(MUD)及脐血也是可考虑的HSCT方式。

D. 对于CR1的高危组患者,或者在治疗过程中复发的所有患者,如不BMT的长期存活率非常低。对这部分患者应尽早BMT。对高危组患者早期识别很重要,因为寻找可供选择的造血干细胞来源的时间对这类患者非常关键。

(2)急性淋巴细胞白血病(acute lymphoblastic leukemia, ALL)患者allo-BMT适应证

A. Ph(+)的所有ALL患者和Ph(-)的高危ALL在CR1期都应积极考虑异基因BMT。对于Ph(+)的所有ALL患者HSCT后早期应用格列卫可提高长期生存率。

B. 对于成年高危患者,下列情况更适合:30岁以下的化疗缓解后复发的、从来没有缓解的、晚期的ALL患者。

具体异基因BMT的选择类型如下:

A. HLA全相合亲缘BMT:对CR1患者行亲缘BMT,生存率为48%~49%。复发率和BMT相关死亡率(TRM)为25%~30%之间。亲缘BMT的年龄上限可达50~55岁。Allo-BMT在CR2(29%~34%)和疾病进展期(15%~18%)患者中生存率较差,这主要由于复发率的增高所致。

B. 无关供者(MUD)的异基因BMT:对CR1患者行MUD-HSCT,其生存率为42%~45%。但相比亲缘HSCT复发率降低,TRM升高(32%)。由于支持治疗的改善,更好的供体来源的选择,MUD-BMT的疗效目前几乎接近于亲缘BMT。

C. 半相合BMT:成年人半相合BMT应在专业技术力量强的移植中心、高风险疾病不能等待HLA匹配供者的患者及有要求移植愿望而无HLA匹配的血缘或非血缘供者的患者。

D. 脐血allo-BMT:成年人脐血HSCT的最主要的障碍是细胞数量的不足。如果有脐血供体,可作为一种选择。

2. 慢性髓细胞白血病(chronic myeloid leukemia,CML)患者allo-BMT适应证:任何关于CML异基因BMT,不仅要考虑一些共识的预后因素,如年龄、疾病分期、疾病的持续时间、干细胞受体的本质和供受体的性别;还要考虑患者对第一代(和第二代)酪氨酸激酶抑制剂(TKI)的反应。目前,异基因亲缘和无关供者BMT作为CML慢性期的二线治疗,加速期患者仍为一线治疗。在过去,对急变期患者不推荐行异基因BMT,然而伊马替尼的引入使得BMT在CML在更晚期阶段也会被考虑,异基因BMT联合第二代TKI能给患者更好的疗效。

(1) 同基因BMT:EMBT最近已评估了同基因BMT,显示出极好的结果,20年的总生存率(OS)达62%,无病生存率

(DFS)达32%。

(2)异基因BMT:异基因BMT仍然是可以治愈CML的唯一方法。影响疗效的主要因素是BMT时的病程分期。一般慢性期患者首选伊马替尼治疗,异基因BMT作为二线治疗;如果在加速和急变期,先用高强度的化疗或伊马替尼诱导为二次慢性期再进行BMT。应用伊马替尼诱导为二次慢性期的时间应控制在4~8周,这类患者易产生耐药而错过BMT时机,allo-BMT后继续应用伊马替尼可增加生存率。对于年轻的有家族供者和高危的年轻患者,用伊马替尼治疗3个月无反应和治疗后对其抵抗的患者,应及早进行allo-BMT,最好在确诊后1年内进行。对于45岁或年龄更大的患者应该在用伊马替尼或干扰素治疗之后进行,如果很敏感就应该在有耐药的证据时才考虑进行异基因BMT。最好是选择相合的同胞供者。对于60岁以上的患者或合并其他不能进行传统的异基因BMT治疗疾病的患者,可进行减低预处理相合的同胞异基因BMT。随着TKI和(或)抢先供者淋巴细胞输注的应用,减低预处理强度的方案能减轻BMT相关毒性并使患者达到长时间无病生存期。另一方面,无关供者BMT的结果也有明显改善,其生存率已达到BMT亲缘供者的水平。此外,第二代TKI的疗效肯定且毒副作用低,对遗传学无缓解迹象的患者可尝试使用一段时间第二代TKI(如3个月)后再行BMT。

3. 骨髓增生异常综合征(myelodysplastic syndrome,MDS)患者allo-BMT适应证:根据MDS的国际预后评分系统(International Prognostic Scoring System,IPSS)将MDS分为:低危、中危-1、中危-2、高危四组(表3-15-4、表3-15-5)。一般认为中、高危组的患者尽早行HSCT效果较好,其适应证为:①病情不稳定的低、中危-1组或病情稳定的中危-1组,年龄≤60岁或体能状况良好(ECOG 0、1、2)者。②年龄≤60岁或体能状况良好的中危-2组与高危组患者,对于年龄>60岁、体能状况良好者,可行非清髓异基因BMT。

表 3-15-4 MDS 的 IPSS

| 预后因素 | 积分 | | | | |
|---|---|---|---|---|---|
| | 0 | 0.5 | 1.0 | 1.5 | 2.0 |
| 骨髓原始细胞(%)(marrow blasts) | <5 | 5~10 | — | 11~20 | 21~30 |
| 核型(karyotype) | 良好 | 中间 | 不良 | | |
| 血细胞减少(cytopenias) | 0~1 系 | 2~3 系 | | | |

表 3-15-5 MDS 的风险分组

| 风险分组 | 综合评分 |
|---|---|
| 低危 | 0 |
| 中危-1 | 0.5~1.0 |
| 中危-2 | 1.5~2.0 |
| 高危 | >2.5 |

注:引自 NCCN Practice Guideline in Oncology-v. 1. 2012

4. 多发性骨髓瘤患者 allo-BMT 适应证:就异基因 BMT 而言,其仍然是 MM 患者治愈的唯一手段,但这同时也伴随着高死亡率及高致病率(主要由于 GVHD)。所以应该谨慎地应用异基因 BMT。

(1) HLA 相合的亲缘 BMT:尽管大剂量化疗后的自体 BMT 至少能为一部分患者提供长期生存,但在生存曲线上没有平台期。此外,有较差预后因素的患者,例如,IgH 异位加 Rb 或 p53 缺失和 ISS 分期为进展期的患者,在大剂量化疗后仍然有较差的预后。异基因 HSCT 仍是唯一能提供长期无病生存的治愈方法,但传统的异基因 BMT 仍有较高的 BMT 相关死亡率。目前的数据提示,减低强度预处理 BMT 相比清髓性预处理 BMT 能减少 BMT 相关死亡率。

在高危组 MM 患者中,有较差核型的患者[t(4;14),t(14;16)和 t(14;20)、13 号染色体缺失、p53 缺失、复杂核型或亚二倍体]或者在诱导期疾病仍在进展者,新药的使用及随后的2次BMT,即自体BMT序贯减低强度预处理方案的异基因BMT均是改善疗效的方法。

(2) 无关供者BMT:对无关供者的BMT,氟达拉滨和马法兰的预处理方案及ATG预防GVHD使21例MM患者的总有效率达90%(40% CR,50% PR),2年的BMT相关死亡率达26%,无进展生存达74%和53%。

5. 霍奇金淋巴瘤(HL)患者allo-BMT适应证:异基因BMT被越来越多的应用于复发和难治性HL患者,减轻预处理强度的异基因BMT能明显减少TRM且能改善患者的预后。

6. 非霍奇金淋巴瘤患者allo-BMT适应证:高度侵袭性淋巴瘤(包括套细胞淋巴瘤、Burkitt淋巴瘤、淋巴母细胞淋巴瘤、周围T细胞淋巴瘤等)病情进展快、预后差,应积极进行异基因BMT。

(二) 非恶性疾病

1. 再生障碍性贫血患者allo-BMT适应证:异基因骨髓移植(BMT)和免疫抑制剂(含抗胸腺细胞球蛋白(ATG))治疗重型再生障碍性贫血(SAA)均有明显改善。对于首选治疗的考虑因素为是否有HLA相匹配的亲缘供者、患者的年龄和疾病的严重程度。

(1) 优先考虑BMT治疗的患者:有HLA相匹配亲缘供者,而且年龄在40岁以下的重型再生障碍性贫血患者或依赖输血(血小板或红细胞)的患者。

(2) 优先考虑免疫抑制剂治疗的患者:超过40岁,依赖输血小板或红细胞的患者。

在过去,无关供者BMT的生存情况很差。这种方法仅被用于其他治疗不敏感患者作为挽救性治疗。影响无关供者BMT的因素包括:对于HLA-I和HLA-II高分辨全相合的供者和在AA早期HSCT能得到较好的结果。

对于半相合BMT和脐血BMT目前还无有意义的证据,暂不推荐。

2. 其他:阵发性睡眠性血红蛋白尿(paroxysmal nocturnal

hemoglobinuria,PNH)、珠蛋白生成障碍性贫血、重症联合免疫缺陷症、急性放射病等,目前仅占很小比例。

上述疾病:不管是恶性疾病,还是非恶性疾病,BMT 时患者应具备下列条件:①年龄<50 岁。②全身一般状态好。③无心、肺、肝、肾等重要脏器损害。④无严重或未控制的感染。⑤无严重药物过敏史。⑥无严重精神障碍史。

值得注意的是,近年来随着 BMT 技术的不断完善及非清髓 BMT 的应用,allo-BMT 的适应证扩大,年龄限制已放宽到 65 岁左右,有脏器功能障碍及并发症者仍可考虑非清髓 BMT。

【术前准备】

1. 核实诊断,拟定 BMT 整体计划。

2. 了解药物过敏史、输血史。

3. 心、肺、肝、肾等重要脏器的功能检查及评估。

4. 控制感染,清除感染灶。

5. 骨髓穿刺及活检,明确 BMT 前疾病的状态,检查是否存在髓外白血病(如做脑脊液或中枢神经系统、睾丸、卵巢等检查)。

6. 检测肝炎病毒、巨细胞病毒、EB 病毒等。

7. HLA 配型:HLA 配型与移植物排斥反应及免疫调节有关。对异基因造血干细胞来说,影响最大的基因是 HLA-Ⅰ类抗原 HLA-A、HLA-B、HLA-C 和 HLA-Ⅱ类抗原 HLA-DR、HLA-DQ、HLA-DP。

8. 供者的选择

(1) HLA 完全相合的同胞供者:占异基因 BMT 的绝大多数,理论上同胞间找到 HLA 完全相合供者的机会为 25% 。

(2) HLA 不相合的同胞或父母单倍体供者:在同胞兄弟姐妹供者与患者之间做 HLA 配型,有 1 个或者 2 个位点不合,也可以进行 BMT,供者 HLA 配型不同于患者的抗原有 2 类来源。对患者而言,一类为未遗传母亲抗原(noninherited maternal antigen,NIMA),另一类为未遗传父亲抗原(noninherited paternal antigen,NIPA)。另外,父亲或母亲作为供者为子女捐献骨髓或子女作为供者为父亲或母亲捐献骨髓。

(3) 无血缘关系供者:世界范围内骨髓库的建立对无同胞供者的患者提供了机会。每建立25万~30万的HLA库,则每个患者均有可能找到一个HLA相合的供者。全球已建立了广泛联系的骨髓供者库。HLA遗传具有种族特异性,目前华人骨髓库有中国大陆、中国台湾和香港等地区。我国大陆于1992年建立了骨髓供者库,虽然起步较晚,但近年发展较快,目前中国内地的骨髓供者库已成为国内无血缘BMT供者骨髓的主要来源。

(4) 供者的选择步骤与要求

1) 选择步骤:首选供者为HLA完全相合或1个位点不合的同胞供者,其次为HLA相合的非血缘关系供者,再考虑HLA配型2个位点以上不合的同胞供者,其中优先选择NIMA者,再其次为子女与母亲之间的移植,最后选择子女与父亲的移植。

2) 对供者的要求:健康体检合格,无遗传性、先天性疾病,无严重或未控制的感染。供者年龄一般<55岁。一般认为年轻供者骨髓易于植活并较少发生GVHD。

9. 供、受者的特异标记检测:作为以后判断是否移植成活的指标(如ABO血型、细胞遗传学标记、分子生物学检查等)。

10. 供者骨髓采集术术前准备:包括从术前1个月开始至术前1天采集的自体血600~800ml备用。

**【操作规程或要点】**

1. 预处理:骨髓移植前,患者需要接受1个周期的超大剂量化疗,有时再加大剂量全身放疗,这种方法称为预处理。预处理的目的有以下3点:①最大程度杀灭体内恶性细胞或骨髓中的异常细胞群。②抑制机体的免疫功能以减轻受者对移植物的排斥反应,使骨髓容易植活。③摧毁受者体内原有的造血细胞,给植入的造血干细胞准备生长的空间。

目前预处理方案有两类:

(1) 全身放疗(total body irradiation,TBI)加化疗(表3-15-6)。

(2) 非TBI(单纯化疗)方案(表3-15-7)。

环磷酰胺1.8g/($m^2$·d)或60mg/(kg·d)×2天,-3天,-4天。

表 3-15-6　全身照射（TBI）的预处理方案

| 方案 | 总剂量 | 每日剂量 | 用法 | 时间(d) |
|---|---|---|---|---|
| Cy/TBI：Cy | 120mg/kg | 60mg/kg | IV(1h) | -6，-5 |
| TBI | 12～14.40Gy | 2～2.4Gy(×2/d) | | -3，-2，-1 |
| Cy/TAI：Cy | 20～120mg/kg | 10～60mg/kg | IV(1h) | -4，-3 |
| TAI | 4～7.5Gy | 4～7.5Gy | | -1 |
| Cy/VP/TBI：Cy | 120mg/kg | 60mg/kg | IV(1h) | -6，-5 |
| VP | 30～60mg/kg | 30～60mg/kg | IV(2h) | -4 |
| TBI | 12～13.5cGy | 2～2.25Gy(×2/d) | | -3，-2，-1 |
| TBI/TT/Cy/ATG：TBI | 15Gy | 1.25Gy(×3/d) | | -9，-8，-7，-6 |
| TT | 10mg/kg | 5mg/kg | IV(1～2h) | -5，-4 |
| Cy | 120mg/kg | 60mg/kg | IV(1h) | -3，-2 |
| ATG | 120mg/kg | 30mg/kg | IV(5～6h) | -5，-4，-3，-2 |
| TBI/VP：TBI | 12～13.5Gy | 2～2.25Gy(×2/d) | | -6，-5，-4 |
| VP | 60mg/kg | 60mg/kg | IV(2h) | -3 |
| AC/TBI：Ara-C | 36g/m$^2$ | 3g/m$^2$(×2/d) | IV(2h，q12h) | -9，-8，-7，-6，-5 |
| TBI | 12Gy | 2Gy(×2/d) | | -4，-3，-2，-1 |

续表

| 方案 | 总剂量 | 每日剂量 | 用法 | 时间(d) |
| --- | --- | --- | --- | --- |
| MEL/TBI:MEL | 110～140mg/m$^2$ | 110～140mg/m$^2$ | IV(1h) | -3 |
| TBI | 12Gy | 2Gy(×2/d) | | -3,-2,0 |

注:Cy:环磷酰胺;TBI:全身照射;TAI:全淋巴结照射;VP:依托泊苷;TT:赛替派(thiotepa);ATG:抗胸腺细胞球蛋白;AC:阿糖胞苷;MEL:美法仑;提倡用于治疗再生障碍性贫血的剂量;IV:静脉注射。

TBI 6～14Gy×1 天,-1 天。

环磷酰胺 1.8g/(m$^2$·d)或 60mg/(kg·d)×2 天,-3 天,-4 天。

**表 3-15-7　非全身照射的预处理方案**

| 方案 | 总剂量 | 每日剂量 | 用法 | 时间(d) |
| --- | --- | --- | --- | --- |
| Cy | 200mg/kg | 50mg/kg | IV(1h) | -5,-4,-3,-2 |
| Cy/ATG:Cy | 200mg/kg | 50mg/kg | IV(1h) | -5,-4,-3,-2 |
| ATG | 90mg/kg | 30mg/kg | IV(8～10h) | -5,-4,-3 |
| Bu/Cy:Bu | 16mg/kg | 4mg/kg | 每 6h 口服一次 | -7,-6,-5,-4 |
| Cy | 120mg/kg | 60mg/kg | IV(1h) | -3,-2 |
| Bu/MEl: Bu | 16mg/kg | 4mg/kg | 每 6h 口服一次 | -5,-4,-3,-2 |

续表

| 方案 | 总剂量 | 每日剂量 | 用法 | 时间(d) |
|---|---|---|---|---|
| Mel | $140mg/m^2$ | $140mg/m^2$ | IV(1h) | -1 |
| Bu | 16mg/kg | 4mg/kg | 口服 | -5,-4,-3,-2 |
| MEL | $100 \sim 200mg/m^2$ | $100 \sim 200mg/m^2$ | IV(1h) | -1 |
| BEAM:BCNU | $300mg/m^2$ | $300mg/m^2$ | IV(2h) | -6 |
| Etoposide | $400 \sim 800mg/m^2$ | $100 \sim 200mg/m^2$ | IV(2h) | -5,-4,-3,-2 |
| Ara-C | $800 \sim 1600mg/m^2$ | $200 \sim 400mg/m^2$ | IV(2h) | -5,-4,-3,-2 |
| Mel | $140mg/m^2$ | $140mg/m^2$ | IV(1h) | -1 |
| CBV:BCNU | $300 \sim 600mg/m^2$ | $100 \sim 200mg/m^2$ | IV(2h) | -8,-7,-6 |
| Etoposide | $750 \sim 2400mg/m^2$ | $250 \sim 800mg/m^2$ | IV(2h) | -8,-7,-6 |
| Cy | $4.8 \sim 7.2g/m^2$ | $1.2 \sim 1.8g/m^2$ | IV(1h) | -5,-4,-3,-2 |
| BAVC:BCNU | $800mg/m^2$ | $800mg/m^2$ | IV(2h) | -6 |
| Amsacrine | $450mg/m^2$ | $150mg/m^2$ | IV(2h) | -5,-4,-3 |
| Etoposide | $450mg/m^2$ | $150mg/m^2$ | IV(2h) | -5,-4,-3 |
| Ara-C | $900mg/m^2$ | $300mg/m^2$ | IV(2h) | -5,-4,-3 |

续表

| 方案 | 总剂量 | 每日剂量 | 用法 | 时间(d) |
|---|---|---|---|---|
| LACE:CCNU | $200mg/m^2$ | $200mg/m^2$ | 口服 | -7 |
| Etoposide | $1g/m^2$ | $1g/m^2$ | IV(2h) | -7 |
| Ara-C | $4g/m^2$ | $2.0g/m^2$ | IV(2h) | -6,-5 |
| Cy | $5.4g/m^2$ | $1.8g/m^2$ | IV(1h) | -4,-3,-2 |
| CCB:Cy | $5625mg/m^2$ | $1406.3mg/m^2$ | IV(2h) | -6,-5,-4,-3 |
| Cistoplatin | $165mg/m^2$ | $41.2mg/m^2$ | IV 持续 | -6,-5,-4,-3 |
| BCNU | $600mg/m^2$ | $600mg/m^2$ | IV(2h) | -3 |
| CTCb:Thiotepa | $500mg/m^2$ | $125mg/m^2$ | IV 持续 | -7,-6,-5,-4 |
| Cy | $6g/m^2$ | $1.5g/m^2$ | IV 持续 | -7,-6,-5,-4 |
| Carboplatin | $800mg/m^2$ | $200mg/m^2$ | IV 持续 | -7,-6,-5,-4 |
| ICE:Ifosfamide | $16g/m^2$ | $4g/m^2$ | IV(2h) | -6,-5,-4,-3 |
| Carboplatin | $1.8g/m^2$ | $600mg/m^2$ | IV 持续 | -6,-5,-4 |
| Etoposide | $1.5g/m^2$ | $500mg/m^2$ | IV2h(Bid) | -6,-5,-4 |

注:etoposide. 依托泊苷;carboplatin. 卡铂;ifosfamide. 异环磷酰胺;thiotepa. 塞替派;cistoplatin. 顺铂;amsacrine. 安亚丁;Bu. 白消安;IV. 静脉注射;Bid. 每日2次。

白消安 1mg/kg，每 6 小时 1 次×4 天，-9 天，-8 天，-7 天，-6 天。

上述预处理方案被称为经典方案，为许多 BMT 中心所沿用，以后发展的预处理方案也是以此为基础的。一般根据病种或病情选择包括 TBI 或非 TBI 两种预处理方案之一。

2. 骨髓采集术

(1) 抗凝剂的配制：1640 溶液或生理盐水 1000ml 加入肝素 12 500U/支×5 支，并用抗凝剂冲洗骨穿针或采髓针。在手术室于硬膜外麻醉下，选择左右前、后髂嵴，采用多点多部位穿刺，每次穿刺用 20ml 注射器（内含以上配制的肝素溶液 2.5ml 抗凝）抽吸 5～10ml 骨髓血。

(2) 过滤：国外多采用 Thomas 技术，用不锈钢网过滤 2 次，网孔分别为 62 和 88 目；国内多采用针头过滤的简单方法，即用 16 和 9 号针头各过滤 1 次，然后收集骨髓细胞液于输血袋中。

3. 采集骨髓血量的估计：使造血重建的骨髓有核细胞最低阈值为 $(2～4)\times10^8$/kg，一般为 $3\times10^8$/kg。如供、受者间 ABO 血型不合，去除红细胞时常丢失部分骨髓血的有核细胞。因此，采集骨髓的有核细胞数还应增加。

4. 血型不合的骨髓血处理：有三种情况

(1) 如将受者与供者血进行交叉配血时，主试验（即受者血清+供者红细胞悬液）有凝集反应，副凝集试验（即供者血清+受者红细胞悬液）无凝集反应，如受者为 A 型或 B 型，供者为 AB 型，或受者为 O 型，供者为 A 型或 B 型或 AB 型，通常称为主血型不合。其处理方法：

1) 沉降法：在采集的骨髓血中加入 6% 羟乙基淀粉（hydroxyethyl starch，HES，分子质量为 45 万）沉淀红细胞，二者的体积比骨髓血∶HES 为 4∶1，混匀后静置约半小时，取其上层富含干细胞的血浆回输给受者。

2) 去除受者体内 ABO 系统的凝集素：通过血浆交换法降低受者体内的抗 A 或抗 B 凝集素。

(2) 如将供者与受者血进行交叉配血时，副凝集试验有凝集反应,如受者为A型或B型,供者为O型,或受者AB型,供者O型,通常称为次血型不合。其处理方法:一般供者骨髓血不必特殊处理,可直接输给受者。若供者凝集素滴度>1∶200或凝集素滴度<1∶200,但输入骨髓血的量很大,可能引起受者出现溶血反应,最好是通过离心分离的方法去除供者骨髓血中的血浆,然后再将骨髓输给患者。

(3) 供、受者间主要及次要血型均不合(供受者一个为A型或B型,一个为B型或A型):如将供者与受者血进行交叉配血时,主试验和副试验均有凝集反应。需要同时采用针对主要和次要不合的措施。

5. 骨髓血的回输:采集完后,骨髓血应在6小时内输完,每袋最后约10ml的骨髓血应丢弃,以防脂肪及颗粒输入体内。

【并发症的防治】

移植并发症的有效防治是提高移植成功率的重要组成部分,主要并发症包括感染、出血性膀胱炎、GVHD、间质性肺炎、肝静脉闭塞综合征等。

(一) 感染

异基因造血干细胞移植患者在移植期间经历了三个阶段,第一阶段由于患者移植时接受了超大剂量化疗及放疗做预处理,使免疫功能受到严重破坏,导致粒细胞缺乏及口腔及肠道黏膜屏障损害,同时还包括巨噬细胞、T细胞和NK细胞的功能抑制,极易发生严重感染,死亡率很高,此阶段应积极防治感染。第二阶段主要为急性GVHD发生时期,可出现T细胞功能受损、继发性粒细胞缺乏以及中心静脉导管插管损伤皮肤等,这一阶段的长短与allo-HSCT的类型有关,与HLA配型相合的亲缘性allo-HSCT一般较少发生GVHD,而非亲缘性移植易发生急性GVHD,可延长至数月。第三阶段则为慢性GVHD发生时期,常有T细胞及B细胞的功能异常,以上每一阶段的感染都有一定的特征,应根据患者不同时期、不同情况进行处理。

1. 全环境保护:包括移植前10天至移植后造血功能基本恢复期间居住在空气层流洁净室,以减少患者体内外带菌所致的负荷。

2. 移植前清除患者体内隐藏的感染灶，如龋齿、鼻窦炎、肛瘘、痔疮等。

3. 预防用药

(1) 清除肠道中的细菌，口服肠道不吸收的抗生素，如庆大霉素、新霉素、万古霉素、多黏菌素等。防治厌氧菌感染用甲硝唑。

移植期间特别是第一阶段是感染的高发时期，在此期间是否应用广谱抗生素预防革兰阴性杆菌或阳性球菌，目前意见尚不一致。

(2) 预防卡氏肺孢子虫病用复方新诺明。

(3) 预防真菌感染：真菌感染的预防根据病史和临床特征分为初级预防（primary prophylaxis）与二级预防（secondary prophylaxis）。初级预防是指给予没有侵袭性真菌感染依据，但流行病学风险预测指示对有发展为侵袭性真菌感染高风险的对抗真菌药物预防；二级预防是指有侵袭性真菌感染病史并对处于免疫抑制期间的患者给予抗真菌药物治疗。

目前预防应用抗真菌药物包括：伊曲康唑、伏立康唑、米卡芬净、泊沙康唑（posaconazole）、两性霉素 B、氟康唑、大蒜素、制霉菌素等。伊曲康唑、伏立康唑、米卡芬净为目前常用广谱预防真菌药物，伊曲康唑为有效的抗真菌药物，但患者耐受性等问题有限其长期应用。泊沙康唑是第二代三唑类抗真菌制剂，具有广谱抗真菌活性，包括曲霉菌属、念珠菌属和接合菌等，是今后预防 allo-HSCT 真菌感染的有效制剂，但目前只有口服制剂。预防应用氟康唑 400mg/d 可减少念珠菌感染的风险，而对曲霉感染无效；两性霉素 B 可预防真菌感染，由于其毒副反应较大，不能较长时间应用；大蒜素抗菌作用较弱，其预防作用尚未肯定；制霉菌素肠道不易吸收，仅局部应用（如肠道等）。

(4) 预防病毒感染，阿昔洛韦具有较好预防单纯疱疹病毒感染的作用。巨细胞病毒（cytomegalovirus，CMV）血清学阳性的供、受者可预防性应用更昔洛韦（ganciclovir）、膦甲酸钠、大蒜素等。

更昔洛韦（ganciclovir，DHPG，丙氧鸟苷）对Ⅰ型、Ⅱ型单纯疱疹病毒及水痘带状疱疹病毒的作用机制与阿昔洛韦相似,更昔洛韦在细胞内的消除半衰期长达24小时以上。对巨细胞病毒感染有良好作用。用于骨髓移植伴CMV病毒者,以预防发生巨细胞病毒性肺炎。用法为每日5~10mg/kg,分2次静脉滴注,1个周期为10~21天。主要不良反应是骨髓抑制,中性粒细胞<0.5×$10^9$/L时需停药。

膦甲酸钠注射液(foscarnet Sodium injection)为广谱抗病毒药物,作用机制为直接抑制病毒特异的DNA多聚酶和反转录酶。本品对Ⅰ型、Ⅱ型单纯疱疹病毒、巨细胞病毒等有抑制作用。初始剂量为60mg/kg,静脉滴注,每8小时1次(>1小时),持续2~3周,维持量为每日90~120mg/kg,剂量、给药间隔及连续应用时间须根据患者的肾功能与用药的耐受程度予以调节,肾功能不全者需减量用药。

4. 抗感染治疗:移植后造血功能还未重建以前,对于体温>37.5℃,除外输血、输液和过敏等因素外,应积极查找感染灶与病原菌,争取在抗生素应用前进行血、尿、粪等培养,同时早期积极应用强效广谱抗生素抗感染治疗。在感染未明确以前,先给予经验性抗感染治疗,以后再根据病原菌检查结果调整抗生素。

(1) 经验性抗感染治疗步骤:首先,碳青霉烯类(如泰能、美平等)或第三代头孢菌素或第四代头孢菌素(如头孢吡肟等)或联合氨基糖苷类,如发热3~5天未控制,再考虑可能有革兰阳性球菌感染,立即加用万古霉素或替考拉宁或利奈唑胺等,如发热3~5天仍未控制,应尽早应用抗真菌药物治疗。

(2) 真菌感染的治疗:侵袭性真菌感染在免疫功能低下患者中的发生率及病死率很高,其病死率可高达45%~90%,造血干细胞移植患者为高危患者,侵袭性真菌感染早期诊断非常困难,目前缺少敏感的特异检查技术。因此,对于移植后持续发热应用广谱强效抗生素3~5天无效的患者,应考虑真菌感染,早期给予经验性抗真菌治疗。两性霉素B是一种广谱高效抗真菌药物,但由于其不良反应特别是肾毒性限制了其广泛应用。但从小剂量开始逐渐增加剂量,提高了患者对两性霉素B

的耐受性。新剂型脂质体两性霉素 B 减少了肾毒性,也提高了两性霉素 B 的剂量,但仍存在很多问题尚未解决,包括最佳剂量及与普通两性霉素 B 相比其抗真菌疗效等。氟康唑主要用于治疗念珠菌感染,对曲霉无效,用法为 400 ~ 800mg/d,氟康唑的耐药问题逐渐引起临床重视。伊曲康唑为广谱抗真菌药物,不仅对念珠菌有效,而且对曲霉也有效,用法为最初 2 天为 200mg/d,2 次/日,以后 200mg/d,1 次/日,14 天后改为口服维持治疗。新的三唑类抗真菌药具有广谱抗真菌作用,对念珠菌属(包括氟康唑和伊曲康唑耐药株)、新型隐球菌、曲霉属、组织胞浆菌等均有良好抗菌活性,如伏立康唑(voriconazole)有口服及注射剂。棘白菌素类(echinocandins)为另一种新型抗真菌药,属乙酰环六肽类,供注射用,本类药物为葡聚糖合成酶抑制剂,抑制真菌细胞壁的合成,如卡泊芬净(caspofungin)、米卡芬净(micafungin)等对曲霉、念珠菌属等均有良好的抗菌作用,对卡氏肺囊虫也有作用。

5. 加速造血恢复:骨髓移植后粒细胞缺乏期是感染的高峰时期,如能加速机体造血功能的恢复,缩短粒细胞减少、粒细胞缺乏的持续时间,可明显降低感染的发生率。方法为基因重组粒/粒-巨噬细胞集落刺激因子(rhG/GM-CSF):5 ~ 10μg/(kg·d),皮下注射,+5 天开始应用,直至粒细胞绝对值 $>0.5\times10^9/L$。

（二）出血性膀胱炎

引起出血性膀胱炎的原因较复杂,多与环磷酰胺、白消安、病毒、放射损伤和 GVHD 等因素有关,最常见原因为环磷酰胺所致的出血性膀胱炎。预防方法为:①补液:每日补液以 5000 ~ 6000ml 为宜,尤其在用环磷酰胺前 4 小时与最后 1 次用环磷酰胺后 6 小时适当增加输液速度更为重要,同时鼓励患者勤排尿。②利尿。③碱化尿液:使尿液 pH 维持在 7 ~ 8。④应用 α-巯基乙基磺酸钠盐(mesna),可减少环磷酰胺的毒性,用法为在用环磷酰胺后 0、3、6、9 小时各给药 1 次,静脉滴注,总量为环磷酰胺的 120% ~ 160% 。

### （三）间质性肺炎

一般发生在移植后头3个月内，主要由CMV感染引起，死亡率很高，间质性肺炎的主要临床表现有进行性呼吸困难和低氧血症。目前缺乏特效的治疗方法，主要在于预防，预防用药有更昔洛韦或膦甲酸钠，还有用免疫球蛋白、大蒜素等预防，大蒜素的用法为1～2mg/(kg · d)，0～90天。

### （四）肝静脉闭塞综合征（hepatic veno-occlusive disease，HVOD或VOD）

VOD是一种以肝内小静脉纤维性闭塞为主要病理改变的疾病，VOD多发生于移植后1个月内，主要临床表现为肝区疼痛、肝大、黄疸、腹腔积液、体重增加，严重者可发生多脏器功能衰竭（肾、肺、心脏）。目前尚无特效方法治疗VOD，应以预防为主，用前列地尔（alprostadil）预防VOD有较好效果，给予前列地尔0.3μg/(kg · h)治疗，目前主要是对症支持治疗。有报道重组组织纤溶酶原激活物（recombinant tissue plasminogen activator，rh-tPA）联合小剂量肝素治疗有一定疗效。

### （五）移植物抗宿主病（graft versus host disease，GVHD）

GVHD是BMT的主要并发症和致死原因。一般100天以内发生的为急性GVHD，100天以后发生的为慢性GVHD。GVHD主要累及的靶器官为皮肤、肠道和肝脏。根据急性GVHD的严重程度分为四度（表3-15-8）。慢性GVHD分为局限性和广泛性（多器官受损）两类。

1. GVHD发生的风险因素

（1）供、受者HLA不完全相合的程度。

（2）供、受者之间性别不同（女性供者，男性患者）。

（3）移植前供者被异基因免疫活化（如输血等）。

（4）受者年龄较大。

（5）血清检测CMV阳性。

（6）供者淋巴细胞输注。

2. 急性GVHD分度与分期：见表3-15-8及表3-15-9。

**表 3-15-8 急性 GVHD 分度**

| 分度 | 皮肤 | 肝脏 | 肠道 | 功能损害 |
|---|---|---|---|---|
| Ⅰ(轻度) | 1+～2+ | 0 | 0 | 0 |
| Ⅱ(中度) | 1+～3+ | 1+ | 1+ | 1+ |
| Ⅲ(重度) | 2+～3+ | 2+～3+ | 2+～3+ | 2+ |
| Ⅳ(危及生命) | 2+～4+ | 2+～4+ | 2+～4+ | 3+ |

**表 3-15-9 靶器官急性 GVHD 分期**

| 分期 | 皮肤 | 肝脏 | 肠道 |
|---|---|---|---|
| 0 | 无皮疹 | 胆红素<2mg/dl | 腹泻量<500ml/d |
| 1+ | 体表皮疹<25% | 胆红素 2～3mg/dl | 腹泻量>500ml/d |
| 2+ | 体表皮疹 25～50% | 胆红素 3～6mg/dl | 腹泻量>1000ml/d |
| 3+ | 全身皮疹、红斑 | 胆红素 6～15mg/dl | 腹泻量>1500ml/d |
| 4+ | 皮肤剥脱、水疱 | 胆红素>15mg/dl | 腹痛或肠梗阻 |

3. 急性 GVHD 的预防

(1) 环孢素(cyclosporin A,CsA)与短程甲氨蝶呤(methotrexate,MTX)联合使用,为目前广泛使用的预防方法。

MTX 15mg/m$^2$ 于+1 天静脉给予,10mg/m$^2$ 分别于+3 天、+6 天、+11 天静脉给予。

CsA 2.5mg/(kg · d),分次服用,如无明显 GVHD,则自第 40 天开始逐步减量,当血肌酐>226.4μmol/L 时必须完全停药,第 50 天开始每周递减 5%,直至 6 个月后完全停药。在应用 CsA 的治疗过程中,要定期(每周)监测 CsA 血清浓度,使其维持在 30～200ng/ml。

(2) 单用 MTX 的预防:MTX 15mg/m$^2$ 于+1 天,10mg/m$^2$ 分别于+3 天、+6 天、+11 天用,以后 10mg/m$^2$ 每周 1 次,共历经 100 天,此预防方法可降低移植后白血病的复发率。

(3) FK506(tacrolimus,他克莫司):FK506 是一种强效免疫抑制剂,与 CsA 作用相似,可替代 CsA,但不可与 CsA 合用。一般起始剂量为0.03mg/(kg·d),24小时持续静脉滴注,每周监测血药浓度,将血药浓度维持在10~20ng/ml。

(4) 霉酚酸酯(mycophenolate mofetil,MMF,骁悉):MMF的作用机制为可阻断T细胞和B细胞增生并下调黏附分子的表达,MMF与CsA联合应用可有效预防GVHD,用法为2g/d口服,主要不良反应为粒细胞减少及胃肠道溃疡。

(5) 清除供者T细胞:主要用于HLA配型不完全匹配或单倍体供者骨髓,有较好的预防效果,但有增加移植后白血病复发的风险。

对无亲缘关系BMT或HLA配型不完全匹配及单倍体BMT而不清除供者T细胞的患者,还可加用抗胸腺细胞球蛋白、抗CD25单克隆抗体及酶酚酸酯预防急性GVHD。

4. 急性GVHD的治疗

(1) 在CsA与MTX联合预防GVHD基础上,甲泼尼龙是治疗初期GVHD的最常用药物,甲泼尼龙的剂量为2~20mg/(kg·d),对有效的病例应逐渐减量维持。一般应用甲泼尼龙2mg/(kg·d)治疗初期患者。判断是否有效的标准:①甲泼尼龙治疗3天后病情是否仍在进展。②甲泼尼龙治疗7天后病情是否无改善。③甲泼尼龙治疗14天后病情是否仍未完全控制者。

(2) 治疗失败的病例需要接受二线治疗

1) 大剂量甲泼尼龙:5~20mg/(kg·d)。

2) 抗胸腺细胞球蛋白(anti-thymocyte globulin,ATG):ATG是治疗急性GVHD的常用第二线药物,一般剂量为10~15mg/kg,隔天应用,治疗周期为7~14天。应用ATG后应积极防治感染。

3) 各种单克隆抗体,如OKT3,抗IL-2受体单克隆抗体(抗CD25),抗TNF单克隆抗体。

4) 新免疫抑制剂:MMF与FK506等。

5) 布地奈德为肠道难吸收的糖皮质激素活性药物,可有效控制肠道GVHD。

5. 慢性GVHD的预防:慢性GVHD多由急性GVHD发展而来,故预防慢性GVHD的主要方法是减少急性GVHD的发生和降低其发病程度。

6. 慢性 GVHD 的治疗：局限性慢性 GVHD 的患者通常不需治疗，只要密切观察。广泛性慢性 GVHD 的患者，联合应用泼尼松和 CsA 是目前认为最有效的方法，泼尼松 1mg/(kg·d)，CsA 6mg/(kg·d)，每 12 小时 1 次，两药交替隔天应用。

（六）移植失败

移植失败主要有两方面原因，一方面为供者的干细胞未在受者体内生长：①患者没有输入足够的干细胞。②干细胞体外损害。如清除供髓的 T 细胞时，可对造血干细胞有不同程度的损伤，损伤严重者可导致移植失败。③受者骨髓造血环境不良：如骨髓纤维化等。另一方面为宿主的免疫系统排斥：①再生障碍性贫血（再障）患者移植前免疫系统致敏：如移植前输血（特别是供者血）、经产妇等。②去 T 细胞的骨髓增加了排斥反应的风险。

（七）白血病复发

BMT 后白血病复发是影响 BMT 疗效的重要因素之一，白血病复发多发生在移植后头 2～3 年内，复发率由高到低排列为：同基因 BMT>去 T 细胞 BMT>无 GVHD 者>仅有急性 GVHD 者>仅有慢性 GVHD 者>兼有急性和慢性 GVHD 者。其复发还与移植时白血病的阶段和染色体的核型等有密切关系，以白血病的不同阶段为例：ANLL CR1 患者可能的复发率为 20%～25%，第 1 次复发或 CR2 者为 40%，ANLL 进展期为 60%；ANLL 高危型 CR1 者为 25%～35%，标危型 CR2 者为 45%，高危型 CR2 者为 55%，进展期为 75%；CML 慢性期为 20%，加速期或急变期为 50%～80%。预防措施有：①移植前提高抗白血病治疗质量，积极争取尽早做 BMT。②过继免疫治疗（adoptive immunotherapy）：如输注供者淋巴细胞、IL-2、LAK 细胞、细胞因子诱导的杀伤细胞（cytokine induce killer，CIK）等。③检测肿瘤微小残留病（minimal residual disease，MRD），早期防治。④供者淋巴细胞输注（donor lymphocyte infusion，DLI）：参见“非清髓性异基因造血干细胞移植”部分。

BMT 后白血病复发的患者预后差，首先应争取化疗再次达到完全缓释，然后进行第二次非清髓性异基因造血干细胞移植或 BMT 或外周血干细胞移植（peripheral blood stem cell transplantation，PBSCT）。

## 自体骨髓移植（autologous bone marrow transplantion，ABMT）

【适应证】

（一）恶性血液病

1. 急性白血病：无 HLA 配型相匹配供者的患者，移植的最佳时机同 allo-BMT。

（1）AML 自体 BMT：目前自体 HSCT 适用范围可扩大到 65 岁以上，主要是 CR1 期缺乏 HLA 相合的同胞供者的中、高危患者，进行自体 HSCT 加免疫治疗，可提高其长期无病生存率，条件是移植前无髓外侵犯。现有数据表明在巩固强化第三或第四个化疗周期结束后进行 HSCT 疗效最好。对低危组第一次完全缓解（CR1）病人并不一定行 HSCT，可巩固治疗后观察，也可将自体 HSCT 列入治疗范围。

（2）ALL 自体 BMT：长期维持治疗的而适应性差的患者；对于晚期骨髓复发和髓外复发的患者；对于传统的化疗可能失败或已经失败；CR1 期高危患者[Ph（+），白细胞计数>（50～100）$\times10^9$/L，化疗 30 天之后不缓解等]；CR2 和 CR3 期的所有患者；缺乏同胞或相合的无关供者；大于 35 岁的患者，或者 18～35 岁无相合的无关供者的患者也可考虑；而对于不能持续的髓内或髓外缓解者，尤其是细胞遗传学、分子、免疫表型检测不缓解者，或 CR3 期以上的患者，即使再缓解也不适宜做骨髓移植。总之自体 HSCT 治疗 ALL 的疗效是有限的，其主要问题是高达 50% 甚至更高的复发率。HSCT 前的治疗强度对自体 HSCT 的疗效有重要影响，因为其能减轻瘤负荷。因此自体 HSCT 是微小残留病（MRD）阴性的高危病人的一种选择。对于 MRD 阳性的患者，HSCT 后的维持治疗如 6-巯基嘌呤和甲氨蝶呤或者 Ph（+）ALL 的伊马替尼治疗都是有效的方法。

2. CML:自体 HSCT 的目的是延缓疾病进展并恢复伊马替尼和(或)干扰素的敏感性。在过去,自体 HSCT 中使用的干细胞被白血病细胞严重污染;但现在伊马替尼使患者达到完全遗传学缓解的能力使得干细胞中肿瘤负荷极大降低,因此自体 HSCT 在将来对此疾病是否有益,拭目以待。

3. 多发性骨髓瘤(multiple myeloma, MM):大剂量化疗后行自体 HSCT 相比标准剂量化疗能延长患者的 OS,一部分患者有超过 10 年的存活期。

自体 HSCT 仍被看作 MM 年轻患者的标准治疗。在自体 HSCT 前的基于沙利度胺、硼替唑米或雷利度胺等新药的联合应用比 VAD 方案更有优势,其有效率大于 80%,并且 CR 率可达 10%~30%。在 6 个基于硼替唑米方案的对照研究中,发现其 CR 率在自体 HSCT 后有提高,说明新药诱导和自体 HSCT 是互补的。

对于二次自体 HSCT 的观点:①只有达到非常好的 PR 的病人才能从第二次自体 HSCT 中受益;②当使用沙利度胺作为强化/维持治疗时,可得到相似的结果。相反的是,对复发患者的第二次 HSCT 被越来越多地应用,但前提是第一次 HSCT 缓解的时间大于 2 年。

4. 霍奇金淋巴瘤(Hodgkin lymphoma, HL)

(1) 自体 HSCT 可用于易复发或 CR2 的患者,也可用于原发性难治性 HL。

(2) 自体 HSCT 是目前复发 HL 的标准治疗方案,推荐对患者最有利的治疗策略是在第一次复发时行自体 HSCT。

5. 非霍奇金淋巴瘤(non-Hodgkin lymphoma, NHL)

(1) 低危非霍奇金淋巴瘤:虽然低危 NHL 不可治愈,患者仍能存活很多年。对于采取观望治疗的患者应每 3 个月随访一次,随访内容包括:病史、体格检查、血常规、血 LDH 及任何可能提示组织学转变的症状。一旦这种转变发生,这些患者应按照高危淋巴瘤来治疗,对这些有症状的患者治疗的适应证包括大的淋巴结肿块伴或不伴脾大,局部压迫性疾病风险,骨髓浸润或快速的疾病进展。一旦有上述表现,许多治疗方法可供选择,从观望到单药治疗到化学免疫疗法及自体 HSCT。

(2) 高危非霍奇金淋巴瘤:自体 HSCT 能改善高危侵袭性淋巴瘤年轻患者的预后。对弥漫大 B 细胞淋巴瘤,自体 HSCT 和包含利妥昔单抗的标准治疗能提高疗效。

对于耐药的患者,由于长期存活率低,故目前一致认为在常规治疗只获得部分缓解或复发的 NHL 应及时做自体 HSCT,不必延迟到发生耐药时再进行。

复发和难治的但对化疗敏感的侵袭性淋巴瘤患者的自体 HSCT 相比传统化疗能改善疗效。

(二) 实体瘤

对化疗、放疗敏感,但常规剂量达不到治愈目的,需要提高放、化疗剂量的某些肿瘤,ABMT 提供了其治疗方法。与恶性血液病比较,实体瘤早期骨髓未受侵犯,肿瘤污染机会少,其疗效不亚于恶性血液病。

1. 乳腺癌:大多数有效的抗乳腺癌的化疗药物表现为剂量依赖性抗肿瘤效应,这些化疗药物方案包括烷化剂和其他药物联合,如环磷酰胺、左旋美法仑、塞替派、BCNU、顺铂或卡铂等。但随着剂量的提高,其毒性反应亦随之增加,其最高剂量的限制主要在于骨髓抑制,如果接受自体骨髓移植,这些药物的剂量可以比标准剂量增加 3 倍以上,从而大大提高乳腺癌的疗效。

2. 卵巢癌:应用自体造血干细胞移植治疗卵巢癌是一种可望延长生存期的有效治疗方法。

3. 小细胞肺癌:在局限性小细胞肺癌中,将造血干细胞移植作为巩固治疗的手段效果较好,使患者的缓解时间延长,少数病人可获得长期存活。

4. 儿童实体瘤:如神经母细胞瘤、Ewing 肉瘤等特别适用,这些肿瘤对数种化疗药物和放疗高度敏感,但晚期患儿预后不良。

5. 其他:对恶性黑色素瘤、脑肿瘤、头颈部肿瘤、硬化型胃癌、肉瘤等也有应用造血干细胞移植进行治疗的报道。

（三）自身免疫性疾病患者 ABMT 适应证

符合如下条件的患者可考虑行 ABMT：

（1）自身免疫性疾病足够严重以至于死亡风险增加或进展且不可逆的残疾；

（2）此种自身免疫性疾病对传统治疗无效；

（3）在非可逆性器官损害之前行 ABMT，这样才能从 ABMT 中获得明显的效果。

在自身免疫性疾病中，ABMT 最主要的适应证是多发性硬化（MS）和系统性硬皮病（SSc）中对传统药物及新型免疫调节剂效果不满意的患者。

最常见的 ABMT 疾病是 MS、SSc、类风湿关节炎（RA）、幼年特发性关节炎（JIA）和系统性红斑狼疮（SLE），所有类型疾病均可获得长期效果，这与自身免疫性疾病的类型，病程及预处理强度有关。

**【术前准备】**

基本同 allo-BMT。

**【操作规程及要点】**

（一）骨髓采集术

同 allo-BMT，供者是患者自己。

（二）采集骨髓血量的估计

使造血重建的骨髓有核细胞最低阈值≥$0.5\times10^8$/kg，如要进行体外净化处理，以上骨髓有核细胞数应加倍，留作补救备用，以防万一。

（三）预处理

根据原发肿瘤选择相应的方案。

（四）分离

ABMT 需要采集的骨髓血一般为 800～1200ml，由于容量大，直接冷冻保存有一定困难，而且还可出现红细胞溶解，血凝块及冷冻必需的二甲基亚砜（dimthyl sulfoxide，DM-SO）的用量增加，增加了回输时对患者的不良反应。因此，需要分离去除骨髓血中的红细胞，其分离方法有以下 2 种。

1. 沉降法

(1) 自然沉降法:简单,无需特殊设备,但费时,影响造血干细胞的活性。

(2) 加速沉降法:用右旋糖酐、羧甲基淀粉钠、羟乙基淀粉、白蛋白、明胶、甲基纤维素等大分子聚合物中任意一种加入采集的骨髓血中,加速红细胞沉淀,使造血干细胞在体外常温下暴露的时间缩短,是一种简单快速的有效方法。

2. 普通低温离心法:通过密度梯度离心法分离出骨髓有核细胞。

(五) 体外净化

白血病 ABMT 的主要缺点是复发率高,体外净化是通过减少采集骨髓的残留白血病细胞来防止复发的一种方法,有物理方法、药物方法、生物学方法、免疫学方法以及这些方法的联合应用等。目前常用有效的体外净化方法为免疫磁珠分离法(参见"$CD34^+$细胞移植"中的"自体造血干细胞移植体外净化"部分)。

(六) 保存

1. 4℃保存:4℃保存方法简便,如普通冰箱即可进行,一般应用4℃保存72小时的自体骨髓进行 ABMT 的病例,移植后患者的造血功能均能顺利重建。而且可以省去上述分离步骤,为大多数不具备冷冻条件的医疗单位所接受。

2. -196℃冷冻保存:在分离的骨髓有核细胞悬液中加入等量的冷冻保护液(包括组织培养液、20%的 DMSO 和 10%的人型血清),以1~2℃/min 的速度程控降温,直至-80℃后,立即投入液氮中冷冻保存(-196℃)。从理论上讲造血细胞可保存10年左右。

3. -80℃冷冻保存;用5% DMSO 液(细胞内冷冻保护液)和6%羟乙基淀粉液(HES)(细胞外冷冻保护液)做混合冷冻保护液冻存造血细胞,可以不经程控降温直接放入-80℃中冻存造血干细胞,造血细胞可保存1年左右。

(七) 解冻与回输

当临床需要回输时,将冻存的骨髓有核细胞(造血细胞)置于40℃恒温水箱中快速解冻,为1~1.5分钟,解冻后立即回输,回输前留取标本测定造血干细胞的活性,如台盼蓝拒染法、形态学检查及骨髓造血干细胞培养等。

【并发症的防治】

ABMT与allo-BMT相比,并发症减少,最大缺点是易复发。

(一)复发的预防

1. 移植前提高抗白血病的治疗质量,积极争取尽早做ABMT。一般在诱导治疗完全缓解后,选择3~4个强效化疗方案,巩固强化治疗6~8个疗程,使体内残存的白血病或肿瘤细胞减少至最低限度,防治髓外白血病,争取在CR1进行ABMT。

2. 体外净化:适合有骨髓侵犯的肿瘤及易复发的白血病。

3. 检测MRD,早期防治。

4. 过继免疫治疗(adoptive immunotherapy):如输注供者淋巴细胞、IL-2、LAK细胞、CIK细胞等。

5. 诱导自身免疫性GVHD而产生有临床意义的GVL作用,如用CsA等,目前还在探索阶段。

(二)复发的治疗

对症支持治疗,再诱导缓解化疗,争取第二次非清髓性异基因造血干细胞移植或ABMT或外周血干细胞移植(PBSCT)。

## 外周血干细胞移植(PBSCT)

健康人在平稳状态下,外周血干细胞含量为骨髓中的1/100~1/10。经有效方法动员后,外周血干细胞可增加数十倍至数百倍。因此,PBSCT不需麻醉手术采集骨髓,而且肿瘤细胞污染少,造血功能重建快,即使骨髓有肿瘤细胞侵犯或者髂骨放射损伤者亦适合。PBSCT与骨髓移植相比,能采集到更多的造血干细胞,便于造血干细胞体外处理(如$CD34^+$细胞纯化等)。上述优点使PBSCT技术迅速发展。

【操作规程及要点】

(一)干细胞的动员

目前的主要动员方法有以下3种。

1. 细胞毒性药物：细胞毒性药物如环磷酰胺(Cy)、阿糖胞苷(Ara-C)、柔红霉素、米托蒽醌、依托泊苷(Vp-16)等这些药物可单独使用，也可联合使用，细胞毒性药物的选择，应尽可能遵守原发病的治疗方案。总之，大剂量的动员效果好，如 Cy4 ~ $7g/m^2$，Ara-c 2 ~ $3/m^2$，Vp-16 2. $0g/m^2$。

2. 细胞因子单独使用：细胞因子主要有 G-CSF、GM-CSF、IL-3 等，目前多为 G-CSF 和 GM-CSF 单独或联合使用。

近年来，细胞因子主要动员健康供者提供外周血干(祖)细胞。如前所述，平稳状态下，健康人的外周血干(祖)细胞含量很少，作为移植的干细胞来源是远远不够的。因此，必须用动员方法使 PBSC 增加数十倍至百倍以上，若不加动员即行采集所需的循环血量一般很大。比较 G-CSF、GM-CSF 以及 G-CSF+GM-CSF 3 种不同的动员方法，发现 G-CSF 组和 G-CSF+GM-CSF 组优于单用 GM-CSF 组。应用细胞因子的不良反应仅表现为低、中度发热，轻微骨痛，短期内消失。用法为 G-CSF 5μg/(kg · d)皮下注射或静脉滴注，一般 6 天左右。

3. 细胞毒性药物与细胞因子联合使用：这是目前对肿瘤患者最常用的动员方法，其优点在于既能动员足够量的干细胞，又可杀灭体内的肿瘤细胞，且动员效率明显高于上述两种方法。由于细胞毒性药物与细胞因子联合使用的动员方法具有明显优势，目前一般不采用单纯化疗做动员剂。常用联合化疗(遵守原发病的化疗方案)与 GM-CSF+G-CSF 联合方案较好，化疗后白细胞计数最好在 $0.1\times10^9/L$ 以下，使用 G/GM-CSF、G/GM-CSF 的用法，皮下注射，直到采集完为止。

(二) 采集

动员后，外周血中干细胞增高持续时间很短，要抓住采集的最佳时机。由于动员前患者情况有很大的可变性及外周血单个核细胞恢复的不一致性，而且白细胞、单个核细胞(mononuclear cells，MNC)不能完全代表 $CD34^+$ 细胞，所以采集前必须监测外周血干/祖细胞的质和量，只有掌握采集的最佳时机，采集到一定的干细胞，才能保证移植成功。

1. 检测：PBSCT 时要对移植物中造血干/祖细胞的数量进

行检测。MNC、$CD34^+$细胞比例，CFU-GM 产率均为简易方法，且间接反映造血干/祖细胞含量，可作为采集的有效指标。

(1) MNC 是更简单易行的检测方法，一般认为 MNC 的峰值与干/祖细胞的峰值一致，但个体差异较大，多数学者认为 MNC 计数不是可靠的指标。

(2) $CD34^+$细胞数：$CD34^+$细胞与造血干/祖细胞有很好的相关性，由于 $CD34^+$细胞的检测快速，准确，已被各移植中心所采用。

(3) GM-CFU 产率：亦是造血干/祖细胞的有效指标，但需培养 2 周后才有结果，对指导采集没有意义，只能作为回顾性分析的指标。

2. 采集时机：如何确定最佳采集时机尚无定论。一般认为应由检测的外周血 $CD34^+$细胞峰值决定。下列一些指标可作为外周血干细胞(peripheral blood stem cell，PBSC)采集时机的参考：①PBSC 动员化疗结束后 2～3 周。②外周血细胞升至 $(1～2)×10^9/L$ 时。③若单用 G-CSF 动员，宜在 WBC 升至 $(5～10)×10^9/L$ 时。④血小板升到 $>50×10^9/L$ 时。⑤外周血 $CD34^+$细胞>1% 时(正常 0.2% ±0.1%)。但具体采集时机尚要根据当时患者具体情况而定。

3. 采集 PBSC 的估计：PBSCT 的关键技术是如何将骨髓中的造血干细胞动员到外周血中，采集到足够数量的 PBSC 以便移植后造血恢复，特别是血小板的恢复，一般回输的 PBSC 中 CFU-GM、$CD34^+$细胞和 MNC 数要求至少达到下列标准(各家报道不尽相同，仅供参考)：①CUF-GM 数 $>2×10^5/kg$；②$CD34^+$细胞数 $>2×10^6/kg$；③MNC 数 $>7×10^8/kg$。

(三) 冻存

PBSC 的采集一般需要 3～4 次才能达到造血重建所需要的量，而且从 PBSC 的采集到回输要经过移植前的预处理阶段，所以每次所采集的细胞都必须经低温保存，其保存方法有 4℃保存、-80℃保存和-196℃保存 3 种。参见自体骨髓移植的保存部分。

（四）预处理

见异基因骨髓移植部分。

（五）回输

当采集 PBSC 时混入较多的血小板和血浆时，会增加凝集的机会，可应用少量抗凝剂（如肝素）预防。由于在冷冻与解冻过程中常导致一些细胞破坏，破碎的细胞及其产物以及防冻剂（DMSO）可引起一些不良反应。经对症处理可控制，很少发生严重并发症。

## 非清髓性异基因造血干细胞移植

传统的异基因造血干细胞移植的预处理方案为清髓性的，通过清髓性预处理来彻底根除恶性疾病，并提供足够的免疫抑制以防治移植物排斥。然而许多血液系统肿瘤细胞并不能因为大剂量放、化疗而根除，其根除作用在于异基因造血干细胞移植后免疫性的移植物抗肿瘤效应。由于清髓性预处理方案过于强烈，常常引起很高的移植相关并发症与死亡率，使造血干细胞移植存在一定风险。

非清髓性异基因造血干细胞移植（non-myeloablative allogeneic hematopoietic stem cell transplantation，NST）是应用低毒性，非清髓性预处理方案诱导供、受者之间的免疫耐受，以获得移植物植入，最终通过移植物抗白血病（graft versus leukemia，GVL）或肿瘤（graft versus tumor，GVT）达到根治恶性肿瘤的目的。

NST 的优势：

（1）年龄范围扩大，患者年龄可达 50 ~ 60 岁，甚至可达 70 岁。

（2）能用于疾病状况较差或有脏器功能障碍，不能做传统 HSCT 者。

（3）移植相关并发症减少，死亡率降低。

（4）对年轻患者后期危险性减少（如生长发育迟缓、内分泌腺病、不育症等）。

（5）对于混合嵌合体，通过 DLI 发挥 GVL 作用。

由于上述优势，NST应用逐渐增多，目前已扩大到非恶性疾病（如再生障碍性贫血、珠蛋白生成障碍性贫血、SLE等）。

**【操作规程及要点】**

（一）预处理

1. 非清髓性预处理概念：非清髓性预处理方案不可完全清除体内的造血功能，应允许相对迅速的造血恢复（<28天），一旦移植物植入，就应出现混合嵌合体。如移植物被排斥，自体造血快速恢复。与此不同的清髓性预处理后，要快速恢复造血，必须进行造血干细胞移植。

2. 常见非清髓性预处理方案

（1）氟达拉滨（fludarabin），30mg/($m^2$·d)×6；
白消安（busulfan），4mg/(kg·d)×2；
ATG，5～10mg/(kg·d)×4。

（2）氟达拉滨（fludarabin），30mg/($m^2$·d)×6；
TBI 200cGy。

（3）氟达拉滨（fludarabin），30mg/($m^2$·d)×4。

（4）氟达拉滨（fludarabin），30mg/($m^2$·d)×3；
美法仑（melphalan），140～180mg/($m^2$·d)；
白消安（busulfan），4mg/(kg·d)×2；
Cy，350mg/($m^2$·d)×3。

（二）造血干细胞动员、采集、回输以及移植后并发症的防治

基本同外周血干细胞移植及骨髓移植。

（三）免疫抑制剂应用

在NST过程中，移植物的有效植入，非清髓性预处理的免疫抑制比骨髓抑制更重要，要维持供者嵌合体稳定，还必须持续应用免疫抑制剂。免疫抑制剂除了抑制受者T淋巴细胞克服排斥反应，还抑制供者T细胞防治GVHD，但过强的抑制作用将会削弱移植物抗白血病或肿瘤（GVL/T）的作用。因此，NST的免疫抑制剂的剂量、持续时间等问题，要根据供、受者之间的免疫平衡状态，供者嵌合体的稳定性等决定。一般情况下应用免疫抑制剂的方案为环孢素（CsA）联合短疗程MTX（用法

同骨髓移植章节）或加用霉酚酸酯（MMF）1.0/次，每日2次如无GVHD，CsA可应用3～6个月，MMF可应用0～30天。

（四）供者嵌合体监测

1. 供者ABO血型嵌合体监测：供、受者之间移植时ABO血型不合而移植时，患者的ABO血型由移植前的血型转变为供者ABO血型，称为供者ABO血型嵌合体。供者ABO血型嵌合体的形成提示供者红细胞系统的植入。但移植后血型一般转变较迟，不能反映早期移植物的植入。

2. 染色体或基因检测分析：当供、受者之间性别不同进行移植时，染色体核型分析可很好地反映移植物的植入。有些疾病存在染色体或基因异常，可做标记染色体或基因，如Ph染色体、t(8;21)、bcr/abl基因等，以分析移植后标记染色体或基因消失等。

3. 短串联重复序列多态性分析：对于不同个体，短串联重复序列具有高度的长度多态性，该分析是目前检测异基因造血干细胞移植后移植物植入最先进、可靠的方法。NST后，如DNA多态性图谱中既出现供者条带，又有患者条带，则为混合嵌合体；如移植后患者有供者条带，而无患者移植前条带，为供者完全嵌合体；如患者移植后不出现供者条带，而是出现移植前受者条带，则为未植入或完全排斥。

（五）供者淋巴细胞输注（DLI）

造血干细胞移植后，供者的淋巴细胞可削弱受者T淋巴细胞对移植物的排斥，而促进移植物的植入，同时可通过供者淋巴细胞产生抗白血病作用。

1. DLI时机：移植后，过早输注供者淋巴细胞可能会加重GVHD，目前将DLI作为防治肿瘤复发为目的者多主张用在移植30天后造血重建形成嵌合体又无Ⅱ度以上的GVHD。

2. 方法：DLI的方法有两种：一种为单次大剂量淋巴细胞输注（bulk dose regimen，BDR），另一种为细胞数量递增的淋巴细胞输注（escalating dose regimen，EDR），EDR在诱导GVL同时不发生GVHD，是目前常用的方法。

3. $CD3^+$细胞数递增：$1\times10^7\rightarrow5\times10^7\rightarrow1\times10^8$，平均DLI为

$1.2\times10^8$/kg[$(0.05\sim2.7)\times10^8$/kg]。当供、受者进行 HLA 不完全相合的移植时，$CD3^+$细胞回输量要低于 HLA 完全相合者，一般 $CD3^+$细胞为 $10^4$/kg 为宜。

## 其他造血干细胞移植

### $CD34^+$细胞移植

$CD34^+$抗原是一种跨膜糖蛋白，$CD34^+$在造血干细胞上表达最强，随着干细胞分化为定向祖细胞，其表达逐渐减弱直至消失。研究证实，许多恶性肿瘤细胞不表达 $CD34^+$抗原，这正是利用 $CD34^+$抗原分选和富集正常造血细胞的基础。

1. 自体造血干细胞移植体外净化：由于检测肿瘤微小残留病(MRD)敏感技术的应用，已经有越来越多的证据证明 PBSC 仍有肿瘤细胞污染。

$CD34^+$抗原在恶性肿瘤细胞与造血干细胞表达的差异为自体造血干细胞的体外净化提供可能，一般而言，肿瘤细胞膜上 $CD34^+$抗原的表达与否常与该肿瘤细胞起源的正常细胞的表面密切相关。$CD34^-$表达的恶性肿瘤包括：慢性淋巴细胞白血病、多发性骨髓瘤、霍奇金病、非霍奇金淋巴瘤、乳腺瘤、神经细胞瘤等。因此，对于 $CD34^-$的恶性肿瘤患者的外周血干细胞进行 $CD34^+$细胞分选与富集，然后进行 PBSCT，可有效清除残留肿瘤细胞，减少复发。

2. 异基因外周血 $CD34^+$细胞移植：对于 HLA 不相合或半相合造血细胞移植，可防治急性 GVHD，将采集的外周血干细胞产物经分选富集 $CD34^+$细胞后，不仅可获得高纯度足量的 $CD34^+$细胞用于临床移植，还可去除 2～5 个对数级的 T 淋巴细胞，这对异基因供、受者之间移植后减少 GVHD 的发生有十分重要的意义。异基因外周血 $CD34^+$细胞移植还可应用于移植失败后的再移植，可避免再输入原供者造血细胞时，混入供者大量淋巴细胞诱发或加重 GVHD。

3. $CD34^+$细胞分选：目前应用较多的 $CD34^+$细胞分选方法为免疫磁珠分离法，其中 CliniMACS 临床细胞分选系统是目前临床应用较理想和广泛的细胞分选系统之一。

首先，将 G-CSF 等动员的外周血经血细胞分离机（如 Cs3000 plus）分离获得单个核细胞。CD34$^+$细胞被免疫磁珠特异标记，磁性标记完成后，CliniMACS 自动将细胞通过位于永久性磁场中的分选柱，磁性标记的阳性细胞被吸附在分选柱中，未标记的阴性细胞则流出分选柱，从而将两者分离。然后，CliniMACS 将分选柱移出磁场，再将吸附于柱上的阳性细胞洗脱出来，收集备用。用 CliniMACS 分选系统分选后 CD34$^+$细胞的纯度和回收率为 96% 和 67% 以上，T 细胞去除率达 95% 以上。

## 脐血干细胞移植

脐血（umbilical cord blood，CB）通常当作废物而被丢弃。1998 年，Broxmyer 等首先发现脐血含有丰富的干细胞，可供造血干细胞移植。同年，Gluckman 等首先采用有亲缘关系的脐血治疗 Fanconi 贫血获得成功。这一继骨髓、外周血和胎肝之后的新的造血干细胞来源，引起国际上广泛重视。已接受脐血移植的病种包括血液系统恶性肿瘤、实体瘤、遗传性血液病、代谢性疾病等。脐血具有丰富的造血干细胞，其来源广泛，对供者无危险，GVHD 轻，可进行 HLA 数据库管理等优点。研究结果表明，成年人也可以成功地接受脐血干细胞移植。可以预计，脐血将成为非亲缘关系受者移植时较好的干细胞来源。脐血 HLA 配型：用血清学和分子生物学等方法分析有核细胞的 HLA-Ⅰ、Ⅱ抗原及其基因片段。①借助同种血清检测有核细胞表面抗原，如 HLA-A、B、C、DR 等。②DNA 分析，如用等位基因特异性寡核苷酸探针或限制性长度多态分析来检查。

## 同胞间脐血干细胞移植

### 【脐血选择】

1. HLA 配型选择脐血：根据 HLA-Ⅰ：A、B 位点及 HLA-Ⅱ：DR 位点配型，首选与 HLA 配型完全相合的脐血，如只有部分相合，则按 DR>B>A 的顺序选择。

2. 脐血细胞数选择脐血：脐血单个核细胞数$>2\times10^7$/kg，

CFU-GM>1.5×$10^4$/kg,$CD34^+$细胞>1.5×$10^5$/kg。

【脐血采集】

1. 供者的条件:选择新生儿与其母均健康的脐血。产妇分娩时无发热及贫血;妊娠足月,非早产儿,产妇胎儿无遗传性疾病,无新生儿窒息、水肿及黄疸,羊水内无胎粪,胎盘剥离分娩时间>12 小时。

2. 采血时间:新生儿娩出后立即开始采血,采血完毕时间不超过分娩后 5 分钟。

3. 采血方法:在距新生儿肚脐 5~7cm 处用 2 把血管钳夹住脐带,再在两钳间将脐带切断。待新生儿离开后采集。抗凝剂有肝素、ACD(枸橼酸盐和葡萄糖)和 CPDA(cirate/phosphate/dextrose/adenine,枸橼酸盐/磷酸盐/葡聚糖/腺苷)。其中,CPDA 为等张、中性 pH,而且不受所采集 CB 体积的影响,现多被采用。采集用带 16 号针头内有 CPDA 约 23ml 的采血袋,适合采集 170ml 以内的脐血。采集前用 2% 的碘酒和 75% 的乙醇溶液依次消毒脐带欲穿刺处,通过脐静脉穿刺收集脐血。一般每个胎盘可采集 42~240ml 脐血。

4. 分离:6% HES 按 1:5(HES:CB)体积比加入抗凝脐血混匀,然后在原收集袋离心(在 10℃,50g×5 分钟),收集富含单个核细胞(mononuclear cell,MNC)的上清液到 1 个大于 160ml 的血浆袋中,离心(400g×10 分钟),移出上清液,最后把沉淀的 MNC 加入 20ml 血浆混悬。取少许标本检测和计数。

5. 冻存:-80℃可保存 1 年,-196℃可保存 10 年,需要时可随时解冻。同胞间脐血干细胞移植时,脐血收集完后,应立即进行移植,以防脐血干细胞活性受损。

6. 血样检测:取一份脐血样做细菌与真菌培养和 HLA 型分析。另外取母血做必要的血清学检查,包括抗 HIV-1 与 HIV-2、CMV、HTLV-1、乙型肝炎病毒、丙型肝炎病毒等。

每一份脐血收集完成后,应进行规范化管理,要认真仔细填写卡片,包括供血资料、产妇姓名、年龄、床号、住院号、血型、化验检查、新生儿性别、体重、血型等,以备查访。同时还应详细记录血液采集情况、采血日期及时间、采血方式、采血量、血样监测情况、分离保存及活性、MNC 计数及 HLA 型分析、保存日期与编号等。

### 非血缘关系的脐血干细胞移植

脐血来源于脐血库，通过 HLA 配型及脐血细胞数量选择脐血。

脐血干细胞移植的术前准备、操作步骤、适应证和并发症及其防治基本同上述。以往脐血移植都是在儿童身上进行的，临床研究提示，一份脐血所含的干细胞量可供成人造血重建。

脐血干细胞移植存在的问题及展望：

(1) 脐血量有限，无法根据患者的体重大小来调节输入剂量。

(2) 具有潜在传递先天性疾病的可能。

(3) 如果移植失败，无备用供者的骨髓或外周血采集。

(4) 植活慢，增加了感染、出血的机会。

脐血体外扩增方法的改良和优化、双份或多份脐血的应用等将有助于扩展脐血在临床干细胞移植领域的应用范围，增加移植，特别是成人移植成功的机会。

（张东华）

## 十、抗血栓疗法

抗血栓疗法是血栓性疾病的防治方法，包括抗凝、抗血小板聚集及溶解血栓疗法。溶解血栓（简称溶栓）疗法在于尽快溶解已形成的血栓或阻塞于血管内的栓子，使血液循环恢复；而抗血小板聚集和抗凝剂主要用作预防血栓形成或预防溶栓后血栓再形成，对已形成的血栓作用不大。

**【适应证】**

1. 动脉血栓形成的疾病：如冠心病、脑动脉栓塞或血栓形成和肢体动脉栓塞等。

2. 静脉血栓形成的疾病：如下肢深部静脉血栓形成和栓塞、肺栓塞等。

3. 微循环血栓形成疾病：如弥散性血管内凝血（disseminated intravascular coagulation，DIC）、溶血尿毒症综合征、血栓性血小板减少性紫癜（thrombotic thrombocytopenic purpura，TTP）等。

4. 高凝状态疾病：主要在于预防血栓形成。常见的有：

（1）冠状动脉粥样硬化性心脏病（冠心病）、缺血性脑血管病、高脂血症、糖尿病伴有或不伴有血管病变，高血压病等。

（2）人工瓣膜、人造血管、体外循环、瓣膜置换术后等。

（3）妊娠高血压综合征、肾小球疾病和肾移植排斥反应、口服避孕药后、恶性肿瘤等。

（4）抗磷脂抗体血栓综合征、内毒素和促凝物质进入血循环、骨髓增生性疾病、TTP 和溶血尿毒症综合征。

5. 免疫性疾病和免疫复合物病等。

【禁忌证】

见各抗血栓疗法。

【治疗】

（一）一般处理

积极防治原发病，如伴有高凝状态时要防治血栓发生。

（二）抗凝剂治疗

1. 肝素见“肝素抗凝剂治疗”。

2. 口服抗凝剂见“长期口服抗凝剂治疗”。

3. 新型抗凝剂

（1）低分子量肝素：见“肝素抗凝剂治疗”。

（2）水蛭素及其衍生物：水蛭素（hirudin，HIR）是从医用水蛭中发现的，目前已有基因重组水蛭素（γHIR）和人工合成水蛭素（Hirulog）。HIR 能与凝血酶以高亲和力形成复合物（1∶1），有效地阻断凝血酶的蛋白水解功能，而且还阻止凝血酶催化的其他凝血反应及其诱导的血小板聚集和释放反应。水蛭素是目前所知很有潜力的抗栓药物。

水蛭素常用剂量为0.4mg/kg 1次静脉注射作负荷量，再继以0.1~0.2mg/(kg·h)的剂量维持静脉滴注；或0.5mg/kg，2次/次，皮下注射。预防用药不加负荷量，在用药前先测定APTT。用药后4小时测定1次，以后每天测定1次。APTT延长为正常值1.5~2.5为最佳治疗范围。

（三）抗血小板聚集药物疗法

见“抗血小板聚集药物疗法”。

（四）溶栓疗法

见“纤维蛋白溶解疗法”。

（五）蛇毒酶制剂

蛇毒酶制剂具有抗凝、去纤维蛋白原、溶栓及抑制血小板聚集等多种作用，其适应证和禁忌证见“抗凝血和纤维蛋白溶解疗法”。

1. 作用机制

（1）类凝血酶作用：蛇毒使纤维蛋白原转变为纤维蛋白，而不发生聚合形成凝块，被血管内皮细胞释放的蛋白水解酶——纤溶酶降解清除，具有抗凝作用。

（2）溶栓作用：蛇毒激活纤溶系统而溶解血栓。

（3）血液流变学的影响：降低纤维蛋白原、血小板聚集及血黏度。

2. 常用蛇毒制剂及用法：不同种类的蛇毒制剂有不同的生物效应，如类凝血酶样酶、去纤酶、蝮蛇抗栓酶等。其共同特性以降低血中纤维蛋白原为主。

（1）蝮蛇去纤酶(ancrod，arvin)：首次剂量2~3U/kg，加入500ml生理盐水，静脉滴注6~8小时。维持2U/(kg·q12h)，共7日。蝮蛇去纤酶的主要不良反应为出血，应监测血中纤维蛋白原浓度，严重出血者可用抗血清(每支抗血清可对抗70U蝮蛇去纤酶)，纤维蛋白原5g或新鲜冰冻血浆1000ml；其次为变态反应，一般给予抗过敏处理。

同类蛇毒酶制剂还有去纤酶和蝮蛇抗栓酶。

（2）蝮蛇抗栓酶(svate)：主要含类凝血酶和激肽释放酶。

用法：一般每次 0.25～1.0U 加入生理盐水 250～500ml，静脉滴注，初按 15 滴/分速度滴注，如无反应，再按 45 滴/分速度滴注。如有变态反应，立即用苯海拉明 20mg 肌内注射，地塞米松 10mg 静脉注射。

（3）Batroxobin：为类凝血酶。用法：1～2U/kg 加入生理盐水 100ml，静脉滴注 1h，维持剂量依据纤维蛋白原的浓度，如纤维蛋白原降至 1.0g/L 时，给予 0.5～1.0U/(kg · d)。

【并发症及处理】

1. 出血多发生于用药过量时，应定期监测纤维蛋白原等凝血功能。

2. 变态反应如链激酶、蛇毒等异性蛋白制剂，同其他变态反应的防治。

（张东华）

# 十一、抗凝血和纤维蛋白溶解疗法

## 肝素抗凝剂治疗

【适应证】

主要用于血栓栓塞性疾病的防治，尤其适合于需快速抗凝者。如：

1. 静脉的血栓与栓塞症，如肺梗死、下肢的血栓症及脑栓塞。

2. 心房颤动伴栓塞的防治。

3. DIC。

4. 四肢动脉的血栓与栓塞症。

5. 心绞痛、急性心肌梗死的防治。

6. 慢性阻塞性肺部疾患。

7. 各类肾病，肾小球内有明显的纤维蛋白沉淀者，如肾炎、肾病综合征、溶血性尿毒症综合征等。

8. 其他体外抗凝如心血管手术、体外循环、血液透析、心导管检查,也可用于输血或血液标本的制备。

9. 预防性治疗如长期卧床,手术后并发静脉血栓形成,肺栓塞及早幼粒细胞白血病化疗时等。

【禁忌证】

1. 出血性疾病或出血倾向者。

2. 妊娠分娩后。

3. 活动性消化性溃疡及其他易出血的消化道疾病。

4. 严重心、肝、肾功能不全的疾病,严重高血压,蛛网膜下腔出血或脑出血,活动性肺结核伴有空洞形成等。

5. 最近有手术或外伤史者。

【治疗】

(一) 普通肝素

肝素是一种酸性黏多糖(相对分子质量 12 000 ~ 15 000),自牛肺或猪肠黏膜中提取,精制而成。肝素链中戊糖序列的几个硫酸基团与抗凝血酶(antithrombin, AT)以高亲和力相结合,使 AT 暴露出活化中心,与丝氨酸蛋白酶的活化中心形成紧密结合的复合物(1 : 1),肝素被释放出来再利用,对具有丝氨酸蛋白酶的凝血因子有灭活作用,其中 AT 对凝血酶和因子Ⅹa 的作用最强。

用法:肝素应用一般按单位和体重计算,合格的肝素应为含 130 ~ 140μ/mg,根据剂量可分为以下几种疗法:

1. 大剂量:每日剂量为 20 000 ~ 30 000U,用 5% 葡萄糖生理盐水或林格液稀释后静注或静滴,仅用于急性肺栓塞。

2. 中剂量:每日剂量为 10 000 ~ 20 000U,静脉滴注或皮下注射,多用于治疗 DIC 与血栓栓塞性疾病。

3. 小剂量:每日剂量为 5000 ~ 10 000U,多皮下注射,每 8 或 12 小时 1 次,多用于心绞痛、高脂血症、高凝状态及预防性给药等。

(二) 低分子量肝素(low molecular weight heparin, LMWH)

为普通肝素经解聚法制备,平均相对分子质量为 4000 ~ 7000。其抗凝特点:抑制凝血酶作用弱,而抑制因子Ⅹa 作用强,不引起血小板减少,而具有较好抗血栓作用。与普通肝素相比,LMWH 具有抗栓作用强,皮下注射易吸收,抗凝效果可以评估、常规治疗不需实验室检测、出血不良反应少等优点,因而在防治血栓等方面受到重视。

【不良反应及处理】

1. 出血因肝素用量的个体差异较大,可发生肝素过量而出血。在应用过程中,应密切监测 APTT,出血明显时应立即停用肝素,然后缓慢注射鱼精蛋白 50mg 中和循环中的肝素。一般认为每毫克鱼精蛋白可中和 100U 肝素。

2. 血小板减少症一般发生在应用肝素 4 ~ 7 日后出现。停用肝素后血小板数恢复正常。严重者出现肝素-血小板减少-血栓形成综合征,其原因不明。处理:停用肝素,首选抗血小板药物,亦可用免疫抑制剂。

3. 骨质疏松:多见于孕妇,常与高剂量、长疗程(>10 000U/d,>3 个月)的肝素治疗有关。

4. 变态反应:偶可发生局部或全身变态反应,此时应停止使用肝素,严重病例应酌用抗组胺类药物或肾上腺糖皮质激素治疗。

(尚　森　张东华)

# 十二、抗血小板聚集药物疗法

【适应证】

1. 脑血管疾病短暂性缺血发作,预防脑血管意外的复发。

2. 心血管疾病不稳定型心绞痛,预防心肌梗死的初发或复发,冠状动脉搭桥术后,心脏瓣膜置换术后。

3. 肾脏疾病,减慢肾小球疾病的进展。

【治疗】

(一) 环氧化酶抑制剂

阿司匹林为临床上广泛应用的药物。其抗血小板作用机制是由于高度特异性地阻断环氧化酶活性，从而阻断血栓烷（$TXA_2$）合成。由于大剂量的阿司匹林可同时抑制内皮细胞和血小板合成前列环素（$PGI_2$）。目前大多数患者每日用量为 80～160mg/d。主要适应于心肌梗死的一级预防；心肌梗死的二级预防；脑梗死或短暂脑缺血发作。

（二）二磷酸腺苷（ADP）介导血小板活化的抑制剂

目前临床应用的有氯吡格雷和噻氯匹定两种，二者均为噻恩并吡啶衍生物。能抑制体内血小板对 ADP 聚集反应。此外，氯吡格雷还具有拮抗 ADP 抑制腺苷酸环化酶的作用，使血小板 cAMP 升高而抑制血小板聚集。

氯吡格雷，商品名为波立维，服药后抑制血小板聚集作用的起效时间约为 2 小时，连续服药 3～7 日达到稳定期，停药后抑制血小板聚集作用可延续到 7～10 日。用法：75mg/次，1 次/日。噻氯匹定（ticlopicine）的作用不仅与剂量相关，而且与时间也相关，一般口服后 24～48 小时开始起效，3～5 日作用最强，停药后药效还能维持 72 小时，在预防脑卒中方面作用明显。用法：口服 250mg/次，2 次/日。但有引起白细胞减少的不良反应。

（三）磷酸二酯酶抑制剂

双嘧达莫（dipyridnmole，piersantine），抑制磷酸二酯酶从而抑制血小板黏附和聚集，因而作为抗栓药在临床上与口服抗凝剂华法林合用，每日 0.2～0.4g。

（四）作用于血小板膜受体拮抗剂：5-$HT_2$ 受体抑制剂——沙洛雷酯

5-$HT_2$ 受体是属于 G 蛋白偶联的 7 次跨膜受体，通过 Gq 蛋白介导激活磷脂酶 C，生成三磷酸肌醇，从而使细胞内储藏的 $Ca^{2+}$ 释放，导致胞浆游离 $Ca^{2+}$ 浓度升高，引起血小板聚集。沙洛雷酯为口服药物，通常剂量为 100mg/次，3 次/日，餐后服用。

（五）其他抗血小板药

1. 磺吡酮（苯磺酮，sulfinpyrazone）：一种弱的环氧酶竞争性抑制剂，抑制内过氧化物、血栓烷 $A_2$ 合成；与血小板激活因子(PAF)有拮抗作用。能抑制血小板对血管内皮下组织的黏附,以及胶原和肾上腺素对血小板释放反应。用于预防血栓栓塞性并发症。成人 600 ~ 800mg/d,分 3 或 4 次口服。不良反应主要是胃肠道刺激作用,少数有变态反应,造血功能受抑制。

2. 达唑氧苯(苯酸咪唑,dazoxiben):血栓烷 $A_2$ 合成抑制剂。对外周血管病、不稳定型心绞痛、雷诺综合征、妊高征有一定疗效。剂量为 400 ~ 500mg/d。

(六) 低分子右旋糖酐

具有抗血小板聚集和黏附的功能,常用于辅助抗血小板药物治疗,剂量为 500 ~ 1000ml/d,静脉滴注 5 ~ 7 日。

(七) 抑制血小板功能的中药

1. 丹参:复方丹参注射液 4 ~ 16ml 加入 5% 葡萄糖溶液 250ml,静脉滴注。

2. 川芎嗪:川芎嗪为川芎的有效成分,具有抗血小板聚集的作用,适用于闭塞性血管疾病、脑血栓形成、脉管炎、冠心病心绞痛等。其不良反应偶有胃部不适、口干、嗜睡等。用法:120 ~ 160mg /(次 · 日),加入 5% 葡萄糖溶液或生理盐水或低分子右旋糖酐 250 ~ 500ml,静脉滴注,3 ~ 4 小时用完,治疗周期:10 ~ 15 日。

(尚　森　张东华)

# 十三、长期口服抗凝剂治疗

主要是香豆素类抗凝剂,包括双香豆素,苯丙酮香豆素(华法林)和醋硝香豆素等。这些抗凝剂通过阻止维生素 K(维生素 K)环氧化物在肝脏微粒体内还原而导致类似维生素 K 缺乏状态,抑制维生素 K 依赖因子(Ⅱ、Ⅶ、Ⅸ、Ⅹ)的生物合成,对已合成的因子无效。其临床特点为:①口服一定时间后才起抗凝作用,停药后抗凝作用持久。②可与维生素 K 产生竞争性对抗作用。③凝血酶原时间(PT)可反映维生素 K 依赖因子水平。

【适应证】

口服抗凝剂主要用于预防血栓形成，特别是病情轻而又需要长期抗凝治疗的患者，如高凝状态疾病等。情况严重者，可与肝素合用3～5日后停用肝素，以口服抗凝剂维持。

【禁忌证】

与肝素相似。

【治疗】

1. 华法林：应用最广，首次剂量为5mg，以后每日2～5mg维持。

2. 双香豆素：首次剂量为300mg，以后每日25～150mg维持。

3. 醋硝香豆素片：首次剂量为15～25mg，以后每日2～10mg维持。

口服抗凝剂必须定期监测凝血酶原时间（PT）的INR。目标INR根据病情而定。用药前常规测定INR，第3天再次测定INR。第1周3次，第2周2次，以后每周1次共四周；每2周1次共2个月；每月1次。大多数病人，如下肢深静脉血栓症应用口服抗凝剂至少3～6个月。有些高凝状态的疾病（如瓣膜置换术后）需要终身服用抗凝剂。

【并发症及处理】

1. 出血：为长期口服抗凝剂的常见并发症。轻者为镜下血尿，重者内脏出血（如颅内出血，消化道出血等）。预防：定期监测PT，及时调整剂量；PT明显延长或有出血倾向者应减量或停药，密切观察。治疗：轻度出血者可用维生素$K_1$ 10～20mg/d，缓慢静脉滴注；严重出血者可用大剂量维生素$K_1$ 40～60mg/d，或输注新鲜冰冻血浆或凝血酶原复合物。

2. 皮肤坏死：见于应用华法林者，严重者坏疽性坏死，多见于用药3～8日后，其原因尚不清楚。

3. 胎儿畸形：在妊娠前3个月应用时可引起胎儿畸形，妊娠者禁用。

（张东华）

# 十四、纤维蛋白溶解疗法

纤维蛋白溶解疗法是尽快溶解血栓或栓子中已形成的纤维蛋白,使血液循环恢复的治疗方法。又称溶栓疗法,此法比抗凝疗法更为直接有效。其使用原则为:①尽早用药,最好在血栓形成后1~2日内使用,血栓栓塞后6小时内给药,疗效明显增加。②一般给药时间为1~3日,不超过1周。③溶栓结束后,应防止血栓再发生。

【适应证】

1. 急性冠状动脉闭塞或梗死。
2. 急性缺血性脑卒中的溶血栓治疗。
3. 急性肺栓塞。
4. 周围动脉闭塞。

【禁忌证】

1. 出血性疾病,严重高血压,脑出血,肺结核空洞,糖尿病视网膜病变,感染性心内膜炎,严重肝肾疾病和近期胃肠道出血者等。
2. 妊娠2周内和分娩后产褥期。
3. 手术后2周内。
4. 70岁以上的老年人。

【治疗】

溶栓药是一组纤溶酶原激活物,尿激酶(urokinaes,UK)和链激酶(streptokinaes,SK)为第一代溶栓药;组织型纤溶酶原激活物(tissue type plasminogen activator,tPA)、乙酰化纤溶酶原和SK复合物以及基因重组单链尿激酶(prourokinaes,ProUK)为第二代溶栓药。第三代溶栓制剂是正在开发或研制中的溶栓剂,其目的是通过基因工程技术,改良天然溶栓药物的结构,提高它们的选择性溶栓效果。目前临床上常用的有以下几种。

(一) 尿激酶

UK在体内半衰期短,仅为18~27分钟,临床应用差异较大,其参考剂量:①急性心肌梗死为200万~300万U。②肺栓塞和新鲜深部静脉血栓：15 万～30 万 U 在 12～24 小时内滴注。③急性四肢肢端缺血：可用导管插入血栓局部，3.7 万～7.5 万 U/h 滴注，并根据纤维蛋白原含量调整剂量。主要不良反应有呕吐、虚脱、休克和脑血管意外等。

（二）链激酶

一般首次剂量为 25 万～50 万 U 加入生理盐水 100ml 静脉滴注，30 分钟滴完，维持：10 万 U/h，1～2 日。SK 为细菌产物，故会引起变态反应。还可引起低血压，由于不良反应大，目前应用逐渐减少。

（三）组织型纤溶酶原激活物

tPA 对血栓中的纤维蛋白有高度亲和力，能特异地作用于血块表面形成 tPA 纤维蛋白复合物。T-PA 在体内的半衰期短，为 3～8 分钟。用法：10～100mg/d 静脉或血管局部灌注，随后用肝素维持几日。如心肌梗死患者，先静脉注射基因重组 tPA（rt-PA）10mg，继而 50mg，1 小时滴完，再用 40mg，2 小时滴完。

（四）东菱精纯抗栓酶

为新型强力单成分溶栓药物。首次剂量 10 巴曲酶单位（batroxobin unit，Bu）以后 5Bu 隔日 1 次，均用生理盐水 100～250ml 稀释静脉滴注 1 小时以上，通常治疗周期为 1 周。

**【并发症及处理】**

（一）出血

1. 预防

（1）严格掌握禁忌证：对有禁忌证者又必须应用溶栓疗法者，应减少剂量，密切观察出血情况。

（2）监测出凝血功能：①凝血酶时间（TT）：一般将 TT 控制在正常的 3～4 倍。②纤维蛋白原：血浆纤维蛋白原不应低于 1g/L，否则可致出血。③其他：优球蛋白溶解时间缩短，FDP 增高，APTT 及 PT 延长等。

2. 治疗立即停用溶栓药，输新鲜冰冻血浆或纤维蛋白原。

（二）变态反应

可对症抗过敏治疗。

（三）再灌注损害并发症

其是指闭塞的血管，经溶栓剂治疗后重新再通，在短时间内发生组织损害或形态学改变而言。

（尚　森　张东华）

# 附录

## 一、血液系统疾病问诊的特点

血液病常见的临床表现有贫血、出血、感染、淋巴结及肝脾大，询问病史的原则与方法同一般内科疾病，但也有其自身的特点，在问诊中应仔细询问以下内容。

**【贫血】**

贫血症状的有无、轻重，除原发病性质外，更重要取决于贫血的程度、进展速度，同时与患者年龄、有无心肺疾患及心血管系统的代偿能力有关。贫血发生缓慢，无心脏疾病基础，代偿机制可充分发挥者，血红蛋白浓度低于60g/L才引起注意。反之急性失血或急性溶血，轻度贫血时症状却很明显，表现头昏、乏力、气促，极严重贫血甚至出现嗜睡、昏迷。

（一）贫血发生的速度

某些血液病其贫血发生急，进展速度快，数天至数周内即发展到严重贫血，如急性白血病、重型再障、溶血危象等。而缺铁性贫血、部分溶血性贫血起病隐袭、进展缓慢，就诊时病程已有数月乃至数年。非重型再障、巨幼细胞性贫血、某些溶血性疾患则介乎其间。

（二）贫血发生时间及病程发展情况

1. 各种遗传性贫血于婴幼儿或儿童时期开始发病。

2. 大多数血液病贫血的发生时间可在各个年龄阶段，病程有长有短。

3. 某些血液病在未经治疗的情况下一旦发生贫血则呈进行性发展，程度越来越严重，活动能力每况愈下，自然病程短，如急性白血病、恶性组织细胞病等恶性血液病，再生障碍性贫血、恶性贫血等。

4. 某些血液病的贫血程度时轻时重,如某些溶血性贫血可呈贫血发作与自身缓解交替,病程迁延数年,进展缓慢。

（三）有无伴随症状

1. 出血、发热某些血液病除贫血之外常伴有出血和发热,如重型再障、急性白血病、恶性组织细胞病等。溶贫发生溶血危象时可伴高热,重度缺铁性贫血因机体抵抗力下降亦易发生感染而发热。

2. 某些贫血有其特征的伴随症状:①酱油色样或浓茶色样尿见于溶贫。②黄疸见于溶贫、巨幼贫、恶性贫血、MDS 等。③口舌灼痛、锥体外系统表现见于恶性贫血。④异食癖、易兴奋及吞咽困难等症状可见于严重缺铁性贫血。

（四）是否有引起贫血的基础疾患

贫血可以是血液系统疾病的表现,也可以继发于其他系统疾病,如慢性感染、消化系统出血、恶性肿瘤、内分泌疾病、肝肾功能不全等,女性还需注意其月经情况以及是否妊娠、哺乳等。

**【出血及出血倾向】**

血液病的凝血止血机制异常可表现为出血及出血倾向,以自发性或轻微外伤而出血、程度重、不易控制为其特点,可发生于身体的任何部位,常规止血药治疗效果差。

（一）出血部位及特点

1. 凝血机制异常,如血友病,可反复发生多部位出血,以大关节腔和深部肌肉组织血肿及易形成关节畸形为特征,并易发生延迟性出血。

2. 血小板数目或功能异常、毛细血管壁功能异常出现皮肤及黏膜出血点、瘀斑,表浅伤破后出血明显且持续时间长,但极少发生深部组织血肿及延迟性出血。

（二）出血的伴随症状

1. 遗传性出血性疾患多以出血倾向为突出表现,某些出血性疾患出血量多时可伴轻至中度贫血。

2. 获得性止血机制异常所致的出血有其原发病的临床表

现,如再障(贫血、感染)、恶组(高热,肝、脾、淋巴结肿大,黄疸等)、淋巴瘤(发热、淋巴结肿大等)、白血病(发热、肝脾肿大等)、重症感染、晚期恶性肿瘤伴发DIC。

【发热和感染】

(一) 发热

可以是一些血液病的自身症状之一,且不一定伴有感染,如重症贫血、慢性粒细胞白血病可以出现低热,而恶性血液病、急性溶血发作时可有中度发热至高热,部分淋巴瘤可出现周期性发热。一般情况下,血液病的发热常同时伴有贫血,出血,肝、脾、淋巴结肿大等其他血液病症状,诊断不太困难,但少数血液病如淋巴瘤、恶组在一定时期内发热是其唯一突出临床表现,易造成误诊。

(二) 感染

有些血液系统疾病,如再障、恶性血液病、粒细胞缺乏或功能障碍,机体免疫功能下降,易反复发生感染,感染部位可以是各系统的,易见于口腔、皮肤黏膜、肛周、呼吸系统等部位,程度可轻可重,可以是特异细菌感染,也可以是非特异的,特点是感染难以控制,对常规剂量抗感染药物治疗反应差。血液系统疾病合并感染与重症感染导致血液系统损害有时难以区分,应仔细询问病史,区别感染症状是原发的还是继发于血液病。

【与血液病有关的其他方面】

(一) 职业、服药及毒物接触史

放射线、重金属、某些工业物质(苯)及某些药物(如某些抗生素、解热镇痛药、镇静催眠药、抗疟药、抗肿瘤药、抗甲状腺药、抗癫药、抗组胺药等)可以引起血液病或血液系统异常,如粒细胞减少或缺乏症、再障、溶血性贫血、巨幼细胞性贫血及某些恶性血液病。因此,要仔细询问接触放射线及毒物时间和剂量,服用了哪些有可能导致血液系统异常的药物,用药时间及剂量,与发病的时间关系。

(二) 营养状况及饮食习惯

偏食、过度饮酒、食物中长期缺乏动物蛋白和新鲜蔬菜及其他不良饮食习惯等导致铁、叶酸、维生素 $B_{12}$ 缺乏，易致缺铁性贫血及巨幼细胞性贫血。

（三）有无消化系统疾患及手术史

溃疡病、痔疮等长期慢性失血致铁的丢失或胃大部分切除术致铁吸收障碍，引起缺铁性贫血。

（四）月经、生育史

月经过多既是再障、出血性疾患的表现，亦是引起缺铁性贫血的原因。生育过频、晚期妊娠、严重孕吐、分娩失血过多、哺乳期过长均可致缺铁性贫血或巨幼细胞性贫血。

（五）家族史

某些溶血性疾患、出血性疾患及恶性贫血是遗传性疾病，要仔细询问其家庭中与其有姻亲关系人中有无类似患者，与其遗传疾病有关的各种情况，必要时作全面的家系调查。

（六）与血液病有关的其他体征

(1) 淋巴结肿大：淋巴瘤、白血病、恶性组织细胞病等常有淋巴结肿大，某些反应性淋巴组织增生性疾病也表现淋巴结肿大。无痛性淋巴结肿大可为淋巴瘤的首发症状。

(2) 皮肤瘙痒：见于霍奇金病及真性红细胞增多症。

(3) 皮肤瘀斑：无痛性皮肤瘀斑见于出血性疾患，痛性瘀斑见于 TTP 及白血病细胞皮肤浸润伴出血。

(4) 黄疸：见于溶血性贫血，巨幼细胞性贫血及 MDS 因骨髓内原位溶血也可能出现轻度黄疸。

(5) 发绀：见于高铁血红蛋白血症，也可见于真性红细胞增多症。

(6) 视力障碍：见于高黏滞血症，白血病细胞视网膜浸润或眼底出血。

(7) 反复口腔黏膜、舌溃烂：见于粒细胞缺乏症及白血病。

(8) 吞咽困难或咽下时胸骨后梗阻感：见于严重缺铁性贫血。

(9) 急性腹痛：可见于过敏性紫癜、卟啉病、急性溶血、肠系膜血管内血栓形成、慢性粒细胞白血病并发脾梗死。

(10) 酱油色样尿或浓茶色样尿:见于血管内溶血性贫血。

(11) 剧烈腰背痛:见于急性溶血、白血病细胞神经根浸润及多发性骨髓瘤。

(12) 骨痛:见于多发性骨髓瘤、白血病及骨髓转移癌。

(13) 关节肿痛:可见于过敏性紫癜、血友病关节腔内出血及恶性血液病伴高尿酸血症。

(14) 雷诺现象:可见于冷凝集素综合征及冷球蛋白血症。

(15) 高黏滞综合征:可见于异常球蛋白血症、真性红细胞增多症及高白细胞性白血病。

(16) 神经系统症状:巨幼细胞性贫血可出现感觉异常、锥体外系症状,一过性麻痹或意识障碍可见于高黏滞综合征。

(17) 精神症状:可见于卟啉病。

(邓金牛)

# 二、病历书写格式及内容

## 完整病历(大病历)

包括病史、体检、病历摘要、初步诊断及签名等。

**【病史】**

(一) 一般项目

包括姓名、性别、年龄、职业(应写出其确切职业或工种)、婚姻状况、民族、住址及电话(要具体详细)、工作单位及电话、联系人地址及电话、联系人(与患者关系)、入院日期、记录日期及病史陈述者姓名、与患者关系。

(二) 主诉

主诉指病人感到最痛苦的一个或几个主要症状或体征(即就诊的主要原因)及其持续时间。

注意:①列入主诉的症状或体征不能过多,一般选择一两个,最多三四个即可。②要写主要症状或体征的特点与发生的时间。③病程较长或演变迅速者可能有一个以上的主诉,要按其发生先后依次排列。④文字简明扼要，力求精练、准确，一般用一两句话书写。

（三）现病史

现病史指病人发病到就诊的全过程，包括：

1. 发病的原因或诱因：患者自己认为的病因或诱因以及对现病的看法。

2. 发病情况：即何时发病，是急性还是缓性，有哪些症状等。

3. 主要症状的特点：包括主要症状的部位、性质、持续时间及程度等。

4. 病情的发展与演变：起病后病情呈持续性加重还是间歇性发作，或已逐渐好转；有无缓解或加重的因素等。

5. 伴随症状：应详细询问伴随症状出现的时间、特点及其演变过程。由于不同的疾病可有相同或类似的主诉，但其伴随症状往往不相同，可通过不同的伴随症状提供鉴别的线索或依据，因此对某一疾病应有而实际未出现的某些重要症状（或伴随症状），也应一一询问清楚并加以记录。

6. 诊疗经过：包括发病后诊断及治疗的主要经过。曾做过何种检查、结果怎样、诊断过什么病，以及治疗情况，用药名称、剂量、用法、时间、效果及反应等，应重点扼要加以记录。

7. 一般症状：包括发病后的精神、体力、食欲、睡眠、大小便和体重改变等。

注意：①上述各项内容应逐一询问和描述，不能遗漏。②重点要突出，对主诉及有关诊断或鉴别诊断的重要症状，应深入询问和详细描述。③对于病程长、多次发作者，应从病初写起，依病情发展的不同阶段相继描述，但应避免前后重复。④在本次就诊的过程中发生的并发症及伴随症状，亦应在病史中描述。⑤文字要简练，结构要严谨，描述要用医学术语，避免用方言，引用病人讲的病名、药名要加引号。

（四）既往史

指从出生至此次病前的健康状况，包括以下几点。

1. 平素的体质和一般健康情况。

2. 各系统疾病的回顾：包括传染病、呼吸、循环、消化、泌尿、血液、代谢与内分泌、运动、神经系统等疾病，进行逐一的描述（参考下节），不能遗漏。如过去常有咳嗽、咳痰或咯血，应首先考虑过去曾患呼吸系统疾病。对于阳性病史应问清其发病时间，主要症状及体征、诊断和治疗经过，并扼要描述。对于阴性病史也应按各系统的常见症状给予否定的描述。

3. 预防接种史：应记录其种类、次数及日期。

4. 外伤或手术史：外伤应记录时间、病名、治疗及效果；手术应记录时间、手术的原因、手术名称、效果及有无并发症等。

5. 过敏史：何时对何种药品、食物或其他物质过敏，有何临床表现，治疗及效果如何。

（五）个人史

指患者过去和现在的生活情况和工作情况。包括下列各项：

1. 出生地及住处的迁移，尤其是地方病流行区的居住时间和经过。

2. 出生史、营养史及发育史。

3. 生活习惯及嗜好（如嗜烟酒，要注明每日用量和年限），日常饮食及营养，居住环境。

4. 职业与工种职业性质、服务年限、工作场所的卫生条件（是否经常与毒物或有害物质接触），曾否改换职业（何时改换）。

5. 神经、精神反应对周围环境变化的适应，对工作或生活方式的处理态度，有无精神创伤或情绪波动。

6. 性病或冶游史应记录其接触日期，症状及治疗经过。

7. 有无毒品接触史，毒品名称、使用方式及时间。

（六）婚姻史

结婚年龄、爱人健康状况，如已死亡应记录其死亡原因及时间。

（七）月经及生育史

女性患者应写明月经情况，包括初潮年龄、行经期、月经血量及颜色、有无痛经及白带、月经周期及末次月经时间或闭经年龄等。记录方式如下：

初潮年龄　行经期(天)　月经周期(天)　末次月经时间(或闭经年龄)

例如:14岁3~5天28~30天2004年3月8日(或45岁)。

对已婚妇女记载妊娠次数及分娩次数,每次分娩情况以及有无流产、早产、死胎、手术产、产褥热等及计划生育措施等。

（八）家族史

主要描述患者父母、兄弟、姐妹及子女的健康情况,患过何种病及死亡原因。家族中有无传染病、遗传性疾病,以及与遗传因素有关的疾病。必要时应追至祖父母及外祖父母等。

以上病史记录已经陈述者认同,陈述者签名及时间。

**【体格检查】**

1. 一般状况:体温(T)、脉搏(P)、呼吸(R)、血压(BP)、发育、营养(良好、中等、不良)、体型、步态,面容与表情、体位,能否与医生合作。

2. 皮肤黏膜:颜色、水肿、湿度、弹性、出血、皮疹、皮下结节或肿块、蜘蛛痣、溃疡、瘢痕、瘘管,毛发分布。

3. 淋巴结:全身或局部浅表淋巴结有否肿大,若有肿大应详尽描述其部位、大小、数目、压痛、硬度、移动度、瘘管、瘢痕等。

4. 头部及其器官

头颅:大小,形态(畸形),对称,运动,压痛,肿块,头发(量、色泽、分布)。

眼:眉毛(脱落),眼睑(水肿、运动、下垂、翻转),睫毛(倒睫),眼球(凸出、凹陷、运动、震颤、斜视),结膜(充血、水肿、苍白、出血、滤泡),巩膜黄染,角膜(混浊、瘢痕、血管翳,反射),瞳孔(大小、形态、对称、对光及调节反应),粗试视力。

耳:形态,外耳道分泌物,乳突压痛,粗试听力。

鼻:鼻翼扇动,畸形,阻塞,分泌物,出血,鼻窦压痛。

口腔:气味,唇(色泽、疱疹、皲裂、溃疡),牙(龋齿、缺齿、镶齿、义齿、残根),注明其位置(右、上、下、左),牙龈(色泽、肿胀、溢脓、出血、铅线),舌(形态、舌质、舌苔、舌乳头、溃疡、运动、震颤、偏斜），黏膜（发疹、出血、溃疡），扁桃体（大小、充血、分泌物、假膜），咽（色泽、分泌物、反射、黏膜增厚粗糙等），喉（发音）。

腮腺：肿大，开口处及有无分泌物。

5. 颈部对称，强直，颈静脉怒张、肝颈静脉回流征，颈动脉异常搏动，气管位置，甲状腺（大小、硬度、压痛、结节、震颤、血管杂音）。

6. 胸部

胸廓胸壁：形态（正常、桶状、扁平），对称，畸形，静脉曲张，异常搏动，胸壁弹性、压痛，乳头位置，乳房大小及有无结节及肿块。

肺脏：

视诊：呼吸运动（两侧对比）、频率、节律、肋间隙增宽或变窄。

触诊：呼吸动度，语颤，胸膜摩擦感，皮下捻发感。

叩诊：叩诊音（清音、浊音、实音、鼓音、过清音），肺尖宽度、肺下界、肺下缘移动度（按左、右分别描写）。

听诊：呼吸音（性质、强弱），异常呼吸音（支气管呼吸音、支气管肺泡呼吸音、肺泡呼吸音、空洞性或空瓮性呼吸音等）及其部位，干性音（哨笛音、鼾音）、湿性音（大、中、小水泡音），捻发音及其范围，胸膜摩擦音。

心脏：

视诊：心前区隆起，心尖搏动（位置、范围、强度）。

触诊：心尖搏动的性质及位置、强度、震颤（部位、时相），心包摩擦感。

叩诊：（测量锁骨中线至前正中线的距离）叩心脏左、右相对浊音界。以第二、三、四、五肋间距离前正中线的距离（cm）表示。

听诊：心率（HR）、心律、心音强度、性质、分裂、奔马律，肺动脉瓣区及主动脉瓣区第二心音的比较，杂音（部位、性质、时相、强度，传导方向与呼吸、体位变化关系），心包摩擦音。

桡动脉：脉搏频率（P）、节律（规则、不规则、脉搏短绌），脉搏的大小、强弱，动脉壁的性质、紧张度（注意左、右的比较）。有无奇脉、水冲脉等。

周围血管征：毛细血管搏动，枪击音，动脉异常搏动，Duroziez 双重杂音等。

7. 腹部腹围测量（有腹腔积液时）

视诊：腹部外形，是否对称，膨隆或凹陷（全腹或局部），呼吸运动，皮肤（皮疹、色素、条纹、瘢痕等），疝，静脉曲张与血流方向，上腹部搏动，胃肠蠕动波（型）。

触诊：腹壁紧张度（柔软、增加），压痛部位与程度及反跳痛，腹部包块（位置、大小、形态、表面、硬度、压痛、搏动、移动度），波动感。

肝脏：应详细描述其大小（在右锁骨中线及前正中线上，分别记录肝的右肋下缘及剑突下的距离，以 cm 表示）、质地、表面、边缘和压痛。

胆囊：有无胆囊触痛征（Murphy 征）和肿大，有无 Courvoisier 征（胆总管渐进阻塞征）。

脾脏：大小（以左锁中线肋缘下多少厘米表示之，巨大脾脏用简图表示）、硬度、表面、边缘、压痛。

肾脏：大小、硬度、压痛、移动度。

输尿管压痛点：

叩诊：肝浊音界，移动性浊音，肾区叩击痛。

听诊：肠鸣音（正常、增强、减弱或消失），振水音，血管杂音。

8. 肛门、直肠痔，肛裂，肛脱，肛瘘。直肠指检（狭窄、肿块、压痛、前列腺肿大及压痛）。

9. 外生殖器根据病情需要做相应的检查

男性：发育畸形、包皮、睾丸、附睾、精索、鞘膜积液。

女性：有特殊情况时，应请妇科医生检查。

10. 脊柱侧凸、前凸、后凸、压痛、运动度及叩击痛。

11. 四肢畸形、杵状指（趾），静脉曲张，骨折与关节脱位。关节红肿、疼痛、压痛、积液，强直，活动受限，肌肉萎缩、水肿、肢体瘫痪或肌张力变化。

12. 神经反射浅反射(角膜反射、腹壁反射、提睾反射),深反射(肱二、三头肌反射,膝腱反射,跟腱反射),病理反射(Babinski 征、Oppenheim 征、Gordon 征、Kernig 征、Brudzinski 征),必要时作运动、感觉及神经系统其他检查。

**【病历摘要及初步诊断】**

1. 病历摘要

(1) 与诊断有关的一般项目,如性别、年龄、职业等。

(2) 主要病史:围绕主诉,摘记主要症状及时间。

(3) 主要体征:摘记有诊断意义的阳性和阴性体征。

(4) 主要辅助检查(包括实验室检查、心电图、X 线、超声、CT 检查等):摘记有诊断意义的阳性检查结果。

病历摘要应简明扼要,不可写成小病历,亦不能简而不明,务必表达出诊断的各方面依据。

2. 初步诊断按主次列举已确定的诊断或可能的诊断病名。要求有:

(1) 诊断要完整,包括病因、病理解剖、病理生理等。

(2) 诊断排列先后应按疾病发展顺序。

(3) 诊断尚不明确者,可按主次及可能性大小依次排列。

(4) 如同时患多种疾病,应按主要病、并发病、伴随病的顺序依次排列。

(5) 诊断病名要完整、规范、明确,不得任意简化。

签名:最后记录者应签名,字迹要清楚。

## 住院病历

顺序内容同大病历,要求简明扼要。

(一) 一般项目

包括姓名、性别、年龄、职业、婚姻、民族、籍贯、住址、工作单位、入院日期、记录日期、病历陈述者。

(二) 主诉

内容要求同完整病历。

(三) 现病史

内容要求同完整病历。

（四）其他病史

包括过去史，个人史，月经、婚姻及生育史，家族史等，主要记录与现病史有关的资料。

（五）体格检查

顺序与完整病历一样。重点记录阳性体征，有鉴别诊断意义的阴性体征可作扼要描述。

（六）实验室检查及特殊检查

摘记有诊断价值的阳性和阴性结果。

（七）初步诊断

要求同完整病史。

（八）记录者签名。

## 病程记录

病程记录应包括患者在住院期间的病情变化、诊疗经过及其分析讨论。具体内容如下。

（一）首次病程记录

写明主管医师对入院时病情（主要病史，体征及辅助检查）的分析、初步诊断及鉴别诊断，下一步诊疗计划。

（二）一般的病程记录

1. 病情变化：包括主要症状和体征的变化（原有症状及体征的变化、新症状和体征的出现以及病人的情绪、睡眠、饮食和思想动态）。

2. 各级医生对诊断和治疗的意见：上级医师查房意见、各种会诊意见和结论、主管医师对病情的分析和今后诊疗的意见。

3. 重要治疗药物反应：治疗的方法、效果及其反应，重要医嘱的更改及其理由。特殊治疗（如化疗）要签订知情同意书。

4. 有关化验和特殊检查的结果及其判断分析（临床意义）。

5. 特殊诊疗操作经过的记录，如胸穿、心包腔穿制、腹穿、骨穿、腰穿、直肠镜检查等，并签订知情同意书。

6. 原诊断的修改、补充以及新诊断的确定，并说明其根据。

7. 入院时未能问清、查清、遗漏或更正的重要病史及体征的资料，患者或家属及有关人员的重要意见和要求，或对其交代的特殊事项。

8. 对住院时间较长的患者，应定期（每月至少1次）做出阶段小结。

9. 交接班及患者由其他科转入时，应在病程记录中写出交接班小结或转科、转入记录。

（三）最后一次病程记录

写明出院时或死亡时的病情及处理。

注意事项：①病程记录应另起一页，不得写在病史或诊断之后，每次病程记录，均应写明日期、时刻及记录者。②首次病程记录要立即完成，住院过程中危重患者的病情变化要随时记录，一般患者要求每日1次，如病情变化不大，慢性病或恢复期时可2～3日记录1次（有突然变化者随时记录）。③症状、体征、一般情况、医嘱、上级医师意见等记录不应重复，尽量记录不同点。教学讨论的具体内容不必记入，仅写明与诊疗有关的结论即可。④记录要及时，内容应重点突出，能如实反映病情变化，有分析，不要照抄医嘱或辅助检查报告，不要记成流水账。

## 交班小结（交班记录）

交班前由交班者完成，其内容包括：

1. 一般项目、入院日期、住院天数。

2. 入院情况：简明扼要地摘录这次就诊的主要症状及其时间，入院时有诊断意义的阳性体征和阴性体征，有诊断意义的辅助检查，入院时的初步诊断。

3. 住院经过：简明扼要地总结住院过程中主要的检查（对诊断有价值的化验及特殊检查）结果和意义（肯定或否定了哪些诊断），总结住院过程中主要治疗方法及疗效，交班时的主要病情，交班时的诊断。

4. 存在的问题：主要是诊断上或治疗上存在的问题。

5. 今后的建议：包括今后需要重点观察的内容及注意事

项,进一步检查或复查的项目,进一步的治疗方案。

6. 交班者签名,并注明日期。

## 接班小结(接班记录)

接班者应详细复习全部病历的内容,对患者作全面系统的体检,必要时补充追问的有关病史,切不可照抄照搬交班小结。其格式及内容应包括:

1. 一般项目姓名、性别、年龄(必要时应写明职业)、入院日期、住院天数。

2. 入院时病情与交班小结相同。

3. 住院经过简要地总结住院期间(接班前)的诊断及治疗经过(基本上与交班小结相同,应做到更能反映情况或发现问题),接班时的病情,接班时的诊断。

4. 存在问题基本上与交班小结相同或发现其他新问题。

5. 今后的计划根据交班小结提出的建议,结合接班者对病情、诊断和治疗经过的了解,提出今后对病人的观察内容、注意事项、进一步检查治疗计划。

6. 接班者签名,并注明日期。

## 阶段小结

住院期间根据病情变化,在诊断或治疗告一段落时,或住院时间较长者(一般住院 1 个月以上),应有阶段小结,以便对病情作出进一步分析总结,及时发现问题,改进诊疗措施。其内容如下:

1. 一般项目及住院天数。

2. 诊断经过:简要地总结住院过程中对诊断有价值的临床表现、辅助检查结果,说明目前肯定了哪些诊断,还存在哪些问题。

3. 治疗经过:简要地总结住院过程中主要治疗方案及疗效(包括特殊不良反应),目前的病情,治疗上还存在哪些问题。

4. 今后计划:继续观察的内容及注意事项,今后准备进一步检查的计划及治疗方案。

5. 签名及日期。

## 转科记录(转科小结)(类同交班记录)

住院期间出现其他科情况,经有关科室会诊同意转科后,由转科者完成转科小结,内容是:

1. 一般项目入院日期、住院天数。

2. 病历小结

(1) 入院时的主要病情及诊断。

(2) 诊治经过(入院后的主要治疗及病情变化,重点在与转科有关的病情变化)。

(3) 转科时的诊断及注意事项和建议。

3. 转科理由说明这次转科的目的和要求,以及对方科室医师会诊的意见。

4. 转科者签名及日期。

## 转入记录(类同接班记录)

转入后由接诊者完成,在书写转入记录以前要详细了解全部病历的内容,对患者作全面系统的体检,必要时补充追问病史,重点写明转入本科诊治的疾病情况。内容包括:

1. 一般项目:姓名、性别、年龄、入院日期、住院天数。

2. 病历小结:基本与转科小结相同,要求更能反映与转科有关的病情或发现的新情况。

3. 转入时的诊断。

4. 转入后的诊治计划。

根据转科小结提出的要求及建议,提出今后对患者的处理意见(观察内容、注意事项、进一步检查和治疗的计划等)。

## 出院记录

出院记录是患者住院的扼要小结。包括入院时情况(主要症状、体征、实验室及其他特殊检查结果等),治疗情况,出院时情况(包括主要的体征),最后诊断和出院后的注意事项等。此记录应于出院前24小时内完成,一式两份。一份附于住院病历之后,一份附于门诊病历后,以便门诊医师参考。其内容如下。

(一) 一般项目

姓名、性别、年龄、入院日期、出院日期、住院病历编号。

（二）入院时病情与诊断

与交班小结相同。

（三）住院经过

1. 简明扼要地总结住院期间主要检查与诊断的经过。

2. 总结住院期间主要的治疗方法及疗效(对一些特殊治疗,如化疗,应注明应用方案,用法、用量及时间等,以便门诊医师参考)。

3. 出院时的病情及出院时的最后诊断。

（四）出院后处理

注意事项、继续治疗的药物及用法、复诊或随访的时间和要求。

（五）记录者签名

## 死亡记录

应在病人死亡后24小时内写出死亡记录,其内容包括:

1. 入院日期、死亡日期。

2. 入院时病情与诊断与交班小结相同。

3. 住院经过:扼要地记录住院情况、诊治经过、病情转危过程、死亡前病情变化与抢救经过。

4. 死亡时间、死因及最后诊断。

5. 记录者签名。

对所有死亡病历,尤其是诊断未明者,应努力说服死者家属同意为死者作尸体病理解剖。尸检病理报告单应送病案室归入病历中。

## 门诊病历(门诊初诊病历)

重点扼要,突出主诉及有关阳性体征。

1. 一般项目:姓名、性别、年龄、职业、婚姻、民族、住址、工作单位、首次就诊日期(年月日)。

2. 主诉内容及要求同完整病历。

3. 现病史:内容及要求同完整病历,但必须简明扼要,重点突出。

4. 既往史、个人史、婚姻史、月经及生育史、家族史等。

与现病史有关者要记载,无关者可省略。若上述病史与现病史无关,但属于重要者,仍应给予记载。

5. 体格检查:应从一般情况写起,按顺序写至神经反射为止(依据病情亦可省略生殖器、肛门、脊柱、四肢及神经系统检查)。阳性体征应重点描述,重要阴性体征也应给予扼要否定的描述(如心肺阴性、肝脾未触及等)。

6. 初步诊断:要求同完整病历。

7. 处理:包括辅助检查、治疗药物(名称、剂量及用法)及其他治疗措施、注意事项等,然后正楷签名。

### 门诊复诊病历

初诊门诊病历下可接写复诊病历,内容包括:

1. 复诊日期。

2. 上次就诊后的主要病情变化及治疗反应、重点体格检查、处理、签名等。

若复诊病情与初诊无关,仍应按初诊门诊病历书写,一般项目可省略。

(邓金牛)

## 三、完整病历示范

### 表格式住院病历

姓名:王××　性别:女　年龄:28岁　民族:汉族

出生地:武汉市　婚姻状况:已婚

工作单位及电话:×××　　职业:纺纱工人

家庭住址及电话:×××

联系人地址及电话:×××

联系人(与患者关系):李××(丈夫)

入院日期:2004年7月2日　记录日期:2004年7月2日

病史陈述者(姓名):王××　与患者关系:患者本人

## 病史

主诉:发热、头昏7天,双下肢皮肤出血点3天。

现病史:于7天前淋雨后出现畏寒、发热,自测体温38.7℃(腋下表),伴咳嗽、咳少量白黏痰,无咯血,伴右下胸部疼痛。当时无关节痛、骨痛,无尿频、尿急、尿痛,无酱油色样或葡萄酒色样尿,无腹痛及腹泻,在其厂职工医院胸透示"右下肺感染性病变",给予"青霉素"(800万U/d)静脉滴注及止咳祛痰药口服,同时予"阿司匹林"口服,第2天热退。于第3天清晨再次出现畏寒、发热,体温逐渐升高,最高时达39.8℃,并出现头昏、乏力、面色差,有时活动后及上楼梯则气喘、心悸。3天前开始出现双下肢皮肤散在瘀点,不伴便血及尿血。遂来本院就诊,查外周血常规白细胞数(WBC)$48\times10^9/L$,分类见大量幼稚淋巴细胞,骨髓细胞学检查示"原始及幼稚淋巴细胞占86.9%,以大细胞为主",以"急性淋巴细胞性白血病L2型"收入院。

起病后食欲明显减退,睡眠差、多梦,精神状况差,体力下降,体重减轻约4kg,尿色有时深黄,大便正常。

## 既往史

平素健康状况:[2]1 良好,2 一般,3 较差。

疾病史(系统回顾:如有症状应在下面相应编号上打"✓",并在空行内填写发病时间及目前状况,未列症状亦应描述)

呼吸系统症状:[1]1 无,2 有:□1 反复咽痛□2 慢性咳嗽
□3 咳痰□4 咯血
□5 哮喘□6 呼吸困难

循环系统症状:[2]1 无,2 有:☑1 心悸 2 活动后气促
□3 咯血□4 下肢水肿
□5 心前区痛□6 晕厥
□7 高血压

消化系统症状:[2]1 无,2 有:□1 食欲减退☑2 反酸
□3 嗳气□4 恶心
□5 呕吐□6 胃痛
☑7 腹痛□8 便秘

□9 腹泻□10 呕血
□11 黑便□12 便血
□13 黄疸

2001 年春季出现反酸,餐前剑突下及右上腹饥饿痛,胃镜检查诊断为“十二指肠球部溃疡 A1 期”,服“奥克”2 个月后未再发作。

泌尿系统症状:[1]1 无,2 有:□1 腰痛□2 尿频
□3 尿急□4 尿痛
□5 排尿困难□6 血尿
□7 尿量异常□8 夜尿增多
□9 面部水肿

血液系统症状:[2]1 无,2 有:☑1 乏力☑2 头昏
□3 眼花□4 耳鸣
□5 齿龈出血□6 鼻出血
☑7 皮下出血

内分泌代谢症状:[1]1 无,2 有:□1 食欲亢进□2 食欲减退
□3 怕热□4 怕冷
□5 多饮□6 多尿
□7 显著肥胖□8 明显消瘦
□9 毛发增多□10 毛发脱落
□11 色素沉着□12 性功能改变

神经精神症状:[1]1 无,2 有:□1 头昏□2 头痛
□3 眩晕□4 记忆力减退
□5 视力障碍□6 失眠
□7 嗜睡□8 昏厥
□9 意识障碍□10 抽搐
□11 瘫痪□12 感觉异常

生殖系统症状:[1]1 无,2 有

运动系统症状:[1]1 无,2 有:□1 游走性关节炎□2 关节痛
□3 关节红肿□4 关节变形
□5 肌肉痛□6 肌肉萎缩

传染病史:[1]1 无,2 有:□1 伤寒□2 痢疾

□3 病毒性肝炎□4 疟疾
□5 血吸虫病□6 流行性出血热
□7 钩端螺旋体病□8 其他

其他：无特殊情况。

预防接种史：□1 无，2 有，3 不详

预防接种药品：已按计划免疫预防接种。

手术外伤史：

手术：□1 无，2 有手术名称及时间：

外伤：□1 无，2 有外伤情况及时间：

输血史：□1 无，2 有：□1 全血，2 血浆，3 成分输血

血型输血时间输血反应□：1 无，2 有

临床表现

药物过敏史：□1 无，2 有，3 不详

过敏药品名称

临床表现

个人史：

经常居留地：武汉市。地方病地区居住史：否认有地方病区居住史。

吸烟史：□1 无，2 有平均支/日，时间年戒烟□：1 否 2 是时间

饮酒史：□1 无，2 有平均两/日，时间年戒酒□：1 否 2 是时间

毒品接触史：□1 无，2 有毒品名称时间

其他：否认有冶游史。

婚育史：

结婚年龄：24 岁。妊娠 1 次。产 1 次。

1 自然生产□次 2 手术产□次 3 自然流产□次 4 人工流产□次 5 早产□次 6 死产□次

配偶健康状况：□1 良，2 差

月经史：初潮年龄 14 岁，经期 5 天，末次月经：2004 年 6 月 28 日。

周期 28 天。绝经时间：年月日

经量：□1 少，2 正常，3 多痛经□：1 无，2 有经期不规则□：1 无，2 有

家族史:(注意与患者现病有关的遗传及传染性疾病)

父:健在√患病名称　　已故死因

母:健在√患病名称　　已故死因

其他:否认家族成员有类似疾病及遗传病史。

以上病史记录已经陈述者认同。陈述者签名:王××
时间:2004 年 7 月 2 日

## 体格检查

生命体征:体温 39.5℃,脉搏 102 次/分1(1 规则,2 不规则)

呼吸 21 次/分1(1 规则,2 不规则)血压 13.7/6.67kPa(102/50mmHg)。

一般情况:发育:1 1 正常,2 不良,3 超常　营养:2 1 良好,2 中等,3 不良,4 恶病质

表情:2 1 自如,2 其他:急性病容　检查合作:1 1 是,2 否

体型:2 1 无力型,2 正力型,3 超力型　步态:1 1 正常,2 不正常

体位:1 1 自动体位,2 被动体位,3 强迫体位

意识:1 1 清楚,2 嗜睡,3 模糊,4 昏睡,5 浅昏迷,6 中度昏迷,7 深昏迷,8 谵妄

皮肤、黏膜:色泽:2 1 正常,2 苍白,3 潮红,4 发绀,5 黄疸,6 色素沉着

皮疹类型及分布:无。

皮下出血类型及分布:双下肢散在出血点,瘀斑。

水肿部位及程度:无。

肝掌:1 1 无,2 有

蜘蛛痣:1 1 无,2 有;部位:

其他:无。

淋巴结:浅表淋巴结肿大:2 1 有,2 无描述:颈部左侧、双腋窝有多个直径为 0.5～1.0cm 大小不等淋巴结,中等硬度,无粘连及压痛。

头部:头颅大小:1 1 正常,2 异常,形态:1 1 正常,2 畸形(描述)

头发分布:☐1 正常,2 异常,描述,3 其他

眼:突眼:无,眼睑:正常,结膜:正常,巩膜无黄染,角膜:正常。

瞳孔:☐1 等圆等大,2 不等(左 3mm,右 3mm)。

瞳孔对光反射:☐1 正常,2 迟钝(左右),3 消失(左右)。其他:无。

耳:耳郭:☐1 正常,2 畸形,3 其他

外耳道分泌物:☐1 无,2 有(左右性质)

乳突压痛:☐1 无,2 有(左右)

听力障碍:☐1 无,2 有描述

鼻:鼻翼扇动:☐1 无,2 有

分泌物:☐1 无,2 有性状

鼻旁窦压痛:☐1 无,2 有部位

口腔:唇:苍白,黏膜:正常,舌:正常。

齿列:☐1 正常,2 缺齿,3 龋齿,齿龈:☐1 正常,2 异常

扁桃体双侧Ⅱ度大,咽充血,声音正常。

颈部:颈项强直:☐1 无,2 有下颚距胸骨横指

颈动脉:☐1 搏动正常,2 搏动增强,3 搏动减弱

颈动脉杂音:☐1 无,2 有描述

颈静脉:☐1 正常,2 充盈,3 怒张

肝颈静脉回流征:☐1 阴性,2 阳性

气管: 1☐正中,2 偏移(左右)

甲状腺: 1☐正常,2 肿大描述

血管杂音: ☐1 无,2 有;描述

胸部:胸廓:☐1 正常,2 桶状胸,3 膨隆,4 凹陷(左右心前区)

乳房:☐正常,2 异常

胸骨叩痛:☐无,2 有

肺:视诊:呼吸运动:☐正常,2 异常

触诊:语颤:☐正常,2 异常

胸膜摩擦感:☐无,2 有(左右)

皮下捻发感:☐无,2 有;部位

叩诊:☐正常清音,2 过清音及部位,4 浊音及部位,3 实音及部位,5 鼓音及部位。

肺下界:1 正常,2 异常(右,左)

锁骨中线:右 6 肋间,左 6 肋间

腋中线:右 8 肋间,左 8 肋间

肩胛线:右 10 肋间,左 10 肋间

肺下界移动度:右 6cm,左 6cm

听诊:呼吸音:1 正常,2 异常,部位

啰音:21 无,2 有 描述:右下肺有细小湿音

语音传导:1 正常,2 异常;描述

胸膜摩擦音:1 无,2 有;部位

心:视诊:心尖搏动:1 正常,2 未见,3 增强,4 弥散;

剑突下搏动:1 无,2 有。

心尖搏动位置:1 正常,2 移位(距左锁骨中线:1 内 1.0cm,2 外__ cm)。

触诊:心尖搏动:1 正常,2 抬举性,3 负性搏动。

震颤:1 无,2 有部位______时期______

心包摩擦感:1 无,2 有　　描述______

叩诊:心相对浊音界:1 1 正常,2 缩小,3 消失,4 扩大(左____右____)

| 右(cm) | 前正中线 | 左(cm) |
|---|---|---|
| 2.0 | Ⅱ | 2.0 |
| 2.5 | Ⅲ | 3.5 |
| 2.5 | Ⅳ | 6.0 |
|  | Ⅴ | 8.0 |

(前正中线距锁骨中线 9.0cm)

听诊:心率 102 次/分　心律:1 1 整齐,2 不齐

心音:1 1 正常,2 异常

附加心音:1 1 无,2 S3,3 S4,4 开瓣音

P2:无亢进　A2:无亢进 心包摩擦音:1 1 无,2 有

杂音:2 1 无,2 有

部位:心尖部 时期:收缩期　性质:柔和　强度:Ⅱ级　传导:不传导

周围血管征：[1]1 无，2 有：□1 大血管枪击音，□2Duroziez，□3 双重杂音，□4 毛细血管搏动。

其他：[1]1 无，2 有：□1 奇脉，□2 交替脉，□3 水冲脉，□4 脉搏短绌。

腹部：视诊：外形：[1]1 正常，2 膨隆，3 舟状腹，4 蛙腹

胃型、肠型：[2]1 无，2 有

腹壁静脉曲张：[1]1 无，2 有（方向）

手术瘢痕：[1]1 无，2 有（描述）

触诊：[1]1 全腹柔软，2 腹肌紧张；部位：

压痛：[2]1 无，2 有；部位

反跳痛：[1]1 无 2 有；部位：

肝：右肋下 2cm，剑突下 4cm，质软，表面光滑，无压痛。

胆囊：未触及。Murphy 征：阴性。

脾：左肋下 4cm，质中等度硬，无压痛。

肾：未触及。

腹部包块：未触及。

其他：无特殊。

叩诊：肝浊音界：[1]1 存在，2 缩小，3 消失；肝上界：右锁骨中线 5 肋间。

移动性浊音：[1]1 阴性，2 阳性；腹水度。

听诊：肠鸣音：[1]1 正常，2 亢进，3 减弱，4 消失。

气过水声：[1]1 无，2 有。

血管杂音：[1]1 无，2 有；部位：

直肠肛门：[1]1 未查，2 正常，3 异常

外生殖器：[1]1 未查，2 正常，3 异常

脊柱：[1]1 正常，2 畸形（凸），3 压痛；（部位）

四肢：[1]1 正常，2 关节红肿；（部位）3 关节强直（部位），4 杵状指趾，5 肌肉萎缩。

神经系统：[1]1 正常，2 异常

门诊及院外重要辅助检查结果（包括检查项目、医疗机构名称、日期、结果）：

本院门诊，血常规（2004 年 7 月 1 日），WBC $48\times10^9$/L，分

类见大量幼稚淋巴细胞,Hb 82g/L,血小板计数(PLT)$23\times10^9$/L。骨髓细胞学检查(2004年7月1日):骨髓增生极度活跃,以原始、幼稚淋巴细胞为主,其占0.869,POX染色(-)。

## 病史小结

1. 女性,28岁,纺纱工人。

2. "发热,头昏7天,双下肢皮肤出血3天"入院,伴咳嗽,咳少量白黏痰及右下胸痛,胸透示"右下肺感染性病变",予"青霉素"抗感染无好转,并逐渐加重,出现乏力,高热持续不退,活动后心慌气喘。

3. 1996年有"十二指肠球部溃疡"史,予止酸剂保护胃黏膜,保护剂治疗3个月后痊愈,否认有"肝炎"、"结核病"、"糖尿病"及其他疾病史,否认有药物过敏史。

4. 体检:T 39.5℃,急性病容,中等度贫血貌,双下肢散在出血点,瘀斑。左颈侧、双腋下有肿大淋巴结,双侧扁桃体Ⅱ度大,胸骨有压痛,右下肺可闻及少量湿性音,MR 102次/分,心尖部可闻及Ⅱ级收缩期吹风样杂音,腹软,肝右肋下2cm,脾左肋下4cm。

5. 辅助检查:外周血常规WBC $48\times10^9$/L,分类见大量幼稚细胞。PLT $23\times10^9$/L,HGB 82g/L骨髓细胞学检查提示"急性淋巴细胞白血病L2型"。

初步诊断:急性淋巴细胞白血病L2型,并右下肺感染。

记录医师签名:×××

审阅医师签名:×××

## 住院病历

王××,女,28岁,纺纱工人,已婚,于2004年7月2日入院,病史陈述者:患者本人,记录日期:2004年7月2日。

主诉:发热、头昏7天,双下肢皮肤出血点3天。

现病史:于7天前淋雨后出现畏寒、发热,自测体温(腋下温)38.7℃,伴咳嗽、咳少量白黏痰,不伴咯血,伴右下胸痛。胸透示"右下肺感染性病变",予"青霉素"抗感染治疗无好转,且逐渐加重,出现头昏、乏力,高热持续不退,最高时达39.8℃,活动后心悸、气喘。3 天前出现双下肢皮肤出血点,无骨、关节疼痛。于今日来本院就诊,查外周血常规 WBC $48\times10^9$/L,有大量幼稚淋巴细胞,骨髓细胞学检查“原始及幼稚淋巴细胞占 0.869”,诊断“急性淋巴细胞白血病 L2 型。”

病后患者精神状况差,睡眠差,食欲减退,食后腹部胀痛,体力明显下降,体重减轻约 4kg,无尿频、尿急、尿痛,大便正常。

既往史:平素健康状况一般。1996 年因“反酸、剑突下及右上腹饥饿性疼痛”行胃镜检查诊断为“十二指肠球部溃疡”,予抑酸剂、胃黏膜保护剂治疗 3 个月痊愈。否认有肝炎、结核病、糖尿病、心血管疾病病史。

个人史:生长于武汉,未到过外地,无血吸虫疫水接触史。挡车工,否认有毒物、放射线接触史。月经规则,无经量异常及痛经史。妊娠 1 次,顺产 1 胎。

体格检查:体温 39.5℃,脉搏 102 次/分,呼吸 22 次/分,血压 13.7/6.7kPa(102/50mmHg),发育正常,营养中等,急性病容,自动体位,意识清楚,查体合作。中度贫血貌,眼睑结合膜、口唇、黏膜、指甲苍白,双下肢皮肤有散在出血点、瘀斑。左颈侧、双腋下有直径 0.5~1.0cm 肿大淋巴结,质中,无粘连,局部无红肿,无压痛,无溃烂及瘘管。扁桃体双侧均呈Ⅱ度肿大,表面无脓性分泌物。无龋齿及牙残根,牙龈肿胀,颈软,无颈静脉怒张,肝颈静脉回流征阴性,甲状腺无肿大。胸骨中下段有压痛,右下肺有少量小水泡音,双肺无干性音。心界不大,心率 102 次/分,心音有力,律齐,心尖部有Ⅱ级收缩期吹风样杂音,不传导。腹软,无压痛及反跳痛。肝右肋下 2cm,脾左肋下 4cm,质中等硬度,表面光滑,无压痛。移动性浊音阴性,肠鸣音正常。双下肢无水肿,四肢关节无畸形、红肿,活动正常。生理反射存在,病理反射征阴性。

## 辅助检查

1. 血常规 WBC $48\times10^9$/L,分类见大量幼稚细胞,Hb 82g/L,PLT $23\times10^9$/L。

2. 骨髓细胞学检查骨髓增生极度活跃,原始及幼稚淋巴细胞占0.869,以大细胞为主,POX染色阴性。

初步诊断:急性淋巴细胞白血病L2型并右下肺感染。

治疗计划:

1. 诱导缓解化疗:DVCP方案。
2. 抗感染治疗:头孢吡肟2.0g/次,静脉滴注,2次/日。
3. 止咳祛痰:溴己新、棕色合剂等。
4. 支持治疗:必要时输新鲜血或成分输血。
5. 防治高尿酸血症:别嘌呤醇0.1g/次,3次/日。
6. 中枢神经系统白血病预防:鞘内注射甲氨蝶呤及地塞米松。

记录者:×××

## 病程记录

2004年7月2日,下午3:00(3:00pm)。

患者因“持续发热、进行性头昏乏力7天,双下肢皮肤出血点3天”于今日3:00pm入院。

7天前因淋雨后出现畏寒、发热、咳嗽、咳痰,曾胸透示“右下肺感染性病变”予抗感染治疗无好转,病情逐渐加重,出现头昏、乏力,高热持续不退。3天前出现双下肢皮肤出血,无尿血及便血。起病后无关节及骨痛。

体检:一般情况尚可,T 39.5℃,意识清,急性病容,中度贫血貌,双下肢皮肤有散在出血点,左颈侧及双腋下有肿大淋巴结,扁桃体Ⅱ度肿大,颈软,右下肺有少量小水泡音,HR 102次/分,律齐,心尖部有Ⅱ级收缩期吹风样杂音,腹平软,无压痛及反跳痛,肝右肋下2cm,脾左肋下4cm,胸骨有压痛,四肢关节正常、无病理反射征。

血常规:WBC $48\times10^9$/L,分类见大量幼稚淋巴细胞。骨髓象:原始+幼稚淋巴细胞占0.869。POX染色阴性。

初步诊断:急性淋巴细胞白血病L2型并右下肺部感染性病变。

入院后处理:

(1) 半流质饮食,物理及药物降温退热治疗。

(2) 支持治疗,输液,防治出血。

(3) 抗感染治疗:头孢吡肟 2.0g,静脉滴注,2 次/日。

(4) 防治高尿酸血症或尿酸性肾病:别嘌醇 0.1g 每日 3 次。

(5) 急查心电图及血常规。

已向夜班医生交班,患者高热,注意体温变化及血压变化,有无颅内出血情况。

记录者:×××

2004 年 7 月 2 日　9:00pm

8:30pm 巡视患者时,诉出汗多,体温有所下降,双下肢出血未加重。T 37.5℃,BP 12.7/6.7kPa(95/50mmHg),右肺湿音有所减少,HR 92 次/分,余体征同前。患者出汗多,水、电解质大量丢失,在原来输液的基础上加输 10% 葡萄糖溶液和 5% 葡萄糖盐水共 1000ml,注意水、电解质平衡情况。

记录者:×××

7 月 3 日　10:00am

今天上午×××主治医师查房,详细了解病史及复核体检,对诊断及治疗提出了下列指导意见:

诊断:急性淋巴细胞白血病 L2 型,伴右下肺感染成立。依据为:①有感染症状,常规药物抗感染治疗效果差。②有出血症状:双下肢皮肤散在出血点。③有髓外浸润症状:肝、脾、浅表淋巴结肿大。④外周血 WBC $48\times10^9$/L,分类有大量幼稚淋巴细胞。⑤骨髓象:原始、幼稚淋巴细胞占 0.869,组化染色 POX 阴性。发热、咳嗽、咳痰及右下肺有湿性音提示存在右下肺感染。患者无头痛,无神经系统体征及症状,目前尚无颅内出血情况。还可以进行免疫学检查及遗传学检查。有无高尿酸血症或尿酸性肾病,有待生化检查结果证实。经过头孢吡肟抗感染及退热、输液等对症支持治疗,患者一般情况有所好转,今日开始予诱导缓解化疗:DVCP 方案。在化疗过程中注意化疗药物对心、肝、肾及骨髓的不良反应。

记录者:×××

7月4日

化疗第2天,诉有恶心,无呕吐、无心慌及气喘。咳痰量减少,未发热。进食较少。查体T 36.8℃,右下肺偶可闻及小水泡音。HR 90次/分,肝右肋下2.0cm,脾左肋下3.0cm,较前有所缩小。

部分化验报告:胸片示"右下肺感染性病变"进一步支持原诊断。血肝功能、肾功能、电解质均在正常范围。血尿酸520μmol/L,提示合并有高尿酸血症,已给予别嘌呤醇治疗。

继续完成治疗,予盐酸恩丹西酮8mg在化疗前30分钟静脉注射,预防消化道反应。明日复查血常规。

记录者:×××

7月6日

化疗第4天,已停用DNR。今日无恶心,进食较前明显好转。查体:贫血貌,双下肢出血点消退。右下肺无音。肝右肋下1.0cm,脾左肋下未及。化疗效果较好。昨日复查血常规结果:WBC $2.4\times10^9$/L,分类中性粒细胞(N)$0.4\times10^9$/L ,PLT$45\times10^9$/L。化疗后WBC数目明显降低,有继发性粒细胞减少,注意加强基础护理,防治再次并发感染。余治疗同前。

记录者:×××

7月9日

无特殊自觉症状。体检结果同前。继续完成化疗。今日在征得患者本人及家属同意并签订知情同意书后,复查骨髓象,并停用头孢吡肟。

骨髓穿刺记录:

1. 取平卧位,于右髂前上棘上1.0cm处为穿刺点。

2. 常规消毒、铺无菌孔巾,用2%利多卡因溶液局部浸润麻醉。

3. 于上述穿刺点进针,至有落空感后拔出针芯,抽骨髓约0.2ml,涂片送细胞学检查。

4. 插入针芯,拔出穿刺针,穿刺部位用碘伏消毒,无菌纱布包扎。

穿刺经过顺利,术中、术后无明显不适。

记录者:×××

7月11日

阶段小结

王××,女,28岁,已婚,7月2日入院,共住院9天,诊断及治疗小结如下:

（一）诊断

急性淋巴细胞白血病L2型,并高尿酸血症、右下肺感染。

（二）治疗

1. 抗感染治疗:头孢吡肟4.0g/d,静脉滴注8日,右下肺感染已控制,未再发热。

2. DVCP方案化疗:已完成第1阶段,复查骨髓象原始及幼淋巴细胞共占0.083,血Hb、PLT有一定程度回升,达部分缓解。

3. 防治高尿酸血症:别嘌醇0.1g/次,3次/日,口服。

4. 支持治疗:维持水、电解质平衡。

（三）下一步诊疗计划

1. 观察血象及骨髓象变化。

2. 腰穿行脑脊液压力测定,常规及细胞学检查,了解有无脑膜白血病,鞘内注射甲氨蝶呤预防脑膜白血病;若找到幼稚细胞,则鞘内注射化疗药物及全颅、脊髓放疗。

3. 继续完成下一阶段化疗。

记录者:×××

特殊诊疗记录

7月12日　11:00am

今日在征得患者本人及家属同意并签定知情同意书后10:00am行腰穿脑脊液作有关检查,并鞘内注射MTX、地塞米松预防脑膜白血病,术前查血压14.7/6.677kPa(110/50mmHg),脉搏89次/分,经过如下:

1. 取右侧卧位于硬板床上,患者置于常规腰穿体位,以第4、5腰椎间隙为穿刺点。

2. 常规消毒、铺无菌孔巾,2%利多卡因溶液局部浸润麻醉。

3. 于上述穿刺点进针，至落空感后缓慢拔出针芯，测脑脊液压为 1.77kPa（18cm$H_2O$），放出脑脊液 2ml，分装于 2 支无菌试管内送检常规检查及细胞学检查。

4. MTX 10mg，地塞米松 5mg，生理盐水 1ml，作鞘内缓慢注射，共 10 分钟。

5. 插入针芯，拔出穿刺针，局部碘伏消毒，覆盖无菌纱布并固定。

操作过程顺利，术中术后无不适。嘱术后去枕平卧 6 小时。已向值班医生交班。

记录者：×××

7 月 12 日　5:00pm

今日患者腰穿后无头痛、恶心及呕吐，无发热。查体：血压 13.3/8.00kPa（100/60mmHg），体温 36.7℃，脉搏 80 次/分，颈软，心、肺及腹部体征阴性，病理反射征阴性。继续观察病情变化。

记录者：×××

7 月 13 日

无自觉症状，查体同前。脑脊液中无幼稚细胞，常规检查正常范围。患者因经济困难，要求回家休养，化疗已完成第一阶段，临床症状及骨髓象达部分缓解，准予出院。

记录者：×××

出院小结

王××，女，28 岁，第 1 次入院，入院日期 2004 年 7 月 2 日，出院日期：2004 年 7 月 13 日，住院 12 天，住院号×××。

（一）入院时情况

因“发热、头昏 7 天，双下肢皮肤散在出血点 3 天”入院。

入院体检：体温 39.5℃，贫血貌，左颈侧、双腋下淋巴结肿大，皮肤散在出血点，扁桃体Ⅱ度肿大，颈软，右下肺有少量小水泡音，心率 102 次/分，律齐，心尖部有Ⅱ级收缩期杂音，胸骨有压痛，肝右肋下 2.0cm，脾左肋下 4.0cm，神经系统无病理征。

（二）住院经过

血常规：WBC $48\times10^9$/L，分类见大量幼稚淋巴细胞，Hb

82g/L，PLT23×$10^9$/L。血尿酸520μmol/L，血清电解质、肾功能、肝功能在正常范围，心电图正常，胸片示“右下肺感染性病变”。入院后经给予头孢吡肟(4.0g/d×8d)抗感染治疗，别嘌醇治疗，于7月3日开始行DVCP方案(DNR 60mg/d×3d，CTX 1200mg/d×1d，VCR 2mg每周1次，泼尼松40mg/d)化疗，7月11日腰穿鞘内注射MTX 10mg及地塞米松5mg预防脑膜白血病。

(三) 出院诊断

急性淋巴细胞白血病L2型，并高尿酸血症、右下肺感染。

(四) 出院时情况

无自觉症状，查体体温36.7℃，轻度贫血貌，无皮肤、黏膜出血点，浅表淋巴结不大。双肺呼吸音清，心率85次/分，律齐。胸骨无压痛，肝右肋下1cm，脾左肋下未及，复查骨髓象：增生轻度减低，原始及幼稚淋巴细胞占0.083，血常规：WBC 3.8×$10^9$/L，分类偶见幼稚淋巴细胞，Hb 98g/L，PLT 56×$10^9$/L，因经济困难，要求出院。

(五) 出院时医嘱

1. 注意休息，注意饮食及卫生习惯，防治感冒、感染。
2. 尽可能于10日内前来复查血常规及骨髓细胞学检查。
3. 按医嘱定期化疗。

记录者：×××

(邓金牛)

# 四、常用检验正常参考值

(一) 血液学检查

1. 一般物理性质检查

比重　全血　男性：1.054～1.062

女性：1.048～1.059

血浆：1.024～1.029

渗透压　　　胶体：2.8±0.4 kPa(21±3mOsm)

晶体：720～797 kPa(280～310mOsm)

红细胞沉降率　男性：0～15mm/h(长管法)

女性：0～20mm/h(长管法)

2. 红细胞

计数　男性　(4.0～5.5)×$10^{12}$/L(400～550 万/$mm^3$)

女性　(3.5～5.0)×$10^{12}$/L(350～500 万/$mm^3$)

比容　男性　0.40～0.50(0.4～0.5 L/L)

女性　0.37～0.48(0.37～0.48 L/L)

平均指数　直径(MCD)　(7.33±0.29)μm

体积(MCV)　82～92 fl(82～92$\mu m^3$)

平均血红蛋白量　(MCH)26～32 pg

平均血红蛋白浓度　(MCHC)310～350g/L (31%～35%)

网织红细胞计数　百分数　0.005～0.015(0.5%～1.5%)

绝对值　(24～84)×10/L

弱荧光强度网织红细胞百分比 86.6% ±4.77%

中荧光强度网织红细胞百分比 11.3% ±4.14%

强荧光强度网织红细胞百分比 2.60% ±1.73%

3. 血红蛋白　男性　120～160g/L(12～16g/dl)

女性　110～150g/L(11～15g/dl)

游离血红蛋白　0～0.05g/L(0～5mg/dl)

结合珠蛋白　0.2～1.9g/L(20～190mg/dl)

高铁血红蛋白　0.3～1.3g/L(30～130mg/dl)

高铁血红蛋白还原率>75%(>0.75)

不稳定血红蛋白　热变性实验<0.05(<5%)

异丙醇实验　(-)

不耐热血红蛋白　(-)

碳氧血红蛋白

非吸烟者　0～23g/L(0～2.3g/dl)

吸烟者　　21～42g/L(2.1～4.2g/dl)

红细胞游离原卟啉　0.29～0.90μmol/L

(16.3～49.9)μg/dl 红细胞)

血红蛋白电泳　HbA　0.97(97%)

$HbA_2$　0.0178～0.027

(1.78%～2.7%)

HbF<0.02(<2%)

4. 白细胞

总数(4.0～10.0)×$10^{12}$/L(4000～10000/μl)

分类　中性粒细胞(N)　0.50～0.70

嗜酸粒细胞(E)　0.005～0.05

嗜碱粒细胞(B)　0～0.01

淋巴细胞(L)　0.20～0.40

单核细胞(M)　0.01～0.08

嗜酸粒细胞直接计数　(0.05～0.3)×$10^9$/L

(50～300/$mm^3$)

5. 溶血实验

冷溶血实验　(－)

热溶血实验　(－)

酸溶血实验(Ham 试验)　(－)

自体溶血实验　0～0.008(0%～0.8%)

48 小时 0.005～0.03　(0.5%～3.0%)

蔗糖溶血实验定性　(－)

定量溶血　<0.05(<5%)

抗人球蛋白实验(Coombs 试验)

抗 IgG　(－)

抗 IgA　(－)

抗 IgM　(－)

抗 C3　(－)

变性球蛋白小体(Heinz 小体)<0.008(<0.8%)

血红蛋白 C 实验　　(−)

红细胞脆性实验(Sanford 法)

开始溶血 0.0042～0.0046(0.42%～0.46%)
NaCl Sol(溶液)

完全溶血 0.0028～0.0034(0.28%～0.34%)
NaCl Sol

葡萄糖-6-磷酸脱氢酶(G6PD)活性测定

(8.34±1.59)μg/g Hb(紫外线分光度法)

(12.1±2.09)U/g Hb(Einkham 法)

6. 血小板

计数(100～300)×$10^9$/L(10～30 万/$mm^3$)

黏附　转动法(Wright)0.58～0.75(58%～75%)

玻珠法(Salzman)0.20～0.60(20%～60%)

聚集　ADP　0.5 mmol/L 最大聚集率 37.4%±14.3%

1.0 mmol/L 最大聚集率 62.7%±16.1%

肾上腺素　0.4 mg/L 最大聚集率 67.8%±17.1%

胶原　3 mg/L 最大聚集率 71.7%±19.3%

瑞斯托霉素 1.5 g/L 最大聚集率 87.5%±11.4%

第 3 因子(PF3)　正常活动度>80%

血小板相关抗体和补体测定(ELISA 法)

PAIgG　0～78.8ng/$10^7$ 血小板

PAIgM　0～7ng/$10^7$ 血小板

PAIgA　0～2ng/$10^7$ 血小板

PAC3　0～129ng/$10^7$

7. 止血与凝血功能检查

出血时间(BT)　1～6 分钟(Iry 法)

2.5～9 分钟(出血时间测定器法)

凝血时间(CT)　试管法 4～12 分钟

塑料管法 10～19 分钟

硅管法 15～30 分钟

血块收缩试验 30～60 分钟　开始退缩

24 小时　完全退缩

血浆凝血酶原时间　Quick 一期法(PT)

11 ~ 14 秒或较对照值延长不超过 3 秒

国际标准化比值(INR)

0.8 ~ 1.2

活化部分凝血活酶时间(APTT)

35 ~ 45 秒或较对照值延长或缩短在 10 秒以内

血浆凝血酶时间(TT)

16 ~ 18 秒或较对照值延长或缩短不超过 3 秒

血浆凝血酶原消耗(PCT)

>20 秒,较对照值比较不超过 3 秒

血浆凝血因子活性:

因子Ⅱ活性　0.80 ~ 1.20(80% ~ 120%)

因子Ⅴ活性　0.80 ~ 1.20(80% ~ 120%)

因子Ⅶ活性　0.80 ~ 1.20(80% ~ 120%)

因子Ⅷ促凝活性(Ⅷ:C)　0.76 ~ 1.30(76% ~ 130%)

因子Ⅸ活性　0.80 ~ 1.20(80% ~ 120%)

因子Ⅹ活性　0.80 ~ 1.20(80% ~ 120%)

因子Ⅺ活性　0.80 ~ 1.20(80% ~ 120%)

因子Ⅻ活性　0.80 ~ 1.20(80% ~ 120%)

因子ⅩⅢ活性(定性试验)　0.80 ~ 1.20(80% ~ 120%)

血管性血友病因子抗原(vWF:Ag)0.62 ~ 1.26(62% ~ 126%)

蝰蛇毒时间(RVVT)

13 ~ 14 秒或较正常对照值延长不超过 3 秒

| | |
|---|---|
| 血浆乙醇凝胶试验 | (-) |
| 血浆鱼精蛋白副凝固试验(3P) | (-) |
| 血浆优球蛋白溶解时间(ELT) | 2 ~ 4 小时 |
| 血浆纤维蛋白原 | 2 ~ 4g/L(200 ~ 400mg/dl) |
| 血清纤维蛋白降解产物(FDP) | |
| 乳胶凝集法 | <5μg/ml |
| 酶联免疫吸附法(ELISA) | 12 ~ 62μg/ml |

血浆抗凝血酶Ⅲ(AT-Ⅲ)

活性　0.85～1.30（85%～130%）

火箭电泳法定量　(290±60)mg/L

抗狼疮抗体

Lupo 试验　31～44 秒

Lupor 试验　30～38 秒

Lupo 试验/Lupor 试验比值　1.0～1.2

阿司匹林耐量试验:服药后较服药前出血时间延长<2 分钟,延长 2 分钟以上者为阳性

血小板全血凝血块溶解试验　24 小时内不发生溶血

血浆 D-二聚体(D-Dimer)　<0.5mg/L

血浆纤维蛋白溶酶原

免疫扩散法　(286±56)mg/L

发色底物法　94.48%±8.95%

血清 $\alpha_2$-巨球蛋白($\alpha_2$-MG)　2.5～4g/L

8. 血液流变学检查

血黏度(viscosity):

全血(ηb)　高切　男:(5.57±0.523)cp

女:(5.11±0.511)cp

低切　男:(8.95±1.443)cp

女:(8.02±1.005)cp

血浆(ηp)　(1.76±0.105)cp

还原全血黏度(ηb=1/H)　(16.13±2.11)cp

红细胞电泳　15.02～17.328S

血小板电泳　19.38～22.23S

(二) 骨髓检查

骨髓细胞分类计数正常参考值

粒细胞系统

原粒细胞　0～0.018

早幼粒细胞　0.004～0.039

中性粒细胞

中幼　0.022～0.122

| | |
|---|---|
| 晚幼 | 0.035 ~ 0.132 |
| 杆状核 | 0.164 ~ 0.321 |
| 分叶核 | 0.042 ~ 0.212 |
| 嗜酸粒细胞 | |
| 中幼 | 0 ~ 0.014 |
| 晚幼 | 0 ~ 0.018 |
| 杆状核 | 0.002 ~ 0.039 |
| 分叶核 | 0 ~ 0.042 |
| 嗜碱粒细胞 | |
| 中幼 | 0 ~ 0.002 |
| 晚幼 | 0 ~ 0.003 |
| 杆状核 | 0 ~ 0.004 |
| 分叶核 | 0 ~ 0.002 |
| 红细胞系统 | |
| 原红细胞 | 0 ~ 0.019 |
| 早幼红细胞 | 0.002 ~ 0.026 |
| 中幼红细胞 | 0.026 ~ 0.107 |
| 晚幼红细胞 | 0.052 ~ 0.175 |
| 淋巴细胞系统 | |
| 原淋巴细胞 | 0 ~ 0.004 |
| 幼淋巴细胞 | 0 ~ 0.021 |
| 淋巴细胞 | 0.107 ~ 0.431 |
| 单核细胞系统 | |
| 原单核细胞 | 0 ~ 0.003 |
| 幼单核细胞 | 0 ~ 0.006 |
| 单核细胞 | 0.01 ~ 0.062 |
| 浆细胞系统 | |
| 原浆细胞 | 0 ~ 0.001 |
| 幼浆细胞 | 0 ~ 0.007 |
| 浆细胞 | 0 ~ 0.021 |
| 其他细胞 | |
| 网状细胞 | 0 ~ 0.01 |

内皮细胞　0～0.004
巨核细胞　0～0.003
吞噬细胞　0～0.004
组织嗜碱细胞　0～0.005
组织嗜酸细胞　0～0.002
脂肪细胞　0～0.001
分类不明细胞　0～0.001
细胞分裂
红细胞系统　0～0.17
粒细胞系统　0～0.07
粒细胞：有核红细胞　2～5：1
细胞组织化学染色
过氧化物酶染色
淋巴细胞　(-)
粒细胞　(+)
单核细胞　弱阳性
中性粒细胞碱性磷酸酶染色
阳性率　<40%
正常积分　10～100 平均积分 40～70
非特异性酯酶染色
单核细胞　(+)
粒细胞　(-)
淋巴细胞　(-)
骨髓涂片铁染色
细胞外铁　+～++
细胞内铁　0.23～0.44
糖原染色
原粒细胞　(-)
原淋细胞　(+)
成熟淋巴细胞　(-)
单核细胞　(-)
正常幼红细胞　弱阳性

红白血病幼红细胞　　强阳性

[附]

1. 白血病细胞的免疫表型

T 淋巴细胞　CD2、CD7、TdT、CD38、CD5、CD6、CD3、CD8

B 淋巴细胞　HLA = DR、CD10、CD19、CD20、CD22、TdT

髓系细胞(粒与单核)　CD11、CD13、CD14、CD15、CD33

巨核系细胞　CD61、CD41、CD42a、CD42b、CDw49f

CD34、HLA-DR 表达于造血干细胞及各系列造血祖细胞

2. 正常细胞的染色体核型

男:46,XY　　女:46,XX

3. 常见白血病细胞遗传学特征

| 白血病类型 | 核型 | 基因型 | 发生率 |
|---|---|---|---|
| CML | t(9;22)(q34;q11) | BCR/ABL | 95% |
| ANLL-M2 | t(8;21)(q22;q22) | AML1/ETO | >90% |
| ANLL-M3 | t(15;17)(q22;q21) | PML/RARα | >95% |
|  | t(11;17)(q23;q21) | PLZF/RARα | 1%~2% |
| ANLL-M4Eo | Inv(16)(p13;q22) | CBFβ/MYH11 | >90% |
| B-ALL,伯基特淋巴瘤 | t(8;14)(p24;q32) | Myc/免疫球蛋白 | 100% |

(邓金牛)

# 五、血液病常用药物

## (一) 止血药

### 1. 促进凝血药

维生素 $K_1$(Vitamin $K_1$, phytomenadione)

10mg/安瓿(amp), 10 ~ 20mg, 肌内注射(im)、静脉注射(iv), 每日 1 次(qd) ~ 每日 2 次(bid)

亚硫酸氢钠甲萘醌 (menadione sodium bisulfite, 维生素 $K_3$ VitaminK$_3$)

2mg/片(tab)　　2 ~ 4mg　　每日 3 次(tid)

4mg/amp　　4～8mg　　im　qd～bid

甲萘氢醌 menadiol(维生素 $K_4$, Vitamin $K_4$,乙酰甲萘醌 Menadione diacetate)

2,4mg/tab　　2～4mg　　tid

鱼精蛋白 (protamine)

50,100mg/amp 每 1mg 中和肝素 1mg(125U) iv,每次不超过 50mg

酚磺乙胺 etamsylate(止血敏,止血定,Dicynone)

0.25,0.5/amp　　0.25～0.5g　　iv,静脉滴注(iv drip)

0.25/tab　　0.5～1.0g　　bid

立止血 (reptilase, 巴特罗酶, Botroase,蛇毒凝血酶)

1KU/小瓶(vial)　1～2KU/次　皮下注射(hypo),im,iv,局部

双乙酰胺乙酸乙二胺(ethylenediamine Diaceturate,速止)

0.2g/vial　　1.0g　　iv drip,qd

双乙酰胺乙酸乙二胺(ethylenediamine diaceturate,迅刻)

0.2g/vial　　1.0g　　iv drip, qd

凝血酶 (thrombin)

500U,1000U,2000U,5000U,10 000U/Vial

局部止血　　50～500U

消化道止血　　50～100U/ml　10～40ml 口服或灌胃

特可考 (tachocomb)

3×2.5×0.5cm/块(patch)　　局部创面

9.5×4.8×0.5cm/块(patch)　　局部创面

吸收性明胶海绵 (absorbable gelatin sponge)　　局部止血

[附]

凝血因子制剂

凝血因子Ⅷ及Ⅸ浓缩剂

200IU/瓶(bottle)　　轻症　10U/kg　　iv drip

中症　20～25U/kg　　iv drip

重症　40～50U/kg　　iv drip

冻干人凝血酶原复合物(prothrombin complex, PPSB)

200ml 血浆当量单位/bottle

剂量按病情定 iv drip

重组人活化因子Ⅶ(rFⅦa)

90μg/kg iv Q2~3h

冻干纤维蛋白原 lyophilized fibringen

1.5/Bottle 1.5 iv drip

2. 抗纤维蛋白溶解药

氨基己酸(aminocaproic acid, 6-氨基己酸 EACA)

0.5g/tab 2.0g,0.1g/kg tid~qid

1g,2g/amp (2~4)g+5% GS 或 NS 100ml iv drip, 30分钟内

氨甲苯酸(aminomethylbenzoic acid,止血芳酸,对羧基苄胺 PAMBA)

0.25g/tab 0.25g~0.5g bid~tid

0.1g/amp (0.1~0.3)g+5% GS 20ml iv,iv drip (总量不超过0.6g/d)

氨甲环酸(tranexamic acid, 止血环酸,凝血酸,Trans-AMCHA)

0.25g/tab 0.25~0.5g tid~qid

0.1g,0.25g/amp 0.25g iv,iv drip, qd~bid

抑肽酶(aprotinin, trasylol)

10 000U/amp 首剂8万~12万U iv drip

维持量不定,一般2万~4万U iv drip

3. 作用于血管止血药

卡巴克络(carbazochrome, 安络血, adrenosem)

2.5mg,5mg/tab 2.5~5mg tid

5mg,10mg/amp 10mg im prn

弥凝(mcinirin,醋酸去氨加压素 DDAVP)

4μg/ml 0.3μg/kg 稀释至100ml iv drip

隔4~6h 重复1~2次

垂体后叶素(pituitrin,见前页)

去甲肾上腺素(noradrenalin)

10mg/Amp 消化道出血配成8mg/100ml NS

30~50ml 口服或灌胃 q4~6h

4. 其他止血药

云南白药

| | | |
|---|---|---|
| 4.0/vial | 0.5 | tid 或局部 |
| 0.5/cap | 0.5 | tid |

(二) 抗凝药

1. 阻止纤维蛋白形成药

肝素(heparin sodium)

50mg(6250U),100mg(12 500U)/amp

剂量按病情定,每6h不超过5000U

im,iv,iv drip

依诺肝素(enoxaparin,低分子量肝素制剂)

20mg,40mg/amp　剂量按病情定

预防术后血栓 20mg 术前2小时 hypo

醋硝香豆素(acenocoumarol,新抗凝,sintrom)

| | | |
|---|---|---|
| 4mg/tab | 首日 10mg | 次日 2~8mg,分次服用 |
| | 维持量 | 1~6mg/d |

双香豆素 (dicoumarol)

| | | |
|---|---|---|
| 50mg/tab | 首日 100mg | bid |
| | 维持量 50~100mg | qd |

华法林(warfarin)

| | | |
|---|---|---|
| 20.5,5mg/tab | 开始量 5mg | bid~tid |
| | 维持量 2.5~10mg | qd |

2. 抑制血小板聚集药

阿司匹林(aspirin,乙酰水杨酸,acetylsalicylic acid)

| | | |
|---|---|---|
| 25,100mg/tab | 75~100mg | qd |

西洛他唑 (cilostazol,培达, pletaal)

| | | |
|---|---|---|
| 50mg/tab | 100mg | bid |

双嘧达莫 (dipyridamole,潘生丁, persantin)

| | | |
|---|---|---|
| 25mg/tab | 50~100mg | bid~tid |

磺吡酮 (sulfinpyrazone, 苯磺唑酮,anturane)

| | | |
|---|---|---|
| 0.1/tab | 0.1~0.2g | qd |

噻氯匹定 (ticlopidine,抵克利得, ticlid)

250mg/tab　　250～500mg　　qd

氯吡格雷(clopidogrel,波立维,plavix)

25mg/tab　　75mg　　qd

银杏叶提取物(ginkgo biloba extract)

天保宁(taponin, tabonin)

40mg/tab　　40～80mg　　tid

达纳康(tanakan)

40mg/tab　　40mg　　tid

3. 其他

重组人活化蛋白C(recombinant human activated protein C, rhAPC)

24μg/(kg·h),iv drip 连续静脉输注96h

(三) 溶栓剂

尿激酶 urokinase(uronase,UK)

5000,1万,2万,5万,10万U/amp

视病情而定

首剂10万～20万U　　iv

10万～50万U　　iv drip

链激酶 streptokinase(streptase SK)

10,20,50万U/amp　首剂50万U+ 0.9% NS 100ml

iv drip 30分钟(应预防变态反应)

维持10万U/h　　iv drip

重组组织型纤溶酶原激活剂(recombinant human tissue-type plasminogen activator,actilyse,rt-PA)

50mg/vial　　首剂100mg　　iv(1～2min)

　　50mg/h　　iv drip(2h)

东菱精纯抗栓酶 (defibrin,巴曲酶 batroxobin)

5,10BU/amp

首剂10BU/100ml　NS iv drip(≥1h)

继以5BU/100ml　NS iv drip qod(≥1h)(1～3周)

去纤酶(defibrinogenase,去纤维蛋白原酶 defrine)

2U/vial　　0.025～0.05U/kg+500ml NS iv drip(4h)

（皮试阴性时）　　　q4～7d×3 次

蝮蛇抗栓酶（Ahylysantinfarctase）

0.25U/amp　　　0.25～0.5U，iv drip×(15～20)d（皮试阴性时）

蚓激酶(lumbrukinase,普恩复)

200mg/肠溶胶囊　　2 粒　　tid(饭前半小时)

（四）改善血液流变学药

乙酮可可碱（pentoxifylline,巡能泰,torental）

| | | |
|---|---|---|
| 400mg/tab | 400mg | bid～tid |
| 300mg/vial | 600μg/kg/h (<1.2g/d) | iv, drip |

藻酸双酯钠（alginic sodium diester,多糖硫酸酯 polysaccharide sulfate,pSS）

| | | |
|---|---|---|
| 50mg/tab | 50～100mg | tid |
| 100mg/amp | 100mg | iv, drip |

磷酸川芎嗪注射液

50mg/amp　　50～100mg + 5%～10% 葡萄糖 250～500ml, iv drip, qd

（五）抗贫血药

1. 铁制剂

硫酸亚铁（ferrous sulfate）

0.3g/tab　　0.3　　tid

富马酸亚铁 ferrous fumarate(富马铁)

0.2g/tab　　0.2～0.4　　tid

力蜚能 Niferex(多糖铁复合物 Polysaccharide iron complex)

150mg/cap　　150mg　　qd～bid

速力菲(琥珀酸亚铁)

0.1g/tab　　0.1　　tid

尤尼雪(乳酸亚铁)

0.15g/cap　　0.15　　tid

血宝(含硫酸亚铁)

cap　　2cap　　tid

右旋糖酐铁(iron dextran,葡聚糖铁)

50,100mg/amp　　首剂 25 ~ 50mg　im(深)
　　　　　　　　维持 50 ~ 100mg　im, qd
　　　　　　　　(总量根据公式计算)

山梨醇铁 (iron sorbital)

50mg/Amp　　50 ~ 100mg　　im(深)qod

科莫菲 (cosmofer)

100mg/amp　首剂 25mg + 5% GS 100ml　iv, drip >30min
　　　　　　100mg+ 5% GS 100ml　iv, drip >1h qd

2. 叶酸、维生素 $B_{12}$ 类

叶酸(folic acid,维生素 M, Vitamin M,维生素 Bc Vitamin Bc)

5mg/tab　　5 ~ 10mg　　tid

亚叶酸钙 calcium folinate(甲酰四氢叶酸钙,CF)

3mg/amp　　3 ~ 6mg　　im, qd

维生素 $B_{12}$ Vitamin $B_{12}$(氰钴铵 cyanocobalamin)

0. 1,0. 25,0. 5mg/amp　0. 1 ~ 0. 5mg　im, qod ~ qd

腺苷辅酶维生素 $B_{12}$(弥可保)

0. 25/tab　　0. 25 ~ 0. 5　　tid

3. 促红细胞生成药

红细胞生成素 erythropoietin(重组人红细胞生成素,怡泼津 epogen,利血宝 erypo)

2000,4000,10 000U/vial
治疗量 50 ~ 200U/kg　hypo,iv 每周 3 次
　　　　　　　　　　(每月递增量 25U/kg)
维持量 50 ~ 100U/kg, hypo,iv 每周 2 ~ 3 次

益比奥(EPO)

10 000U,4000U/vial　　10 000U　　ih qod

宁红欣(EPO)

6000/vial　　6000U　　ih qod

(六) 促进白细胞和血小板生成药

非格司亭(filgrastim 重组人粒细胞集落刺激因子 rHuG-CSF,惠尔血,优保津 gram)

75,150,300μg/amp
50～300μg/$m^2$　　hypo,iv drip qd
3～5μg/kg　　hypo,iv drip qd
吉粒芬(G-CSF)
150μg/amp　　300μg　　ih qd
欣粒生(G-CSF:)
150,300μg/amp　　300μg　　ih qd
吉赛新(G-CSF):
150μg/amp　　300μg　　ih qd
金磊赛强(G-CSF:)
300μg/amp　　300μg　　ih qd
瑞血新(G-CSF):
125μg /amp　　250μg　　ih qd
(重组人粒细胞巨噬细胞集落刺激因子 rhGM-CSF,生白能,Leucomax)
150,300μg/vial
特尔立(GM-CSF)
100μg/amp　　300μg　　ih qd
特比奥(血小板生成素,thrombopoietin,TPO):
1500U/amp　　1500U　　ih qd
迈格尔(IL-11)
1.5mg/amp　　1.5～3mg　　ih qd
吉巨芬(IL-11)
3mg/amp　　3mg　　ih qd
升白新(cleistanthin-B,地菲林葡萄糖苷)
50mg,200mg/cap　　0.2g　　tid
茜草双酯(rubidate)
100mg/tab　　400mg　　bid
小檗胺(berbamine)　(升白安)
28mg/tab　　112mg　　tid
鲨肝醇(batiol,batyl alcohol)
25,50mg/tab　　100mg　　tid

维生素 $B_4$(Vitamin $B_4$,磷酸氨基嘌呤,磷酸腺嘌呤,adenine phosphate)

10,20mg/tab　　20mg　　tid

氨肽素（ampetidum)

0.2/tab　　1.0g　　tid

利血生（leucogen)

10,20mg/tab　　20mg　　tid

（七）抗白血病药

1. 烷化剂

环磷酰胺(cyclophosphamide)

100mg/tab　　50～100mg　　qd

100,200mg/amp　　200mg　　iv　qd

　　400～600mg/$m^2$　　iv drip 每周1次

异环磷酰胺(ifosfamide,和乐生 holoxan,IFO)

0.5,1.0/vial　　90～150mg/kg　　iv 每周1次

苯丁酸氮芥(chlorambucil,瘤可宁 leukeran,CB-1348)

2mg/tab　　每天0.1～0.2mg/kg 分3次口服

美法仑(melphalan,苯丙氨酸氮芥 phenylalanine mustard 溶肉瘤素 sarcolysin,爱克兰 alkeran)

2mg/tab　　每天4～6mg　　分2～3次口服

洛莫司汀(lomustine,环己亚硝脲,罗氮芥,CCNU)

40,100mg/cap　　100mg/$m^2$　　每6～8周1次

卡莫司丁(carmustine,氯乙亚硝脲,卡氮芥,BCNU)

125mg/amp　　100～150mg　　iv　drip

　　每6～8周1次

司莫司汀(semustine,甲环亚硝脲,Me-CCNU)

50mg/tab　　100～200mg　　每6周1次

白消安(busulfan,马利兰 Myleran)

2mg/tab　　2mg　　tid

（根据血象减量）

2. 抗代谢药

阿糖胞苷 cytarabine(cytosine arabinoside,Ara-c 爱力生

Alexan, cytosar)

50, 100, 500, 1000mg/amp

100 ~ 200mg/d, iv 或 iv drip q12h

3g/d 分2次 iv drip

6g/d 分2次 iv drip

25 ~ 50mg/5ml 生理盐水 鞘内注射

$10mg/m^2$ hypo q12h×14天

氟达拉滨(fludarabine)

50mg/amp $25mg/m^2$ iv drip, qd

安西他滨(cyclocytidine, cyclo-c)

100, 200mg/amp 4 ~ 12mg/kg iv, qd

甲氨蝶呤(methotrexate, MTX)

2.5mg/tab 5 ~ 10mg qd

5, 100, 1000, 5000mg/amp

60 ~ 1000mg iv, iv drip

10 ~ 15mg 鞘内注射

巯嘌呤(mercaptopurin, 6-巯基嘌呤 6MP, 乐疾宁, purinethol)

50mg/tab 每日 1.5 ~ 2.5mg/kg 分2 ~ 3次口服

硫鸟嘌呤 (thioguanine, 6-TG)

25, 50mg/tab 100 ~ 150mg/d 分2 ~ 3次口服

羟基脲 (hydroxycarbamide, hydroxyurea, Hydrea, HU)

0.5/tab 0.5 ~ 1.5 q12h

维持量 0.5 ~ 1.0 qd

3. 植物生物碱类

长春新碱 vincristine(cncovin, VCR)

1mg/amp 1 ~ 2mg iv, 每周1次

长春地辛 vindesine(长春花碱酰胺, 西艾克, VDS)

1, 4mg/amp $3mg/m^2$ iv, 每周1次

依托泊苷 etoposide(足叶乙甙, 鬼臼乙叉甙, VP-16)

100mg/amp 100mg iv drip, qd

替尼泊苷 teniposide(鬼臼噻吩甙, 威猛 vumon, VM-26)

50mg/amp 50 ~ 100mg iv drip, qd

三尖杉碱（harringtonine,HRT）

1mg/amp　1～4mg　iv drip, qd

高三尖杉酯碱(homoharringtonine,HHRT)

1mg/amp　1～4mg　iv drip, qd

靛玉红（indirubin）

50,100mg/tab　50～100mg　tid

4. 抗生素类药

柔红霉素(daunorubicin,正定霉素,红比霉素,柔毛霉素 Rubidomycin,DNR)

20mg/amp　40～60mg/m²　iv drip×3 天（联合化疗中）

去甲氧基柔红霉素(idarubicin,伊达比星 Zavedos,IDA)

5,10mg/vial　0.2～0.3mg/kg　iv drip, qd×3 天（联合化疗中）

多柔比星(doxorubicin,羟基红霉素,adriamycin,ADM,Adr)

10mg/amp　20～60mg/m²　iv,每3～4周1次或qd×3 天（联合化疗中）

表柔比星(epirubicin,表柔比星,pharmorubicin,E-ADM)

10mg/amp　30～60mg/m²　iv,每3～4周1次 或 qd×3 天（联合化疗中）

吡柔比星（perarubicin,吡柔比星,THP-ADM)

5,10,20mg/amp　25～50mg/m²　iv,每3～4周1次或qd×3 天（联合化疗中）

阿克拉霉素 aclacinomycin A(ACM-A)

10,20mg/amp　20mg　iv, qd×3 天（联合化疗中）

5. 其他

米托蒽醌 mitoxantrone(novantrone)

5,10mg/amp　2～20mg/m²　iv drip, qd×3 天

10～14mg/$m^2$　iv drip,每3～4周1次

L-门冬酰胺酶（L-asparaginase,leunase,Asp）

1万U/amp　5000～1万U　iv drip, qod, 先皮试（用于联合化疗）

维A酸（Tretinoin,维甲酸 retinoic acid,全反式维甲酸 all-trans retinoic acid,ATRA）

10,20mg/tab　20mg　bid～tid　po

亚砷酸 arsenious acid

10mg/amp　10mg/10ml+5% Glucose 500ml

iv drip qd >4h,4周

格列卫 glivec

100mg/粒　400mg(慢性期)　qd

600mg(加速期)　qd

800mg(急变期)　qd(视血象)

反应停 thalidomide

25mg/粒　50～100mg　bid

视患者耐受情况增加到150～200mg/d

美罗华(rituximab,利妥昔单抗,CD20单抗,Mabthera)

100mg,500mg/amp, 100mg, iv drip/3h,无过敏反应则375mg/$m^2$+NS 500ml, iv drip>14h 按说明书使用,用前需用非那根25mg和地塞米松5mg

干扰素 Interferon

惠福仁(wellferon,alfa-Interferon)

罗扰素(roferon A,interferon α-2a)

干扰能(intron A,interferon α-2b)

1,3,4,5million IU/amp,3millionU, hypo, qd～qod

派罗欣(聚乙二醇干扰素 a-2a 注射液,Pegasys)　180μg/0.5ml/amp

180μg,每周1次皮下注射使用,共48周

6. 解毒剂

亚叶酸钙（calcium folinate,甲酰四氢叶酸钙,CF）

3,15,30,100,300mg/amp

6～15mg　im　q6h×8 次

（大剂量甲氨蝶呤后 12 小时）

美司钠（mesna，巯乙磺酸钠，美安）

200，400mg/amp　IFO 总剂量的 60%，当高剂量 IFO 时则提高到 IFO 剂量的 120%～160%（IFO 注射的 0，4，8 小时静脉冲入）

（八）其他

安特尔，（安雄，十一酸睾丸酮，andriol）

40mg/Cap　40mg　tid

康力龙（司坦唑醇，stenozold）

2mg/teb　2mg　一日 1～3 次

达那唑（danazol）

200mg/amp　200mg　一日 2～3 次

即复宁（兔抗胸腺细胞球蛋白，ATG）

25mg/amp　用法见 IST 治疗 SAA 方案

得斯芬（甲磺酸去铁胺，desferrioxamine messylate）

500mg/amp　1.5+NS 250ml iv drip >2h，qd [（20～60）mg/（kg · d）]

阿米福汀（Amifostine）

0.4g/bottle　0.4+NS 100ml iv drip 15 分钟内滴完，qd

用前 dex 5mg iv qd，10% 葡萄糖酸钙 10ml，iv，qd

心电监护 3h，测血压每 5 分钟 1 次

吉欧停（盐酸帕洛诺司琼注射液，Palonosetron Hydrochloride Injection）

0.25mg/5ml　0.25mg 化疗前 30 分钟　iv（30 分钟内）

止若（盐酸帕澡诺司琼注射液）

齐琼（盐酸托烷司琼氯化钠注射液）

剂量、用法同吉欧停

5mg/100ml　100ml　iv drip　化疗前　qd

丁悦（盐酸阿扎司琼氯化钠注射液）

10mg/50ml　50ml　iv drip　化疗前　qd

择泰（唑来膦酸，zometa）

4mg/Amp　4mg + NS 100ml, iv drip, >0.5h 滴完, qd

固令(氯膦酸二钠注射液,disodium clodronate)

300mg/amp　300mg + NS 500ml iv drip ≥2h 滴完 qd

复方皂矾丸(72 粒/盒)

9 粒　tid

升血小板胶囊(24 粒/盒)

4 粒　tid

地榆升白片(40 粒/盒)

3 粒　tid

复方阿胶浆(含阿胶、党参、山楂等)

10ml　tid

血康口服液(含草珊瑚等)

10 ~ 20ml　tid

宁血糖浆(含花生米衣等)

15 ~ 30ml　tid

参芪片　4tab　tid

茴香脑

150mg/粒　450mg　bid ~ tid

贞芪扶正冲剂　5/g 包　5g tid

(九) 血液相关制品

压积红细胞 2U

适合于心、肝、肾衰重度贫血或血红蛋白小于 60g/L

洗涤红细胞 2U

适合于多次输血、发热、妊娠、器官移植、血液透析、尿毒症等重度贫血,AIHA 患者应输洗涤红细胞,以免加重溶血

浓缩血小板制剂　一人份

冷沉淀(含 FⅧ、Ⅱ、XⅢ Ⅰ、VWF)

主要用于甲型血友病,先天性或获得性纤维蛋白原缺乏症(如 DIC)及 Von Willebrand 病,用法 10 ~ 20U/10kg

新鲜冰冻血浆(FFP)200ml

冻干人凝血因子Ⅷ(康斯平)

600U iv drip qd

凝血酶原复合物(含 FⅩ、Ⅸ、Ⅶ、Ⅱ)(Prothrombin Comlex)

2.5 万 U/vial+25ml 注射用水,以输血方法滴注

纤维蛋白原

0.5g/amp 2.0 iv drip

静脉用人免疫球蛋白(IVIg)

2.5g/50ml 0.4g/kg 连用 5 天 或 20g iv drip qd

[附]

常用化疗方案

(一) 急性淋巴细胞白血病

1. Hyper-CVAD 方案:分为 A 方案和 B 方案

A 方案:

| | | | |
|---|---|---|---|
| CTX | 300mg/$m^2$ | iv drip | q12h d1 ~ 3 |
| VCR | 2mg | iv | d4,11 |
| DNR | 50mg/$m^2$ | iv drip | d4 |
| Dex | 40mg/d | iv drip | d1 ~ 4,d11 ~ 14 |

B 方案:

| | | |
|---|---|---|
| MTX | 200mg/$m^2$ | iv drip, 2h,接 800mg/$m^2$, iv drip, 22h, d1 |
| Ara-c | 3g/$m^2$ | iv drip, q12h, d2 ~ 3 |
| $CF_4$ | 25mg/$m^2$ | MTX 后 12h 开始,im, q6h,共 8 次 |

第 2,8 天鞘内注射:MTX 10mg+Ara-c 50mg+Dex 5mg

2. 急性淋巴细胞白血病治疗方案(CALLG2008)

预治疗:如果 WBC≥50×$10^9$/L,或者肝脾、淋巴结肿大明显,则进行预治疗,以防止肿瘤溶解综合征的发生。

泼尼松 60mg/d,po,d-1 ~ -3

环磷酰胺(CTX)200mg/($m^2$ · d),iv drip,d-1 ~ -3

诱导治疗:VDCLP 方案

DNR 40mg/($m^2$ · d) iv drip, d1 ~ 3、d15 ~ 16(根据血常规、第 14 天骨髓决定)或 IDA 8mg/($m^2$ · d) d1 ~ 3

VCR 2mg iv d1,8,15,22

CTX　750mg/($m^2$ · d) iv drip, d1,15(美司钠解救)

Pred　1mg/kg,pod,d15 ~ 28

L-Asp　6000U/($m^2$ · d),iv drip,d11、14、17、20、23、26

血象恢复后(WBC≥$1\times10^9$/L,血小板≥$50\times10^9$/L)进行鞘内注射:MTX 10mg、Ara-C 50mg、Dex 5mg,IT,2 次,中间间隔至少 3 天。

有移植指征者,行 HLA 配型,寻找骨髓供体。

挽救治疗:第 28 天缓解与否均进入下一步治疗。

3. 成熟 B-ALL 的治疗

预治疗:如果 WBC≥$25\times10^9$/L,或者肝脾、淋巴结肿大明显,则进行预治疗,以防止肿瘤溶解综合征的发生。

泼尼松　60mg/d,po,d−5 ~ −1

环磷酰胺(CTX)200mg/$m^2$ · d,iv drip,d−5 ~ −1

A 方案(第 1、7、13 周实施)(第 1、3、5、7 周期)

MTX 10mg、Ara-C 50mg、Dex 5mg,IT,d1

美罗华 375mg/($m^2$ · d),iv drip,d0(根据患者经济情况应用)

VCR　2mg, iv　d1

MTX　1500mg/$m^2$,24 小时连续静脉滴注,d1

异环磷酰胺(IFO)800mg/$m^2$,iv drip,d1 ~ 5(美司钠解救)

VM26　100mg/$m^2$,iv drip,d4、5

Ara-c　150mg/($m^2$ · 12h), iv drip,d4、5

Dex　10mg/$m^2$, po 或 iv drip,d1 ~ 5

B 方案(第 4、10、16 周实施)(第 2、4、6、8 周期)

MTX　10mg、Ara-C 50mg、Dex 5mg,IT,d1

美罗华 375mg/($m^2$ · d),iv drip,d0(根据患者经济情况应用)

VCR　2mg, iv,d1

MTX　1500mg/$m^2$,24 小时连续静脉滴注,d1

环磷酰胺(CTX)　200mg/$m^2$,iv drip,d1 ~ 5

多柔比星(Adr)　25mg/$m^2$, iv drip, d4、5

Dex　10mg/$m^2$, po 或 iv drip,d1 ~ 5

CNS 白血病预防和治疗:

A 方案 MTX 10mg、Ara-C 50mg、Dex 5mg,IT,d1

B 方案放疗:20～24Gy 分次放疗,于治疗 4 个疗程后进行,如无 CNS 累及,照射野仅为颅脑;如有 CNS 受累,照射野包括颅脑、脊髓。

放疗期间可予泼尼松口服或 VP(VCR+泼尼松)方案维持;放疗后的 2 疗程内大剂量 MTX 用药时不再鞘注。

挽救治疗——干细胞移植:仅作为复发患者的挽救治疗措施,不作为初治患者的首选治疗。

4. $Ph^+$急性淋巴细胞白血病

诱导治疗的前 2 周所有 ALL 患者治疗基本一样(不管是否 Ph/Bcr-abl 阳性),《方案见前 CALLG2008,包括预治疗,VDCP 方案诱导治疗,脑膜白血病防治》。在诱导治疗的第 2 周行骨髓穿刺,根据骨髓结果进行分层。Ph/Bcr-abl 阳性患者进入 $Ph^+$-ALL 治疗系列,自第 15 天开始加用格列卫,并尽量持续应用至维持治疗结束(无条件应用格列卫的患者可按一般 ALL 的治疗方案进行),维持治疗改为干扰素。格列卫 400mg/d,并持续应用。于诱导化疗结束时(约为治疗的第 4 周左右)复查骨髓和细胞遗传学、Bcr-abl 融合基因。有干细胞移植条件者,行 HLA 配型,寻找骨髓供体。

(二) 急性髓性白血病

1. DA 方案

| | | |
|---|---|---|
| DNR | 40～60mg/$m^2$ | iv drip, d1～3 |
| Ara-c | 100～150mg/$m^2$ | iv drip, d1～7 |

2. HAA 方案

| | | |
|---|---|---|
| Hom | 2mg/$m^2$ | ivgtt qd, d1～7 |
| Acla | 20mg | ivgtt qd, d1～7 |
| Ara-c | 100mg/($m^2$ · d)分 2 次 | iv gtt, d1～7 |

3. HAD 方案

| | | |
|---|---|---|
| Hom | 2mg/($m^2$ · d) | iv gtt qd, d1～7 |
| DNR | 40mg/$m^2$ | iv gtt qd, d1～3 |
| Ara-c | 100mg/($m^2$ · d)分 2 次 | iv gtt, d1～7 |

4. MA 方案

| | | |
|---|---|---|
| Mitox | 8mg/$m^2$ | iv gtt qd, d1 ~3 |
| Ara-c | 100mg/($m^2$ · d)分2次 | iv gtt, d1 ~7 |

5. FLAG 方案：用于难治性 AML(M3 型除外)

| | | |
|---|---|---|
| 福达华 | 30mg/$m^2$ · d | iv 30 分钟 d1 ~5 |
| Ara-c | 1.0/$m^2$ | iv 在 Flu 后 4 小时用 d1 ~5 |
| G-CSF | 300μg | 皮下 d0 ~5 |

（郑　邈　刘文励）